Stephen Harrod Buhner

Die verborgene Weisheit der Natur

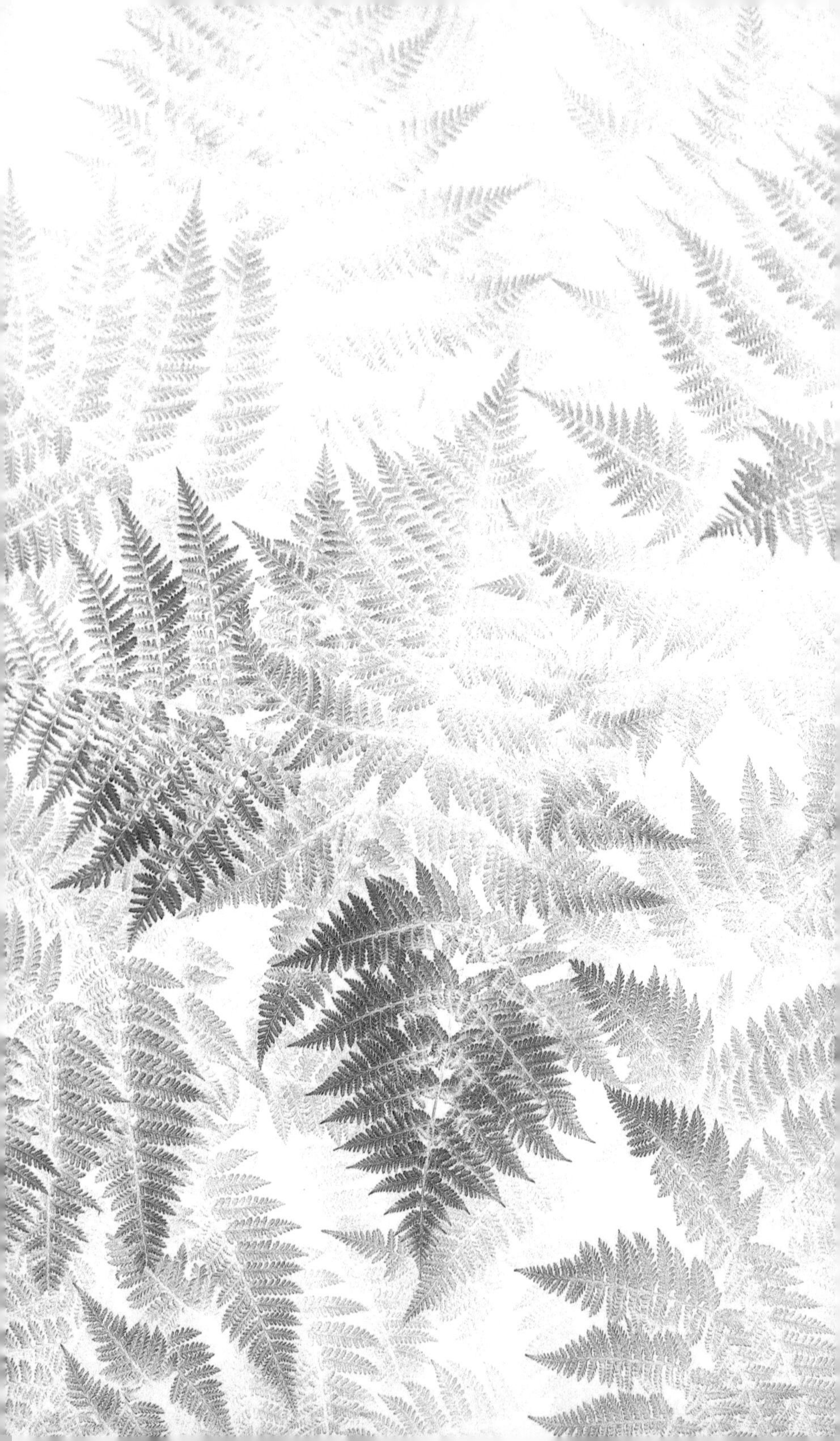

Stephen Harrod Buhner

Die verborgene Weisheit der Natur

Unsere Welt verstehen mit der Intelligenz des Herzens

Aus dem Englischen
von Helga Jacobsen und
Robert Cathomas

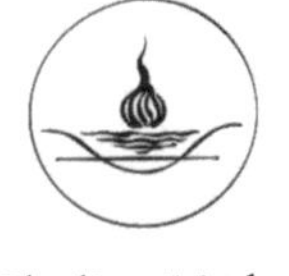

Chalice Verlag

Die Originalausgabe erschien
2004 bei Bear & Company, Rochester, Vermont
unter dem Titel *The Secret Teachings of Plants:
The Intelligence of the Heart in the Direct Perception of Nature*

Deutsche Erstausgabe

Buchgestaltung: Robert Cathomas
Titelbild unter Verwendung von: Pexels / Arthouse Studio
Herstellung: BoD – Books on Demand GmbH
Printed in Germany

ISBN 978-3-942914-56-7

Inhalt

Diastole: Erkenntnis sammeln aus dem Herzen der Welt

Teil drei: Viriditas

Teil vier: Der Geschmack wilden Wassers

Teil fünf: Die fruchtbare Dunkelheit

Für Trishuwa,
die die Ausbildung meines Herzens
vervollständigte

*Woher kommt die Kraft,
die Zeit bis zum Ende durchzustehen?
Aus dem Inneren.*

Dank

Ich danke Trishuwa, die durchgehalten hat; Don Babineau, der mich bat, dies hier aufzuschreiben; Kate Gilday, die mich aufforderte, es zu lehren; Kathleen Maier, welche die ersten Studienwochenenden ausrichtete; Dale Pendell, dessen Arbeit die Form gebar; Robert Bly für die Erlaubnis, seine Übersetzungen von Goethe, Machado, Mira Bai, Jiménez und Baudelaire zu verwenden wie auch insbesondere seine Metapher des langen Beutels, den wir hinter uns herschleppen; Benoît Mandelbrot dafür, dass er die Welt mit den Augen eines Kindes sah; Henri Bortoft für seine Giraffe und seinen Scharfblick; Henry Corbin dafür, dass er das Unaussprechliche aussprach; Rosita Arvigo und Matthew Wood, die ein Leben führen, das der Wirklichkeit der Pflanzenintelligenz Ausdruck verleiht; James Hillman für seine Lehren des Herzens; sowie Johan Wolfgang Goethe, Henry David Thoreau, Luther Burbank und Masanobu Fukuoka, deren Schriften und Leben Zeugnis ablegen für die Intelligenz der Natur.

Kontaktdaten

Weiterführende Informationen zur Arbeit von Stephen Harrod Buhner, seinen Lehren und seinen Workshops finden Sie unter
www.gaianstudies.org

Hinweis für die Leserschaft

Die erste Hälfte dieses Buches verläuft linear, die zweite Hälfte nicht. Die erste enthält eine Fülle analytischer Darlegungen des Warum und des Wie – die zweite Hälfte ist vor allem Poesie und Anleitung. Um die unterschiedlichen Ansätze dieser beiden Hälften zu verdeutlichen, habe ich die erste mit »Systole« überschrieben, die zweite mit »Diastole«. Diese Begriffe werden im Allgemeinen verwendet, um die Funktionsweise des Herzens zu beschreiben. Während der Systole zieht es sich zusammen und presst das Blut aus seinem Inneren nach außen; während der Diastole entspannt es sich und füllt sich erneut mit Blut. Dieses Buch ist nach demselben Schema aufgebaut: der Bewegung weg vom Herzen, gefolgt von der Entspannung und Bewegung nach innen, wenn sich das Herz wieder füllt. In gewisser Weise ist dies eines der ältesten Muster, die wir kennen. Doch unsere Kultur hat eine sehr lange Zeit im Systolischen verbracht, und vielleicht magst du nicht noch mehr davon ertragen. Solltest du also keine Lust dazu haben, überspringe einfach die erste Hälfte dieses Buches. Falls du später dennoch Erklärungen willst, findest du sie dort.

Du kannst in diesem Buch Seiten überspringen und die Kapitel in der Reihenfolge lesen, die dir gefällt. Entscheide, welche Abschnitte dich interessieren, und lasse diejenigen beiseite, die es nicht tun. Es spielt keine Rolle, denn die Dinge, die du finden musst, wirst du finden – solange du einfach nur deinem Herzen folgst.

Schon seit Langem habe ich erkannt, dass jedes Körnchen Wahrheit, das ich in der Schule der Natur erwarb, allen anderen Körnchen hinzugefügt wurde, die ich bereits besaß, dass diese Körnchen zu einem Grundbaustein wurden und diese Steine sich dann anhäuften, bis ich einen Unterbau hatte, auf dem ich mir schließlich ein Haus bauen konnte. Und ich habe auch begriffen, dass es im Wissenssystem der Natur genug Gebäude gibt, um daraus eine große Stadt der Weisheit zu errichten.

Diese Stadt werde ich nie fertiggestellt sehen – und auch kein anderer Mensch. Bestenfalls wird er im Laufe seines Lebens vermögen, das eine oder andere Gebäude zu bauen und vielleicht einen Blick auf ein oder zwei Straßen, Häuserblocks, Parks und Bezirke des Ganzen zu werfen. Doch die Großartigkeit der Stadt – ihre endlosen Boulevards, ihre imposanten Monumente, ihr überragendes Kapitol, ihre turmhohen Gebäude, ihre Aussichten und mitreißenden Panoramen – können wir nur erahnen aufgrund des Bildes jener Wissensstrukturen, die wir selbst aufzubauen vermögen, Körnchen um Körnchen, Stein um Stein, Schicht um Schicht, Stockwerk um Stockwerk, durch sorgfältige und harte Arbeit, zu einem oder zwei all jener Gebäude, die irgendwo darauf warten, erbaut zu werden. Wenn ich daran denke, frage ich mich, weshalb manche Menschen sich damit zufriedengeben, nicht mehr als einfachste Baracken des Wissens aufzustellen – eine kleine Hütte der selbstsüchtigen Beschlagenheit, gerade gut genug, um sie zu beherbergen, während sie Geld scheffeln oder Macht ansammeln oder Ruhm erlangen –, und noch nicht einmal versuchen, eine edlere Struktur jener Weisheit zu errichten, die uns die Natur so freigiebig und reichlich anbietet und jeder und jedem gewährt, der sich ihr zuwendet.[1]
— Luther Burbank

Einführung

Die bedeutenden Probleme, denen wir uns heute gegenübergestellt sehen, können nicht auf derselben Stufe des Denkens gelöst werden, auf der wir sie geschaffen haben.[2] — ALBERT EINSTEIN

All die technischen Informationen wurden aus vertrauenswürdigen Quellen gestohlen, und dazu stehe ich gerne.[3] — EDWARD ABBEY

Während der letzten hundert Jahre haben wir im Westen einem Erkenntnisprozess gefrönt, der sich durch seine Linearität, seine Tendenz zum Reduktionismus und seinem Beharren auf einem mechanistischen Wesen der Natur auszeichnet. Diese Methode des Erkenntnisgewinns, die verbal-intellektuell-analytische, ist heute in der westlichen Kultur die dominierende. Doch es wird immer offensichtlicher, dass diese Methode und die ihr zugrunde liegenden Annahmen über die Natur problematisch sind. William James drückte es in seinem Buch *The Will to Believe* so aus: »Rund um die anerkannten und methodischen Fakten einer jeden Wissenschaft wabert stets eine Art Staubwolke aus ungewöhnlichen Beobachtungen, aus geringfügigen und seltenen irregulären Vorkommnissen, die immer leichter zu ignorieren als mit einzubeziehen sind. Das Ideal jeder Wissenschaft ist das eines geschlossenen und vollkommenen Systems der Wahrheit. [...] Erscheinungen, die sich nicht in dieses System einordnen lassen, gelten als paradoxe Absurditäten und werden für unwahr gehalten.«[4]

In unserer Zeit ist diese Staubwolke außergewöhnlicher Beobachtungen zu einem mächtigen Wirbelwind angewachsen. Die primäre Erkenntnismethode, welche die praktische Wissenschaft im vergangenen Jahrhundert angewandt hat – analytisch, linear, reduktionistisch, deterministisch, mechanistisch –, ist an die Grenzen ihrer Voraussetzungen gestoßen. Denn die von Wissenschaftlern und Wissenschaftlerinnen präferierte Methodik sowie das System, dem sie zum Durchbruch verholfen hat, vermögen ihre Kohärenz nur dadurch zu bewahren, dass eine große Zahl von Ergebnissen ausgelassen oder ignoriert wird, die nicht in dieses System passen. Die wilden Pendelbewegungen, die heute in der Natur auftreten, angefangen bei der globalen Erwärmung bis hin zu den unkontrollierbaren Waldbränden, sind ein Aspekt der Konsequenzen dieser Ignoranz; wir haben angefangen, den Sturm zu ernten.

Doch es gibt noch einen anderen Erkenntnisweg, einen, dem unsere Spezies während des Großteils unserer Zeit auf diesem Planeten vorrangig gefolgt ist. Dieser Weg kann als »holistisch« oder »ganzheitlich«, als »intuitiv« und »tiefgründig« bezeichnet werden. Seinen Ausdruck können wir darin sehen, wie antike und indigene Völker ihr Wissen zusammentrugen, zum Beispiel über die Welt, in der sie lebten, oder über den medizinischen Gebrauch von Pflanzen.

Alle diese Urvölker sagten, sie hätten die Verwendung von Pflanzen als Medizin von den Pflanzen selbst erlernt. Sie bestanden darauf, dass sie sich nicht auf die analytischen Fähigkeiten ihres Gehirns oder auf die Technik des Ausprobierens verließen. Stattdessen stamme ihr Wissen aus dem Herzen der Welt, von den Pflanzen selbst. Denn diese, so behaupteten sie, könnten mit den Menschen sprechen, wenn die Menschen ihnen nur in der richtigen Geisteshaltung zuhören und antworten würden.

Obschon dieser Behauptung vonseiten westlicher Denker in den vergangenen zweihundert Jahren kaum Beachtung geschenkt und sie als abergläubisches Geschwafel primitiver, nicht-christlicher und unwissenschaftlicher Völker abgetan wurde, ist es ausgesprochen merkwürdig, dass alle indigenen und alteingesessenen Kulturen auf der Erde – egal wie weit geografisch und zeitlich voneinander entfernt – diesbezüglich ein und dasselbe sagen. Sicherlich können nicht sämtliche Menschen, die jemals gelebt haben, auf so ähnliche Weise töricht gewesen sein und genau dieselbe Art von Wunschdenken oder Aberglauben auf diese Welt projiziert haben. Und gewiss können die Menschen, die in den vergangenen zwei- und insbesondere einhundert Jahren gelebt haben, nicht plötzlich derart weise und intelligent geworden sein, dass nur sie allein das wahre Wesen der Wirklichkeit zu verstehen vermöchten. Die Milliarden Menschen, die vor ihnen lebten, können nicht alle so fundamental falschgelegen haben.

Es ist eine gewaltige Hybris – und eine, die gefährliche ökologische Störungen nach sich zieht –, die Weisheit jener Ahnen links liegen zu lassen, die uns vorausgegangen sind: Menschen, die sagten, sie hätten nicht durch die Fähigkeit ihres Verstandes etwas über die Welt gelernt, also nicht wie analytische organische Computer, sondern durch ihr Herz als einem Organ der Wahrnehmung.

Dieser ältere Erkenntnisweg ist nicht einfach verschwunden, nur weil eine neuere Methode vorherrschend wurde. Die Wahrheit ist, dass diese Fähigkeit, direkt von der Welt und von den Pflanzen zu lernen, nie auf die alten und indigenen Kulturen beschränkt war, auch wenn diese Fertigkeit heutzutage selten geworden ist. Im frühen neunzehnten Jahrhundert wandte sie der große deutsche Dichter Goethe (1749–1832) bei seiner Entdeckung der Metamorphose der Pflanzen an, und im frühen zwanzigsten Jahrhundert verließ sich Luther Burbank (1849–1926) auf sie bei seiner Zucht der Mehrheit all jener Nahrungspflanzen, die für uns heute selbstverständlich sind. George Washington Carver (1864–1943) nutzte diese Fähigkeit bei seiner Entwicklung der Erdnuss zum vielseitigen Nahrungsmittel ebenso wie Masanobu Fukuoka (1913–2008), der bedeutende japanische Mikrobiologe und Bauer, in seiner Anbauweise von Getreide, die regelmäßig die Ernteerträge von Farmern übertrifft, die wissenschaftlichere Methoden einsetzen. Auch Henry David Thoreau (1817–1862), der weit mehr war als nur ein Naturalist, hielt sich an diese Fähigkeit und auch Barbara McClintock (1902–1992), die für ihre Entdeckung von Transposons (»springenden Genen«) beim Mais den Nobelpreis erhielt. Die Wahrheit lautet, dass diese Form des Erkenntnisgewinns ein inhärenter Teil dessen ist, wie wir als Menschen strukturiert sind. Sie ist für uns so natürlich wie unser Herzschlag. Sie ist von ihrem Wesen her keine vage oder schwammige Wahrnehmung, wie Reduktionisten häufig behaupten. Sie ist äußerst fein, hoch entwickelt und genau. Die Einsichten, die sich durch diesen altbewährten Erkenntnisweg gewinnen lassen, übertreffen alles, was wir heute oder in Zukunft unter der Bezeichnung »Wissenschaft« darüber ausdrücken können, wer und was die Menschen sind oder die Welt, der sie angehören.

Dieser Wissenserwerb direkt aus der Wildheit der Welt wird *Biognosis* genannt – was so viel bedeutet wie »Wissen vom Leben«. Und weil sie ein inhärenter Aspekt unseres Menschseins in unserem physischen Körper ist, hat jeder Mensch das Potenzial, diese Fähigkeit zu entwickeln. Tatsächlich ist sie etwas, das wir alle, ohne uns dessen bewusst zu sein, in unserem Alltagsleben (zumindest geringfügig) nutzen.

Für unsere Spezies ist es extrem wichtig, dass wir diesen alten Erkenntnisweg wieder kultivieren, denn wir leben in gefährlichen Zeiten. Die Bedrohungen für uns und den Planeten, der unser Zuhause ist, waren niemals desaströser. Diese Gefahren sind Resultat eines Denkens, das nicht nachhaltig ist, das keine enge Beziehung zur wirklichen Welt aufweist und dem in seinen heutigen Perspektiven einer fanatischen Linearität und eines *Mechanomorphismus* (der die Welt als eine Maschine begreift) ein unvermeidlicher Irrtum innewohnt. Es sind Bedrohungen, die herrühren aus der Dominanz einer einzelnen bestimmten Erkenntnismethode, die alle anderen ausschließt.

Um dieses Ungleichgewicht zu korrigieren, müssen wir zur Besinnung (das heißt: zurück zu unseren Sinnen) kommen, damit wir die in jeder und jedem von uns seit Urzeiten der Evolution angelegte, aber brachliegende Fähigkeit zurückerlangen, die Welt um uns herum auf eine Weise zu betrachten und zu verstehen, die wesentlich nachhaltiger und ausgereifter ist, als es die reduktionistischen Wissenschaften jemals vermöchten.

In diesem Buch will ich dir erläutern, wie diese alte Art und Weise der Informationsbeschaffung vonstattengeht und wie sie genutzt werden kann, sowohl im Allgemeinen als auch im Besonderen. Sie kann auf alles angewendet werden: von der Entdeckung der medizinischen Verwendbarkeit von Pflanzen bis hin zum Verständnis der lebendigen Realität eines geschädigten Organsystems, von der Landwirtschaft bis hin zu den Wechselwirkungen zwischen Pilzen und Bäumen, von der Intelligenz von Walen bis hin zur vernetzten Funktionsweise von Ökosystemen.

Doch dieser Erkenntnisweg ist weit mehr als bloß eine Methode, exaktere und nachhaltigere Informationen über die Welt zusammenzutragen. Letzten Endes ist er eine Lebensweise, genauso wie der lineare Erkenntnisgewinn heute (bedauerlicherweise) zu einer solchen geworden ist. Und als eine Lebensweise ist dieser alte

Weg eng verbunden mit ganz anderen Dingen als nur der Extraktion von Wissen aus dem Herzen der Welt. Er widmet sich unserer Verbundenheit mit dem Netz des Lebens, das uns umgibt. Er befasst sich mit Ganzheit, anstatt sich auf Einzelteile zu fokussieren. Er verläuft entlang der menschlichen Reise, auf der wir uns alle befinden. Auf diesem Erkenntnisweg geht es darum, wer wir sind und wer wir, während unserer Zeit hier in diesem Leben, sein sollten. Denn mehr als alles andere sind wir ein Ausdruck der Lebendigkeit dieser Welt, und wir alle wurden aus einem Grund geboren. Unsere Wiederverbindung mit dem Seinsgrund, aus dem wir gekommen sind, aus dem heraus unsere Spezies über Urzeiten der Evolution ihren Ausdruck gefunden hat, eröffnet uns Dimensionen von Erfahrung, die essenziell sind, wenn wir wir selbst werden wollen.

Doch um zu verstehen, wie wir Erkenntnis aus dem Herzen der Welt zusammenzutragen vermögen ohne die Dominanz des analytischen Verstandes oder des reduktionistischen Ausprobierens, ist es entscheidend, zunächst einmal zwei Dinge zu begreifen: dass die Natur nicht linear ist und dass das Herz ein Organ der Wahrnehmung ist.

☙

Die Farben des Dunklen haben Miras Leib durchdrungen
und die anderen Farben ausgewaschen.
Liebe machen und wenig essen – das sind meine
Juwelen und meine Karneole.
Gebetskette und Stirnzeichen – das sind meine
Armbänder.
Mir genügen diese weiblichen Verlockungen; beigebracht
hat mir das mein Lehrer.
Billige oder missbillige mich; ich preise die Energie der
Berge bei Nacht und bei Tag.
Ich gehe auf dem Pfad, den ekstatische Menschen seit
Jahrhunderten gewählt haben.
Ich stehle kein Geld und schlage niemanden; wessen willst
du mich bezichtigen?
Ich habe das Wiegen der Elefantenschultern gespürt...
und nun willst du mich auf einen Esel klettern lassen?
Reiß dich zusammen![5] — Mira Bai

Systole von Natur und Herz

Wieviel meines Lebens habe ich dadurch verschwendet, dass ich glaubte, was man mich lehrte, und dass unser Denken uns besser machen würde, dass der Verstand dem Herzen überlegen sei. — Tagebucheintrag, Juni 2001

Wie so viele andere in diesem Jahrhundert wurde ich kurz nach meiner Geburt zu einem Vertriebenen und suchte mein halbes Leben lang nach meinem Standpunkt. Nun, da ich ihn gefunden habe, muss ich ihn verteidigen.[6] — Edward Abbey

Prolog zur ersten Hälfte

Ich erinnere mich, wie ich zum ersten Mal den Klang des Herzens meines Urgroßvaters hörte.

Um Monate zu früh geboren, legten mich die Ärzte in einen Inkubator – in eine schützende und geschlossene Krippe. Ich wurde nicht häufig berührt, gehalten oder gestillt. Zwei Wochen lang blieb ich in diesem Brutkasten und wurde nur hochgenommen, um genau nach Zeitplan gewickelt zu werden oder die Flasche zu erhalten.

Am Ende dieser Zeit kam meine Familie, um mich abzuholen. Sie brachten mich ins Haus meiner Großmutter, wo alle Verwandten sich versammelt hatten. Ich erinnere mich an den Augenblick, als mein Urgroßvater mich aufnahm und an seine Brust drückte, an die Wärme seiner Hände, an die kratzige Glätte seines gestärkten weißen Hemds. Und an die Gerüche der Wäschestärke, seines Körpers und der Zigaretten, die er rauchte. Auch an das Geräusch seines Atmens erinnere ich mich, an sein langsames, weiches Einatmen und Ausatmen, und unter all dem, viel tiefer: das gedämpfte Pochen seines Herzens.

Diese ineinanderfließenden Klänge faszinierten mich: eine Sinfonie von Atem und Herz, die mich überspielte wie Wasser, das über den Strand einer Insel streicht. Jedes Einatmen und jedes Ausatmen zog an mir und bewegte mich in dieser Ebbe und Flut. Ihr Rhythmus lockerte mich, zog mich hinaus und das Ufer entschwand. Die Strömung trug mich mit, hinaus auf Gewässer, von denen ich nicht gewusst hatte. Mein ausströmender Atem war sein Einatmen, sein Ausatmen wurde zu meinem Leben. Mein Herz übernahm seinen Rhythmus, zwei Herzschläge bewegten sich als einer.

Mein winziges Leben wurde getragen in der Umarmung seiner älteren und kräftigeren Wellen. Und diese Wellen waren eine Sprache, die eine Bedeutung besaß, viel älter als Worte, und die mir erzählte, dass ich gewollt war und Teil von etwas, das immer sein wird. Sie murmelte, dass dort mein Platz war und in diesem Herz mein Herz. Noch tiefer aber, unter all dem, lag eine Substanz, eine Seelennahrung, deren ich bedurfte, um Mensch zu werden, und die ich in diesem Moment der Einheit erhielt. Ich atmete sie ein mit jedem Atemzug, nahm sie zu mir mit jedem Herzschlag. Eine Nahrung, genauso wichtig für meinen Geist wie die Milch meiner Mutter für meinen Körper. Und in mir öffnete sich etwas, ein winziges Tor, durch das diese Substanz, dieser Austausch von Seelenessenz, strömte. Und sie floss auch aus mir hinaus, und er wiederum nahm sie in sich auf und sein Geist erfreute sich daran.

Und was wäre das Leben ohne diese Bindung, dieses Zusammenkommen zweier Lebewesen? Was wäre das Leben ohne diesen Austausch von Seelenessenz anderes als ein fader Fraß in irgendeiner verstaubten, leeren Spelunke? Und was wären wir dann anderes als weggeworfene, zerknüllte Zeitungen, Geschichten von gestern, irgendeine windgepeitschte, finstere Straße hinabgeweht?

In den Sommern besuchte ich manchmal meine Urgroßeltern, reiste auf ihre Farm tief im ländlichen Indiana. Mein Urgroßvater und ich unternahmen Wanderungen in den Wäldern, und mitunter, wenn wir fischten, lag ich dicht neben ihm am Rand des Weihers, den er ausgehoben hatte. Ich nahm seinen Geruch wieder wahr, der in mich eintrat, und, wenn ich mich an dieser Stelle des Waldes entspannte, auch jenes weiche Ein- und Ausatmen und fühlte erneut den Sog der alten Gewässer. Diese Seelenkraft floss in mich, ich atmete sie ein wie das Leben selbst. Wenn wir so dort lagen, schien es, als ob das Wasser, die Pflanzen und die Bäume über uns, ja die Erde selbst, an diesem Austausch teilnahmen. Als ob auch sie von dieser Sache wussten, sie segneten und über uns schmunzelten.

Mein Urgroßvater starb, als ich elf war, und drei Jahre später zog meine Familie nach Texas. Wir bewohnten ein Haus in einem Neubaugebiet, dessen Straßen und Gebäude in geometrischer Präzision mitten aus der texanischen Prärie gestampft worden waren. Ein mathematisches Modell eines Gemeindelebens, entworfen im Büro irgendeines studierten Architekten, von Bulldozern, Betonmischern und Menschenhand an einen Ort gezwungen über die fließende Beschaffenheit der Landschaft hinweg.

Wenn die Bauarbeiter Feierabend machten, ging ich manchmal zum Rand der Siedlung, wo die neuen Häuser hochgezogen wurden, und betrat die Neubauten.

Der Duft von neuem Holz,
aufgewirbeltes Sägemehl,
das in der Sonne funkelt.
Böden aus Sperrholz,
auf denen hohl meine Schritte widerhallen.

Ich erinnere mich an jene Bilder und Klänge und Gerüche, aber hauptsächlich ist es, was ich an jenen Orten fühlte, das ich nie vergessen habe. In diesen Häusern lag etwas Trauriges, etwas Leeres und Verzweifeltes. Und je länger ich in dieser Siedlung lebte, desto mehr begann ich zu erkennen, dass genau dieselben Gefühle in den Gesichtern meiner Nachbarn geschrieben standen. Da war etwas seltsam Verwirrtes, als ob ein Teil dieser Leute sagen würde: »Eigentlich haben wir doch alles, was wir brauchen, um glücklich zu sein; warum also fühlen wir uns trotzdem so leer und beraubt?«

Manchmal ließ ich diese Baustellen hinter mir und ging weiter hinaus durch die Maisfelder, die an die geometrischen Straßen und Gebäude angrenzten. Auch sie waren in geordneten Reihen angelegt: eine andere Art von Architektur, die man dem Land aufgezwungen hatte. Von Zeit zu Zeit verschwand ich in diesen Feldern und hohe Maisstauden schlossen sich über mir, in jeder Furche und Linie eine eigene Welt. Und manchmal ging ich noch weiter, hinein in die Wälder, die sich an die Felder anschlossen. Das waren heruntergekommene und gestörte Gehölze, ganz anders als jener Wald, den ich auf der Farm meines Urgroßvaters gekannt hatte. Es gab Spuren von Äxten und Traktoren, Pflanzen, die zerdrückt in deren Spurrillen lagen, und kurze Stümpfe von großen Bäumen inmitten kleinerer Reminiszenzen an einen Wald, denen erlaubt worden war zu verbleiben.

An solchen Orten kann kein tiefer Atemzug genommen werden, der Brustkorb hebt sich nur flach und kurz.

Das Herz rast dann hastend, sein Schlagen ist stumm und weich. Einem winzigen Vogel gleich, der die Freiheit sucht und verzweifelt flattert in der Brust.

In solch einer zerstörten Landschaft kam ich in die Pubertät. Ich wusste, mit der Zeit würde mein Gesichtsausdruck sich dem meiner Nachbarn angleichen. Derselbe Teil von mir würde an diesem Ort absterben und dasselbe seltsam Verwirrte würde auch meinen Augen entsteigen. Also beantragte ich, aus der elterlichen Vormundschaft entlassen zu werden, und verließ mein Zuhause. Mich rief die Erinnerung an das, was ich mit meinem Urgroßvater geteilt hatte, und zog mich weg von diesem (sicheren) Ufer in unbekannte Gewässer. Und so begegnete ich einige Zeit später, im wilden San Francisco des Jahres 1969, einem interessanten Mann.

Larrys rotes Haar stand weit ab, einer verrosteten Säge gleich, seine zackigen Spitzen trotzten der Bürste wie der Schwerkraft. Sein Bart spiegelte, wie eine merkwürdige Reflexion in einem stillen Gewässer, seinen rostfarbenen, zerklüfteten Schopf. Wenn er sprach, glühte sein Gesicht energiegeladen, seine Augen weiteten sich und ihr Weiß stach hell und deutlich hervor. In solchen Momenten ergriffen seine verhornten, starken Hände jede Gelegenheit hochzuschnellen, die Luft zu packen und zu bewegen, um das zu verdeutlichen, was er sagte. Wenn er redete, blickte ich in seine Augen und sah fremde Länder und Völker aus uralten Legenden. Die Geschichten, die er erzählte, waren von einer Art, wie ich sie noch nie zuvor gehört hatte.

Nachdem er die High School abgeschlossen hatte, war er in die Berge gezogen, wo er sich eine Hütte baute. Zurückgezogen lebte er dort ein Jahr lang, aß wenig und sprach noch weniger. Danach begann er zu segeln, hochmastige Schoner und kleinere Regattaboote, mit denen er um die Welt fuhr. Nahe der Küste von Madagaskar geriet er in einen Taifun. In einem Bild so alt wie die Geschichte mühte sich die Crew mit Tuch und Seilen und Holz ab, während der Himmel wütete und das Meer toste, bis das Boot schließlich an die Klippen geworfen wurde.

Eines Tages, als ich ihn sprechen hörte, wendete sich etwas in meinem Herzen und ein seltsames Gefühl durchfuhr mich. In dem Augenblick wusste ich, dass es auch für mich etwas in den Bergen gab, etwas, das ich finden musste.

Es geschieht auf diese unvorbereitete Art und Weise, dass uns das Schicksal findet und uns weitertreibt.

Als ich das erste Mal mit meinem Wagen in die Rocky Mountains fuhr, ragten diese großen Gipfel über mir höher hinauf, als ich schauen konnte. Die Straße schlängelte sich zwischen ihnen hindurch, den Windungen eines Flusses folgend, der schon zu ihren Füßen geflossen war, als die ersten Pyramiden den Himmel berührten. Diese Gipfel standen, seltsamen, wilden, nicht-geometrischen Gebäuden gleich, Wache entlang der Schotterpiste und verfinsterten mit ihrem Schatten das Licht am Grund der Schlucht. Ich fuhr, aus dem Dunkel ins Helle und wieder zurück, der Route entlang, die mir das Schicksal gewiesen hatte. Je länger die Fahrt dauerte, desto weiter entfernte ich mich von der Zivilisation und kehrte zurück in eine andere Zeit, zurück in die Wildheit der Welt.

Oft verspürte ich Angst, denn die Straße verlief durch Gegenden, in denen die Berge sich auf der einen Seite weit in die Höhe türmten und auf der anderen in unergründliche Tiefen stürzten. An manchen Stellen fehlten Leitplanken und ich konnte nicht umhin, mir vorzustellen, was geschehen würde, wenn ich aus irgendwelchen Gründen die Kontrolle verlöre, von der sicheren Piste abkäme und es darüber hinaus und hinunter, hinunter und hinunter ginge. Also umklammerte ich das Lenkrad, und die Straße brachte mich immer tiefer und weiter voran.

Nach einer Weile gelangte ich an eine Stelle, wo die Straße ihren höchsten Punkt erreichte, und ich erkannte, dass, wenn ich weiterführe, ich wieder tiefer hinabkäme in die Täler und ins Flachland, zu Menschen und zur Geometrie der Zivilisation.

Es gibt etwas in uns, das uns manchmal ganz nach oben treibt und uns zwingt, so weit hinauszugelangen, wie wir nur können, und so weit weg, wie uns der Weg bringt. Und so fand ich denn, weit oberhalb der Baumgrenze und aller menschlichen Behausungen, einen Rastplatz und hielt an. Ich erinnere mich an das Knirschen der Steine, als mein Wagen langsam zum Halt kam, an das Zuschlagen der Tür, an den Geruch des heißen Motors und kochenden Öls, und an meine Schritte auf dem Schotter, als ich zum ersten Mal dreieinhalbtausend Meter über dem Meeresspiegel stand.

Dort blieb ich eine Weile und war mir der Stille gewahr, einer Stille, wie ich sie noch nie erlebt hatte. Ich konnte spüren, wie mein Herz schlug und das Blut in mir floss, und ich hörte das langsame, feine Säuseln meines Atmens. Und dann, plötzlich, strömte die Kraft des Ortes durch meine Sinne. Die Größe der Berge trat in mich ein, ich fühlte ihr Gewicht und dann immer stärker ihr Alter. Und ich war winzig und klein und mir wurde bewusst, dass es etwas gab, was schon dagewesen war, lange bevor es Menschen gab, und was es noch geben wird, lange nachdem sie wieder gegangen sein werden.

Zu meiner Rechten lag ein Trampelpfad, der durch Wildblumen, Steine und niedrigen Stechginster verlief. Hier und dort ragten große Felsvorsprünge hervor wie schroffe Buge wilder Schiffe, über deren Decks ich wanderte; um mein Gleichgewicht zu halten, musste ich mich gegen ihr Gefälle lehnen, wie ein Seemann, der über dem wilden Meer taumelt. Die Luft war dünn und kalt und von einem Duft durchzogen, der in mich einströmte und mich seither nie wieder verlassen hat, und kein Ausmaß an *Stadt* wird ihn jemals auslöschen, kein Zeitraum ihn jemals abschwächen.

Der Pfad führte nach oben, der ausgetretene Boden zeugte von jenen, die mir vorausgegangen waren. Ich folgte ihm und von Zeit zu Zeit kam ich an Bäche, die aus dem Boden hervorquollen und die Bergabhänge hinabstürzten, begierig, sich dem Fluss weiter unten anzuschließen. Wenn ich meine Hände eintauchte und sie an mein Gesicht hob, um die Wildheit dieses Wassers zu schmecken, erstarrten sie bis auf die Knochen; das Wasser kullerte wie flüssiges Eis durch meinen Mund. Ich konnte spüren, wie es sich tief in mir hin- und herbewegte. Mit ihm gelangte etwas in mich hinein, das unser Stadtwasser längst nicht mehr kennt.

Weiter führte der Pfad hinein in eine Kluft zwischen diesen schroffen Berghängen, wo er in einer kleinen geschützten Lichtung mündete, die von den umgebenden hohen Felswänden vor dem Wind behütet und wie in einem Handteller gehalten wurde. Ein Meisenhäher, ein allgegenwärtiger Vogel in diesen Höhen, flatterte herbei und landete auf dem Steinrund über mir. Fragend legte er seinen Kopf zur Seite und rief mir etwas zu, das sich fast schon vertraut anhörte. Es sollte noch lange dauern, bis ich verstand, was er gesagt hatte.

Ein unförmig gezackter Granitblock, die Seiten mit orangenen und grünen Flechten bedeckt, hatte es sich mitten auf der Lichtung gemütlich gemacht. Ich beugte mich zu ihm hinunter und befühlte mit meiner Hand seine strukturierte, poröse und warme Oberfläche. Ich setzte mich hin, lehnte mich an ihn und spürte die Wärme der Sonne auf meinem Gesicht spielen und die raue Oberfläche des Steins an meinem Rücken. An jenem Tag verströmte das warme Sonnenlicht einen Duft, den zu beschreiben mir nie gelungen ist; es war, als habe die Sonnenwärme eine ganz eigene Note. Auch andere Düfte nahm ich wahr, vom Stein hinter mir, aus dem Gras und den Wildblumen unter mir und um mich herum, aus der Luft selbst. Und ich spürte, wie die Spannung meinen Körper verließ. Ich begann, tief zu atmen, gehalten in den Händen dieses verborgenen Ortes, den ich gefunden hatte.

Dann fing ich an, die leisen Geräusche meines Rastplatzes wahrzunehmen – das Knarren von Felsen, deren eine Seite in der Sonne und deren andere im Schatten lag. Das weiche Flattern des Windes, der sich herabschwang und über die Büsche, die Wildblumen und die grünen Grasstängel strich, die sich unter seiner Liebkosung leicht neigten. Ich spürte, wie seine weiche Berührung sich meinem Gesicht näherte, wie seine Finger der Linie meiner Wangen folgten, um mein Kinn strichen und mein Haar zerzausten. Und in seinem langsamen, weichen Rauschen: das Seufzen und Atmen der Welt, in mir und um mich herum, wie die Wasser an einem Ufer.

Jede ihrer Regungen zieht an mir, ich bewege mich in ihrer Ebbe und Flut, in ihrem Rhythmus, der an mir zerrt und mich wieder loslässt, bis mir das Ufer entschwindet. Die Strömung trägt mich hinaus auf Gewässer, von denen ich nichts weiß. Mein ausströmender Atem ist das Einatmen der Welt, ihr Ausatmen nun mein Leben.

Dann, ganz langsam, begann mein Herz im Rhythmus der Lichtung zu schlagen, und mein kleines Leben wurde gehalten in der Umarmung ihrer älteren und kraftvolleren Wellen. Und diese Wellen waren eine Sprache, die eine Bedeutung besaß, viel älter als Worte, und die mir erzählte, dass ich gewollt war und Teil von etwas, das immer sein wird...

Und so fand ich die Sache, nach der ich gesucht hatte, die ich zum ersten Mal im Herzschlag meines Urgroßvaters erfahren hatte. Meine Augen lösten sich von ihrem Fokus, die Farben der Landschaft leuchteten, ihre Klänge wurden zu einer kräuselnden

Harmonie der rhythmischen Muster der Welt. Ich hatte meinen Platz gefunden.

Irgendwann erhob ich mich und verließ die Lichtung, fand zurück auf den Pfad, ging weiter und erreichte schließlich den Bergkamm. Dort stand ich und schaute und mein Blick flog hinaus und hinab, meine Augen erhoben sich wie Vögel auf Strömen des Lichts. Weiter in die Ferne schweiften sie, als ich je zu blicken für möglich gehalten hatte, streiften über den sanften Faltenwurf dieser Berge, erhoben sich von ihren Tälern bis hinauf zu ihren Gipfeln. Dann erfasste mich ein Windstoß und unvermittelt, ohne ersichtlichen Grund, begann ich zu lachen und eine wilde, tiefe Freude erfüllte mich. Der Wind nahm mein Lachen in seine Hände und trug es hinauf und hinaus in die Wildheit der Welt.

Ich ließ meine Augen noch weiter hinausblicken, und jenseits der Täler, weit weg, konnte ich eine zerrissene Regenwand erkennen, die aus sich verdunkelnden Wolken herabstürzte und die Erde berührte. Auf ihrer einen Seite schien die Sonne, auf ihrer anderen fiel dunkler Niederschlag. Der Vorhang grauer Spitze hing schwer aus den schwarzen, wasserbeladenen Wolken und trieb in meine Richtung, bog und drehte sich im Wind. Dann öffnete eine seltsame Wolkenbewegung einen Spalt, und die Sonne schoss hervor und warf ihr gleißendes Licht über diesen grauen Spitzenvorhang. Unter mir breitete sich ein Regenbogen aus und überspannte mit seinen Farben einen glitzernden, blauen See, dessen windgepeitschte Oberfläche sich ins zerklüftete Hin und Her der Landschaft fügte.

Ich fühlte, wie sich mein Geist bewegte, und dann berührte mich etwas *Gebirgiges;* irgendetwas blickte, erwacht aus seiner Kontemplation, von mächtiger Höhe herunter auf mich Winzling. Es war unergründlich alt, es hatte kaum etwas zu tun mit uns Menschen, und sein Blick ließ mich versteinern, als ich mich, einen Augenblick lang, sehen ließ. Dann zog es sich zurück in seine jahrhunderte-, jahrtausendelange Kontemplation, in eine Art von Leben, das derart weit jenseits von mir liegt, wie die Sterne von der Sonne.

Kurz nachdem ich zum Wagen zurückgekehrt und weitergefahren war, erreichte ich einen tiefer gelegenen Ort, in dem Menschen lebten. Da fand ich eine alte Hütte, baute sie wieder auf, ließ mich dort nieder und begann, eine Beziehung zur Wildheit der Welt herzustellen. Von Zeit zu Zeit fuhr ich hinauf in die Berge und wanderte durch ihre Wälder.

Im Hochland suchte ich nach Pilzen und Wildpflanzen und folgte den Pfaden der Bergmenschen und der Indianer, die schon vor ihnen dagewesen waren. Ich gelangte an abgelegene Orte und lauschte deren Gesängen. Damals war die Welt jung, ich war neu und das Leben streckte sich ungestört vor mir aus.

Und obwohl mir in der Schule beigebracht worden war, die Wildheit der Welt sei kalt, gleichgültig und gefühllos und werde mit Zähnen und Klauen regiert, empfand ich sie nicht so. Sie hat mir alles gegeben, was ich jemals wollte, und fing an, mich eine Wahrheit zu lehren, die ich in der Schule nicht gelernt hatte, eine Wahrheit, die in jeder ihrer Linien und Bewegungen und Wendungen klar und deutlich ist. Denn die Natur weiß nicht, was Lüge ist.

Dass es in der Natur keine geraden Linien gibt, ist eine so einfache Beobachtung. Gleichzeitig ist sie eine Tür zum Herzen der Natur.

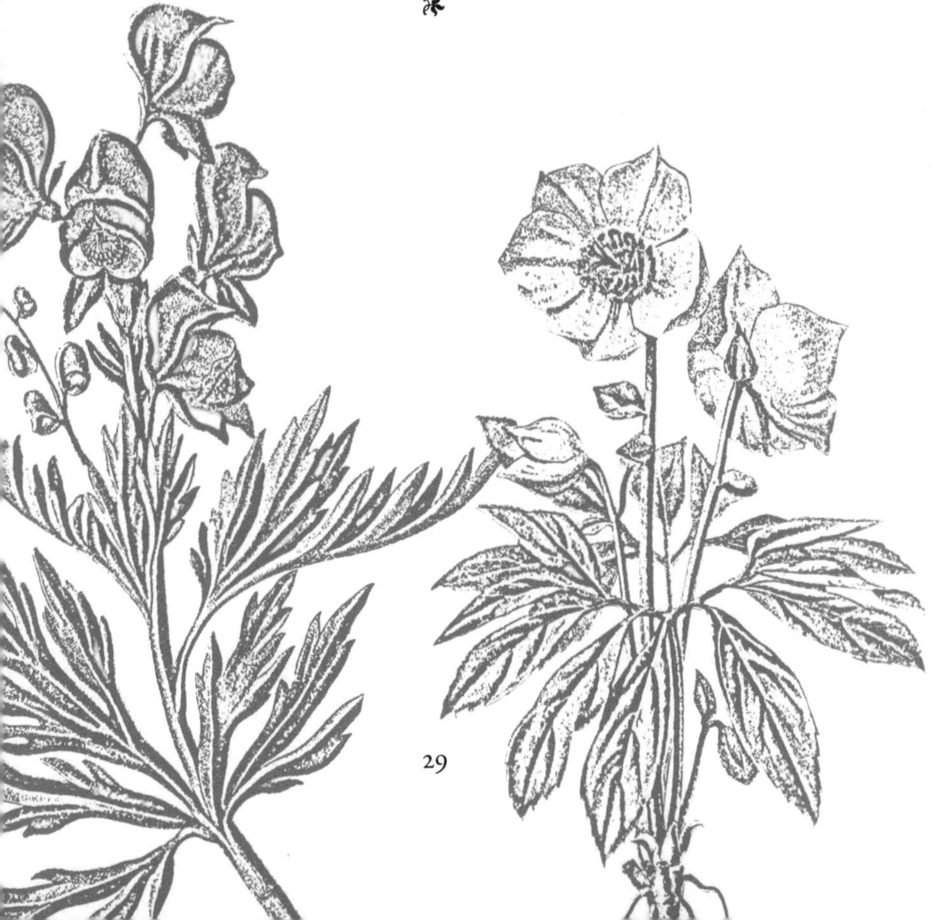

Wenn nicht mehr Zahlen und Figuren
Sind Schlüssel aller Kreaturen,
Wenn die, so singen oder küssen,
Mehr als die Tiefgelehrten wissen,
Wenn sich die Welt ins freie Leben,
Und in die Welt wird zurückgegeben,
Wenn dann sich wieder Licht und Schatten
Zu echter Klarheit werden gatten
Und man in Märchen und Gedichten
Erkennt die wahren Weltgeschichten,
Dann fliegt vor einem geheimen Wort
Das ganze verkehrte Wesen fort.[7]
— Novalis

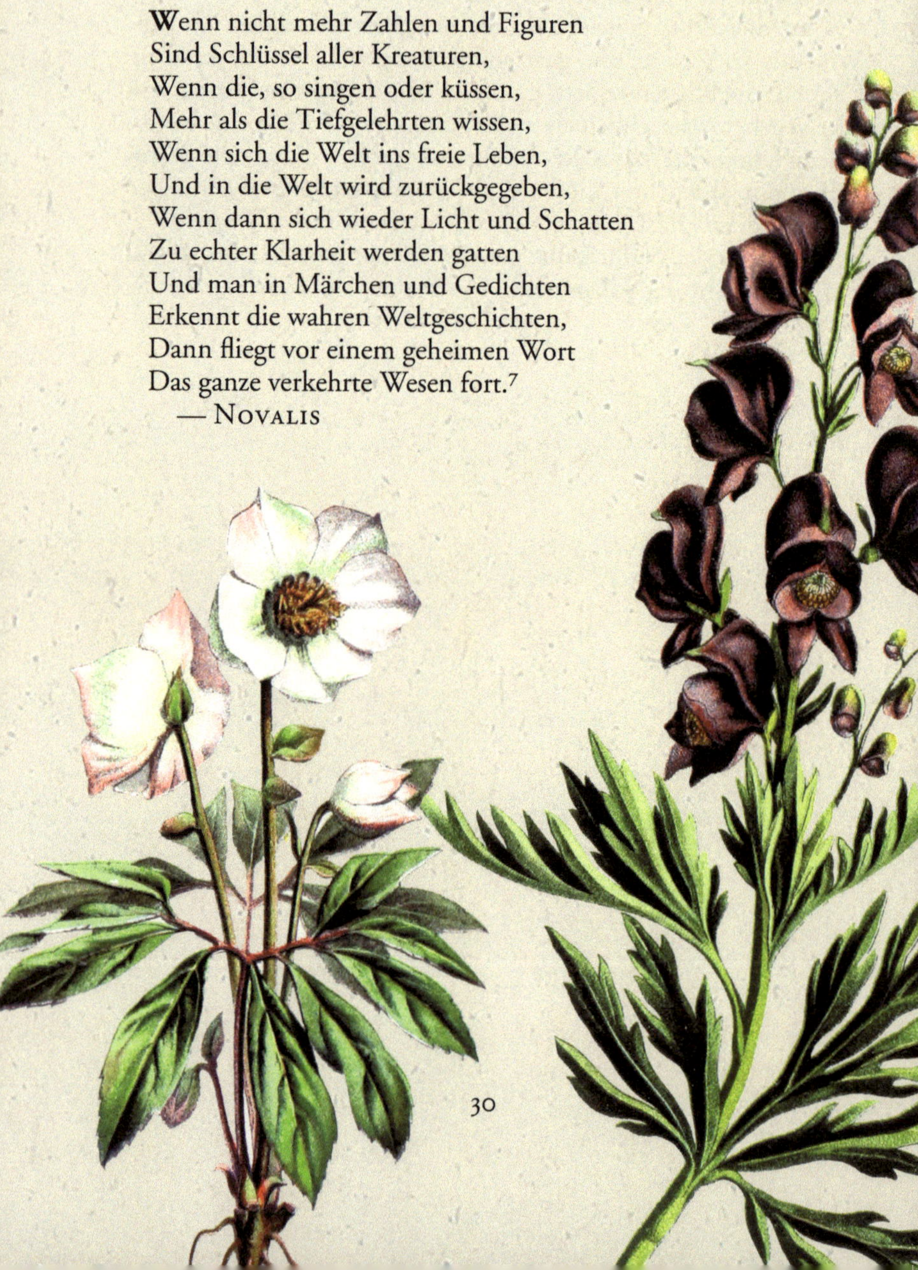

Teil eins

Die Natur

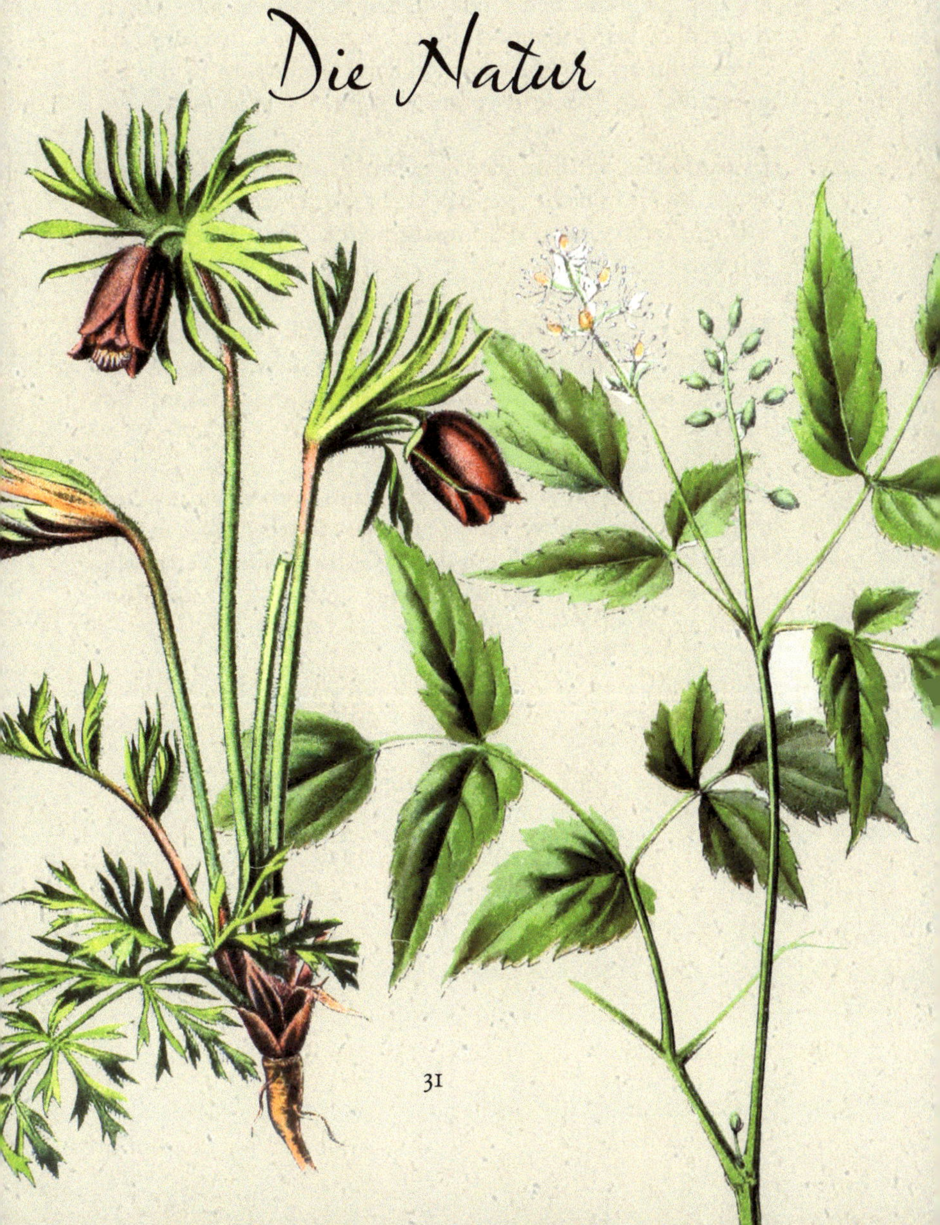

Tief im menschlichen Unbewussten besteht ein alles durchdringendes Bedürfnis nach einem logischen Universum, das einen Sinn ergibt. Aber das wirkliche Universum ist der Logik immer einen Schritt voraus.[8] — FRANK HERBERT

Es wird offensichtlich, dass eine kanalisierte Vision nicht gut genug ist. Es braucht eine Rückkehr von Überspezialisierung hin zu Generalisten, die Gesamtheiten sehen können.[9] — CHANDLER BROOKS

Da aber sah ich, dass den meisten die Wissenschaft nur etwas ist, insofern sie davon leben, und dass sie sogar den Irrtum vergöttern, wenn sie davon ihre Existenz haben.[10] — JOHANN WOLFGANG GOETHE

Unsere Sicht wird sehr beschränkt sein, wenn von uns verlangt wird, das, was wir sehen, auch zu verstehen. Wie wenige Dinge kann ein Mensch mit dem Maßband seines Verstandes ermessen! Wie viele größere Dinge könnte er in der Zwischenzeit sehen?[11] — HENRY DAVID THOREAU

Kapitel 1

Die Nicht-Linearität der Natur

Wie so viele andere, ging ich in den 1970er-Jahren an die Universität, um der Einberufung in den Vietnamkrieg zu entkommen. Als ich mich erstmals einschrieb, wusste ich nicht, was ich studieren wollte – ich war ja nicht dort, um zu *lernen* –, und so belegte ich alles Mögliche, wovon ich annahm, dass es mich interessieren könnte. Ich schnupperte in die Philosophie hinein, dann in die Geisteswissenschaften und wurde irgendwann an den Ufern der Mathematik angespült. Obwohl es mir damals so schien, mein Studium sei etwas Zufälliges, war es das nicht. Ich suchte nämlich nach *Erklärungen,* nach etwas, das mir helfen könnte, die tiefen Erfahrungen zu ergründen, die ich bis dahin gemacht hatte, Erfahrungen, die von äußerster Wichtigkeit für mich waren. In den mir bekannten kulturellen Mythen war ich bloß auf wenige Spuren gestoßen.

Natürlich kann die Seele der Welt nicht in der Philosophie gefunden werden (was ich damals noch nicht wusste) und auch nicht in den Geisteswissenschaften oder in der Mathematik – ja in gar keiner Wissenschaft. Sie sitzt woanders, an einem Ort, wohin der lineare Verstand nicht gelangen kann. Doch vielen umhergetriebenen Menschen macht die Mathematik ein Liebesversprechen und bietet ihnen einen sicheren Hafen im Sturm. »Hier«, sagt sie, »gibt es nicht bloß Erklärungen, sondern eine Zusicherung absoluter Kontrolle.« Die Regeln sind geradlinig und nachvollziehbar; die Unvorhersehbarkeit verschwindet.

Aber was ist mit π?

Diese wenigen verunsichernden Dinge, wie π, können, so hat die Mathematik festgestellt, ganz einfach gerundet werden (»Was nicht passt, wird passend gemacht«). Mathematik ist fast immer ein Beruf für Kontrollfreaks. Sie hat wenig mit dem Leben zu tun und sehr wenig mit der wirklichen Welt.

> Die Mathematik vermag kein Vorurteil wegzuheben, sie kann den Eigensinn nicht lindern, den Parteigeist nicht beschwichtigen, nichts von allem Sittlichen vermag sie.[12] — JOHANN WOLFGANG GOETHE

Wer wirklich hinschaut, wird schnell erkennen, dass es den euklidischen Raum in einem Gebirge nicht gibt (und übrigens auch die mathematische Topologie nicht, aber das ist eine andere Geschichte); es gibt dort keine geraden Linien, keine Rechtecke, keine kugelförmigen Körper, keine geometrischen Winkel vorhersehbaren Wertes. Obschon diese Beobachtung ein Leichtes und für jedes vierjährige Kind offensichtlich ist, hat die westliche Kultur sie jahrhundertelang ignoriert und ihren bildenden Künsten auf den Annahmen einer euklidischen Vorhersagbarkeit Ausdruck verliehen. Doch das Leben ist nicht linear, seine Formen sind mit dem linearen Verstand nicht vorhersehbar und es hat nur wenig zu tun mit der mathematischen Wirklichkeit, wie sie von Euklid entwickelt wurde, und mit der Mathematik, die uns in der Schule als Geometrie gelehrt wird.

Wie schwierig es doch ist, das zu erkennen, was direkt vor unserer Nase ist.

Das Wort »Geometrie« hat seine Wurzel im griechischen *γεωμετρία,* worin *geo* »Erde« bedeutet und *metria* »vermessen«, und heißt also wörtlich »die Erde vermessen.« Aber der Begriff ist mittlerweile verfälscht und wird heute nicht mehr für die Erdvermessung angewendet, sondern für etwas, das gar keine Geometrie ist – nämlich für das Vermessen des euklidischen Raumes. Dies mag als lächerlicher Einwand erscheinen, aber unsere ganze Kultur baut auf jener Illusion auf, die Euklid mit seiner Mathematik schuf. Diese Illusion, die wir heute als so real erachten, hat in Tat und Wahrheit nichts mit der wirklichen Welt zu tun und absolut gar nichts mit natürlichen Umgebungen wie Bergen oder Meeren oder den Orten, an denen Wasser auf Land trifft – den Küsten. Küsten zum Beispiel und euklidische Geraden haben nichts miteinander gemein. Küsten haben einen ganz besonderen Mangel an Glätte, was sie wesentlich komplizierter macht als jede Linie, die Euklid sich jemals hätte vorstellen können.

Küsten

Wenn uns eine Karte eines Landes vorgelegt wird, das an allen Seiten durch Wasser begrenzt ist, eine Insel wie beispielsweise Madagaskar, erkennen wir zwangsläufig seine Küsten. Um die Fläche eines solchen Eilandes zu berechnen, vermessen Geografen die Küsten, berechnen die Entfernungen von Küste zu Küste über das Land hinweg und sagen uns dann, Madagaskar umfasse eine Fläche von 587295 Quadratkilometern. Hier wird euklidische Geometrie auf die Welt angewendet. Aber das hat nichts mit der Wirklichkeit zu tun.

Wenn wir die euklidische Geometrie zur Berechnung der Länge einer Küstenlinie anwenden, wird die lebendige Wirklichkeit dieser Küste maßgeblich verändert. Um zu verstehen, weshalb dies so wenig im Einklang mit der Wirklichkeit steht, müssen wir uns vor Augen führen, wie eine Küste in der wirklichen Welt *ist* und nicht, wie sie auf Landkarten aussieht. Es ist wichtig, die Wirklichkeit des *Wesens* der Küste in unsere persönliche Erfahrung eintreten zu lassen, sie vielleicht noch einmal mit den Augen eines Kindes zu sehen. Wenn wir das tun, wird uns klar, wie wenig unsere Schulgeometrie mit der wirklichen Welt zu tun hat, in der wir leben.

> Es ist eine seltene Fähigkeit [...], die Wahrheit so zu erfassen und zu ertragen, dass sie uns lebendig und intakt durchdringt. [...] Zuallererst muss ein Mensch sehen, bevor er sprechen kann. [...] Schau nicht mit dem Auge der Wissenschaft, die steril ist, noch mit dem der jugendlichen Poesie, die kraftlos ist. [...] Wenn du siehst, wirst du schließlich sprechen.[13]
> — Henry David Thoreau

Wenn wir uns einem Küstenstrich nähern, treffen wir auf einen zerklüfteten Rand; einige Abschnitte ragen weiter ins Wasser hinaus, andere weniger. Um diese Zickzacklinie zu vermessen, wird der Zickzack in der euklidischen Geometrie »gerundet«. Im Wesentlichen nimmt sie eine Annäherung an die Zackigkeit vor, damit die Komplexität dieses lebendigen Küstenstrichs in den euklidischen Raum passt, sodass ihr Modell, ihre Denkweise, imstande ist, ihn zu vermessen. Es ist wichtig, dass wir uns daran erinnern, dass dies immer bloß eine Abschätzung ist. Es ist niemals wirklich.

Eine Art zu verstehen, wie Küsten vermessen werden, liegt darin, sich vorzustellen, dass die von den Geografen gemessene Linie ein Fußweg sei, der um die ganze Insel herumführt. Solche Wege verlaufen selten exakt an der Küstenlinie; sie sind etwas ins Landesinnere versetzt und ihre Biegungen und Windungen sind wesentlich weniger ausgeprägt als die der Küstenlinie selbst. Es wäre äußerst schwierig, den genauen Umriss einer Küste, mit jeder Biegung und jeder Windung, abzulaufen. Führt der Weg ein bisschen durchs Landesinnere, weil es so einfacher ist, ihn zu gehen, dann hat dies mehr mit Fragen der Bequemlichkeit zu tun als mit dem Verlauf der Küste. Um den Küstenverlauf genauer abzubilden, können wir uns vorstellen, wir würden den Weg näher und näher zum Rand des Wassers rücken, sodass er immer dichter an der unregelmäßigen Umrisslinie der Küste verläuft. Und wir erkennen: Je näher der Weg an den Rand des Wassers rückt, desto geschlängelter wird er. Und je ausgeprägter sein Schlangenlinienverlauf, umso mehr Biegungen und Windungen sind auf dem Weg zurückzulegen. Und je mehr Biegungen und Windungen zu machen sind, desto weiter müssen wir gehen und umso länger ist die Entfernung, die wir zurückzulegen haben.

Also wird der Weg, je näher er an der Kante verläuft, wo Wasser und Land aufeinandertreffen, desto länger sein. Mit der Zeit jedoch, wenn der Weg immer exakter entlang des Wassers verläuft, werden wir zu groß sein, um noch jeder einzelnen der Biegungen und Windungen an der Küste zu folgen. Stellen wir uns also vor, der Wanderer sei kein Mensch, sondern eine Maus. Eine kleine Maus kann sich wesentlich näher entlang der Wasserkante bewegen als wir und damit allen Krümmungen leichter folgen. Wenn sie dies tut, wird der Weg für die Maus natürlich um einiges länger als für uns, weil sie viel mehr Biegungen zurückzulegen hat, die alle gemessen werden müssen. Dies wird eine Weile lang funktionieren, doch wenn der Weg immer näher an der exakten Kante zum Wasser verläuft, wird irgendwann sogar die Maus zu groß sein, um all die winzig kleinen Biegungen abzulaufen. Wollen wir der Wasserkante also noch exakter folgen, brauchen wir einen noch kleineren Wanderer. Zum Beispiel eine Ameise, die aufgrund ihrer geringen Körpermaße den Windungen des Küstenstrichs noch weit genauer entlangzukrabbeln vermag. Und wieder finden wir, je exakter der Ameisenweg dem genauen Umriss der Wasserkannte folgt, desto mehr Biegungen und Windungen vor. So wird also die Länge der Küstenlinie umso größer, je kleiner die wandernde Gestalt ist. Auch die Ameise wird irgendwann zu groß sein, um jede der Biegungen und Windungen laufen zu können, und so müssen wir uns vielleicht eine Mikrobe vorstellen, die der Küste entlangwandert. Ihre Ausmaße versetzen sie in die Lage, der Wasserlinie noch präziser zu folgen, die dadurch natürlich noch viel geschwungener und kurvenreicher wird und damit viel, viel länger.

> Alle Experimente zeigen, dass die »geraden« Linien der Mathematiker bei immer genauerer Betrachtung offensichtlich immer weniger gerade werden.[14] — Buckminster Fuller

Die Größe des Wanderers in unserer Vorstellung zu ändern, ist indes nur eine Art und Weise, die Vergrößerung des Küstenstrichs zunehmen zu lassen. Je kleiner der Blickwinkel, desto größer und länger wird die Küstenlinie. Weil es möglich ist, die Vergrößerung immer weiter zu steigern, kann die Küstenlinie immer länger werden. Oder anders formuliert: Die Länge einer Küstenlinie nimmt zu mit deren Nähe zur Wasserkante und mit der Genauigkeit, der wir dieser folgen. Je genauer die Messskala, desto mehr Biegungen und Windungen müssen zurückgelegt werden, um der Küstenlinie zu folgen und desto länger wird die vermessene Strecke. (Dadurch können wir auch verstehen, dass die Küstenlinie – der Weg, den der Wanderer nimmt – immer dünner wird, je genauer wir uns der Stelle nähern, wo Wasser und Land zusammentreffen, und je mehr wir unsere Vergrößerung steigern. Für ein die Küste entlangwanderndes Atom wäre diese Linie sehr lang und sehr dünn.)

> Ich ertappe mich bei der Betrachtung kleiner Körner, könnte man sagen, auf der Rinde von Bäumen, kleinen Scheiben oder Apothecien, die einem Thallus entspringen; danach ist mir gerade zumute und ich nenne es »Flechten studieren«. Das ist bloß der Anblick, der mir gewährt wird. Er ist schmale Kost und arm an Gehalt. Sicherlich könnte ich einen um-

> fassenderen Blick einnehmen. Die Angewohnheit, Dinge mikroskopisch zu betrachten, wie die Flechten auf den Bäumen und Felsen, hält mich in Wirklichkeit davon ab, bei einem Spaziergang etwas anderes zu sehen. Wäre es nicht prächtiger, die Sonnenscheibe auf dem tiefblauen Thallus des Himmels zu studieren, die ihre endlosen Lichtsporen durch das Universum verstreut? Ist für den, der Flechten untersucht, die Scheibe (oder vielmehr das Apothecium) einer Flechte nicht unverhältnismäßig groß im Vergleich zum Universum? Das winzige Apothecium der Pertusaria, das dem Holzfäller nie aufgefallen ist, nimmt in meinem Auge gerade einen derart großen Raum ein, dass es einen Großteil der Welt ausschließt.[15] — HENRY DAVID THOREAU

So ist die Natur. Wenn wir irgendeinen Teil von ihr nehmen und ihn betrachten, sind seine Ränder ausgefranst und kurvenreich und nicht geradlinig. Um also Teile der Natur zu vermessen, um Natur für das lineare – manche würden sagen »für das praktische« – Denken zugänglich zu machen, wird uns beigebracht, die Ränder abzurunden und zwischen dem einen Ding und dem nächsten spezifische und klare Grenzen zu ziehen. Dies gibt uns aber eigentlich bloß eine Annäherung, eine Vermutung. Und egal wie stark unsere Vergrößerung ist, sie bleibt nur eine Schätzung des Wirklichen. Die Wissenschaftler haben dies eine lange Zeit ignoriert (und zwar mit schrecklichen Konsequenzen). Sie betrachteten die Natur durch die Augen Euklids und Newtons (der auf dieselbe Art dachte) und übersahen dabei die einfachste Sache in Bezug auf die Natur, etwas, das jedes Kind sofort erkennen kann: Sie geht weiter und weiter und weiter.

> Ich habe nie einen Geistlichen oder einen Professor gekannt, der engstirniger, bigotter und intoleranter gewesen wäre, als es einige Wissenschaftler oder Pseudowissenschaftler sind. [...] Intoleranz ist ein abgeschotteter Verstand. Bigotterie ist eine Überhöhung von Autoritäten. Engstirnigkeit ist Ignoranz, die nicht gewillt ist, gelehrt zu werden. Und eine der bedeutendsten Wahrheiten, die ich an meiner Universität (der Natur) gelernt habe, lautet, dass in dem Moment, in dem wir zu einer letzten Schlussfolgerung über irgendetwas gelangt

> sind, diese Schlussfolgerung zu einer Tatsache erheben, der nichts mehr hinzugefügt und von der nichts mehr weggenommen werden kann, und uns weigern, uns jedweden neuen Beweis anzuhören, wir einen intellektuellen toten Punkt erreicht haben, an dem nichts mehr den Motor wieder anwerfen kann außer einer Ladung Dynamit. [...] Verknöchertes Wissen ist eine schwere Bürde für die Welt und es ist egal, in welchem Bereich menschlicher intellektueller Aktivitäten wir es antreffen. [...] Jegliches hartnäckige Kleben an überholten Lehrmeinungen, sei es in Sachen Religion, Politik, Moral oder Wissenschaft, ist ebenso erdrückend wie verdammenswert.[16] — LUTHER BURBANK

Die Vorstellung, die Natur quantitativ zu vermessen, eine Küstenlinie genauestens zu bestimmen, ja das Konzept einer »Küstenlinie« als solches, sagt der Mathematiker Benoît Mandelbrot, »stellt sich als eine flüchtige Idee heraus, die zwischen den Fingern derjenigen zerrinnt, die versuchen, sie zu begreifen. Alle Vermessungsmethoden führen letztlich zu dem Schluss, dass die typische Länge einer Küstenlinie enorm groß ist und derart schwierig zu ermitteln, dass wir sie am besten als unendlich betrachten. Folglich [...] ist ›Länge‹ ein unzulängliches Konzept.«[17]

> In der Natur umschließt ein Ganzes die Teile, und ein noch größeres Ganzes umschließt das Ganze, das die Teile umschließt. Wenn wir unser Blickfeld erweitern, wird das, was wir als Ganzes betrachtet haben, tatsächlich zu nichts anderem als einem Teil eines größeren Ganzen. Und ein weiteres Ganzes umschließt dieses Ganze in einer konzentrischen Reihe, die sich bis ins Unendliche fortsetzt.[18] — MASANOBU FUKUOKA

Somit sind die in den Schulbüchern angegebenen Längen von Küsten niemals zutreffend, denn mit zunehmender Vergrößerung wird die tatsächliche Küstenlinie in der wirklichen Welt länger und länger. Nur indem sie die der Natur innewohnenden Unregelmäßigkeiten realer Küstenverläufe glätten, können Geografen ihr Vermessungsverfahren anwenden. Doch diese Glättung ignoriert eine wesentliche Facette der Natur – ihre Nicht-Linearität. In

Wirklichkeit nähern sich Küstenlinien kontinuierlich einer unendlichen Länge, und jede Annahme, sie seien genau messbar, zwingt ein nicht-lineares System in eine lineare Erkenntnismethodik. Und dies lässt immer etwas aus, und dieses Etwas ist tatsächlich äußerst wichtig.

Die Subjektivität der Wissenschaft

Jede Vermessung der Natur, die deren Unregelmäßigkeiten weglättet, um die Vermessung zu ermöglichen, ist nicht objektiv, sondern tatsächlich hochgradig subjektiv.

Die beobachtende Person mischt sich in das ein, was vermessen wird, indem sie die anzuwendende Messgenauigkeit (oder Vergrößerung) und damit die Stärke der Glättung des Linienverlaufs festlegt. Sie greift in jede Beschreibung der Natur ein, indem sie durch die Bevorzugung einer bestimmten Vergrößerung die daraus resultierende Beschreibung subtil verändert. Dies ist ein nicht zu behebender – ein unkorrigierbarer – Fehler, weil er der Denkweise als solcher entspringt. Er rührt daher, dass eine lineare, statische Erkenntnismethode auf eine nicht-lineare, sich ständig verändernde und fließende Wirklichkeit angewendet wird. Dass diese Ergebnisbeschreibung anschließend als eine genaue Beschreibung der Natur genommen wird, speist eine Unwirklichkeit in unser kollektives Bewusstsein ein. So weichen wir leicht von der Natur ab, und alles, was wir in der Folge tun, nimmt Störungen auf, die umso größer werden, je weiter die Zeit voranschreitet und je mehr Entscheidungen wir auf Grundlage dieses ursprünglichen Beschreibungsfehlers treffen.

Die Wahrheit ist, dass in der wirklichen Welt, in der Natur, Quantifizierung *immer* eine Projektion von willkürlichen menschlichen Entscheidungen darstellt. Sie ist immer subjektiv. Doch die Natur kennt keine starren, messbaren Quantitäten.

Und was ist mit diesen vier Felsen da drüben?

Weil wir durch unsere Schulbildung und unsere Kultur derart tief in Euklids Vorstellungswelt eingetaucht sind, denken wir häufig, dass es in der Natur Quantitäten gebe. Uns wird eine Anzahl von Orangen gezeigt und wir denken, es sei eine Quantität – vielleicht sieben. Doch Anzahl und Quantität sind nicht dasselbe. Wie Gregory Bateson warnt: »Wir können genau drei Tomaten haben. Aber wir können niemals genau drei Gallonen Wasser haben. Quantität ist immer eine Schätzung.«[19] — Die Natur mag Anzahlen von Dingen enthalten, doch enthält sie keine Quantitäten von Dingen – nur *Qualitäten.*

Langsam wird mir schlecht.

Und wenn uns beigebracht wird und wir daran zu glauben beginnen, dass genaue Reflexion, wissenschaftliches Denken, ausschließlich mittels der Exaktheit von Quantitätsbestimmung geschieht, begeben wir uns auf eine Bahn, die eher Spiegel jener Denkweise (und unbewusster, ungeprüfter Projektionen) ist, der wir uns verschrieben haben, als dass sie die wirkliche Welt abbildet. Diese Bahn hat fast gar nichts mit der wirklichen Welt oder der Natur zu tun. Tatsächlich ist sie schief.

> Gelehrte haben zumeist eine krankhafte Art, die Welt zu betrachten. Sie verstehen darunter ein paar Städte und unglückliche Gruppen von Männern und Frauen, die alle im Gras der Prärie verborgen sein könnten. [...] Allein wenn ich von unter diesem Schindel- oder Schieferdach nach draußen gehe, finde ich mehrere Dinge, die sie nicht in Betracht gezogen haben.[20] — HENRY DAVID THOREAU

Als Kinder verstehen wir instinktiv das fast Unendliche und Unbegrenzte der Natur. Erst mit dem Schulunterricht verlieren wir unser natürliches Verständnis (und unsere fehlende Scheu) für die Nicht-Linearität der Welt. Wenn wir kleine Kinder auffordern, die Länge irgendeines konkreten Küstenstrichs zu erraten, werden sie es mit Freude tun. Doch wenn wir ihnen von Mäusen, Ameisen und Mikroben erzählen, werden sie sofort begreifen, dass jede Küste so lang ist, wie wir sie machen wollen, und sie werden lachen. Denn ihnen ist völlig klar, dass die Natur immer weitergeht. Sie erleben diese Wahrheit an jedem Tag ihres Lebens, wenn sie in den geheimnisvollen Welten spielen, die sie in ihren Gärten vorfinden.

(Küstenlinien – wie alle Dinge in der Natur – haben eine begrenzte Länge, auch wenn diese niemals exakt bestimmt werden kann. Und obwohl begrenzt, nähern sie sich doch einer unendlichen Länge. Genau aus dem Grund sind sie so faltig – um ihre Länge zu vergrößern, um sie der Unendlichkeit so weit wie möglich anzunähern, um sie weiter und weiter gehen zu lassen.)

Nur die Erwachsenen lehnen, wenn sie mit dieser Denkaufgabe über die Küstenlinie konfrontiert werden, die Übung – oder vielmehr ihre Implikationen – ab, denn sie haben Angst vor dem, was es bedeutet, und spüren, wie die Grundlagen ihrer Realität zu bröckeln beginnen.

> Ein eingeschränktes lebendiges Wesen [nimmt] teil an der Unendlichkeit oder vielmehr, es hat etwas Unendliches in sich, wenn wir nicht lieber sagen wollen, dass wir den Begriff der Existenz und der Vollkommenheit des eingeschränktesten lebendigen Wesens nicht ganz fassen können und es also ebenso wie das ungeheure Ganze, in dem alle Existenzen begriffen sind, für unendlich erklären müssen.[21] — Johann Wolfgang Goethe

Die Erkenntnis, dass mit der Anwendung linearen Denkens auf das Leben etwas nicht stimme, ist selbstverständlich schon sehr alt und wurde (wie könnte es anders sein) von einem Griechen namens Zeno von Elea in Worte gefasst – wenngleich er es in Form einer Geschichte über ein Wettrennen zwischen Achilles und einer Schildkröte beschrieb. Das von Zenon dargelegte Paradoxon besagt, dass zwischen mir und dieser Wand eine Strecke liegt, die zurückgelegt werden muss, bevor ich die Wand berühren kann. Die Länge dieser Strecke, die Linie zwischen mir und der Wand, kann in zwei Hälften geteilt werden, und diese Hälfte wiederum in zwei Hälften, und dann auch diese Hälfte, und so geht es für immer weiter. Da so eine unendliche Strecke zurückgelegt werden muss, ist es mir also unmöglich, diese Wand zu erreichen.

> Gerade Linien sind axiomatisch selbstwidersprüchliche und sich selbst aufhebende hypothetische Spekulationen.[22] — Buckminster Fuller

Dieses Paradoxon, erst einmal richtig verstanden und verinnerlicht, ist mitunter beängstigend (manchmal gar Übelkeit verursachend), denn es fordert die Grundlagen des linearen Denkens heraus, das wir uns angewöhnt haben. Die meisten Menschen lassen es als sinnlos und irrelevant fallen, sobald sie es wirklich begriffen und verinnerlicht haben (und die Angst spüren, die es bei ihnen hervorruft). Doch es enthüllt eine tiefgründige Wahrheit über die Natur des linearen Denkens und seine Grenzen. Denn es ist offensichtlich, dass ich die Wand erreichen kann, also muss auch etwas falsch daran sein (worin das Paradoxe der Sache steckt). Das, was daran falsch ist, liegt indes nicht im Paradoxon selbst, sondern in unserem Denken, das dieses verursacht. Es hat damit zu tun, dass wir lineares Denken auf das Leben anwenden. Das Leben ist nicht linear und ist es nie gewesen.

(Das Grummeln in den Eingeweiden, das die Erkenntnis der Nicht-Linearität der Natur, der Abwesenheit von Quantität in der Natur, begleiten kann, ist ein *Erfahren* der Krankheit oder Verirrung des linearen Denkens, wenn es als ein Hauptfenster genutzt wird, durch das wir die Welt betrachten. Das Echo dieses Denkens *sehen* wir in der Zerstörung wilder Landschaften, in der Abholzung von Regenwäldern und der Begradigung von Flüssen.)

Euklid definierte die physikalischen Dimensionen der Materie, wie wir sie heute als gegeben annehmen: Ein Punkt hat keine Dimensionen, eine Gerade eine, eine Ebene zwei und eine Kugel drei. Wenn wir darüber nachdenken, müssen wir uns allerdings eingestehen, dass wir noch niemals eine nicht-dimensionale, eine eindimensionale oder eine zweidimensionale Form *gesehen* haben – in der Natur existieren sie nicht und haben nie existiert. Sie existierten nur in Euklids Denken und jetzt, bedauernswerterweise, auch in unserem.

> Ebenen sind experimentell nicht nachweisbar. Festkörper sind experimentell nicht nachweisbar.[23] — BUCKMINSTER FULLER

Jede dieser zunehmenden Dimensionen steht in Euklids Welt in einem 90-Grad-Winkel zu der vorhergehenden. Wir sind es gewohnt, uns physikalische Objekte in dieser Matrix vorzustellen, gemäß dieser Definition der Dimensionen von Materie. Uns wird gelehrt, wir lebten in einem dreidimensionalen Raum. Doch Euklid beschränkte seine Mathematik auf (vorgestellte) Objekte, bei denen alle Dimensionen zusammentreffen. Daher wird uns in der Schule beigebracht, dass Formen regelmäßig und mathematisch messbar sind. Diese Denkweise wenden wir ständig auf alles in der Natur an. Wahr ist jedoch, dass die Natur nicht regelmäßig ist und ihre Formen dimensional nicht übereinstimmen, nicht so regelmäßig und vorhersehbar sind. Die sich weitenden Ausmaße der Natur stehen nicht zwangsweise im Winkel von neunzig Grad zu den ihnen jeweils vorangehenden. (Daher stammt die Nicht-Linearität – das *Chaos* – der Angelegenheit.)

Die Formen, auf denen Euklid seine Mathematik aufbaute, kommen in der Natur äußerst selten vor: Berge sind nun mal keine Kegel, die Erde ist keine glatte Kugel und gerade Linien existieren nicht.

> Es wird eine Zeit kommen, wo man eine pathologische Experimentalphysik vorträgt und alle jene Spiegelfechtereien ans Tageslicht bringt, welche den Verstand hintergehen, sich eine Überzeugung erschleichen und, was das Schlimmste daran ist, durchaus jeden praktischen Fortschritt verhindern. Die Phänomene müssen ein für allemal aus der düstern empirisch-mechanisch-dogmatischen Marterkammer vor die Jury des gemeinen Menschenverstandes gebracht werden.[24] — JOHANN WOLFGANG GOETHE

Jedes Objekt in der Natur zeigt die gleiche Art verunsichernder Dynamik, wie es Küstenlinien tun, wenn sie gründlich erforscht werden. Die vermeintliche Zweidimensionalität einer rechteckigen Fläche und die angenommene Dreidimensionalität eines Berges werden sich mit zunehmender Verfeinerung der Messung einer unendlichen Größe annähern. (Es existiert ganz einfach keine linear messbare Länge, Breite oder Höhe – überhaupt keinerlei Quantität.) Euklids Welt ist nicht die wirkliche Welt, und sein System der Vermessung lässt sich nur in seiner vorgestellten Welt mit Genauigkeit anwenden. In der Natur geschieht etwas ganz anderes, und zu versuchen, es mit dem linearen Verstand zu verstehen, wird zu einer komplizierten Angelegenheit, denn die Natur ist so weit von Geraden entfernt, wie es die Sterne von der Sonne sind.

> Die Wissenschaft hat keinerlei experimentelle Entdeckungen von irgendwelchen Phänomenen gemacht, die als »feste« oder »dauerhafte« oder »gerade Ebenen von Oberflächen« beschrieben werden können, oder als »gerade Linien« oder als irgendwie »grenzenlos«.[25] — BUCKMINSTER FULLER

Die Wahrheit lautet: Was Euklid in seiner mathematischen Welt ausgelassen hat, ist *das Leben.* Wenn das Leben durch den (sogenannten) dreidimensionalen Raum fließt, verändert es ihn. Die Linien verdrehen sich, werden fraktal, schlängeln und falten sich in alle Richtungen übereinander. Und dieses Verdrehen und »Fraktalieren« tritt nicht allein entlang der ersten, der zweiten oder der dritten Dimensionsgeraden auf – die wir möglicherweise im Auge haben –, sondern auch *zwischen* ihnen. Daher setzen sich die Formen in der Natur aus diskonkordanten Dimensionen zusammen. Ein Berg ist weder ein Kegel noch eine Pyramide mit drei unterschiedlichen und eindeutigen Dimensionen, von denen jede in einem 90-Grad-Winkel zu den anderen steht. Wenn das Leben den (physischen) Raum durchströmt, wird jede Dimensionslinie eines Berges fraktal, faltet sich und ihre Länge nähert sich der Unendlichkeit.

Auch die Dimensionalität des Berges als solche ist keine Konstante, sondern schwankt zwischen zwei und drei – in einer fraktionalen Dimension –, denn indem das Leben durch die angeblichen drei Dimensionen fließt, werden nicht nur die Dimensionen von Höhe, Breite und Tiefe gebrochen und fragmentiert, sondern auch der *Raum,* durch den sie verlaufen, wird gebrochen und fragmentiert. So fließt diese Dimensionalität des Gebirges an verschiedenen Punkten entlang seiner nahezu unendlichen Bruchlinien immer aufs Neue und in wechselndem Ausmaß in eine andere Dimension über. Je größer die Dimension eines nicht-linearen Objekts, wie beispielweise eines Berges, desto größer ist die Wahrscheinlichkeit, dass ein bestimmter Bereich des Raumes einen Teil davon enthält. Daher lässt sich nie exakt festlegen, wo ein Berg beginnt und wo er endet. Er scheint einen Anfang und ein Ende zu besitzen, doch mittels unseres linearen Verstandes können wir nie wissen, wo dieses Ende ist oder ob es tatsächlich überhaupt existiert.

> Tatsache ist, dass wir niemals sämtliche Fakten von irgendetwas erkennen können, indem wir einfach die Sache als solche betrachten. Um beispielsweise einen Teil der wesentlichen Wahrheit über Gräser zu erfahren, müssen wir auch die Kuh studieren! [...] Eine Tatsache ist relativ, und wenn sie aus ihrer jeweiligen Beziehung herausgelöst wird, ist sie offensichtlich häufig keine Tatsache mehr.[26] — LUTHER BURBANK

Wir können die Wellen, die das Leben hervorrief, als es auf Land traf, in den Horstbildungen der zerklüfteten Gipfel sehen, die wir »Berge« nennen. Doch auf welchem entfernten Ufer verebben diese Kräuselungen? Enden sie am Sandstrand des Ozeans? Wie winzig sie auch sein mögen, wie unsichtbar für den linearen Verstand – sind diese Wellen denn nicht noch immer gegenwärtig? Und ist nicht der Schatten der Eiche bereits in ihrem Samen präsent, ist nicht auch der Adler im Berg gegenwärtig? Und wenn der Adler hinausgleitet ins Feld, ist dann nicht auch der Berg im Feld? Das Wasser entspringt im Schnee der Berge, doch wenn es hinunterfließt ins Meer, gehört dann nicht ein Teil des Gebirges zum Ozean?

Nicht-lineare Strukturen – die in der Natur vorkommenden Formen – sind die sichtbaren Überbleibsel der Bewegung des Lebens durch die Materie.

(Und sogar diese Ausdrucksweise, ist noch zu reduktionistisch. Die Frage: »Was war zuerst da, das Huhn oder das Ei?«, ist eine Frucht des linearen Verstandes. Linearität ist eine Illusion. Denn zuerst kam *das Leben,* und darin gründen alle lebenden Formen.)

Jede Form hat ihre eigene besondere Identität, und der lineare Verstand nennt diese Formen »Berge« oder »Küstenstriche« oder »Bäume« (doch, etwas zu benennen, bedeutet nicht, es auch zu verstehen). Für uns sind sie statische Dinge, als ob wir uns außerhalb von ihnen befänden. Dem linearen Verstand erscheinen sie statisch und unveränderlich. Aber das sind sie nicht.

> Wir können das Universum nicht verlassen. Das Universum ist kein System. Das Universum ist keine Form. Das Universum ist ein Szenario. Wir sind immer im Universum. Nur Systeme können wir verlassen.[27] — BUCKMINSTER FULLER

Wenn der lineare Verstand die Natur oder einen Teil der Natur betrachtet, macht er eine Fotografie davon, friert sie in einem einzigen Augenblick ein. Wenn er einen sich bewegenden, sich verändernden Vorgang betrachtet – zum Beispiel den Flug eines Vogels –, macht er eine Reihe von Aufnahmen, eine nach der anderen. Jedes Bild zeigt das Vorhandensein des Vogels an einem anderen Ort zu einem anderen Zeitpunkt. Doch diese aneinandergereihten Momentaufnahmen sind nicht der Vogelflug, so sehr sie es auch für den linearen Verstand zu sein scheinen. Sogar wenn der lineare Verstand imstande wäre, sich so schnell zu bewegen wie eine Filmkamera, würde er doch nur statische Momente des Vogelflugs erfassen. Auch ein Film vermag nicht, den Flug des Vogels einzufangen, denn ein bewegtes Bild ist lediglich eine Reihe von Einzelaufnahmen, deren schnelle Aufeinanderfolge den Anschein eines Fluges erweckt. Ganz egal, wie viele Einzelbilder die Kamera pro Sekunde schießen kann, immer wird eine winzige Zeitspanne ausgelassen werden. In diesem Vorgang sehen wir den Anschein von etwas Lebendigem, aber es bleibt nur ein Schein. Der lineare Verstand, und die Kamera, die er erfindet, werden immer ein winziges Stückchen Zeit auslassen. Und in gensau dieser kürzesten Zeitspanne haust die ach-so-schwer zu beschreibende, doch ach-so-stark empfundene Sache, die wir als Leben kennen. Es ist etwas, das stets zwischen und außerhalb der eingefrorenen Momente liegt, die vom linearen Verstand erfasst werden können.

> Ein zusammengesetztes Ganzes von unzählig vielen Teilen enthält unzählig viele unbekannte Teile. Diese können unzählig viele Unterschiede repräsentieren, die verhindern, dass das Ganze jemals wieder von Neuem vollständig zusammengesetzt wird.[28] — Masanobu Fukuoka

Wenn Wissenschaftlerinnen und Wissenschaftler eine bestimmte Sache erforschen, schießen sie mit dem linearen Verstand ein Foto von den Momenten und Bewegungen dieses lebendigen Dings im und durch den (angenommenen) dreidimensionalen Raum. Sie extrahieren und separieren es. Sie nehmen also ein Stück Natur, heben es aus dem Fluss von Leben und Zeit heraus und erforschen es und versuchen, die Natur und das Leben oder, was – für sie – vielleicht etwas einfacher ist, das Blatt einer Pflanze zu verstehen.

Wenn dieses jedoch aus seinem lebendigen Kontext herausgelöst ist, herausgebrochen aus der Matrix, in der es existiert, ist es nicht länger das, wofür sie es halten. Diese unnatürliche Isolierung bringt niemals das von ihnen angestrebte Resultat hervor, und daher werden alle von ihren auf dieser Grundlage basierenden Entscheidungen zu falschen Resultaten führen.

> Eine unserer großen Beschränkungen liegt in unserer Neigung, nur das statische Bild, nur die eine Gegenüberstellung, zu betrachten. Wir wollen Ein-Bild-Antworten; wir wollen Schlüsselbilder. Doch nun erfahren wir, dass solche nicht verfügbar sind.[29] — Buckminster Fuller

Fraktale, Nicht-Linearität und deterministisches Chaos

Also... Jede genaue Beobachtung eines natürlichen Objekts lässt eine höchst unregelmäßige Struktur erkennen. Je stärker der Vergrößerungsgrad unseres Blicks, desto unregelmäßiger wird auch die Oberfläche des Objekts. Nahezu alle der Billionen über Billionen von natürlichen Formationen auf der Erde sind unregelmäßig und können daher weder mit der Geometrie Euklids noch der Mathematik Newtons beschrieben werden. Benoît Mandelbrot (1924–2010), der französischstämmige Mathematiker, der sich die Gepflogenheit bewahrt hatte, die Welt mit den Augen eines Kindes zu betrachten und komplexe Fragen zu stellen, erkannte dies bereits in jungen Jahren. Und da ihm keine Sprache (auch nicht die der Mathematik) das richtige Wort lieferte, mit dem er die unendlich vielen und unregelmäßigen Formen der Natur beschreiben konnte, erfand er eines – »fraktal«.

Zwei der bekanntesten Fraktale: die Mandelbrot-Menge, eine bestimmte Folge der komplexen Zahlen als geometrische Darstellung, im Ganzen (auch genannt »das Apfelmännchen«, oben) und in starker Teilvergrößerung (genannt »das Seepferdchen«, unten), sowie der Blütenstand eines Romanesco-Blumenkohls (Seite 50). Bilder: Wikimedia Commons

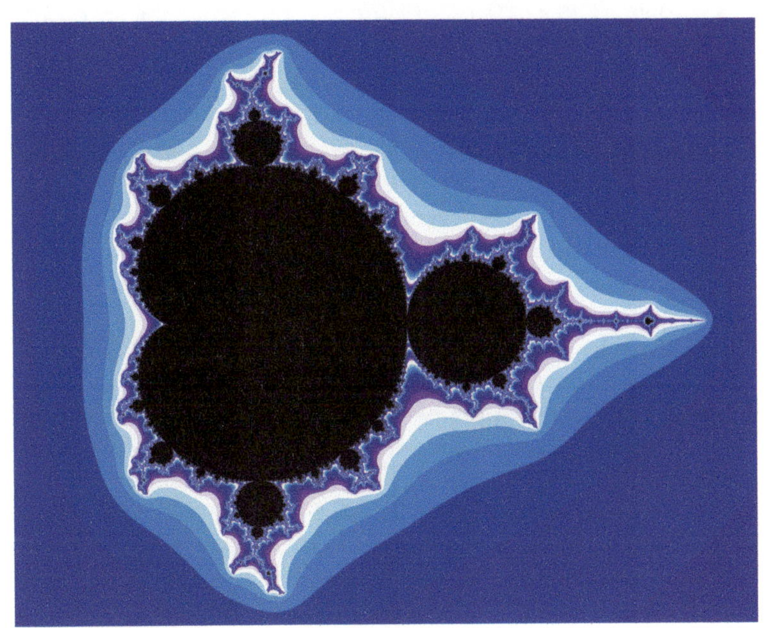

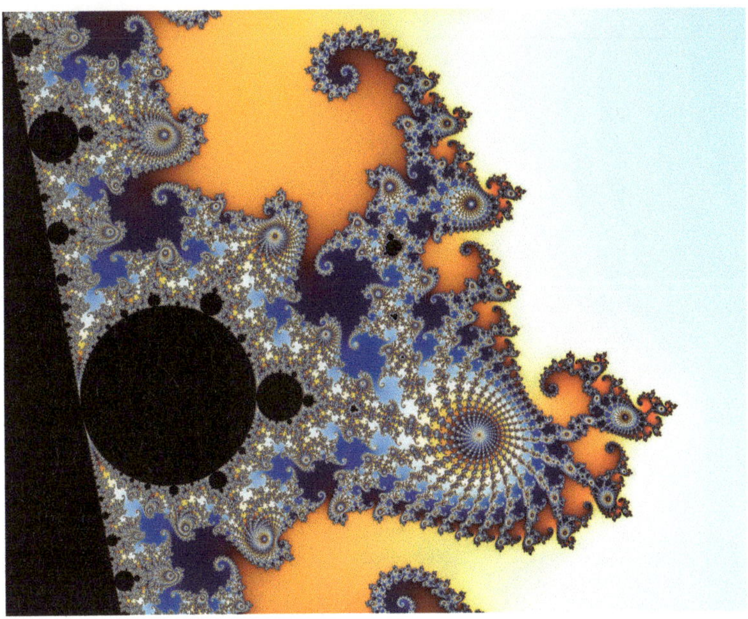

Mandelbrot kreierte den Begriff aus dem lateinischen *fractus,* was so viel bedeutet wie »etwas, das in unregelmäßige, zerrissen aussehende Formen zerbrochen ist« und auch der Ursprung der Wörter *fraction* (Bruch) im Englischen und »Fragment« im Deutschen ist. Ein Fraktal ist also etwas, das eine unregelmäßige, nichtperiodische Form hat; es ist gebrochen, fragmentiert. (Die Natur mit den Adjektiven »gebrochen« oder »fraktal« zu beschreiben, ruft die grundlegende Erkenntnis wach, dass alles, was wir sehen, inklusive wir selbst, bloß ein Bruchteil eines sehr großen Ganzen ist.)

Die fraktale Form natürlicher Objekte impliziert deren Unregelmäßigkeit oder auch Gebrochenheit, und somit besagt dieses Adjektiv das Gegenteil des Wortes *Algebra,* das vom arabischen Wort *al-dschabr* stammt und »das Zusammenfügen gebrochener Teile« bezeichnet (und ursprünglich verwendet wurde, um auf das Fixieren von Knochenbrüchen hinzuweisen.) Die euklidische Geometrie verwendet die Algebra für die Vermessung von Formen, weil sie die Nicht-Linearität der Natur verbindet, indem sie deren

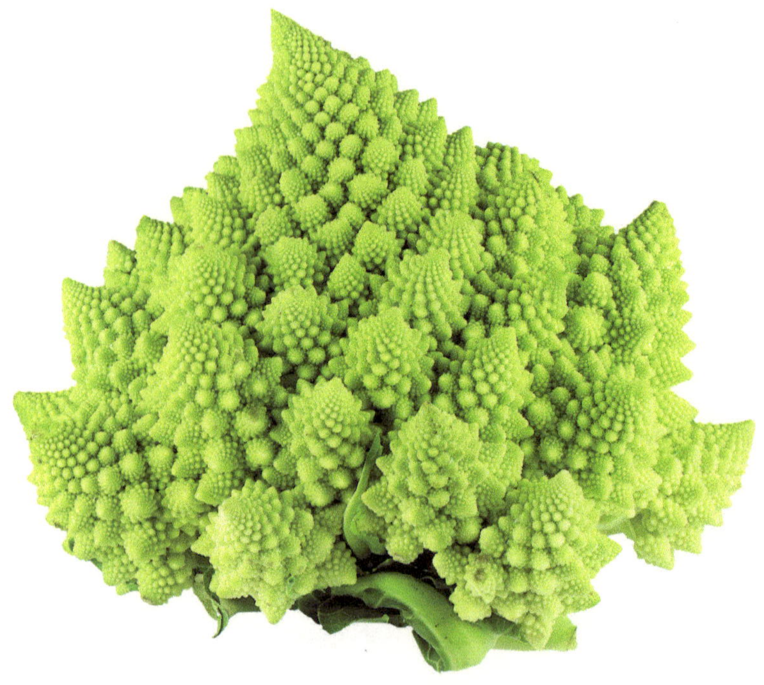

Unregelmäßigkeiten in etwas ausglättet, das mit dem linearen Verstand begriffen und angeblich kontrolliert und vorhergesagt werden kann. Fraktale jedoch sind nicht euklidisch, sie sind eng verknüpft mit dem Leben selbst und kein statisches System dreidimensionaler Formen. Fraktale Linien – die fraktale Geometrie der Natur – sind die Formen, die geschaffen werden, wenn das Leben *durch* den physischen Raum strömt. Und sie sind *immer* im Fluss. Von unserer winzigen und begrenzten Lebensspanne her schauend, übersehen wir ständig die Tatsache, dass das Leben *noch immer* den physischen Raum durchströmt. Es hat nie aufgehört, dies zu tun. Zwar lebt der Berg wesentlich langsamer als wir es tun, seine Form allerdings ist niemals statisch, niemals gleichbleibend. Er fließt permanent, auf eine sich ständig verändernde, nie vorhersehbare Art und Weise, entlang den Dimensionen und zwischen ihnen hindurch. Dieses Verständnis stört unsere tief verwurzelte Voreingenommenheit (der Erwachsenen, Kinder haben sie nicht) und Anthropozentrik in Bezug auf Materie und Natur, in Bezug darauf, was lebendig sei und was nicht. Damit menschliche Kulturen es ihren Wissenschaftlern erlauben konnten, die Natur zu sezieren, musste diese zu einer toten, unlebendigen Sache degradiert werden, ansonsten wäre es für niemanden zu ertragen gewesen.

Als wir es der Wissenschaft erlaubten,
uns davon zu überzeugen,
dass die Materie
keine Seele oder Intelligenz besitzt,
verblassten die physischen Formen der Erde
zu Grabinschriften, die davon berichten,
wo Geister sich einst
durch die Welt bewegten.
Damals begann die Autopsie
der materiellen Welt
ernsthaft.
Ihre zergliederten Teile
liegen nun in der Landschaft verstreut
und wir schreiten, deprimiert,
zwischen leblosen Statuen,

bloß zufälligen Lebensformen,
auf der Oberflfläche
einer Felskugel,
die um die Sonne rast.

Das metallene Tor ist unverschlossen.

Andere Arten von Blumen
nicken im Sonnenlicht
außerhalb des schmiedeeisernen Zauns.

Der lineare Verstand ist verwirrt, wenn er die Nicht-Linearität der Natur erkennt. Um die Natur wahrhaftig zu verstehen, müssen wir über den (gegebenen euklidischen) Tellerrand hinausschauen und Quantität zugunsten von Qualität aufgeben. Diese Aufhebung dimensionaler und quantitativer Begrenzungen (und der Unterscheidung zwischen »belebt« und »unbelebt«) bedeutet für den linearen Verstand auch die Aufhebung aller (mentalen) Bezugspunkte. Das ist an sich ein großer Schrecken. Wie Benoît Mandelbrot kommentiert: »In fast jeder Fallstudie, die wir durchführen, zeigt sich ein Divergenz-Syndrom. Das heißt: Eine bestimmte Quantität, von der wir erwarten, dass sie positiv und endlich sei, erweist sich entweder als unendlich oder sie verschwindet. Auf den ersten Blick wirkt solch unerwartetes Verhalten äußerst bizarr und sogar erschreckend; eine sorgfältige Nachprüfung jedoch zeigt, dass es durchaus akzeptabel ist... *solange wir bereit sind, neue Denkweisen anzuwenden.*«[30]

> Ein weit schwereres Tagewerk übernehmen diejenigen, deren lebhafter Trieb nach Kenntnis die Gegenstände der Natur an sich selbst und in ihren Verhältnissen untereinander zu beobachten strebt: denn sie vermissen bald den Maßstab, der ihnen zu Hülfe kam, wenn sie als Menschen die Dinge in Bezug auf sich betrachteten.[31] — JOHANN WOLFGANG GOETHE

Das fraktale Wesen der Natur, die Nicht-Linearität echter Objekte in der realen Welt, kann als eine zusätzliche Dimension aller natürlichen Formen verstanden werden. Bei der Beschreibung der Natur muss diese Dimension Beachtung finden; ansonsten wird nicht die Natur beschrieben, sondern etwas anderes. Die Natur zu beschreiben, also einem Ding einen Namen zu geben, ist ein wundervoller, gleichzeitig aber auch gefährlicher Akt. Haben Menschen für etwas einmal einen Namen, glauben sie auch schon, sie verstünden es, und hören auf, es bei jeder wiederkehrenden Begegnung unverbraucht und neu zu erleben. Und falls der Name selbst ungenau sein sollte, setzt sich eine Kette von kulturellen und individuellen Ereignissen in Bewegung, die zu Resultaten führt, die bei der ursprünglichen Namensgebung nicht vorhersehbar waren.

«Semen» ist Lateinisch
für eine ruhende, befruchtete
pflanzliche Eizelle –
einen Samen.
Männliches Ejakulat
ähnelt chemisch eher
einem pflanzlichen Pollen.
Du siehst also:
Eigentlich wäre es richtiger,
es »Säugetierpollen«
zu nennen.

Es »Samen« zu nennen,
bedeutet, eine Verrücktheit
tief in unsere Kultur zu treiben:
dass Männer Frauen pflügen
und ihren Samen pflanzen,
während sie doch tatsächlich
Blumen bestäuben.
Nun.
Ändert dies nicht alles zwischen uns?

Letzten Endes will das Leben erlebt werden, und dazu ist es bestimmt. Das Leben ist keine bloße Beschreibung. Um das Leben zu erleben, das Wesentliche zu ergründen, das Antlitz der Natur wirklich zu schauen – und sie nicht nur mit der Systematik eines trügerischen, desinteressierten und unpersönlichen Beobachters zu beschreiben –, müssen wie einem nicht-linearen Erkenntnisweg folgen. Denn das Leben ist, wie Frank Herbert erkannte, »der Logik immer einen Schritt voraus.«

❧

Die auf diese Art und Weise [in der Ausbildung in linearer Mathematik] entwickelte mathematische Intuition bereitet die Studenten und Studentinnen nur unzureichend darauf vor, den bizarren Verhaltensweisen bereits der einfachsten diskreten nicht-linearen Systemen gegenüberzutreten [...]. Und doch sind solche nicht-linearen Systeme die Regel und nicht die Ausnahme.[32] — Robert M. May

In allen Dingen gibt es ein Muster, das Teil unseres Universums ist. Es besitzt Symmetrie, Eleganz und Anmut – jene Eigenschaften, die wir stets in dem finden, was wahre Kunst einfängt. Wir finden es im Wechsel der Jahreszeiten, in der Art, wie Sandspuren entlang eines Grats verlaufen, in den Zweigbüscheln des Kreosotbusches oder in der Musterung seiner Blätter.[33] — Frank Herbert

In dem menschlichen Geiste sowie im Universum ist nichts oben noch unten, alles fordert gleiche Rechte an einen gemeinsamen Mittelpunkt, der sein geheimes Dasein eben durch das harmonische Verhältnis aller Teile zu ihm manifestiert.[34] — Johann Wolfgang Goethe

Selbstähnlichkeit in fraktalen Linien

Kapitel 2

Die Selbstorganisation des Lebens

Bei genauer Betrachtung der in der Natur vorkommenden Linien finden wir immer fraktale Verläufe, die gefaltet und unregelmäßig sind und die, unter dem Mikroskop oder bei irgendeiner starken Vergrößerung, kleinere und immer kleinere Faltungen aufweisen. Mit jeder weiteren Vergrößerung dieses kleineren Ausschnitts zeigen sich noch winzigere Falten. Das alles setzt sich sehr lange so fort.

Jede Reihe kleinerer Falten ähnelt in ihrer Form der größeren, mit der wir begonnen haben (siehe untenstehende Abbildung). Das gilt für alle Naturobjekte, wie sich verzweigende Bäume, Korallenformationen, gefaltete Küstenlinien, zerklüftete Höhenzüge von Gebirgen, das Herz-Kreislauf-System, Blätter von Pflanzen sowie für das Gehirn und das zentrale Nervensystem. Präziser ausgedrückt ist ein Fraktal ein nicht-lineares Objekt, das aus Untereinheiten (und Unteruntereinheiten) zusammengesetzt ist, welche Ähnlichkeit mit der größeren Struktur aufweisen.

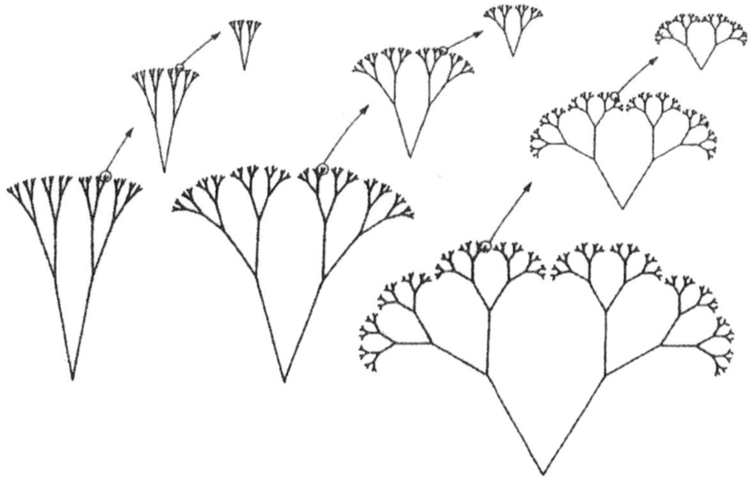

> Das ist eben die Größe bei der Natur, dass sie so einfach ist und dass sie ihre größten Erscheinungen immer im Kleinen wiederholt.[35] — JOHANN WOLFGANG GOETHE

Diese Eigenschaft, die Selbstähnlichkeit, besitzen alle fraktalen Objekte. Obschon sie sehr unregelmäßig sein können, weisen sie dennoch Muster auf. Sie sind nicht einfach chaotisch, also nicht musterlos zufällig. Doch was für den linearen Verstand noch schwieriger nachzuvollziehen ist: Dies gilt auch für alle anderen Eigenschaften oder Prozesse dieser Objekte, wie etwa Geschwindigkeit, Druck und Temperatur.

Jede Eigenschaft eines natürlichen Objekts zeigt bei ihrer genaueren Betrachtung ein fraktales Wesen. Die Körpertemperatur beim Menschen beträgt beispielsweise *niemals* gleichbleibend 37.8 Grad; sie ändert sich ständig und weist – aufgezeichnet in einem Diagramm – große Ähnlichkeit mit einer zackigen und gefalteten Linie einer Küste auf. Auch hier gilt: Wenn wir uns einen kleinen Abschnitt dieser gefalteten Linie unter einem Vergrößerungsglas anschauen, treffen wir auf die gleiche Art des unregelmäßigen Musters, das die größere Linie kennzeichnet, und die Vergrößerung dieses kleineren Abschnitts wird wiederum kleinere Faltungen zeigen, die jenen der größeren selbstähnlich sind. Und so weiter und so fort. Genauso, wie Quantität im Raum nicht existiert, existiert sie auch nicht in der Zeit. Wir mögen die Qualität von Wärme kennen, doch nie deren Quantität.

Anstatt mit fraktalen Formen haben wir es hier vielmehr mit fraktalen *Prozessen* zu tun. Statt räumlich fraktal, sind sie zeitlich fraktal. Fraktale Prozesse generieren unregelmäßige Schwankungen auf mehreren Zeitskalen, genauso wie fraktale Formen unregelmäßige Strukturen auf mannigfaltigen Längenskalen erzeugen. Und wie sich herausstellt, sind die Schwankungen dieser Prozesse oftmals *Oszillationen.* Sie verhalten sich wie Ebbe und Flut, nehmen an Intensität ab und zu wie die Muster von Schallwellen oder Wellen auf dem Meer.

Sobald wir verstanden haben, dass fraktale Muster tatsächlich existieren, neigen wir erneut dazu, ins lineare Denken zu verfallen, und nehmen an, dass zwar die (vermuteten) Linien und Ebenen der Natur fraktal sind, das ihnen zugrunde liegende Muster jedoch immer stetig und berechenbar sei. Aber auch diese Annahme basiert auf einem Irrtum: Die unterhalb dieser Linien und Ebenen oszillierenden Muster sind selbst Ausdruck von Nicht-Linearität, sie sind Ausdruck der fraktalen Dimensionalität.

Es ist schwer, mit dieser Gewohnheit zu brechen.

Diese Art fraktaler, oszillierender Muster wird besonders deutlich, wenn wir den Verlauf von Küsten untersuchen, die sich mit den Gezeiten beträchtlich verändern. Die Bewegung des Mondes, beziehungsweise die damit einhergehende Gravitationswelle, zieht an den Gewässern, während er sich auf seiner Umlaufbahn um die Erde bewegt. Entsprechend dem Sog des Mondes bewegen sich die Meere in Ebbe und Flut. Dieses Auf und Ab ist eine oszillierende Bewegung, die mit der Bewegung des Mondes phasengekoppelt ist. Sie hat zur Folge, dass der Küstenstrich einen sich ständig verändernden Charakter aufweist, dessen exakte Ausdehnung in Raum und Zeit dauernd schwankt. Zwar finden wir in dieser Oszillation eine Regelmäßigkeit, doch diese ist nicht linear. Untersuchen wir die Schwingung der Gezeiten und damit die Veränderung eines bestimmten Küstenstrichs, zeigt sich, dass diese Schwingung ein nicht-linearer, fraktaler Prozess ist und dass diese Nicht-Linearität bei genauerer Betrachtung kleinere Untereinheiten und Unteruntereinheiten der Schwingung birgt, die alle selbstähnlich sind.

Aber auch diese Vorstellung ist noch immer zu reduktionistisch, zu sehr eine Betrachtung der Welt als einen Ort von Objekten, von Dingen, die eine Form haben und sich manchmal bewegen – und das immer auf einer gewissen mechanischen Grundlage. Doch es existiert nichts in der Welt, was lediglich mechanisch funktioniert, nichts, was nicht lebt.

> Die Virologen beispielsweise waren viel zu sehr mit ihren Isolierungen des genetischen DNA- und RNA-Codes beschäftigt, um noch Zeit dafür zu finden, die synergetische Bedeutung ihrer Entdeckung für die Gesellschaft zu erkennen, nämlich dass zwischen Belebtem und Unbelebtem tatsächlich keine physische Schwelle existiert.[36] — BUCKMINSTER FULLER

Diese scheinbar statischen Formen von Materie, wie Berge und Wasser, sind Fleisch und Blut eines lebendigen Ökosystems, der Erde, und können isoliert vom Ganzen niemals richtig betrachtet werden. Sie bilden einen einzigen vollständigen, lebenden Organismus.

> Bei meinen Forschungen im Grenzbereich von Physik und Physiologie war ich erstaunt zu entdecken, dass zwischen den Reichen des Lebenden und des Nicht-Lebenden Grenzlinien verschwinden und Kontaktpunkte auftauchen. Es zeigt sich, dass Metalle auf Reize reagieren, dass sie ermüden können, durch bestimmte Drogen stimulierbar sind und durch Gifte ›getötet‹ werden können.[37] — JAGADISH CHANDRA BOSE

Um dies deutlicher erkennen zu können, müssen wir die Komplexität von all dem noch weiter steigern, sodass der lineare Verstand stärker ins Grübeln kommt.

Molekulare Selbstorganisation

Sammeln sich eine Vielzahl von Molekülen in unmittelbarer Nähe zueinander, zeigen die willkürlichen Bewegungen der Milliarden und Abermilliarden von Molekülen irgendwann eine plötzliche Veränderung; sie werden synchron und die Moleküle fangen an, sich gemeinsam zu bewegen und zu schwingen. Sie beginnen, aktiv zusammenzuwirken und sich zu einem immer festeren interagierenden Ganzen zu fügen, das einen kollektiven, makroskopisch geordneten Zustand darstellt. Sie werden so zu einem einzigartigen lebendigen System, von dem die kleineren Untereinheiten (die Moleküle) nun noch ein Teil sind. (Als einfaches Beispiel hierfür bietet sich das Fahrradfahren an: Im Moment des Gleichgewichts sind wir und das Rad ein einziges, selbstorganisiertes System.) Während der Synchronisierung der Moleküle verbinden diese sich zu einem System, das *selbstorganisiert* ist. In solch einem Augenblick ist eine Entität entstanden [oder besser: ins Sein gekommen]; das Leben ist durch den physischen Raum geströmt. Und die Ränder dieses neuen selbstorganisierten Systems sind ihrem Wesen nach fraktal. Auch wenn das System nunmehr organisiert ist, ist es doch nicht linear, keine euklidische Form und kein euklidisches System. Etwas Neues, etwas Nicht-Lineares ist ins Dasein getreten.

> Was in die Erscheinung tritt, muss sich trennen, um nur zu erscheinen. Das Getrennte sucht sich wieder, und es kann sich wieder finden und vereinigen; im niedern Sinne, indem es sich nur mit seinem Entgegengestellten vermischt, mit demselben zusammentritt, wobei die Erscheinung Null oder wenigstens gleichgültig wird. Die Vereinigung kann aber auch im höhern Sinne geschehen, indem das Getrennte sich zuerst steigert und durch die Verbindung der gesteigerten Seiten ein Drittes, Neues, Höheres, Unerwartetes hervorbringt.[38] — JOHANN WOLFGANG GOETHE

Natürlich haben wir hier mit etwas begonnen, das an sich schon höchst selbstorganisiert ist: einem Molekül. Es ist aus kleineren Untereinheiten und Unteruntereinheiten zusammengesetzt, welche alle ebenfalls selbstorganisiert sind und alle eine Fraktalierung offenbaren. Wenn ein Teil, irgendeine Untereinheit, aus dem Ganzen herausgelöst und getrennt davon betrachtet wird, haben wir es mit demselben Phänomen zu tun, wie wir es am Beispiel des linearen Verstandes gesehen haben, der Schnappschüsse vom Flug eines Vogels macht: Der winzige Augenblick zwischen dem einen Schnappschuss und dem darauffolgenden geht verloren. Und genau diese Sache, die dem kleinsten Moment der Zeit innewohnt, ist wesentlich. Wir werden das Leben niemals in der DNA oder in einem *Teil* des Ganzen finden. Leben ist mehr als die Summe der Teile. Leben ist das, was im Augenblick der Selbstorganisation geschieht, die im Moment der Synchronizität entstehende nichtlineare *Qualität.*

Genau in diesem Augenblick der Selbstorganisation zeigt das System noch etwas anderes als Synchronizität: Es beginnt, als Einheit zu *wirken* und sich zu *verhalten.* Das gesamte, eng gekoppelte System fängt an, auf seine mikroskopischen Teile einzuwirken, um weitere, häufig noch viel komplexere Synchronisationen anzuregen. Ein andauernder, extrem schneller Strom von Informationen kommt zwischen dem makroskopischen, geordneten Ganzen und den kleineren mikroskopischen Untereinheiten hin und her in Fluss, was dazu führt, dass die selbstorganisierte Struktur stabilisiert und ihr neu erworbenes dynamisches Gleichgewicht aktiv erhalten wird. Dieser Informationsfluss schließt auch sofort das äußere, durch einen ähnlich rasanten Strom von Informationen gekennzeichnete Umfeld mit ein, was die Stabilität weiter erhöht. Und nun verhält sich das System *emergent,* das heißt, es bildet neue Eigenschaften und Strukturen aus.

Selbstorganisation ruft die Fraktalierung der Materie hervor; emergentes Verhalten stößt die Fraktalierung der Zeit an.

Zu diesen Verhaltensweisen gehören so einfache Eigenschaften wie Temperaturschwankungen, Geschwindigkeit und Druck. Andere sind weitaus komplexer.

In selbstorganisierten Systemen erzeugt eine Information, die von einer kleineren Untereinheit zum größeren Ganzen gelangt – mittels chemischer Signale, elektromagnetischer Flüsse, Druckwellen und so weiter –, im größeren System eine Reaktion, die als neuer Informationsimpuls zum Anfangsort zurückgespeist wird. Diese informatorische Wellenform bewegt sich durch das System hindurch und beeinflusst und verändert alles, mit dem sie in Berührung kommt. Solange das System selbstorganisiert bleibt, bewegen sich diese Informationsimpulse äußerst schnell hin und her.

Auch diese Informationsimpulse sind fraktale Prozesse, zusammengesetzt aus Untereinheiten und Unteruntereinheiten, die alle dem größeren Informationsimpuls oder -prozess selbstähnlich sind. Sie haben die Funktion, die Stabilität des Gesamtsystems zu steigern, und sind durch die gleichen Arten nicht-linearer Muster in allen Fraktalen gekennzeichnet. Dieses emergente Verhalten bildet ein komplexes kontrolliertes Feedback-System, dessen selbstähnliche Skalierungseigenschaft die Stabilität des Systems vergrößert. Denn diese Informationsimpulse interagieren nicht nur auf der sehr großen makroskopischen Ebene, sondern auch auf den Ebenen der kleineren Untereinheiten, der noch kleineren Unteruntereinheiten und Unterunteruntereinheiten und stabilisieren so das System in einer nahezu unendlichen Kaskade, ausgehend von seiner kleinsten mikroskopischen Unteruntereinheit und aufwärts durch jede darauffolgende Untereinheit bis hin zum größeren System.

Mit diesen Arten spontan selbstorganisierter Systeme haben wir es in lebenden Organismen auf vielen Komplexitätsstufen zu tun. Ein System auf einer Komplexitätsebene – ein Molekül – kann sich mit anderen zusammentun, um Systeme zu bilden, die sich auf neuen Komplexitätsebenen – beispielsweise als Zellen – selbst organisieren. Kommen genügend selbstorganisierte Systeme zusammen, beginnen sich plötzlich alle selbstorganisierten Ansammlungen zu synchronisieren und bilden eine größere kohärent Einheit. Schließen sich Ansammlungen jeder Ebene zusammen, um neue Komplexitätsebenen zu erzeugen, entstehen vollkommen neue Arten der Selbstorganisation, deren Form und Verhaltensweisen aufgrund keiner bislang vorliegenden Studie vorangegangener Systeme verstanden oder vorhergesagt werden kann. Einfach einen Teil des Ganzen – zum Beispiel eine Zelle oder ein Organ – herauszulösen und isoliert vom Gesamten zu erforschen, geht wieder am Thema vorbei, da diese winzige Sache, die im Moment der Selbstorganisation geschieht, mehr als die Summe der Teile ist.

> Die Menschen im Westen haben fest daran geglaubt, dass die Natur ein Wesen objektiver und vom menschlichen Bewusstsein unabhängiger Realität ist, eine Entität, die der Mensch mittels Beobachtung, reduktiver Analyse und Rekonstruktion verstehen kann. [...] In seinen Versuchen, die Natur zu verstehen, hat der Mensch sie [die Natur] in kleine Stücke zerlegt. Sicherlich hat er auf diese Weise vieles gelernt, doch was er erforscht hat, war nicht die Natur selbst.[39] — MASANOBU FUKUOKA

Je hartnäckiger sich der lineare Verstand darum bemüht, diese Wirklichkeit zu begreifen, desto mehr entgleitet sie ihm. Ein selbstorganisiertes System ist eine lebendige, sich ständig wandelnde Wesenseinheit, die aus Einwilligung und Kooperation von selbst entsteht und die niemals statisch ist.

> Aber diese trennenden Bemühungen, immer und immer fortgesetzt, bringen auch manchen Nachteil hervor. Das Lebendige ist zwar in Elemente zerlegt, aber man kann es aus diesen nicht wieder zusammenstellen und beleben.[40] — JOHANN WOLFGANG GOETHE

Und obschon der aufgeregte (lineare) Verstand sich manchmal auf das gesamte System fokussiert – und höheren Komplexitätsebenen eine größere Bedeutung beimessen mag –, sind die Untereinheiten doch weder unwichtiger noch wichtiger als das Ganze. Biologische Prozesse sind das Ergebnis eines dynamischen, interaktiven, nicht-linearen Netzwerks, in dem allen Untereinheiten und Unteruntereinheiten eine gleichrangige Bedeutung zukommt. Das System könnte ohne die sich selbst organisierenden Untereinheiten nicht existieren und hätte ohne sie nicht entstehen können. Und das Weglassen zu vieler dieser Untereinheiten aus der irrigen Annahme heraus, sie seien unwichtig, führt zum Verlust der Selbstorganisation und des emergenten Verhaltens. In Studien über Ökosysteme wird dies als *trophische Kaskade* bezeichnet, die auftritt, wenn zu viele Teile eines Systems zerstört werden und das nicht-lineare, selbstorganisierte Ökosystem zu kollabieren beginnt.

> In jedem lebendigen Wesen sind das, was wir »Teile« nennen, dergestalt unzertrennlich vom Ganzen, dass sie nur in und mit demselben begriffen werden können.[41] — JOHANN WOLFGANG GOETHE

Das gesamte System und alle seine Teile sind kooperativ, nicht im Wettstreit miteinander. Sie bilden ein System. Sie sind ganz.

Von Clowns und Einrädern

An einem gewissen Punkt, der aber niemals vorhersehbar ist, übersteigt die wachsende Anzahl an Molekülen eine *Schwelle,* und der Moment der Selbstorganisation tritt ein. Auf der einen Seite dieser Schwelle gibt es nichts als zufällige Molekularbewegungen, auf der anderen Seite treffen wir auf plötzliche Selbstorganisation und emergentes Verhalten. (Wir dürfen uns diese Schwellenlinie nicht als eine Begrenzung vorstellen; vielmehr gleicht auch sie einer Küstenlinie; und wie wir es dort gesehen haben, fließt ihre exakte Orientierung in Raum und Zeit wie bei Ebbe und Flut.) Im Moment des Überschreitens der Schwelle, also in dem Augenblick, in dem die Selbstorganisation einsetzt, gerät das neue lebendige System in einen Zustand des dynamischen Gleichgewichts. Zum

Erhalt seiner Selbstorganisation arbeitet das System nun ununterbrochen daran, diesen Gleichgewichtszustand beizubehalten, nicht ganz unähnlich einem auf einem Einrad balancierenden Clown.

Da das Einrad über keinen statischen, stabilen Sitz verfügt, wie wir ihn von einem Stuhl kennen, bedarf es für die Balance eine ständige Anpassung der Orientierung von Mensch und Einrad in Raum und Zeit. Beobachten wir einen Clown beim Balanceakt auf einem Einrad, sehen wir, wie er sich als Reaktion auf irgendwelche Störungen unablässig leicht hin- und herbewegt. Faktoren, die das Gleichgewicht beeinflussen, treten dauernd auf, und der Clown wird beim Erlernen des Einradfahrens seine Gleichgewichtsreaktionen instinktiv anpassen, um ausbalanciert zu bleiben. Dieser Anblick liefert ein gutes Beispiel für ein dynamisches System, das auf Veränderungen in seiner Umgebung ebenfalls mit Veränderung reagiert und sich ständig leicht bewegt, um im Gleichgewicht zu bleiben. Würde der Clown versuchen, bewegungslos zu verharren, fielen er und das Einrad zu Boden. Sie würden ihre Stabilität verlieren und nicht länger ein selbstorganisiertes ganzes System bilden, sondern auseinanderfallen: der Clown zur einen Seite, das Einrad zur anderen.

Die Bewegungen des Clowns sind Ausdruck der vorgenommenen präzisen Korrekturen, die es zur Stabilisierung eines instabilen Sitzes braucht, und zwar als Reaktion auf die in jeder Störung verschlüsselten *Information,* die das dynamische Gleichgewicht des Clowns beeinflusst. Jede Störung wird überaus schnell gedeutet. Die in der Störung verschlüsselten Informationen lassen den Clown – auf einer Ebene, die weit unterhalb der des Bewusstseins liegt – exakt wissen, inwiefern diese Störung seinem Gleichgewicht schaden wird. Sein Körper deutet die Information und antwortet mit einer komplexen, koordinierten Reaktion seines gesamten Seins, um in der Balance bleiben zu können.

So funktioniert deterministisches Chaos – nicht-lineare Dynamik. Zwar liegt dem Ganzen eine komplizierte Anordnung zugrunde – nämlich die Stabilisierung des Clowns auf dem Einrad –, dennoch lassen sich die zur Stabilisierung notwendigen Aktionen unmöglich vorhersehen. Der Clown befindet sich in einem Zustand, welcher der Schwelle zwischen Gleichgewicht und Umfallen, zwischen Stabilität und Stabilitätsverlust äußert nahekommt: Ständig nimmt er die Veränderungen oder Störungen – die *Infor-*

mationen – wahr, die sein Gleichgewicht beeinflussen, worauf er dann mit einer Veränderung seines Verhaltens reagiert.

Alle lebenden Organismen – alle selbstorganisierten Systeme – funktionieren dergestalt: Sie alle behalten eine außerordentliche Empfindlichkeit gegenüber Störungen des Gleichgewichts, das entstand, als sie sich selbst organisierten. Sie *erinnern* sich an diesen Moment des Gleichgewichts; sie sind darauf eingestellt. Die Schwelle als solche ist für sie eine gelebte Identität. Durch sehr enge Kopplungen an Milliarden und Abermilliarden von Berührungspunkten zur Verarbeitung ankommender Energie, Materie und Information beobachten lebende Organismen äußerst exakt ihre Innen- und Außenwelt. Diese Kopplungen geschehen im Räumlichen durch ihre nicht-linearen, fraktalen Geometrien und im Zeitlichen durch ihre nicht-linearen, fraktalen Prozesse.

Selbstorganisierte Systeme sind lebendige Wesenseinheiten, die sich ständig in Kommunikation befinden, intern wie auch extern. Wir haben es hier nicht mit statischen, isoliert voneinander zu verstehenden Einheiten zu tun. Sie isoliert zu erforschen, würde die lebende Entität töten. Und nur das Ding an sich und nicht seine Kommunikation – sein vom Gleichgewicht initiierter Informationsaustausch – zu betrachten, enthüllt nur wenig von dem, was der Gegenstand der Untersuchung ist.

> Ich habe gerade den Prozess des Tötens [einer Dosenschildkröte] der Wissenschaft zuliebe hinter mich gebracht; doch ich kann diesen Mord nicht rechtfertigen und erkenne, dass solche Handlungen mit der poetischen Wahrnehmung unvereinbar sind, ganz egal, wie sehr sie der Wissenschaft dienen mögen, und die Qualität meiner Beobachtungen beeinflussen.[42] — Henry David Thoreau

In den Oberflächen selbstorganisierter Systeme stoßen wir also auf fraktale Geometrie, und das ist wichtig, da diese in der Tat ein hoch anspruchsvoller und entscheidender Aspekt für den Erhalt von deren Stabilität darstellt. Die entlang und zwischen den Dimensionen in lebenden Organismen vorkommenden Faltungen und Fraktale ermöglichen es ihnen, sich mit der Welt um sie herum an einer fast unendlichen Anzahl von Punkten zu koppeln – diese zu berühren –, und zwar in einem viel größeren Maß, als wenn ihre Kanten gerade Linien wären. Denn wenn ein Organismus seine äußere (oder irgendeine innere) Oberfläche faltet, vergrößert er diese Oberfläche und die Länge ihrer Kanten immens. Diese Vergrößerung erhöht wiederum die Fähigkeit des Organismus, Informationen aus seinem äußeren und inneren Umfeld einzuholen, beträchtlich. Und wenn er seine *Funktionsweise* ›faltet‹, erhöht er die Zahl der ihm zur Verfügung stehenden Verhaltensreaktionen enorm. Diese schier unendliche Zahl möglicher Reaktionen befähigt einen Organismus, seine Verhaltensoptionen gegenüber potenziellen inneren wie äußeren Einflüssen zu maximieren, die ihm seine fast unendlichen Berührungen eintragen. Da ein selbstorganisiertes System niemals genau wissen kann, welche zukünftigen destabilisierenden Ereignisse eintreten können, erhöht eine nahezu unendliche Zahl verfügbarer Reaktionsoptionen seine Überlebensfähigkeit immens.

Die fraktale Natur lebender Organismen ermöglicht eine nahezu unendliche Oberfläche mit daraus resultierenden fast unendlichen Interaktionspunkten, welche eine maximale Flexibilität bei der Reaktion auf Umwelteinflüsse erlauben.

Alle selbstorganisierten, nicht-linearen Systeme verfügen daher in ihrer Funktionsweise über eine enorme Spanne an Verhaltensmöglichkeiten, um ihr Gleichgewicht zu wahren. Die Veränderung eines beliebigen internen oder externen Parameters hat zur Folge, dass das System sich kurzzeitig minimal über die Schwelle der Selbstorganisation ins *Ungleichgewicht* zurückzieht. Dies wiederum zwingt das System, sein Verhalten beinahe unverzüglich zu ändern, damit die Balance wiederhergestellt wird, so, wie wir es beim Clown auf dem Einrad beobachten können.

Diese Veränderungen sind unvorhersehbar und können in der Form oder im Verhalten des Systems oder in beidem auftreten. Jede einzelne Gabelung – jeder einzelne Pfad, der als Antwort auf eine äußere oder innere Störung eingeschlagen wird – führt zu unterschiedlichen Ausdrucksformen, Verhaltensweisen und Zuständen der Informationsspeicherung und -übertragung. Sogar wenn wir es mit zwei Systemen zu tun haben, die sich in ihrer Selbstorganisation ähnlich sind, werden sie sich im Laufe der Zeit mehr und mehr voneinander unterscheiden, da die Störungen, mit denen jedes der beiden Systeme konfrontiert wird, niemals dieselben sind und nie vorhergesagt werden können und somit die Systemreaktionen immer leicht voneinander abweichen. Im Moment des Ungleichgewichts trifft jedes lebende System aus Millionen verfügbarer Optionen zur Wiederherstellung seines Gleichgewichts eine *Auswahl*. Und diese Auswahl lässt sich nicht vorhersagen.

Oh: der freie Wille!

Über lange Zeiträume hinweg entwickeln sich gleichartige Organismen so sehr auseinander, dass sie in ihrer Form und Funktion äußerst verschieden erscheinen können. So sehen wir dann die komplexe Divergenz des Lebens auf der Erde. Statt dass die Pflanzen allesamt gleich aussehen, finden wir eine Vielzahl von Formen, die derart unterschiedlich sind, dass es erscheint, als hätten sie nichts miteinander zu tun.

Alles, was ein solches selbstorganisiertes, lebendes System wahrnimmt – alles, von dem es berührt wird –, hat einen Einfluss auf sein Gleichgewicht; und dadurch wird das System stimuliert, seine Funktionsweise, wie minimal auch immer, zu verändern, um sein dynamisches Gleichgewicht zu erhalten. Alle nicht-linearen Systeme – alle lebenden Organismen – sind so beschaffen. Und gerade die Tatsache, dass sie sich nicht in einem permanenten Gleichgewicht, nicht in einem statischen Seinszustand befinden, befördert ihre Fähigkeit, auf die geringfügigsten Berührungen der Welt zu reagieren. Von einem winzigen fraktalen Moment zum nächsten sind sie in der Schwebe, kraftvoll ausbalanciert, in dynamischer Spannung. Es existiert kein immer gleicher Zustand, in den sie zurückkehren, nachdem sie gestört wurden. Sie sind ständig in Bewegung, verändern sich selbst, immer kurz davor, durch Störungen im Umfeld ins Ungleichgewicht zu fallen, und organisieren sich selbst unablässig neu, um das dynamische Gleichgewicht wiederherzustellen.

So können nicht-lineare Systeme sich plötzlich und abrupt verändern und in sehr kurzer Zeit deutlich neue physische Formen annehmen und Verhaltensweisen zeigen. Die chemische Produktion kann in einer Pflanzenart, die in unterschiedlichen Ökosystemen lebt, innerhalb einer einzigen Generation derart viel verändern, dass zwei scheinbar identische Pflanzen möglicherweise kaum noch in einer chemischen Verwandtschaft zueinander stehen.

Der Mediziner Ary Goldberger sagt dazu: »Für nicht-lineare Systeme trifft Proportionalität nicht zu: Schon kleine Veränderungen können dramatische und unerwartete Auswirkungen haben. Eine weitere Komplikation besteht darin, dass nicht-lineare, aus vielfältigen Untereinheiten zusammengesetzte Systeme durch das Analysieren dieser einzelnen Komponenten nicht verstanden werden können. Diese reduktionistische Strategie scheitert daran, dass die Komponenten eines nicht-linearen Netzwerks interagieren, das heißt, sie sind aneinandergekoppelt. Beispiele dafür sind die ›Signaltransduktion‹ [*crosstalk*] zwischen Schrittmacherzellen im Herz oder zwischen Neuronen im Gehirn. Ihre nichtlineare Kopplung erzeugt Verhaltensweisen, die sich mit traditionellen (linearen) Modellen nicht erklären lassen.«[43]

> Ich verstehe vollkommen, dass es Wissenschaftler gibt, für die die Welt lediglich das Ergebnis chemischer Kräfte oder materieller Elektronen ist. Ich allerdings gehöre nicht zu dieser Kategorie.[44] — George Washington Carver

Die Dinge, die sich auf die Funktionsweise eines lebenden Organismus auswirken, sowie deren Reaktionen umfassen ein sehr breites Spektrum. Störungen (und Reaktionen) können chemisch, mechanisch, hormonell, elektromagnetisch, gravitativ und so weiter sein, und dies in nahezu unbegrenzter Variation und Form. Sie können einfach oder komplex sein, periodisch, aperiodisch, nichtperiodisch oder pulsierend, schnell oder langsam und Amplituden- oder Frequenzmodulation umfassen.

Der Physiker Friedemann Kaiser stellt fest: »Die Art des äußeren Reizes (ob mechanisch, chemisch, hormonell, elektromagnetisch und so weiter) ist irrelevant. Wichtig ist die im Signal enthaltene Information.«[45] Zentral ist also die Information, die in der Störung codierte *Bedeutung,* nicht die Form, in der diese geliefert wird. Die Form ist lediglich eine von unzähligen Möglichkeiten des Ausdrucks. Letztendlich ist es die Bedeutung in einem bestimmten Verhalten, die signifikant ist, nicht das Verhalten als solches.

Weder die freigesetzte Chemikalie noch die Bewegung des Körpers und auch nicht das elektromagnetische Feld ist wichtig, sondern die Information, die Bedeutung, die darin transportiert wird.

Wissenschaftler und Wissenschaftlerinnen sind viel zu lange davon ausgegangen, dass es in der Natur keine Bedeutung gebe. Als Konsequenz daraus verbrachten sie ihre Zeit mit dem Studium statischer, toter Formen, obschon das Wesentliche in der Übermittlung von Bedeutung liegt. (Und so ist es auch nicht sonderlich überraschend, dass nach jahrelanger Schulbildung so viele von uns nun tatsächlich glauben, das Leben sei bedeutungslos, oder dass die Wissenschaft Antidepressiva wie Prozac entwickelt hat, um uns zu helfen, nicht zu merken, wie wir uns fühlen.)

> Der Grammatiker ist oft einer, der weder weinen noch lachen kann und dennoch denkt, er vermöge, menschliche Gefühle auszudrücken.[46] — HENRY DAVID THOREAU

Wie sehr du die Wörter und Struktur dieses Satzes, den du gerade liest, auch immer zergliederst, ein solches Studium seiner Teile wird niemals seine *Bedeutung* enthüllen. Wir mögen uns der Sprachgeschichte widmen; wir mögen untersuchen, wie sich ein Wort in ein anderes entwickelt oder sich mit einem anderen von einem fremden Kontinent verbunden hat; wir mögen die Funktion studieren von Verben, Adverbien (und ihrer Verbreitung), Substantiven, Adjektiven, Interjektionen, Partizipien mit falschem Bezug, getrennten Infinitiven, Vokalen und Konsonanten, ihre Formen und Laute, die richtige Aussprache und Artikulation – aber die Bedeutung findet sich woanders. Sie liegt im Satz eingebettet; in seinen Teilen ist sie jedoch nicht existent. In einem gewissen Sinn haben sich die Teile »selbst organisiert«, um die Bedeutung zu erzeugen. Genauso wenig, wie die Landkarte das Gebiet ist, ist auch das Wort *nicht* die Bedeutung

Zwischen den Wörtern besteht eine Spannung, etwas, das sie zusammenhält, ein Muster, das ins Bewusstsein emergiert oder darin auftaucht, das aber nicht in irgendeinem der Teile enthalten ist, wenn sie isoliert betrachtet werden.

So ist auch alles Leben. Und dieses Etwas, das nicht in den Teilen enthalten ist, ist das Ganze, das Wesentliche, das komplette Drum und Dran.

Weil das Leben in seiner Einheit sich als Kraft äußert, die in keinem der Teile besonders enthalten ist.[47] — JOHANN WOLFGANG GOETHE

Von diesem Ganzen wird fast immer angenommen, es liege außerhalb des Bereichs der Wissenschaft, denn es ist für den Reduktionismus nicht zugänglich. Daraus resultiert, dass die meisten Wissenschaftlerinnen und Wissenschaftler rein gar nichts darüber wissen.

Die nicht-lineare Dynamik lebender Organismen

Kennzeichnend für das Leben und seine Entstehung in unzähligen Formen ist die Selbstorganisation, zu der es kommt, wenn Milliarden und Abermilliarden zufällig fluktuierender Moleküle sich unversehens synchronisieren.

(Diese Beschreibung des Lebens trifft natürlich noch nicht *alles*. Das Allerwichtigste ist, dass jedes sich selbst organisierende System *fühlbar* ist; es verfügt über *Eigenschaften*. In jener Veränderung, die sich vom einen auf den anderen Moment vollzieht, entsteht etwas Neues, etwas, das es in dieser Welt noch nie gab und das sich auch niemals wiederholen wird. Das ganze Leben besteht darin, diesen Millionen und Abermillionen von selbstorganisierten Systemen zu begegnen, dieses spezielle Etwas zu *fühlen*, das durch ihre Emergenz entsteht [oder ins Sein kommt], es zu *berühren*, mit ihm zu *interagieren*, mit ihm zu *leben*.)

Im Laufe der Zeit verschmelzen solche Gruppen synchronisierter molekularer Systeme zu Zellen, den Grundbausteinen, auf denen jegliches komplexe Leben ruht. Zellen, so winzig sie auch sein mögen, sind äußerst ausgeklügelte lebende Systeme, die Selbstorganisation und emergentes Verhalten zeigen. Wie alle lebenden Systeme sind sie extrem anfällig für äußere Störungen, und die Zahl dieser äußeren, oftmals höchst subtilen Störungen, die sie erkennen und auf die sie reagieren müssen, ist enorm groß. Der Forscher Adam Arkin berichtet über folgenden Zusammenhang: »Das den Zellzyklus und die Zellentwicklung kontrollierende Programm steuert diese angesichts eines fluktuierenden Umfeldes und schwankender Energiequellen sehr kraftvoll. Es trägt zahlreichen chemischen und anderen Signalen Rechnung, von denen jedes vielleicht nur unvollständige Informationen über Ereignisse enthält, mit denen die Zelle klarkommen muss, damit festgelegt werden kann, welche biochemischen Unterprogramme aufgerufen, gestoppt, beschleunigt oder verlangsamt werden sollen. Diese Signale, die von internen Prozessen, anderen Zellen und Veränderungen im extrazellulären Träger stammen, treffen asynchron ein und sind mehrwertig, das heißt nicht einfach nur »positiv« oder »negativ«, sondern können für das Zellsystem viele Bedeutungen haben. Das zelluläre Programm besitzt auch einen Speicher für Signale, die es in der Vergangenheit empfangen hat, und für seine eigene Historie, die kodifiziert ist im Komplement sowie in der Konzentration der in der Zelle zu jedem Zeitpunkt enthaltenen Chemikalien.«[48]

Tatsächlich sind alle selbstorganisierten Systeme intelligent. Und das müssen sie sein. Denn sie sind gezwungen, ihre externe und interne Umgebung permanent zu überwachen, Störungen zu erkennen, auf Grundlage dieser Störungen zu entscheiden, was deren wahrscheinlicher Effekt sein wird, und auf die Störungen zu reagieren, um ihre Selbstorganisation aufrechtzuerhalten.

> Der Mensch glaubt gerne, dass seine Intelligenz und seine Fähigkeit, zu denken und Ideen zu haben, ihn von dem abhebt, was er »die niedrigeren Ordnungen« zu nennen pflegt; noch viel lieber würde er wie die alten Griechen und Römer glauben, dass seine Anführer und großen Männer direkt von den Göttern abstammen und dass er selbst natürliche Privilegien und Vorrechte besitze, die er den Hunden verweigert. [...] Wenn ich mir ansehe, welchen Nutzen meine Hunde aus den ihnen verfügbaren Möglichkeiten gezogen haben, dann kann ich die Überlegenheit des Menschen nicht sonderlich rühmen.[49] — LUTHER BURBANK

Zellen bleiben wie alle selbstorganisierten Systeme sehr dicht an der Schwelle zwischen Ungleichgewicht und Gleichgewicht, in einer Art sogenannter »selbstorganisierter Kritikalität«. Systeme, die eine solche aufweisen, wie etwa Zellen und Lawinen, sind kritischen Zuständen sehr nahe. Ein Signal (die Vibration einer Explosion oder das Geräusch von Fußtritten auf Schnee) schiebt sie über die kritische Schwelle und sie geraten ins Ungleichgewicht. All die Millionen und Abermillionen auf die Zellen einwirkenden Signale oder Störungen beeinflussen ihr Gleichgewicht. Sie verarbeiten die im Stimulus codierten Informationen, der sie ins Ungleichgewicht zurückgedrängt hat, und nutzen diese, um Verhaltensweisen zu etablieren, die das Gleichgewicht wiederherstellen.

Zellen und alle selbstorganisierten Systeme schwanken also ständig zwischen Gleichgewicht und Ungleichgewicht. Die selbstorganisierten Systeme, die wir »Leben« nennen, und die Verhaltensweisen, die wir von ihnen kennen, könnten ohne den empfindlichen dynamischen Zustand zwischen Gleichgewicht und Ungleichgewicht nicht existieren. Leben entsteht aus der ständigen Wechselwirkung zwischen Chaos und Ordnung. Ohne Dunkelheit hätte das Licht keine Bedeutung und keinerlei Zweck.

Auf jedes lebende System, das sich sehr nahe am Phasenübergang zwischen einem synchronisierten und einem nicht-synchronisierten Zustand befindet, erzeugt ein kleines Störsignal eine sehr große Wirkung, die das System in regelmäßigen Abständen in die Synchronität hinein- und wieder aus ihr herausbewegt. Doch jedes Mal, wenn sich ein solches System neu ordnet, befindet es sich in einem *neuen* Gleichgewichtszustand. Die sich daraus ergebende Selbstorganisation und emergierende Verhaltensweise unterscheiden sich von den vorherigen. An Punkten von Instabilität und Bifurkationen entsteht in lebenden Systemen also Neues. Instabilitäten sind unerlässliche Quellen der biologischen Innovation. Manchmal führen diese Instabilitäten zu der einzigartigen Verschmelzung mehrerer selbstorganisierter Systeme zu neuen Organismen, wie die Mikrobiologin Lynn Margulis (1938–2011) in ihrer Forschungsarbeit über die Mitochondrien herausgefunden hat und was sie als »Symbiogenese« bezeichnet.

> Jedes Lebendige ist kein Einzelnes, sondern eine Mehrheit; selbst insofern es uns als Individuum erscheint, bleibt es doch eine Versammlung von lebendigen selbständigen Wesen.[50]
> — JOHANN WOLFGANG GOETHE

Mitochondrien sind die Stromerzeuger in unseren Zellen, die intrazellulären Kraftwerke für unseren Stoffwechsel. Doch Mitochondrien sind noch mehr als das. Wir haben es hier mit früher einmal freilebenden Bakterien zu tun, die vor langer Zeit in die Zellen integriert wurden. Margulis fand heraus, dass deren wilden Verwandten noch immer, so wie vor dieser evolutionären Verschmelzung, als unabhängige Organismen existieren. Sie entdeckte, dass zwei Arten von Zellen zusammengekommen und zu einem neuen Organismus verschmolzen waren, einem Organismus, der Fähigkeiten besitzt, über die die Zellen vor ihrer Verschmelzung nicht verfügt hatten.

Wie bei selbstorganisierten Molekülen gab es einen Punkt, an dem die zwei Organismen eine Schwelle überschritten. Und an diesem Übergang vereinten sie sich zu einem selbstorganisierten System mit neuen Verhaltensweisen. Sie begannen, in Übereinstimmung miteinander zu agieren, aktiv zu kooperieren, und wurden zu einem eng gekoppelten, interagierenden Ganzen, welches einen kollektiven, makroskopisch geordneten Seinszustand darstellt. Margulis' Untersuchungen zeigten, dass Evolution die Entstehung von Individualität aus der Vermischung vormals unabhängiger Organismen ist, dass evolutionär Neues aus der Symbiose oder der gegenseitigen Zusammenarbeit verschiedener selbstorganisierter Systeme entsteht.

Je mehr molekulare (oder zelluläre) – jeweils selbstorganisierte – Anordnungen zusammenkommen, desto komplexer wird das lebende System. (Dennoch kann und wird kein noch so komplexes lebendes System mit der komplexen, lebendigen Matrix – der Natur selbst – in Konkurrenz treten, aus der es zum Ausdruck gebracht wurde.) Je mehr interagierende Elemente es aufweist, desto empfindlicher ist das lebende System gegenüber allen Störungen, die sich auf sein dynamisches Gleichgewicht auswirken. Und da das Wirken solcher Systeme nicht-linear ist, kann keine Vorhersage ihres Verhaltens aus einer Untersuchung seiner Bestandteile abgeleitet oder auf die Erforschung einzelner Moleküle und ihrer Auswirkungen auf ein System reduziert werden (wie es in der üblichen medizinischen und wissenschaftlichen Forschung die Regel ist). Denn dazu muss das lebende System, mit Ausnahme seiner Reaktion auf die Einführung des untersuchten Moleküls, als statisch und unveränderlich betrachtet werden.

Doch kein lebendes System ist statisch und unveränderlich. Sie alle existieren in einem Zustand des dynamischen Gleichgewichts, dessen exakte Form und genaues Verhalten sich von Millisekunde zu Millisekunde als Reaktion auf äußere Störungen verändern. Und jeder lebende Organismus sieht sich zu jedem Zeitpunkt Millionen um Millionen von Störungen ausgesetzt.

> Die Natur an sich kennt keine rücksichtslose und schnelle Vorgehensweise. Sie beschränkt sich nicht auf gewohnte Gleise. Sie reist ohne festen Zeitplan. Sie schreitet Zoll um Zoll – und manchmal auch um eine große Meile – voran, immer vorwärts, in eine unerforschte, unbekannte, unbetretene Zukunft.[51] — LUTHER BURBANK

Einer der wichtigen Aspekte von Linearität besteht darin, dass die Empfindlichkeit lebender Systeme sich sehr schnell an regelmäßige, wiederkehrende Reize gewöhnt (und dann aufhört, diese wahrzunehmen). Nicht-lineare Stimuli hingegen sind immer neu, nie vorhersehbar, nie regelmäßig. Dadurch habitualisiert sich die sensorische Wahrnehmungsfähigkeit des Systems nicht, sodass Störungen immer bemerkt werden. Und je anspruchsvoller seine Fähigkeit, Störungen zu bemerken, desto eleganter kann das System auf diese reagieren. Tatsächlich haben lebende Systeme hochsensible Mechanismen entwickelt, um auch sehr schwach ausgeprägte Störungen wahrzunehmen, egal, ob sie chemischer, mechanischer oder elektromagnetischer Natur sind. Je empfindlicher diese Systeme selbst für schwächste Störungen sind, desto besser sind sie imstande, ihre Stabilität zu erhöhen. Sie können Störungen ausmachen, die derart subtil sind, dass die Wissenschaft sie lange für zu schwach hielt, um Wirkungen auszuüben (wie etwa die extrem kleinen Billionstel-Anteile von pflanzlichen Chemikalien in der Umwelt.)

Die sensorischen Systeme lebender Organismen operieren sehr nahe an den theoretischen Grenzen, die sich für die Erfassung schwacher Signale aus einem Hintergrundrauschen überhaupt berechnen lassen. Denn eine der Fähigkeiten von Systemen mit langweitreichiger Kohärenz besteht darin, dass sie weitaus schwächere Signale erkennen können, als es jede einzelne ihrer Komponenten allein vermöchte. Darüber hinaus verfügen sie über die Fähigkeit, solche Signale zu verstärken.

⁂

Biologische Zellen können als hochentwickelte Einrichtungen zur Informationsverarbeitung verstanden werden, die komplexe Muster extrazellulärer Stimuli zu unterscheiden vermögen. Von dieser Ansicht ausgehend, gelangen wir zum Befund, dass biochemische Reaktionsnetzwerke, analog zu elektrischen Schaltkreisen, Berechnungsfunktionen ausführen können wie das Umschalten, die Verstärkung, die Verzögerung oder die Bandpassfilterung von Frequenzinformationen.[52] — JAN WALLECZEK

Wenn der zur lebhaften Beobachtung aufgeforderte Mensch mit der Natur einen Kampf zu bestehen anfängt, so fühlt er zuerst einen ungeheuren Trieb, die Gegenstände sich zu unterwerfen. Es dauert aber nicht lange, so dringen sie dergestalt gewaltig auf ihn ein, dass er wohl fühlt, wie sehr er Ursache hat, auch ihre Macht anzuerkennen und ihre Einwirkung zu verehren.[53] — JOHANN WOLFGANG GOETHE

Der Wissenschaftler, der Licht lediglich als ein rein physikalisches Phänomen sehen kann, ist blind für das Licht.[54] — MASANOBU FUKUOKA

Kapitel 3

Die Energetik des Lebens

Das elektromagnetische Spektrum existiert schon seit Langem, wesentlich länger als der Mensch. Bei der Art, wie wir das elektromagnetische Spektrum nutzen, um Radio- und Fernsehsignale zu übertragen, handelt es sich in Wahrheit nicht um die Innovation, die man uns glauben gemacht hat. Das elektromagnetische Spektrum wird vom Leben in all seinen Formen seit Milliarden von Jahren für die Kommunikation verwendet.

> Das physikalische Universum ist ein Aggregat von Frequenzen.[55] — Buckminster Fuller

Alle lebenden Organismen empfangen ständig elektromagnetische Signale. Und wie jene, die von unseren Rundfunkgeräten empfangen werden, beinhalten auch viele dieser Signale Informationen in einem überaus großen Maß, die für sehr viele verschiedene Zwecke genutzt werden können. Sie reichen von der Regulierung kleiner Öffnungsmechanismen in den Zellen, um Nahrung hereinzulassen und auszuscheiden, bis hin zu Heilungsprozessen, zum Schlagen des Herzens, zur Orientierung der Vögel auf ihren Flugrouten entlang den Magnetfeldlinien der Erde, zur Kommunikation zwischen Blüten und ihren Bestäubern, zur Verständigung zwischen untereinander verbundenen Mitgliedern einer Familie, und natürlich zu noch sehr vielem mehr.

Während wir uns in unseren Autos fortbewegen, können wir beispielsweise über die elektromagnetischen Signale eines bestimmten Radiosenders ein unfassbares Angebot an Informationen empfangen: von der Nachricht über einen vor uns liegenden überfluteten Straßenabschnitt bis hin zum vollständigen Inhalt der *Encyclopedia Britannica* oder zu einem Song (dem wiederum bereits eine Fülle von Informationen im Liedtext und der Melodie innewohnen). Falls wir ein Mobiltelefon im Auto haben, verfügen wir nicht nur über eine zusätzliche Möglichkeit, Informationen zu empfangen, sondern wir können ebenfalls welche aussenden. Und sollten wir gar CB-Funk an Bord haben, bleiben unsere Informationssendungen nicht bloß auf eine Person beschränkt, sondern sind allen zugänglich, die gerade auf unserer Frequenz zuhören.

So stolz die Menschen auf die von ihnen entwickelte Kommunikationstechnologie sind, eigentlich sind sie doch nur *Johnny-come-latelies:* Nachzügler. Seit fast vier Milliarden Jahren nutzt das Leben auf der Erde das elektromagnetische Spektrum, um Signale mit höchst anspruchsvollen Informationen zu senden und zu empfangen. Es ist schlicht und einfach ein Aspekt des Universums, eine weitere Dimension, in der das Leben fließen kann. Und wenn es durch das elektromagnetische Spektrum, durch eine ganz bestimmte Frequenz, fließt, »fraktaliert« das Leben diese Frequenz, so wie auch andere Dimensionsgeraden fraktalieren. Die schwingende Sinuswelle oder Breitbandfrequenz, durch die das Leben fließt, wird zu einem Fraktal, und dessen Kanten nehmen dieselbe Art unregelmäßiger Ausgestaltung an wie bei festen Objekten. Jedes Mal, wenn das Leben durch eine Frequenz im elektromagnetischen Spektrum fließt, fraktaliert es diese aufgrund des nicht-linearen Lebensflusses anders. Interessant daran ist, dass einzigartige Informationen immer in der Art und Weise eingebettet oder codiert sind, wie die oszillierende Sinuswelle fraktaliert ist.

So wie sie in den fraktalierten Dimensionslinien eines Berges codiert sind.

Auf ganz ähnliche Weise werden Informationen von Funkwellen übertragen. Zuerst wird eine reine oszillierende Sinuswelle einer bestimmten Frequenz erzeugt, und diese Welle wird anschließend durch die besondere Art von Information, welche der Radiosender einspeist, gestört, das heißt in ihrer Glätte gebrochen. (Ein anschauliches Beispiel für oszillierende fraktalierte Sinuswellen sind Meereswogen. Sie bewegen sich auf und ab – oszillieren – und ihre Oberflächen sind uneben – fraktaliert.) Radioempfänger können, wenn sie auf die Frequenz der Originalwelle eingestellt sind und diese empfangen, die in den durcheinandergebrachten Wellen eingebetteten Informationen (Klänge) entschlüsseln, und wir vernehmen den Wetterbericht, auch wenn wir uns vierzig Kilometer von der Radiostation entfernt befinden.

Jedes Mal, wenn das Leben durch etwas hindurchfließt, sei es Materie oder ein Teil des elektromagnetischen Spektrums, zerbricht es dieses und verwandelt es in ein Fraktal. Doch die *Art, wie* das Leben alles, was es durchfließt, fraktaliert, bettet einzigartige Informationen darin ein. (Und egal, wie solide ein Berg erscheinen mag, diese fraktalen Linien befinden sich immer im Fluss.)

> Frequenz ist plurale Einheit. Frequenz ist eine multizyklische Fraktionierung von Einheit.[56] — Buckminster Fuller

Lebende Systeme können, genau wie Rundfunkgeräte, elektromagnetische Wellen empfangen und entschlüsseln. Im Unterschied zu diesen Geräten arbeiten sie aber immer auf Breitband-, nicht auf Schmalbandfrequenzen. Mit »Breitband« ist alles im elektromagnetischen Spektrum gemeint, nicht bloß der begrenzte Bereich elektromagnetischer Signale, den wir Menschen für unsere Fernseher und Radios verwenden. »Elektromagnetismus« ist gemäß Joseph Chilton Pearce »ein Begriff, der die gesamte Skala der meisten heutzutage bekannten Energien abdeckt: von Kraftwellen, die atomare und molekulare Wirkungen hervorrufen können, über Rundfunkwellen, Mikrowellen sowie infraroten, ultravioletten und sichtbaren Lichtwellen bis hin zu Röntgen- und zu Gammastrahlen.«[57]

Lebende Organismen reagieren extrem empfindlich auf all die vorkommenden unterschiedlichen elektromagnetischen Phänomene und sie vermögen, die Informationen zu entschlüsseln, die in jeder Art von fraktalierter Welle, auf die sie stoßen, eingebettet sind. Und dem Wesen von allem, was existiert, wohnt eine elektromagnetische Dimension inne.

> Jedes chemische Element ist im elektromagnetischen Spektrum eindeutig durch seinen jeweils einzigartigen Satz von getrennt einzigartigen Frequenzen eindeutig identifizierbar.[58]
> — Buckminster Fuller

Einige der in fraktalierten elektromagnetischen Wellen codierten Informationen haben nichts mit den lebenden Organismen zu tun, die ihnen begegnen, sodass diese sie ignorieren, etwa so, wie wir Hintergrundgespräche auf einer Party ausblenden. Sobald die

Informationen aber etwas mit ihnen zu tun haben, ziehen sie ihre Aufmerksamkeit auf sich. (So wie auch wir aufmerksam werden, wenn wir in dem Gedränge an der Party jemanden unseren Namen aussprechen hören.) Lebende Organismen verstärken diese bedeutungsvollen elektromagnetischen Wellen und decodieren sie, um ihnen zu lauschen (genau wie wir es tun). Dann nutzen sie die Informationen und antworten dem Sender mittels ihrer eigenen, einzigartig fraktalierten elektromagnetischen Kommunikation. Denn alle lebenden Organismen sind sowohl Sender als auch Empfänger; immer verläuft diese Art von Kommunikation in beide Richtungen.

> Elektromagnetische Wellen kehren immer wieder in sich selbst zurück. Absichtlich ungerade Linien sind geschlossene Kreise.[59] — Buckminster Fuller

Zellen und elektromagnetische Wellen

Bildet sich eine Zelle, ist einer ihrer Hauptbestandteile ihr Äußeres oder ihre Plasmamembran. Diese Plasmamembran ist ein primäres Sinnesorgan aller Zellen. Es verfügt auf seiner Oberfläche über Tausende von Rezeptoren, deren Funktion unter anderem darin besteht, Störungen aufzuspüren wie chemische, elektrische, magnetische, hormonelle, Druck- und mechanische Impulse. (In gewisser Weise sieht eine Zelle aus wie eine Treibmine, eine Kugel, die mit sensorischen Unebenheiten übersät ist, die auf Berührung reagieren.) Die Zellmembran vermittelt die Reaktionen der Zelle auf alle dieser Einflüsse – einschließlich der elektrischen.

Eine der wichtigsten Reaktionen einer Zelle auf bestimmte elektromagnetische Aktivitäten besteht darin, klitzekleine Ports oder Kanäle in der Membranoberfläche zu öffnen und zu schließen, durch die es Dingen ermöglicht wird, in die Zelle hinein- und aus ihr herauszukommen. Alle diese winzigen Ports werden elektrisch aktiviert. Tausende bis Millionen dieser als »spannungsgesteuerte Ionenkanäle« bezeichneten Ports finden sich auf jeder Zelle und sie werden entsprechend den Elektrolyten oder Ionen kategorisiert, die von ihnen in die Zelle herein- und aus ihr hinausgelassen werden. Das Öffnen und Schließen dieser Ports wird ausgelöst, wenn die Zelle das elektrische Feld von Elektrolyten wie Calciumionen (Ca+), Kalium (K+) und Natrium (Na+) erkennt und decodiert. Diese zelluläre Fähigkeit ist ausgesprochen raffiniert: Zellen können selbst die feinsten Unterschiede in elektrischen Feldern und deren Wellenformen, Amplituden und Frequenzen erkennen und decodieren und anschließend entscheiden, wie und welche Reaktion einzuleiten ist.

Zellen erkennen nicht nur die elektromagnetischen, sondern auch andere Mitteilungen, andere Sprachen aus der Umgebung, wozu beispielsweise Druck- und magnetische, chemische und Temperaturschwankungen gehören. Diese Empfindlichkeit für die feinstoffliche Kommunikation im elektromagnetischen Spektrum ist nicht bloß auf die Zellen beschränkt, auch Enzyme und Moleküle können unterschiedliche elektromagnetische Frequenzen und Amplituden identifizieren und verarbeiten. Und diese Arten von Schwingungen, oder Wellensignalen, bilden eine der wichtigsten Sprachen, die von allen selbstorganisierten Systemen genutzt werden.

> Alles ist eine Frage von Vibrationen – von Reaktion auf Schwingungen. Durch nichts anderes erfahren wir etwas als durch Schwingungen. Wir wissen, dass die Kameraplatte von Lichtimpulsen getroffen wird, die sich auf deren sensibilisierter Oberfläche einbrennen und das Bild erzeugen, das wir aufnehmen. Diese Impulse sind zwar sanft, doch hinterlassen sie bei einer längeren Belichtungszeit früher oder später eine Delle in der Gelatine. Die helleren Teile brennen sich tiefer ein, die Schatten und die schwarzen Stellen berühren sie nur leicht. Doch ist es das wiederholte Aufschlagen dieser Lichtstrahlen, das dieses Werk vollbringt. Wir alle – Pflanzen und Fische und Katzen und Elefanten und Menschen – sind aus Organismen gemacht, die aus Gewebe gebildet sind, das aus Zellen besteht. Die Lebenskraft liegt in den Zellen, im Protoplasma, das zusammengesetzt ist aus fast allem im Universum, in unendlich kleinen Teilchen. Und deswegen, weil dieses Protoplasma [...] aus fast allem in der Natur besteht, reagiert es auch auf fast alles aus der Natur. Protoplasma ist der sensibilisierte Film auf unseren körperlichen und intellektuellen Platten; Vibrationen aus unserem Umfeld treffen da-

rauf und hinterlassen nach und nach eine Delle.[60] — LUTHER BURBANK

Das ständige Öffnen und Schließen dieser spannungsaktivierten Ionenkanäle (was in jeder Sekunde des Tages Milliarden und Abermilliarden Mal vorkommt), die Bewegung und die Aktivität elektrisch aufgeladener Ionen an der Zelloberfläche sowie ihr Eintreten in und Austreten aus den Zellen erzeugen konstante elektrische Fluktuationen innerhalb und auf der Oberfläche aller zellulären Organismen. Alle selbstorganisierten Systeme besitzen eine elektromagnetische Identität; es umgibt sie ein Kraftfeld, das aus dieser ständigen elektromagnetischen Aktivität entsteht. Und diese Kraftfelder kommen immer wieder miteinander in Kontakt. Weil jedes auftretende Kraftfeld derart viele Informationen über seine eventuellen Einflüsse auf eine selbstorganisierte Identität enthält, verfügen alle Organismen über eine ausgereifte Fähigkeit zur Erkennung, Übertragung, Verarbeitung und Speicherung von in elektromagnetischen Signalen enthaltenen Informationen.

Tatsächlich erzeugen und nutzen Organismen aller Komplexitätsstufen elektrische Felder in ihrer Entwicklung, ihrem Funktionieren und ihren Reaktionen auf äußere Störungen. Die Wirkung dieser elektrischen Felder ist nicht auf das Schließen und Öffnen von Zellen begrenzt, sondern zeigt sich beispielsweise auch bei der Organisation von Gewebe. Die von Embryonen produzierten elektrischen Felder werden etwa dazu genutzt, die Platzierung und die Unterscheidung der verschiedenen Zellen, die zu Organen (wie dem Skelettsystem) werden, wirklich zu *steuern.* Millionen anderer Funktionen lebender Organismen basieren ebenfalls auf elektrischen Signalen. Heilung ist eine dieser Funktionen.

Bei Abschürfungen von Haut erleidet das normale elektrische Potenzial zwischen tieferliegenden und äußeren Hautschichten einen Kurzschluss. Und »die Wunde«, schreibt Paul Gailey, »stellt einen niederohmigen Rückweg bereit, auf dem das resultierende elektrische Feld die Wanderung von Keratinozyten (neuen Hautzellen) in Richtung der Verletzung leitet. [...] Dies ist ein fantastisches Beispiel für eine selbstgesteuerte Organisation, die umfassend durch ein endogenes elektrisches Feld vermittelt wird.«[61]

Zur Erleichterung von all diesem verfügen Zellmembranen über außergewöhnliche elektrische Eigenschaften. Wenn eine Zelle, die zur einen Seite einem elektrischen Feld ausgesetzt ist, depolarisiert, hyperpolarisiert die andere Seite, wodurch ein sogenannter Dipol entsteht: ein System mit positiven und negativen Feldern auf seinen gegenüberliegenden Seiten, ähnlich einer elektrischen Batterie. Resultat ist eine winzige Spannung über die Zellularmembran hinweg (zwischen dem Zellinneren und -äußeren), wodurch der Zelle ein elektrisches Potenzial, also Energie, verliehen wird, die ihr zur Erledigung ihrer Funktionen zur Verfügung steht. (Diese Spannungen werden heutzutage häufig »Aktionspotenziale« genannt.)

Diese elektrischen Signale werden von allen Organismen zur Aufrechterhaltung ihrer Gesundheit und Funktionsfähigkeit verwendet, darüber hinaus aber auch für den Austausch zwischen Organismen in der gesamten lebendigen Welt.

Zeit für eine Metapher.

Stellen Sie sich eine Frau vor, die mit dem Auto unterwegs ist, um ihre Tochter zu besuchen. Auf der Fahrt beginnt sie sich zu langweilen und entscheidet sich, Radio zu hören. Also schaltet sie ihren Lieblingssender ein, auf dem gerade einer ihrer Lieblingssongs läuft. Das Signal ist stark und klar, und sie beginnt, während des Fahrens die Melodie mitzusummen. Doch je mehr Kilometer sie zurücklegt, desto weiter entfernt sich ihr Wagen von der Radiostation, und so wird das Funksignal allmählich schwächer. Die Musik wird von atmosphärischen Störungen unterbrochen, die natürlich umso stärker werden, je länger die Fahrt dauert. Doch die Frau mag diesen speziellen Radiosender und die dort gespielten Songs ganz besonders und will nicht so schnell aufgeben. Sie wechselt nicht den Kanal. Sie hört weiter der Musik zu, obwohl die Akustik immer schlechter wird und sie immer weniger von der Musik hören kann, die sie so mag.

Ein Teil des Problems liegt darin, dass das Radio selbst das vom Sender ausgestrahlte Signal stört. Im Verhältnis zum schwächer werdenden Funksignal werden die von den Komponenten des Radiogeräts erzeugten elektromagnetischen Emissionen stärker. Das Signal-Rausch-Verhältnis (SNR) nähert sich dem Wert 1, was bedeutet, dass das Funksignal und das Elektronikrauschen im Radio sich in ihrer Stärke immer mehr annähern. Je höher das SNR, desto stärker das Signal.

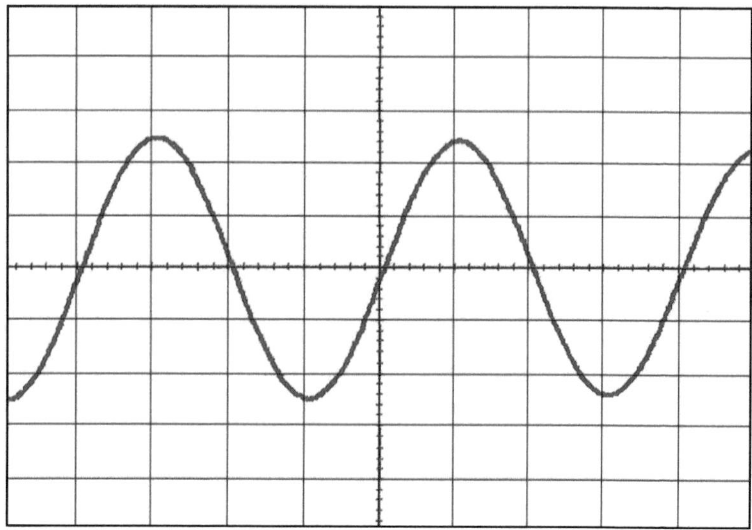

Eine durchschnittliche oszillierende Sinusschwingung

Radiowellen ähneln Meereswellen; wie diese haben sie Berge und Täler. Auch sie sind Schwingungen, aber anders als beim Wasser haben wir es hier mit Schwingungen elektromagnetischer Energie zu tun. Und der Radiosender selbst (»1500 kHz auf Ihrer Skala«) ist eine Schwingung auf einer bestimmten Frequenz im elektromagnetischen Spektrum. Oszillierende Wellen, egal ob aus Wasser oder elektromagnetischen Impulsen, sehen aus wie oben abgebildet. Allen Schwingungen ist eigen, dass jede Spitze dieser Art Welle höher liegt als ihr Tal. Wenn wir eine Linie durch die Mitte einer solchen Welle ziehen, sind die Abstände bis zur Spitze und bis zur Talsohle gleich. Jede Spitze ist gleich hoch wie das Tal tief.

(Wenn du die Abbildung auf den Kopf stellst, siehst du, dass jede Spitze zu einem Tal und jedes Tal zu einer Spitze wird. Die Bezeichnungen, die wir ihnen geben, sind lineare Ausdrücke für etwas, das alles andere als linear ist. In Wirklichkeit gibt es bei Funkwellen weder Oben noch Unten, und selbstverständlich sind sie keine Linien. Sie fließen nicht durch zweidimensionale Ebenen, sondern durch den mehrdimensionalen Raum, und zwar gleichzeitig in alle Richtungen. Und zweifelsohne ist auch dies bloß eine Metapher, nicht die Wirklichkeit.)

Ich habe nachgedacht über den Unterschied
zwischen dem Wasser und seinen Wellen.
Wasser, das aufsteigt, bleibt doch immer Wasser;
Wasser, das niedersinkt, ist nichts andres als Wasser.
Weißt du denn, zu trennen die beiden?
Nur weil einer das Wort »Welle« erfand,
muss ich sie von Wasser unterscheiden?[62] — KABIR

Mit zunehmender Entfernung des Autos vom Sender werden die Wellenspitzen und Wellentäler des Funksignals immer kleiner; es sinkt ihre *Amplitude:* ein anderer Begriff für die Höhe der Spitzen und die Tiefe der Täler. Was Verstärker von Stereoanlagen und Elektrogitarren tun, ist, diese Spitzen und Täler sehr groß zu machen, sodass ihr Signal ungemein stark (und laut) wird.

Wenn das SNR sich dem Wert 1 nähert, werden die Spitzen und Täler immer kleiner und gleichen sich mehr und mehr dem zufälligen elektrischen Hintergrundrauschen des Radios selbst an (siehe untenstehende Abbildung). Die in den Spitzen und Tälern enthaltenen Informationen (in unserem Fall die Musik) beginnt sich zu

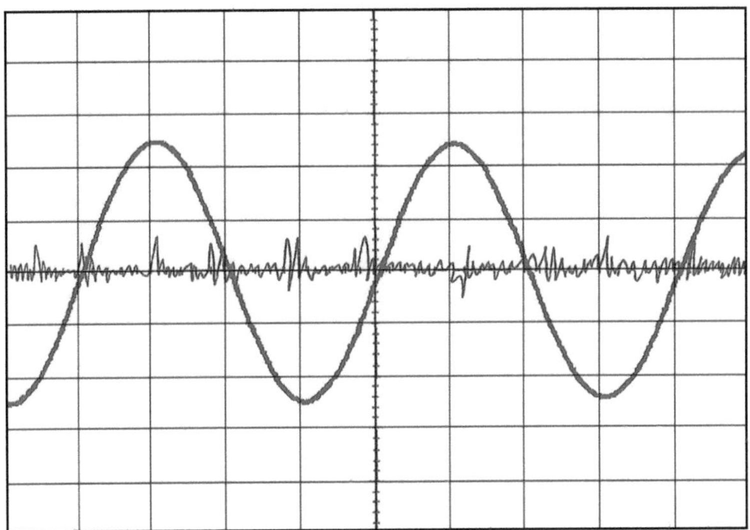

Oszillierende Frequenzwelle mit Hintergrundrauschen an der Nulllinie

verlieren. Jedes Mal, wenn die Spitzen oder Täler so weit abnehmen, dass sie unter das Niveau des Hintergrundrauschens fallen, hören wir Störgeräusche. Weil die Höhen und Tiefen von elektromagnetischen Wellen, egal ob es sich dabei um Signale oder Hintergrundgeräusche handelt, sich permanent verändern und weder mathematisch gleichmäßig noch von einheitlicher Form sind, ragen einzelne Spitzen und Täler weiterhin über das Hintergrundrauschen hinaus, sodass zwischendurch noch immer etwas von der Musik zu hören ist, wenn auch begleitet von viel Rauschen. Irgendwann wird das Hintergrundrauschen allerdings dermaßen laut, dass die oszillierenden Wellen nicht mehr darüber hinausragen und das Signal ganz verschwindet. Bei einem hohen SNR hebt sich die Frequenzwelle des Signals oben und unten deutlich vom Hintergrundrauschen ab; nähert es sich hingegen dem Wert 1, geht die oszillatorische Welle des Signals im Rauschen unter. Obschon das Signal an sich noch existiert, wird es vom Systemrauschen überdeckt.

Doch im Auto dieser Frau befindet sich zufälligerweise ein Behälter mit flüssigem Helium und sie weiß, dass elektronische Komponenten weniger Lärm produzieren, wenn sie stark gekühlt werden. Also taucht sie das Autoradio in das flüssige Helium, und indem die Radiokomponenten abkühlen, nimmt deren Rauschen immer weiter ab, sodass das SNR wieder steigt und sich der Radioempfang verbessert. Zufrieden setzt die Frau ihre Fahrt fort. Aber wie sie sich wieder weiter vom Funksignal entfernt, beginnt das SNR erneut zu sinken. Jetzt hat sie ein Problem mit dem Rauschen in der Antenne, das im Vergleich zum Signal so laut ist, dass nur noch ein Teil davon durchkommt. Aber die Frau weiß ebenso, dass sich das Signal verbessert, wenn sie mehr Antennen am Auto anbringt. Und wie es der Zufall will, liegen auch eine Menge Autoantennen auf dem Rücksitz ihres Wagens.

Das Ganze wird mit jeder Minute unrealistischer, nicht wahr?

Sie hält also wieder an und befestigt die zusätzlichen Antennen überall auf dem Wagendach. Und bevor sie die Antennen ans Radio anschließt, tut sie noch etwas Weiteres: Sie verbindet sie dergestalt miteinander, dass das eingehende Signal jeder der Antennen mit den Signalen aller anderen *gemittelt* wird, bevor es zum Radio gelangt.

Aufgrund der unterschiedlichen Positionierung der Antennen auf dem Dach nimmt jede von ihnen mehr oder weniger vom Signal auf, und weil sich das Auto mittlerweile so weit vom Sender entfernt befindet, kann keine der Antennen mehr ein vollständiges Signal erhalten. Jedes bisschen Signal, das jede Antenne aufnimmt, wird gleich einem Puzzle mit denen der anderen kombiniert, und das entstehende zusammengesetzte Bild ist damit umfassender und vollständiger als das Signal, das jede einzelne Antenne empfangen kann. Dieses zusammengefügte Signal wird zum Radiogerät geleitet. Je mehr Antennen die Frau auf dem Dach ihres Autos anbringt, desto stärker wird das Signal sein.

Das Signal verbessert sich also und die Frau setzt ihre Fahrt fort. Die Tochter wohnt jedoch sehr weit entfernt, und mit der Zeit wird das Signal erneut schwächer. Mittlerweile ist das Radiosignal dermaßen schwach, dass es sich im Hintergrundrauschen anderer auf derselben Frequenz sendender Stationen sowie im allgemeinen elektrischen Rauschen der Umgebung verliert. Das SNR sinkt wieder gegen 1 und die Schwingungswelle des Radiosignals beginnt erneut, vom Hintergrundrauschen »übertönt« zu werden. Schließlich bleibt unserer Frau doch nichts anderes übrig, als den Sender zu wechseln.

Aber lebende Organismen sind wesentlich komplexer als Autos und Radios und Antennen. Viele lebende Organismen nutzen ähnliche Prozesse, um elektromagnetische Signale aus der Welt zu verstärken. Fische zum Beispiel können bei der Jagd auf Beute sehr schwache Elektrosignale ausmachen.

Auf der Außenoberfläche ihrer Körper befinden sich große Zellgruppen, die zu einem *Array* zusammengeschaltet sind, ganz ähnlich wie die Antennen auf dem Autodach unserer Frau. Dabei sind Milliarden von Zellen untereinander verbunden und kombinieren ihre Tausenden bis Millionen einzelner Ionenkanäle miteinander, um schwache elektrische Signale besser zu erkennen. Denn wenn eine einzelne Zelle die sehr schwache elektrische Ladung eines Kaliumions wahrzunehmen vermag, können Millionen oder sogar Milliarden von ihnen, zusammengefügt zu einem Array oder einer Gruppe, auch sehr weit entfernte elektrische Felder mit viel größerer Genauigkeit erkennen.

Diese Zellen sind durch eine sogenannte *gap junction* miteinander verbunden. Das ist eine winzige Pore, die einen direkten Ionenpfad vom Zytoplasma einer Zelle zu dem einer anderen bereitstellt. Herzzellen sind ein Paradebeispiel für dieses Phänomen. Sie produzieren solche Zell-Zell-Kanäle, wenn sie in Kontakt miteinander kommen und verbinden sich dabei so effektiv, dass sich die Zellansammlung wie eine einzige Riesenzelle mit einer einheitlichen Schlagfrequenz verhält. Ein Herz ist in der Tat eine große selbstorganisierte Gruppierung von Zellen.

Zellen, die einzeln auf ihren eigenen Frequenzen operieren, können, wenn sie sich einander annähren, sich synchronisieren oder miteinander in Resonanz treten [der Fachbegriff dafür lautet *Entrainment*]. Wie Moleküle können sie sich selbst organisieren und ein makroskopisches, geordnetes Ganzes bilden, das mehr als die Summe seiner Teile ist. Solche Zellgruppen koppeln sich eng aneinander und bilden Aggregate, die weitreichende Kohärenz oder Selbstorganisation aufweisen. Sie entwickeln auch emergente Verhaltensweisen, die einzigartig für das Ganze sind.

Aggregate von Zellen, die, wie die Herzzellen, durch *gap junctions* miteinander verbunden sind, können so groß werden und derart eng gekoppelt sein, dass sie in einem hohen Maß fähig sind, sehr schwache elektrische Felder nahe den theoretischen Grenzen des von jeglichen Systemen überhaupt noch Erfassbaren zu erkennen. Genau diesen Prozess nutzen Fische in ihrem Körper, um ihre höchst empfindlichen elektrischen Empfangsarrays aufzubauen.

Je mehr Zellen ein Organismus zusammenschließt, desto früher kann er eine schwache elektrische Membranstörung erkennen. Je mehr Ionenkanäle dabei involviert sind, desto schneller läuft die Signalerkennung ab. Die Geschwindigkeit des Ionen-*gatings* (des Öffnens und Schließens der Durchlässe) in diesen Zellen spielt eine entscheidende Rolle bei der Erhöhung der Empfindlichkeit: Schnellere *gating*-Raten sorgen für ein besseres Einmitteln des Hintergrundrauschens während eines Zeitintervalls und folglich für ein stärkeres Signal. Fische wie Haie und Rochen koppeln nicht nur Zellen zu Arrays, sondern verfügen auch über eine große Anzahl solcher, auf ihrer Körperoberfläche verteilten Arrays. Damit erzielen sie eine Signalmittelung in jedem einzelnen Array wie auch unter den vielen Arrays und verfügen so über eine ausgeprägte Fähigkeit, ein schwaches Signal auch bei elektrischem Hintergrundrauschen wahrzunehmen. Die Anzahl zellulärer Arrays bei Fischen wie Haien, Rochen und Löffelstören ist so groß, dass die Erkennung einer Veränderung des elektrischen Feldes in etwa einer Millisekunde stattfindet – das ist wirklich sehr schnell. Außerdem können diese Fische ihre Innentemperatur verändern (sowohl durch natürliche Fluktuation als auch durch Interaktion mit der sie umgebenden Wassertemperatur), um das durch ihre normalen physiologischen Funktionen erzeugte Hintergrundrauschen zu reduzieren.

Eine Vorstellung davon, wie empfindlich diese Fischarten für schwache elektrische Signale sind, vermittelt folgendes Bild: Wenn wir zwei Drähte an die beiden Pole einer 1,5-Volt-Haushaltsbatterie anschließen und die anderen Enden der Drähte dreitausend Kilometer voneinander entfernt ins Meer halten würden, wären Haie und Rochen fähig, das entstehende elektrische Feld wahrzunehmen. Tatsächlich vermögen sie, in einem elektrischen Feld eine Schwankung von einem Millionstel Volt zu spüren. Bei einigen Fischarten wurde eine Reaktion auf Felder von nicht mehr als 25 Milliardstel Volt festgestellt. Eine solche Sensibilität ist beinahe fein genug, dass der Fisch einzelne Elektronen zählen könnte, wenn diese die Oberfläche seiner Haut berühren.

Weil alle lebenden Organismen als ein Ergebnis ihrer physiologischen Funktionen elektrische Signale aussenden, verströmt auch jeder im Wasser schwimmende Fisch schwache elektrische Signale.

Und Salzwasser ist ein sehr guter Leiter für elektrische Signale.

Löffelstöre (wie auch Haie und Rochen) nehmen diese schwachen Signale nicht nur wahr, sie können an ihnen auch ablesen, um welchen Fisch, möglicherweise aus ihrem Beuteschema, es sich dabei handelt. Sie erkennen, um wie viele Fische welcher Größe, welchen Alters und welchen Gesundheitszustandes es sich dabei handelt. Und sie können die Position der Fische im extrem großen Ozean derart genau orten, dass sie sie tatsächlich aufspüren.

Lange wurde angenommen

von Wissenschaftlerinnen und Wissenschaftlern

dass lebende Organismen nicht zur Wahrnehmung solch äußerst schwacher Felder imstande seien. Und zwar deshalb, weil es auf der Welt so viele verschiedene elektrische Felder gibt und diese ein großes Hintergrundrauschen erzeugen. Alle lebenden Organismen auf der Welt, und es gibt Billionen von ihnen, geben elektrische Energie ab; und auch die Milliarden gekoppelter Zellen in jedem Organismus, der versucht, schwache elektrische Signale zu erkennen, geben ihrerseits viel elektrische Energie ab; selbst das Wasser erzeugt, indem es sich durch das Magnetfeld der Erde bewegt, einen leichten elektrischen Strom; und dann sind da noch die Gewitter mit ihren Entladungen und so weiter und so fort.

Für einen elektrischen Empfänger ist all diese elektrische Hintergrundenergie ein »Rauschen« von elektrischen Emissionen, die nicht mit dem Signal zusammenhängen, das er eigentlich aufspüren möchte. Für Löffelstöre, Haie und Rochen ist es Lärm, der *keinem* Fisch entspricht, den sie fressen wollen. Um das Ganze noch weiter zu verkomplizieren: Biologisches Gewebe schirmt elektrische Felder stark ab. Ein lebender Organismus, wie etwa ein Mensch, schirmt sich selbst derart gut gegen Elektrizität ab, dass ein externes elektrisches Feld einer Stärke von 1000 Coulomb (oder Volt pro Meter) innerhalb des menschlichen Körpers nur noch ein solches von 0,001 Coulomb erzeugt, was einer Reduzierung um sechs Größenordnungen entspricht.

Im reduktionistischen Denken schien die Kombination aus dieser Abschirmung und dem gesamten elektrischen Hintergrundrauschen eine unüberwindliche Barriere für die Fähigkeit eines Organismus darzustellen, schwache elektrische Felder wahrzunehmen. Aber lebende Organismen können tatsächlich aus extrem schwachen elektrischen Signalen, die vor diesem Rauschen elektrischer Prozesse im Hintergrund eintreffen, Informationen herausziehen. Sie vermögen, einen elektrischen Impuls aufzunehmen, genau wie unsere Radios und Fernsehgeräte es tun, und ihn in brauchbare Informationen umzuwandeln, so wie unsere Radios Töne erzeugen und unsere Fernseher Bilder.

Um diese sehr schwachen Signale zu erkennen, verlassen sich Fische nicht bloß auf Temperaturschwankungen und die Signalmittelung. Es gibt auch zahlreiche, eng gekoppelte Zellgruppen in ihren Körpern, die auf die ausgemachten Signale reagieren, indem sie mit ihnen oszillieren.

> Hinter jeder Ursache liegen unzählige andere Ursachen. Jeder Versuch, diese zu ihren Quellen zurückzuverfolgen, führt uns weiter weg von einem Verständnis der wahren Ursache. [...] Die Natur kennt weder Anfang noch Ende, nicht Vorher noch Nachher, weder Ursache noch Wirkung. Kausalität existiert nicht. Wenn es kein Vorn oder Hinten gibt, keinen Anfang und kein Ende, sondern nur das, was einem Kreis oder einer Kugel gleicht, ließe sich sagen, es gibt eine Einheit von Ursache und Wirkung, aber genauso gut ließe sich behaupten, dass Ursache und Wirkung nicht existieren.[63] — Masanobu Fukuoka

Dies hat den Effekt der Verstärkung der Amplitude oder Höhe der elektrischen Welle und damit der *Verstärkung* des Signals. Ein noch eleganterer Verstärkungsprozess geschieht durch die sogenannte stochastische Resonanz. *Stochastisch* bedeutet »rauschend«.

Stochastische Resonanz

Wenn lebende Organismen eine enge Anordnung synchronisierter, oszillierender Zellen zusammenkoppeln, können diese das Hintergrundrauschen nutzen, um die Amplitude eines schwachen externen Signals zu verstärken, an dessen Wahrnehmung sie interessiert sind.

Bei allen schwachen Signalen und Hintergrundgeräuschen gibt es eine Grenze, an der zwei Ereignisse auftreten: Das Rauschen nähert sich dem Pegel, bei dem es jedes ankommende Signal übersteuert, und die Kopplung des zellularen Arrays ist zu schwach, um ein eingehendes Signal noch wahrzunehmen. An Schwellen dieser Art sind lebende Organismen äußerst empfindlich für Störungen oder Informationsimpulse. Weil die Informationen, die solchen Impulsen entnehmbar sind, gravierende Folgen für die Fähigkeit der Organismen haben können, ihr dynamisches Gleichgewicht und damit ihre selbstorganisierte Existenz aufrechtzuerhalten, ist es für sie essenziell, Störungen bereits auf dem geringstmöglichen Pegel zu erkennen. Und so haben sie Methoden entwickelt, dies bereits an der mathematisch berechenbaren niedrigsten Wahrnehmungsschwelle zu tun. Eine davon ist die stochastische Resonanz.

> Wenn wir in die Natur hinausgehen und ihre Prozesse untersuchen, erkennen wir mehr als nur einen Lichtschimmer. In Wahrheit ist das Leben nicht materiell und der Fluss des Lebens ist keine Substanz. Das Leben ist eine Kraft – elektrisch, magnetisch, eine Qualität, keine Quantität.[64] — LUTHER BURBANK

Das Leben war nie auf dieses Schmalband von Emissionen beschränkt, das wir für unseren Rundfunk verwenden; immer hat es das Breitband genutzt – das gesamte elektromagnetische Spektrum. Daraus folgt, dass die Anzahl der Frequenzen, die vom Leben wahrnehmbare Informationen übertragen, ausnehmend groß ist. Alles Hintergrundrauschen tritt auch im Breitband auf.

Ein Teil dieses Hintergrundrauschens schwingt also auf derselben Frequenz wie das schwache Signal, welches der Organismus erkennen will. Bei der stochastischen oder Rauschresonanz werden all diese dem schwachen Signal ähnlichen Hintergrundfrequenzen innerhalb des wahrnehmenden Organismus verschmolzen, um die Amplitude oder Stärke des schwachen Signals zu erhöhen. Das Rauschen und das Signal beginnen, zusammen zu schwingen. Im Wesentlichen rasten sie ineinander ein und schwingen, ganz ähnlich, wie Moleküle es tun, spontan in Harmonie, sodass sie ein koordiniertes, synchronisiertes Ganzes bilden. Sobald dies geschehen ist, beginnt ein kraftvoller Feedback- und »Feedforward«-Prozess, der das Signal verstärkt. Alle Organismen verfügen über Mechanismen zur »Feinabstimmung« ihrer internen elektromagnetischen Skala, um die empfangenen Signale anzuheben. Mit der Feinabstimmung wird das Signal stärker, und mehr und mehr Hintergrundrauschen kommt in Resonanz mit ihm und verstärkt es zusätzlich. Dieser Vorgang ist so mächtig, dass die Stärke eines schwachen Signals um das Zehntausendfache erhöht werden kann.

> Die nächsten fasslichen Ursachen sind greiflich und eben deshalb am begreiflichsten; weswegen wir uns gern als mechanisch denken, was höherer Ordnung ist. […] Denn eben, wenn man Probleme, die nur dynamisch erklärt werden können, beiseiteschiebt, dann kommen mechanische Erklärungsarten wieder zur Tagesordnung.[65] — JOHANN WOLFGANG GOETHE

Die Fähigkeit von lebenden Organismen, sich das Hintergrundrauschen zunutze zu machen, um den Empfang der Signale zu verbessern, liegt begründet in der enormen Empfindlichkeit dieser selbstorganisierten und emergenten Systeme gegenüber äußeren Störungen. Und weil alle lebenden Organismen sich in einem Meer elektromagnetischer Signale entwickelt haben – denn in vielerlei Hinsicht sind alle Dinge wirklich *bloß* diskrete Frequenzschwingungen –, sind alle Organismen mit diesen Signalen bestens vertraut. Sie haben gelernt, sie automatisch zu nutzen, so wie unsere Lunge automatisch Sauerstoff aus der Atmosphäre herauslöst und unser Körper diesen zu seinem Funktionieren nutzt. Alle lebenden Organismen sind aufgrund ihrer Entwicklung an Hintergrundrauschen gewöhnt, alle fanden ihren eigenen formalen Ausdruck innerhalb einer solchen Umgebung und machen es sich daher zunutze, um sich das Erkennen und die Decodierung schwacher Signale zu erleichtern.

> Alle physikalischen Phänomene, vom größten bis zum kleinsten, sind beschreibbar als diskrete Kreisfrequenzen von nahe beieinanderliegenden, aber physisch unzusammenhängenden Ereignissen.[66] — Buckminster Fuller

Magnetfelder

Zellen und lebende Organismen nehmen nicht nur sehr schwache elektrische Signale wahr, entschlüsseln sie und reagieren darauf, sie tun dasselbe auch mit magnetischen Signalen. Und ebenso wie elektrische Felder enthalten auch magnetische Felder Informationen.

Alle lebenden Organismen erzeugen und geben Magnetfelder ab, genau wie sie es mit elektrischen Feldern tun. Solche Felder wirken stark auf lebende Organismen und deren Funktionieren, denn lebende Organismen und alle ihre Teile, selbst ein einzelnes Enzymmolekül, sind in der Lage, Magnetfelder und die darin enthaltenen Informationen wahrzunehmen.

> Moleküle von Zellmembranen haben über Millionen von Jahren der Evolution die Fähigkeit erworben, niedrige Mag-

netfelder in Form von periodischen oder zufällig schwankenden Signalen zu erkennen, zu entschlüsseln und darauf zu reagieren.[67] — Tian Tsong

Es wurde festgestellt, dass Magnetfelder eine Vielzahl physiologischer Prozesse direkt beeinflussen: unter anderem die Enzymaktivität, die biologische Signaltransduktion, das Zellwachstum, den Stoffwechsel und die Gewebeheilung. Diese kleinen, feldinduzierten Veränderungen auf winziger mikroskopischer Ebene haben tiefgreifende Auswirkungen. Sie kaskadieren nach oben und schlagen sich in biologischen Veränderungen nieder, die auf makroskopischer Ebene beobachtbar sind – anders ausgedrückt: auf der größeren Ebene des Gesamtorganismus.

Und diese winzigen magnetischen Signale können, gleich wie elektrische, verstärkt werden. Biologische Zellen verstärken nicht nur die Magnetfelder, auf die sie treffen, sondern korrigieren auch die von ihnen aufgenommenen Signale und erhöhen so deren Kohärenz. Diese Fähigkeit, in Magnetfeldern codierte Informationen zu interpretieren und darauf zu reagieren, ist allen biologischen Systemen inhärent und eine von der Evolution beabsichtigte Fähigkeit.

Schon lange ist bekannt, dass Lachse, Tauben und Honigbienen die geomagnetischen Feldlinien der Erde spüren und sich daran in ihrer Umwelt orientieren können. Viele Vögel nutzen die magnetischen Linien der Erde als Orientierungshilfe auf ihren Wanderungen zu ihren Bestimmungsorten. Angesichts der relativen Schwäche des Erdmagnetfeldes ist diese Sensibilität von Vögeln, Fischen und Bienen bemerkenswert.

Magnetfelder werden in Tesla-Einheiten gemessen. Das Magnetfeld der Erde beträgt nur etwa 50 Mikrotesla (50 Millionstel Tesla). Im Vergleich dazu ist das Magnetfeld eines winzigen Spielzeugmagneten rund tausend Mal stärker, etwa 50 Millitesla (50 Tausendstel Teslas).

Eine genauere Untersuchung von magnetfeldsensitiven Vögeln, Bienen und Fischen hat gezeigt, dass ihre Körper Magnetit aufweisen, ein auf magnetische Felder sehr empfindlich reagierendes Erz. (Magneteisenstein ist eine Form von Magnetit, der zur Herstellung der frühesten Kompassnadeln eingesetzt wurde und im Unterschied zu Magnetit polarisiert ist. Eine Seite davon wird in Richtung des magnetischen Nordpols gezogen.) Es hat sich herausgestellt, dass Magnetit in allen lebenden Organismen vorkommt, angefangen bei Bakterien bis hin zu Säugetieren. Magnetit wird von lebenden Organismen im Inneren ihrer Körper produziert und nicht aus der Umgebung aufgenommen und es wird biologisch genaustens kontrolliert. Obwohl die meisten es nicht wissen, haben auch Menschen Magnetit in ihrem Körper. Es findet sich im Hippocampus, einem Teil des Gehirns, und dieses Organ ist sehr empfindlich für Schwankungen im Magnetfeld.

Schwache Magnetfelder modulieren die rhythmischen Schwingungen des Hippocampus. Das heißt, sie verändern dessen Funktionsweise. Sobald der Hippocampus ein Magnetfeld wahrnimmt, entschlüsselt er die darin enthaltenen Informationen und ändert als Reaktion darauf seine Funktionsweise. Er reagiert besser auf die extrem niedrigen magnetischen Frequenzen, die genau im Bereich des Erdmagnetfeldes liegen, als auf Felder hoher Intensität. Tatsächlich ist das Hippocampus-Gewebe fähig, zwischen verschiedenen magnetischen Frequenzen zu unterscheiden, beispielsweise Magnetfelder, die zwischen 1 Hz und 60 Hz oszillieren. (60 Hz ist die Frequenz, mit der der Großteil unseres künstlich erzeugten Stroms schwingt.)

Der Hippocampus ist ein sehr wichtiges Organ für den Menschen. Es ist stark beteiligt in der Interpretation räumlicher Verhältnisse, in unserer Gedächtnisfunktion sowie im Gewinn von Bedeutung aus dem riesigen Meer von Signalen, in dem wir leben. Darüber hinaus ist es eng auf das gesunde Funktionieren des Herzens abgestimmt.

Physiologisch gesehen ist der Hippocampus ein vorrangiges Ziel für Moleküle, die Informationen beispielsweise über die Ionenbilanz, den Blutdruck, die Immunität, Schmerzen, den Reproduktionszustand und Stress tragen. Er ist direkt eingebunden in das Feedback-System für den Blutdruck, in die Hypothalamus-Hypophysen-Nebennierenrinden-Achse sowie in das Immunsystem. Der Hippocampus arbeitet auch eng zusammen mit der Amygdala oder dem Mandelkern, einem weiteren Teil unseres Gehirns, um die Körperphysiologie als Reaktion auf Emotionen zu regulieren.

Während lange Zeit angenommen wurde, das Gehirn bilde nach der Geburt keine neuen neuronalen Zellen mehr, wissen wir heute, dass der Körper ständig Stammzellen an den Hippocampus sendet, die dort zu neuen Nervenzellen umgewandelt werden. Als Reaktion auf einige Emotionen wie Wut und Angst produziert der Körper eine Menge des Stresshormons Cortisol. Je mehr Cortisol und damit anhaltender negativer Stress verzeichnet wird, desto schlechter kann der Hippocampus seine Aufgabe erfüllen. Die Erzeugung von Nervenzellen im Hippocampus verlangsamt sich und kommt bei anhaltend hohem Cortisolspiegel vollständig zum Stillstand.

Das Interessanteste am Hippocampus ist jedoch, wie er mit Bedeutung umgeht. Alle Sinnessysteme unseres Körpers laufen im Hippocampus zusammen; alle Sinnesimpulse, die wir empfangen, fließen dorthin. Und all diese Sinneseindrücke enthalten viele Informationen. Der Hippocampus entschlüsselt die Bedeutungen der von uns empfangenen Sinnesimpulse und agiert als zentrale Übergabestelle für viele verschiedene Bereiche im Neokortex, die gemeinsam Erinnerungen darstellen oder hervorrufen.

Mit anderen Worten: Der Hippocampus extrahiert Muster, die in sensorischen Flüssen codiert sind, und sendet diese decodierten Muster an andere Teile des Gehirns zur Speicherung als Erinnerung und zur Weiterverarbeitung.

Während Bienen und Tauben die magnetischen Feldflüsse für die notwendigen Informationen zur Orientierung in Bezug auf Raum und Richtung nutzen, verwenden Menschen den Hippocampus dazu, sich im Bedeutungsfluss zu orientieren, dem sie tagtäglich ausgesetzt sind. Sobald die Bedeutung bestimmt ist, wird sie als Erinnerung codiert. Je stärker der emotionale Fluss, der mit den Bedeutungen einhergeht, desto stärker werden diese als Erinnerung codiert.

Die in der Sprache (und in jeglicher Kommunikation, wie beispielsweise in einem Gesichtsausdruck) codierten Bedeutungen können bei einer Fehlfunktion des Hippocampus nicht entschlüsselt werden. Der menschliche Hippocampus decodiert und integriert sensorische Informationen nicht zur Bereitstellung einer geografischen Karte, sondern einer Karte von Erfahrungen, einer Karte der Bedeutungen, die wir durchreisen. Er vermag nicht nur, die Orientierung unseres Körpers im Raum wahrzunehmen, er spürt die Orientierung des Menschen innerhalb einer *Bedeutung*. Und in gewisser Weise tun dies auch Lachse, Honigbienen und

Vögel: Sie orientieren sich innerhalb von *richtungsweisender* Bedeutung.

Der Hippocampus ist am aktivsten, wenn die von ihm empfangenen sensorischen Daten aus der realen Umgebung kommen. Er ist – nicht überraschend – dafür konzipiert, mit komplexen, nichtlinearen Umweltinformationen zu arbeiten, im Gegensatz zu linearen Informationen wie Mathematik oder dem, was aus dem Fernseher kommt.

> Jeder Faktor ist bedeutungsvoll im Wirrwarr der Zusammenhänge, verliert aber jegliche Bedeutung, sobald er vom Ganzen isoliert wird. Trotzdem werden die ganze Zeit einzelne Faktoren extrahiert und isoliert untersucht. Das heißt: Die Forschung versucht, einen Sinn in etwas zu finden, dem sie zuvor alle Bedeutung genommen hat.[68] — MASANOBU FUKUOKA

Neue Hippocampus-Neuronen bilden sich als Reaktion auf Anforderungen an den Hippocampus, aus der Umgebung empfangene komplexe, nicht-lineare Informationen zu verarbeiten. Der größte Grad an Veränderung oder Plastizität im Gehirn findet sich tatsächlich im Hippocampus. Abwechslungsreiche Umgebungen stimulieren die Bildung von Neuronen viel stärker als einfache Umgebungen. Wir sind für die wilde Nicht-Linearität der Welt geschaffen, und unser Eintauchen in sie ist notwendig, um unseren Hippocampus und unser zentrales Nervensystem gesund zu erhalten.

Kurz gesagt sind also alle biologischen Systeme, einschließlich des Menschen, sehr empfindlich für elektrische und magnetische Felder. Die überwiegende Mehrheit der elektrischen und magnetischen Signale, die von lebenden Organismen – einschließlich der Erde – abgegeben werden, enthalten Informationen. Die Organismen als Ganze, und nicht bloß ihre Teile, senden ihr gesamtes Leben hindurch elektrische und magnetische Signale aus. Diese Felder codieren hoch detaillierte Informationen über die Organismen, und alle lebenden Organismen waren im Laufe ihrer gesamten Evolutionsgeschichte in diese Art von Feldern eingebettet, während all der Milliarden Jahre, in denen Leben auf der Erde existiert hat.

Lebende Organismen haben gelernt, diese fluktuierenden Felder nicht nur als Teil ihrer physiologischen Funktion oder zur Jagd auf Beute zu nutzen. Sie setzen sie ein, um miteinander zu kommunizieren. Sie nehmen die elektrische und die magnetische Feldkommunikation voneinander wahr, verändern als Reaktion darauf ihr Funktionieren und senden in den Feldern, die sie selbst abgeben, verschlüsselte Antworten aus. Als Reaktion darauf verändern wiederum die anderen Organismen ihr Funktionieren und antworten im Gegenzug. Die ganze Zeit über findet zwischen Billionen und Trillionen von Organismen eine extrem ausgeklügelte elektrische und magnetische Kommunikation statt. Dies ergibt ein derart komplexes und detailliertes Kommunikationsnetz, dass es vollkommen unmöglich ist, es mit dem linearen, analytischen Verstand zu begreifen.

> Ein organisches Wesen ist so vielseitig an seinem Äußern, in seinem Innern so mannigfaltig und unerschöpflich, dass man nicht genug Standpunkte wählen kann, es zu beschauen, nicht genug Organe an sich selbst ausbilden kann, um es zu zergliedern, ohne es zu töten.[69] — JOHANN WOLFGANG GOETHE

Auch wir als menschliche Wesen stammen von dieser Erde und besitzen wie alle lebenden Organismen die Fähigkeit, wenn auch in verkümmerter Form, diese Kommunikation zu verstehen und unsererseits darauf zu reagieren. Was so viele New-Age-Praktizierende die »Energie« eines Dings nennen, stellt sich tatsächlich als die Energie eines Dings heraus. Es sind die elektrischen und magnetischen Signale, die alle lebenden Organismen abgeben, nicht bloß als ein Aspekt ihrer physiologischen Funktion, sondern als Teil eines komplexen Signalnetzwerks zwischen allen Lebensformen auf der Erde.

> Möglicherweise gibt es keine absolute Unterteilung des energetischen Universums in isolierte oder nicht miteinander kommunizierende Einzelteile.[70] — BUCKMINSTER FULLER

Vielleicht werden irgendwann Maschinen zur Entdeckung, Decodierung und Beantwortung dieser Signale entwickelt, doch der

Mensch besaß schon immer eines der mächtigsten Instrumente, die jemals hierzu geschaffen wurden – das menschliche Herz. Denn das menschliche Herz ist weit mehr als ein Pumpmuskel – es ist einer der stärksten elektromagnetischen Generatoren und Empfänger, die wir kennen. In Tat und Wahrheit ist es ein hochentwickeltes Wahrnehmungs- und Kommunikationsorgan.

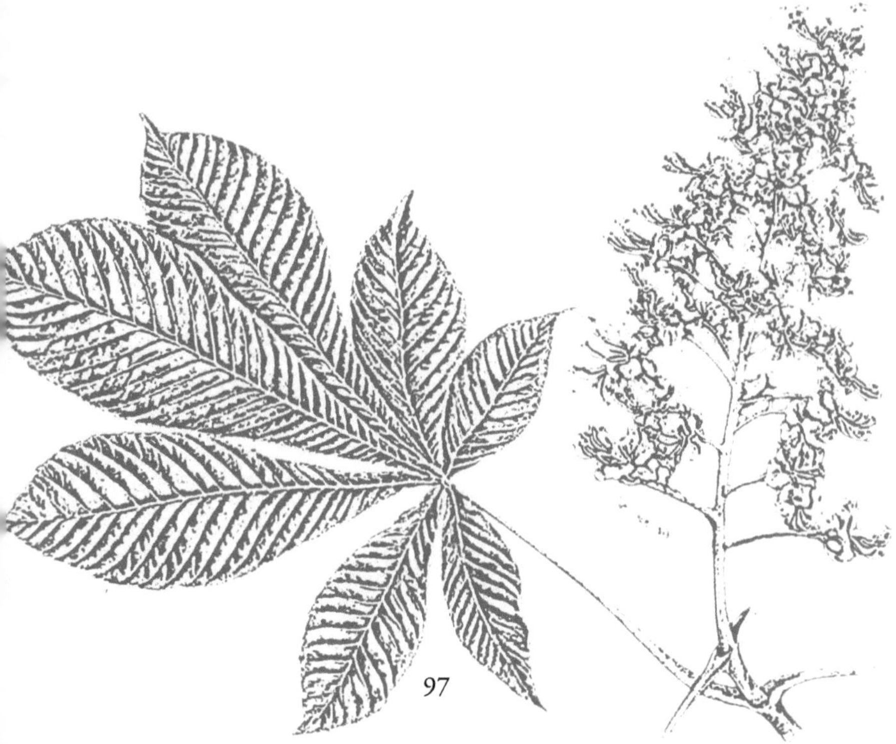

Das Dunkel der Nacht eilt rasch herbei,
 die Schattierungen der Liebe umhüllen Körper und Geist.
Öffne das Fenster zum Westen und entschwinde
 in die Luft in deinem Innern.

Nahe deinem Brustbein blüht eine Blume.
Trinke vom Nektar, der sie umgibt.
Wellen rollen heran;
welche Herrlichkeit am Meeresstrand!
Lausche dem Geklapper der großen Muscheln! Glockenklang!

Kabir sagt: »Höre, Freund, was ich zu sagen habe:
Der Gast, den ich liebe, ist in meinem Inneren.«[71]
 — KABIR

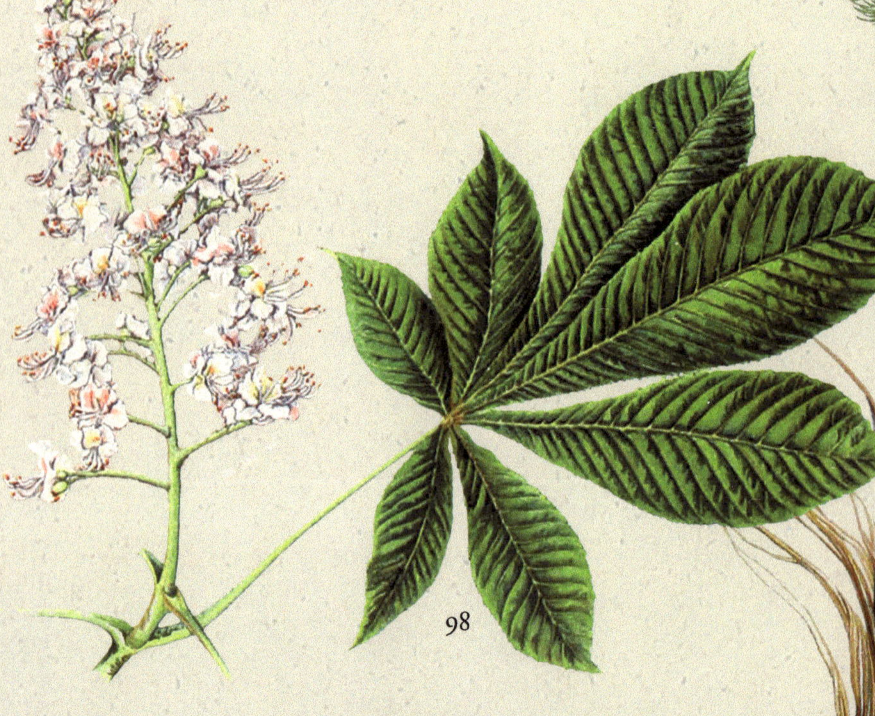

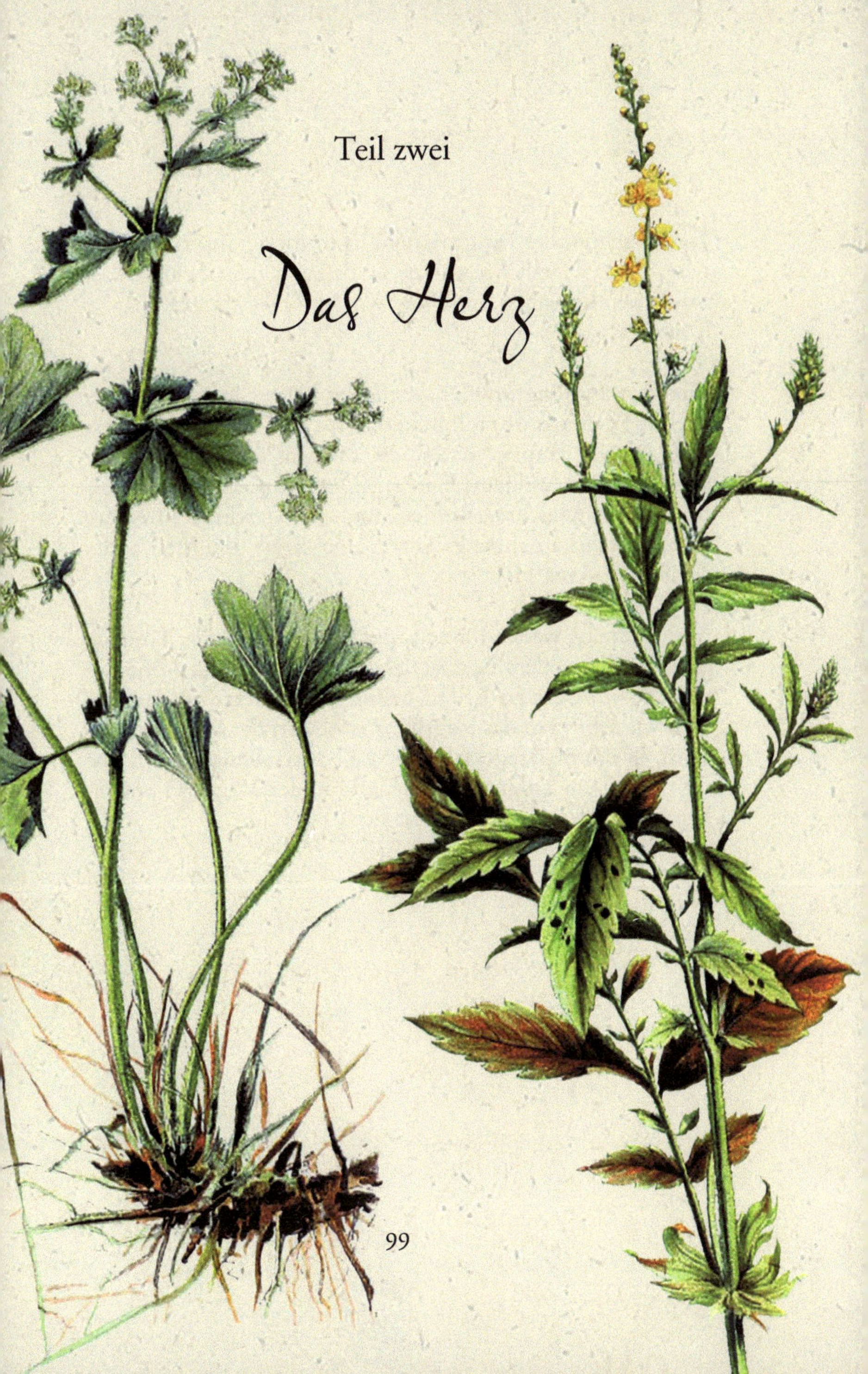

Teil zwei

Das Herz

Das Geschöpf der Institutionen, bigott und konservativ, vermag nichts Herzliches zu sagen. Es kann dem Leben nicht mit Leben begegnen, bloß mit Worten.[72] — Henry David Thoreau

Die Verwandlung unserer westlichen Kultur in einen industriellen Egalitarismus mit materialistischen Werten erforderte zunächst die Transformation des Herzens durch [den englischen Anatom William] Harvey. [Das spirituelle Herz] musste erst eine Maschine werden, und die Maschine zu einem Ersatzteil, austauschbar zwischen einer Brust und jeder anderen.[73] — James Hillman

Man braucht weder Kamera noch Tonbandgerät, um sich den Vögeln auf dem Feld zu nähern. Keine noch so große Recherche wird einem helfen, näher an sie heranzukommen. Egal wie sehr man das Vogelherz erforscht, die Mühe ist umsonst. Wenn man jedoch auf solche Untersuchungen verzichtet, wird man anfangen, die Gefühle der Vögel zu verstehen.[74] — Masanobu Fukuoka

Kapitel 4

Das physische Herz: ein Organ des Körpers

Heutzutage würden die meisten Menschen auf die Frage, wo sich in ihrem Körper der Ort befindet, an dem ihr einzigartiges Selbst wohnt, antworten, dieser liege ungefähr zweieinhalb Zentimeter oberhalb ihrer Augenbrauen und etwa fünf Zentimeter im Inneren ihres Schädels. Die meisten indigenen und historischen Völker würden das Selbst allerdings anderswo verorten. Sie würden auf die Herzgegend zeigen. Während der längsten Zeit der Geschichte des Menschen auf der Erde wurde der Sitz der Intelligenz, der Sitz der Seele, dort vermutet. Dass sich dies geändert hat, ist eher ein Ausdruck dessen, wie und was uns in westlichen Kulturen gelehrt wird, als dass wir es hier mit einer exakten Wahrheit zu tun hätten. Denn das Bewusstsein ist äußerst beweglich und kann ganz verschiedene Stellen im Körper nutzen, um die Informationen zu verarbeiten, die wir von der Welt empfangen. Der Ort, den die meisten Menschen heute mit ihrem Selbst identifizieren, also das Gehirn, ist lediglich einer davon.

So wie das menschliche Bewusstsein sich an verschiedenen Stellen im Körper konzentriert, ändert sich interessanterweise auch sein *Erkenntnismodus.* Die unter wissenschaftlich tätigen Menschen gebräuchliche verbal-intellektuell-analytische Erkenntnisweise nutzt das Gehirn. Sie ist linear ausgerichtet. Wir sind so sehr an diese Methode gewöhnt, dass wir häufig vergessen, dass es noch eine weitere gibt. Diese ist die ganzheitlich-intuitiv-tiefe Erkenntnisweise. Wenn der Sitz des Bewusstseins anstatt im Gehirn im Herzen liegt, ist es diese, die aktiviert wird. Obwohl die meisten Leute eine Ahnung davon haben, was dies bedeutet, nämlich ein tieferes Verständnis zu erlangen, ist es wichtig, wirklich hinzuschauen, was das Herz eigentlich ist, was es tut und wie hoch entwickelt es sein kann. Denn das Herz arbeitet gleichzeitig auf mehreren Funktionsebenen.

Auf der grundlegendsten Ebene ist das Herz eine Pumpe, die das Blut zirkulieren lässt und Druckwellen durch den ganzen

Körper schickt. Wie sich herausgestellt hat, ist das Herz aber weitaus mehr als ein Pumpmuskel (tatsächlich ist es sogar fraglich, ob es überhaupt eine Pumpe ist). Es ist ein elektromagnetischer Generator, der ein breites Spektrum elektromagnetischer Frequenzen produziert; eine endokrine Drüse, die zahlreiche Hormone erzeugt und freisetzt; und ein Teil des zentralen Nervensystems. Es ist in der Tat für sich genommen ein eigenes Gehirn.

Das Herz verarbeitet und erzeugt komplexe Muster vielfältiger physiologischer Vorgänge: Es sendet hormonelle, neurohormonelle, elektrische, magnetische und chemische Botschaften sowie Informationen über Temperatur und Druck an das Gehirn und durch den ganzen Körper. Sie alle haben umfassende Auswirkungen, und zwar nicht nur auf unser physiologisches Funktionieren und unsere Gesundheit, sondern auch darauf, wie und wie »gut« oder »schlecht« wir denken und fühlen – also auf unser Bewusstsein.

Das pumpende Herz

Das Herz schlägt hunderttausend Mal am Tag, vierzig Millionen Mal im Jahr und etwa drei Milliarden Mal in den siebzig bis achtzig Jahren eines menschlichen Lebens. Siebeneinhalb Liter Blut pro Minute, dreihundertachtzig Liter pro Stunde, fließen durch unsere Gefäße und Arterien, die eine Gesamtlänge von rund einhunderttausend Kilometer aufweisen (mehr als das Doppelte des Erdumfangs). Auf der grundlegendsten Ebene ist unser Herz also tatsächlich ein enorm kraftvoller und langlebiger Pumpmuskel, der sich normalerweise direkt links der Brustmitte befindet, doch haben wir es in Wirklichkeit mit zwei Pumpen in einer zu tun. Diese beiden Pumpen sind die linke und die rechte Herzhälfte. Sie befinden sich unmittelbar nebeneinander und werden durch das Septum, eine dünne Scheidewand aus Gewebe, voneinander getrennt.

> Das tote Herz wurde laut [dem Psychologen Robert] Romanyshyn in dem Moment im westlichen Bewusstsein geboren, als Harvey die Vorstellung entwickelte, das Herz sei geteilt.[75]
> — JAMES HILLMAN

Jede dieser beiden Herzhälften hat eine obere Sammelkammer (das sogenannte Atrium), in der das Blut empfangen, und eine untere Kammer (den Ventrikel), aus der das Blut ausgestoßen wird. Das rechte Atrium nimmt das sauerstoffarme Blut aus dem Körper auf; der rechte Ventrikel schickt es zur Sauerstoffsättigung in die Lunge. Der Pumpmechanismus der rechten Herzhälfte ist dermaßen stark, dass sie, würden wir sie an einen Schlauch anschließen, Wasser fast einen halben Meter hoch in die Luft schießen könnte. Die linke Herzhälfte ist sogar noch muskulöser. Sie empfängt das mit Sauerstoff gesättigte Blut aus der Lunge und schickt es mit solch einem Druck durch die hunderttausend Kilometer Blutgefäße, dass sie Wasser sogar zwei Meter hochschießen könnte. Wenn der Sauerstoff in diesem Blut aufgebraucht ist, zirkuliert es wieder zurück zum rechten Vorhof, der es dann erneut vom rechten Ventrikel zwecks Sauerstoffanreicherung zur Lunge schickt.

Der ärztlich gemessene Blutdruck wird normalerweise mit zwei Zahlen angegeben, zum Beispiel: 120 zu 80. Die erste dieser Zahlen bezieht sich auf den Druck, der von der linken Herzhälfte erzeugt wird, wenn sich ihr Ventrikel zusammenzieht und die Durchblutung des Körpers erhöht. Die zweite bezieht sich auf den ständigen Druck im System, wenn sich der linke Ventrikel entspannt und die Sammelkammern des Herzens wieder mit Blut gefüllt werden. Diese beiden Werte werden »systolisch« und »diastolisch« genannt.

Der Blutdruck entsteht jedoch nicht nur durch die Kraft der Kontraktionen des Herzens, sondern auch aufgrund des *Widerstands* im Gefäßsystem gegen den durch diese Kontraktionen ausgeübten Druck. Der Druck im System hängt beispielsweise davon ab, wie stark sich die Blutgefäße verengen. Blutdruck entsteht also durch das Gefälle zwischen dem Druck der Kontraktion des Herzens und dem gesamten peripheren Widerstand gegen diese Verengung. Rein mechanisch betrachtet, verändert sich der Blutdruck, wenn das Herzzeitvolumen, der periphere Widerstand oder auch beides schwanken. Der Grad des Drucks im Herz-Kreislauf-System wird von körpereigenen Druckdetektoren – den sogenannten Mechano- oder Barorezeptoren – erkannt, die überall auf dem Arterienbaum verteilt liegen.

Wenn sich die Klappe zwischen Herz und Aorta öffnet, drückt die Kontraktion des linken Ventrikels das Blut in dieses große

Gefäß, welches das Blut vom Herzen wegführt. Dies erzeugt einen sofortigen, starken Blutfluss, der gegen die Wände der Aorta drückt und eine schnelle Schwellung oder Ausdehnung der Gefäßwände verursacht. In diesem Bereich des Herz-Kreislauf-Systems findet sich eine ungemein hohe Anzahl von Barorezeptoren. Bei jedem Herzschlag empfangen diese eine ganze Salve von Druckimpulsen. Die Rezeptoren nehmen die Informationen auf, die in Timing, Kraft, Volumen und Druck jeder einzelnen der aufeinanderfolgenden Druckwellen codiert sind. Danach senden sie die resultierenden Signale entlang den Nervenbahnen zum Hirnstamm und zum zentralen Nervensystem.

Jede Kontraktion des linken Ventrikels unterscheidet sich jedoch minimal von den anderen. Als Reaktion auf externe und interne Informationen verändert das Herz diese Kontraktionen subtil. Auch wenn die Veränderungen der Kontraktion (und der nachfolgenden Druckwellenbildung) außerordentlich klein sind, besitzen das Gehirn und andere Organe im Körper die Fähigkeit, die Veränderungen der darin codierten Informationen wahrzunehmen. Und als Reaktion darauf verändern sie ihre Funktionsweise.

Aber auch der periphere Widerstand im System ändert sich, so wie der Pumpdruck des Herzens, von einem Moment zum nächsten. Diese Änderungen des peripheren Widerstands stammen nicht nur vom Grad der Einschnürung in den Gefäßen, sondern auch aus den Organen, die das Blut aufnehmen. Organe wie Leber, Milz, Nieren und Darm werden tatsächlich als Reaktion auf die Druckwellen, die vom Herz erzeugt werden, zurückgedrückt oder (genau wie die Gefäße) verengt. Dies verursacht eine Veränderung des systolischen Drucks. Die Organe und Gefäße erzeugen durch das Ausmaß an Druck, den sie auf das sie durchströmende Blut ausüben, selbst eigene Druckwellen. Diese Druckwellen wandern wiederum zurück zum Herzen, und zwar über das Blut, das in den rechten Vorhof zurückfließt. Dieser Prozess erzeugt tatsächlich eine umgekehrte Druckwelle, die sich von den Organen zum Herzen bewegt. Und dies verändert den Grad des diastolischen oder Entspannungsdrucks im System.

Diese umgekehrten Druckwellen sind, wie die vom Herz selbst erzeugten, rhythmische Schwingungen, die von einem Moment zum nächsten Moment variieren. Wie es das Herz tut, analysieren auch die Organe und Gefäße ständig Informationen aus ihrer

Umgebung und verändern, darauf reagierend, ihre Funktionsweise und Kommunikation. Sie geben dem Herz Rückmeldung, indem sie den Widerstand im System erhöhen und lockern. Dementsprechend verändert sich der Blutdruck von Augenblick zu Augenblick. Er ist eine permanent fluktuierende Identität, ein Maßstab für den ständigen Druckdialog zwischen dem Herz und dem Rest des Systems.

Die Barorezeptoren bemerken all die winzigen Druckänderungen und senden diese Informationen an das Gehirn, das darauf basierend seine Aktivität verändert. Auch diese Veränderungen werden an das Herz zurückgespeist, welches daraufhin *seine* Funktionsweise anpasst und das Schlagen, das Timing und die Stärke seiner Kontraktionen verändert. Es ist eine äußerst elegante Feedback-Schleife – ein lebendiger Dialog, der für die Modifizierung des mechanischen Schlagens des Herzens von Millisekunde zu Millisekunde eingesetzt wird.

So ändert sich das Tempo des Herzens von Minute zu Minute und von Stunde zu Stunde; das Schlagen eines gesunden Herzens ist *niemals* regelmäßig und vorhersehbar. Veränderungen in den Schlagmustern sind am ausgeprägtesten bei jungen und gesunden Menschen; ihre Herzen sind immer sehr unregelmäßig und unvorhersehbar, immer offen für Veränderung. Während das *durchschnittliche* Herz ungefähr 60 Mal pro Minute schlägt, kann sich das Schlagen eines gesunden Herzens von Minute zu Minute um bis zu 20 Schläge davon unterscheiden. Im Laufe eines Tages kann eine gesunde Frequenz eines ruhenden oder unbelasteten Herzens zwischen 40 und 180 Schlägen pro Minute variieren.

> Wie der Phänomenologe Robert Romanyshyn in seinen Vorträgen über Harveys Anschauung aufgezeigt hat, verlangt der wissenschaftliche Blick geradezu nach dem Herz, das er sieht. [...] Die Annäherung an das Herz mittels trockener Sinneswahrnehmung enthüllt das mechanische Herz, das Harvey beschreibt. [...] [Und dies kommt] im wissenschaftlichen Denken vielleicht häufiger vor als irgendwo sonst – denn, was sich die Wissenschaft vorstellt, wird so dargestellt, als sei es objektiv real und unabhängig von einer subjektiven Vorstellung.[76] — James Hillman

Seit die Medizin die Dampfmaschinen-Metapher der Herzfunktion verinnerlichte, hat sie behauptet, die Herzfrequenz sollte stabil, regelmäßig und unveränderlich sein, es sei denn, sie werde durch Bewegung, Angst oder Ähnliches belastet. Nachdem die Beanspruchung des Herzens beendet sei, werde seine Frequenz, so behauptete sie, zum stabilen Zustand zurückkehren – in einem »Homöostase« genannten Prozess. Eigentlich aber sollten wir das Herz, wie alle natürlichen Systeme, viel eher als in einem Zustand der Homöodynamik befindlich verstehen – von Natur aus nicht-linear, in ständiger Fluktuation.

Wie alle komplexen Phänomene kann – und wird – die gesamte Bandbreite aller Faktoren, die die Herzfrequenz beeinflussen, niemals vollständig identifiziert oder gemessen werden. Für alle nicht-linearen Systeme gilt: Diese Unregelmäßigkeit macht sie anpassungsfähiger und robuster. So ermöglicht es diese Plastizität dem Herzen, wie es bei allen nicht-linearen Systemen der Fall ist, den sich wandelnden Anforderungen einer unvorhersehbaren und sich verändernden Umgebung gerecht zu werden. Tatsächlich ist das Herz ein hochgradig verfeinertes nicht-lineares System und wie alle diese Systeme reagiert es auf Reize unvorhersehbar.

Das nicht-pumpende Herz

Die traditionelle Auffassung vom Herz als einer Pumpe ist ein Konstrukt aus der im neunzehnten Jahrhundert herrschenden Faszination für Dampfmaschinen. Es ist ein rein mechanisches Modell des Herzens und seiner Funktion und widerspiegelt das reduktionistische, lineare Denken von Euklid und Newton. Gemäß dieser Vorstellung ist die Dampfmaschine (oder das Herz) der Arbeiter, der die Antriebskraft liefert; das Wasser (oder Blut) ist eine passive, unbelebte Substanz, die aufgrund der Aktivität der Pumpe durch das System hindurchgezwungen wird. Allerdings zeigt eine tiefgründigere Reflexion – und auch eine solche gab es bereits im neunzehnten Jahrhundert –, dass das Herz, so kräftig es auch ist, nicht wirklich die Pumpe ist, die es angeblich sein soll.

> Das Blut wird nicht durch Druck angetrieben, sondern bewegt sich mit seiner eigenen biologischen Dynamik und mit

einem eigenen intrinsischen Strömungsmuster.[77] — RALPH MARINELLI

Moderne Untersuchungen haben gezeigt, dass trotz der Tatsache, dass der stärkste Ventrikel des Herzens Wasser zwei Meter in die Luft hochzuschießen vermag, der tatsächlich notwendige Druck, um das Blut durch die gesamte Länge der Blutgefäße unseres Körpers zu treiben, ein Gewicht von fünfzig Kilogramm anderthalb Kilometer in die Höhe heben können müsste. Dieser Druck für das Zirkulieren des Bluts kann unmöglich vom Herz allein erzeugt werden. Das Herz ist in Tat und Wahrheit nicht die Pumpe unseres Kreislaufs, sondern spielt in Wirklichkeit eine viel subtilere und elegantere Rolle. Anders als vermutet, bewegt sich das Blut auch aus eigenem Antrieb.

Bei genauerer Untersuchung von Hühnerembryonen stellt sich heraus, dass ihr Blut in einem regelmäßigen zirkulierenden Muster zu fließen beginnt, noch *bevor* das Herz überhaupt ausreichend für ein Pumpen entwickelt ist. Und Blut fließt auch nicht wie Wasser durch einen Schlauch, denn es ist kein einfacher Strom, der durch ein Rohr fließt, sondern etwas viel Eleganteres.

Der Blutfluss durch Embryogefäße setzt sich nämlich aus zwei Strömen zusammen, die sich in Fließrichtung spiralförmig umeinander herumbewegen. Diese Ströme fließen auch nicht regelmäßig; ihre Stärke variiert, zusammen wie auch einzeln, zuweilen erheblich. (Und dieser Unterschied in der Fließstärke ist eine der Ursachen für die sich von einem Moment zum nächsten verändernde *Temperatur* des Blutes, für die aus variierenden Reibungswerten entspringenden thermischen Fluktuationen. Je schneller der Strom, desto mehr Reibung und desto höher die Temperatur.)

Im Zentrum dieser sich spiralförmig umfließenden Ströme befindet sich… nichts, ein Vakuum. Tatsächlich ähnelt der Blutfluss durch lebende Gefäße viel mehr einem Tornado als etwas anderem: einem Wirbel, der um ein leeres Zentrum kreist. Zu jeder Zeit ist der vom Blutstrom eingenommene Platz bis zu einem Drittel leer, also ein Vakuum. Und ein solches Vakuum ist erforderlich, um einen Wirbel überhaupt erst zu erzeugen.

Der Wirbel in Tornados ist eine sehr stabile Konfiguration mit einem stark durch ein Zentripetalkraftsystem zusammen-

> gehaltenen Vakuumzentrum. [...] Das Blut hat seine eigene Form, den Wirbel, der die Gestalt des Gefäßlumens [Gefäßhohlraums] eher bestimmt, als dass er sich daran anpasst, und zirkuliert innerhalb des Embryos mit seinem eigenen inhärenten biologischen Momentum, noch bevor das Herz zu funktionieren beginnt.[78] — RALPH MARINELLI

Der Druck, der als Blutdruck gemessen wird, stammt also nicht vom Pumpdruck des Herzens, sondern ist ein natürliches Resultat der Bewegung des spiralförmigen, vakuumzentrierten Blutes selbst.

Doppler-sonografische Bildgebungsverfahren haben im Fall des menschlichen Blutkreislaufs diese Wirbelkonfiguration bestätigt und darüber hinaus gezeigt, dass der Blutstrom, zumindest im linken Ventrikel, nicht nur aus zwei, sondern sogar aus drei Einzelströmen besteht. Sowohl das Herz als auch die Arterien bewegen sich beim Arbeiten spiralförmig, oder vielmehr sich windend, um die spiralförmige Bewegung des Blutes noch zu verstärken. Auch zeigen die Blutgefäße und das Herz an ihren Innenflächen eine Reihe von spiralen Faltungen. Diese Wandstrukturen im Herzen und im Gefäßgewebe verbessern den Durchfluss. Wenn Flüssigkeiten sich spiralförmig bewegen, legen sie ihre Strecken schneller und wesentlich leichter zurück.

Wie Wasser in einem Abfluss.

Die in den Blutgefäßen gefundenen Spiralen sind bei exzidierten (herausseziierten) Blutgefäßen und Arterien nicht mehr vorhanden. Sie kommen nur in lebendem Gewebe vor. Blut und Gefäße arbeiten zusammen, um diese Spiralen zu bilden, deren Form sich von Moment zu Moment im Einklang mit dem lebendigen Fluss des Blutes verändert.

> Die Spiralgefäße, welche den vegetabilen Organismus allgemein durchdringen, sind durch anatomische Forschungen, so wie die Abweichung ihrer Gestalt nach und nach ins Klare gesetzt worden. [...] In der neuern Zeit nunmehr hat man ernstlich darauf gedrungen, sie als selbst lebendige anzuerkennen und darzustellen.[79] — JOHANN WOLFGANG GOETHE

Blut besteht aus verschiedenen Bausteinen, und diese orientieren sich unterschiedlich im Wirbel der Blutbahn. Die schwereren roten Blutkörperchen kreisen näher am Zentrum des Wirbels, die leichteren Blutplättchen oder Thrombozyten zusammen mit einer dünnen Plasmaschicht weiter außen entlang der Gefäßwand. Da alle Elemente des Blutes durch diese zentrifugale Wirkung voneinander getrennt werden, dreht sich jedes mit einer anderen Geschwindigkeit. Doppler-Echos in echokardiografischen Verfahren haben gezeigt, dass die verschiedenen Blutpartikel aufgrund ihrer unterschiedlichen Drehgeschwindigkeit Frequenzen in einem breiten Bereich abgeben.

> Der Doppler-Effekt wird meist als eine annähernd »lineare« Erfahrung aufgefasst. [...] Doch das echte Bild des Doppler-Effekts ist nicht linear, sondern omnidirektional.[80] — BUCKMINSTER FULLER

Die roten Blutkörperchen drehen sich nicht nur mit dem Wirbel, sie drehen sich auch um ihre eigenen Achsen. Und dies tun sie mit so großer Geschwindigkeit, dass sie sich wölben und es aufgrund der Zentrifugalkraft ihres Dralls zu einer Massenverschiebung in Richtung ihrer Außenseite kommt. Sie sind also kleinere sich drehende Zellen innerhalb eines größeren sich drehenden Wirbels. Und ihre Form bleibt nicht konstant; sie verändert sich von Augenblick zu Augenblick, zieht sich zusammen und dehnt sich aus als Reaktion auf den Drehimpuls und den Druck. Das erleichtert zu einem gewissen Maß die Bewegung der roten Blutkörperchen durch die winzigen Kapillaren des Körpers. Diese wiederum sind, wie viele Dinge im Körper, veränderlich und besitzen die Eigenschaft der *Plastizität.*

Das Wort »plastisch« existierte schon lange vor der Erfindung von Plastik. Es bedeutet »dehnbar«, »veränderbar«, »formbar«.

Das in dieses fließende System eingefügte Herz nimmt eine Verstärkerfunktion wahr. Es koppelt sich mit dem Kreislaufsystem und phasenverschränkt sein eigenes pulsierendes, spiralförmig pumpendes Wirken mit der im Blut bereits herrschenden Dynamik. Dadurch wird der Fluss stabilisiert und reguliert. Mittels empfindlicher Rezeptoren, die überall in das Herz und den Arterienbaum eingebettet sind, überwacht es das Blut ständig und verändert dauernd seine Funktionsweise, um subtile, sekündliche Veränderungen im Blutfluss zu erzeugen.

So wie das Herz seine Kontraktionen synchronisiert, um die Bewegung des Blutes zu erleichtern, synchronisieren auch die Blutgefäße ihre Kontraktionen, um es durch die Gefäße und Kapillaren zu leiten. Die Druckwelle des Herzschlags setzt sich durch den Körper fort, getragen von den Gefäßen, die sich ihrerseits zusammenziehen, um den Blutfluss zu unterstützen. Des Weiteren helfen auch die Skelettmuskeln mit, indem sie sich zusammenziehen und ausdehnen und so die Gefäße noch mehr zusammendrücken. Und natürlich pressen sich ebenso die Organe, die das Blut empfangen, zusammen, woraus eine komplexe Harmonie von Druckwellen entsteht, die alle Informationen tragen und die Interaktion anregen. Das Ganze ist in der Tat ein großer Dialog.

Und dies alles ist zeitlich exquisit aufeinander abgestimmt.

Als Ergebnis fließen jede Minute siebeneinhalb Liter Blut durch unsere fast hunderttausend Kilometer von Gefäßen.

Doch die Rolle des Herzens im Kreislaufsystem ist aus vielen Gründen entscheidend, nicht bloß, weil es den Blutfluss stabilisiert und Druckwellen erzeugt. Das Blut muss aufgrund seiner primären Funktion – der Sauerstoffversorgung – jede Zelle des Körpers erreichen. Also ermöglicht das Vorhandensein des Herzens in diesem System, dem Blut sich auf jede Zelle und jedes Organ im Körper auszuwirken. Dies erleichtert dem Herz seine Aufgabe als primäre endokrine Drüse und als stärkster biologisch-elektromagnetischer Oszillator im Körper.

> Dieses Herz wirkt nicht wie ein König, um den sich alles dreht, oder wie eine zentrale Pumpe, sondern wie der Kreislauf selbst, sensibel für viele Einflüsse an vielen Stellen.[81] —
> James Hillman

Das Herz als endokrine Drüse

Die Aufregung war groß, als Mediziner im neunzehnten Jahrhundert Drüsen entdeckten, die Substanzen mit deutlicher Wirkung auf die Körperfunktionen produzieren. Obschon diese an sehr unterschiedlichen Orten lokalisiert sind, wurden sie zum sogenannten endokrinen oder Hormonsystem zusammengefasst, wozu auch der Hypothalamus und die Hypophyse im Gehirn sowie die Nebennieren auf den Nieren gehören. Später stellte sich jedoch heraus, dass jedes Organ im Körper Hormone produziert, molekulare Substanzen, welche die körperliche Funktionsfähigkeit erheblich verändern. Der Magen-Darm-Trakt produziert mindestens sieben verschiedene Hormone, die Hypophyse neun, das Herz mindestens fünf; allerdings werden laufend weitere entdeckt. Tatsächlich existiert ein *endokrines System* als solches gar nicht, und im Gegensatz zu den meisten medizinischen Ansichten ist das Herz eine der wichtigsten endokrinen Drüsen im Körper.

Die vom Herz produzierten Hormone haben weitgehende physiologische Auswirkungen, die die Funktionen des Herzens, des Gehirns und des Körpers beeinflussen. Die ersten beiden von der Forschung entdeckten Hormone waren das atriale natriuretische Peptid oder der atriale natriuretische Faktor (ANP bzw. ANF) sowie das *Brain Natriuretic Peptide* (BNP bzw. BNF). ANP wird in den Vorhöfen des Herzens produziert, BNP in den Ventrikeln. Die neuesten Entdeckungen förderten die natriuretischen Peptide vom C-Typ (CNP), den *Heart-Produced Vessel Dilator* (HPVD) und das *Calcitonin Gene-Related Peptide* (CGRP) zutage. Jüngere Untersuchungen haben gezeigt, dass HPVD Pankreaskrebszellen stark zu hemmen vermag. CGRP wirkt synergetisch mit Stickstoffmonoxid zusammen, um vasodilatative oder gefäßerweiternde sowie antiproliferative oder wachstumshemmende Wirkungen zu entfalten, die vor Arteriosklerose, koronarer Herzkrankheit und Schlaganfall schützen. Eine Anzahl von entzündungshemmenden Hormonen (Prostaglandine, Histamin und Bradykinin) sowie das Stoffwechsel-Endprodukt Milchsäure lösen die Freisetzung von CGRP aus, sodass die Blutgefäße sich erweitern.

Eine der verschiedenen Wirkungen von BNP besteht darin, dass es, wenn ein Mensch unter Stress steht, besondere Nervenbahnen in den neuronalen Zellen des Gehirns und des Herzens aktiviert, worauf die Sekretion eines einzigartigen Eiweißstoffs – des Beta-Amyloid-Vorläuferproteins – ausgelöst wird. Dieses Protein schützt die Nervenzellen im Gehirn (insbesondere im Hippocampus) sowie im Herz vor Stressfaktoren (wie toxische Glutamatspiegel). Mit anderen Worten: Das Herz erzeugt einen spezifischen hormonellen Neuroprotektor, um die Gehirnfunktion zu schützen, und zielt dabei insbesondere auf Nervenzellen im Hippocampus ab.

Die Herzvorhöfe enthalten dichte Zellanhäufungen oder Granula ähnlich denen in Bauchspeicheldrüse und Hypophyse. ANP, das am besten untersuchte Herzhormon, wird in diesen Körnchen gespeichert. (Der rechte Vorhof enthält dabei zwei bis zweieinhalb Mal so viele Körnchen wie der linke.)

Diese Granula finden sich hochkonzentriert in der Nähe der Herzoberfläche und in den Außenbereichen der Vorhöfe. Wenn sich der linke Ventrikel zusammenzieht, öffnet sich die Aortenklappe und Blut wird in die Aorta gedrückt. Der Druck und die darauffolgende Ausdehnung verursachen die Freisetzung von ANP ins Blut.

Das Hormon wandert daraufhin durch den Blutkreislauf zu Zielen im gesamten Körper, einschließlich Gefäßgewebe, Liquor cerebrospinalis, Nieren, Nebennieren, Drüsen, Immunsystem, Gehirn, Hypophysenhinterlappen, Zirbeldrüse (die Melatonin absondert), Hypothalamus, Lunge, Leber, Ziliarkörper (der das lymphatische Kammerwasser des Auges absondert) und Dünndarm. ANP spielt auch bei der Regulierung der hormonellen Bahnen eine Rolle, welche die Funktion und Entwicklung der männlichen und weiblichen Fortpflanzungsorgane stimulieren.

Die Menge an freigesetztem ANP hängt vom Druck durch die Kontraktion ab, der sich mit jedem Schlag minimal ändert, je nachdem, was das Herz spürt. ANP passt das komplexe Gleichgewicht des vernetzten, selbstorganisierten Systems des menschlichen Körpers sehr feinstufig an. Es verändert die Funktionsweise jedes Organs, in das es eintritt. Im Hypothalamus hemmt ANP die Freisetzung von Vasopressin, einem Hormon, das im Hypophysenhinterlappen gespeichert wird. Vasopressin wirkt antidiuretisch oder harnstoffhemmend und ist ein wichtiger Faktor bei der Verengung der Arteriolen und Kapillaren. ANP entspannt ebenfalls die glatten Muskelzellen der Blutgefäße, wodurch der Blutdruck sinkt, und hemmt die Ausschüttung von Aldosteron in den Nebennieren – einem Hormon, das den Blutdruck erhöht. Es stimuliert auch die Nieren, die Ausscheidung von Natrium zu erhöhen (und hemmt dessen Resorption), das bei der Regulierung des Blutdrucks ebenfalls eine Rolle spielt. Auch entspannt ANP Muskelzellen im gesamten Gefäßsystem. Es berührt die Zelloberfläche und aktiviert zyklisches GMP, einen Botenstoff, der Informationen übermittelt, die das Herz durch die ANP-Freisetzung in das Innere der Zellen sendet. Weiter hilft es dabei, das Blutvolumen und den Kaliumspiegel des Körpers zu regulieren. Es dockt an einer Reihe von Stellen im Auge an, was den Augendruck und die Sehschärfe beeinflusst. Abhängig von den ANP-Werten kann der Augenfokus scharf sein oder entspannt und eine weichere, periphere Ausrichtung annehmen.

Das ist wichtig, wie wir noch sehen werden.

ANP löst Veränderungen des Spiegels mehrerer Hormone und Neurotransmitter im Körper aus, wie Plasma-Renin, Noradrenalin, Aldosteron, Katecholamine, Cortisol, Arginin-Vasopressin und Dopamin. Es verändert den Elektrolythaushalt im Urin, die Blutdynamik sowie die Hormonproduktion und Freisetzung in der Nebenniere. Es erhöht das Urinvolumen und verändert die Harnzusammensetzung aus Chlorid, Kalium, Kalzium, Phosphat und Magnesium und es erhöht die Ausscheidung von Albuminen und freiem Wasser.

ANP wird bei Bluthochdruck aufgebraucht, und eine herabgesetzte Fähigkeit des Herzens, ANP zu produzieren, korreliert direkt mit dem Fortschreiten der Hypertonie. In gewisser Weise werden die dichten Zellhaufen im Herzen, die ANP produzieren, ausgelaugt, genauso wie die Nebennieren erschöpft sein können. Dies deutet auf eine Überbeanspruchung oder Überstimulation des Systems und kann mit der Nebennierenerschöpfung verglichen werden, die bei Typ-A-Persönlichkeiten nach Jahren eines extensiven Lebenswandels auftritt. Das Herz spürt ständig die Zusammensetzung des Blutes und verändert die Freisetzung von ANP, um die Regulierung des Blutvolumens fein abzustimmen. Störungen von Herzrhythmus und -schlagstärke beeinflussen direkt das Timing und die Menge von freigesetztem ANP.

BNP und CNP werden zwar noch weitgehend weniger gut verstanden, aber beide spielen eine wichtige Rolle in vielen derselben Organe. BNP und CNP finden sich im Liquor und beeinflussen die Funktion von Hypophyse und Hypothalamus. CNP hat einen direkten Einfluss auf die Nebennierenfunktion und die Produktion von Sexualhormonen.

Wirklich interessant ist jedoch, dass ANP, BNP und CNP sich stark auf den Hippocampus und die integrierten Funktionen des zentralen Nervensystems auswirken, einschließlich

> Lernen und Gedächtnis und Erkundungsaktivität in einer neuen Umgebung.[82] — Gyula Telegdy

BNP trägt durch die Stimulierung des Beta-Amyloid-Vorläuferproteins zum Schutz des Hippocampus-Gewebes bei und verbessert dessen Funktionen beim Lernen und Erinnern.

Diese Hormone, die alle vom Herz produziert und in den Blutkreislauf abgegeben werden, beeinflussen tiefgreifend, wie und was wir lernen und wie und wie gut wir uns erinnern. Je stärker diese Hormone produziert werden, desto besser erinnern wir uns und desto besser lernen wir. Sie helfen uns auch entscheidend, uns in Raum und Zeit zu orientieren und unsere Bewegungsaktivität zu verbessern. Ihre Wirkung wird durch eine Reihe von Neurotransmittern – neuronalen Hormonen – erleichtert, die ebenfalls das Herz produziert: Dopamin, Acetylcholin und Noradrenalin.

Dopamin wird im Herz aus der Biosynthesevorstufe Levodopa (oder dessen Vorläufern Tyrosin und Phenylalanin) erzeugt und ist eine essenzielle Chemikalie, welche die Übertragung von Informationen von Neuron zu Neuron ermöglicht. Levodopa ist auch eng verbunden mit sexuellem Interesse und Erektionen bei Männern und der Orgasmusfähigkeit bei Frauen. Niedrige Dopaminspiegel sind ein zentraler Faktor bei der Entwicklung der Parkinson-Krankheit.

Acetylcholin ist ebenfalls ein essenzieller Gehirntransmitter und spielt eine entscheidende Rolle beim Gedächtnis. Probleme mit Acetylcholin im Gehirn tragen zum Gedächtnisverlust der Alzheimer-Patienten bei.

Noradrenalin wird wie Dopamin aus den Vorläufern von Levodopa erzeugt, Tyrosin und Phenylalanin. Noradrenalin reguliert die Bewegung von Fetten im Blutkreislauf und die Kontraktion der Arteriolen. Es spielt eine wesentliche Rolle bei der Regulierung der arteriellen Gesundheit, der Fettverarbeitung und der Arteriosklerose.

Die Beziehung des Herzens zu diesen Hormonen zeigt, wie eng es an der Gehirnfunktion beteiligt ist. In vielerlei Hinsicht kann das Herz als so etwas wie ein ganz besonderer Gehirntyp verstanden werden, der genauso in das zentrale Nervensystem eingebunden ist wie das Gehirn.

Das Herz als zentrales Nervensystem

Zwischen 15 und 25 Prozent aller Zellen im Herz sind Nervenzellen. Sie sind von derselben Art wie diejenigen des Gehirns und funktionieren auf genau die gleiche Weise. Tatsächlich enthalten bestimmte wichtige subkortikale oder unterhalb der Hirnrinde liegende Zentren des Gehirns die gleiche Anzahl von Neuronen wie das Herz. Das Herz besitzt ein eigenes Nervensystem und ist im Wesentlichen tatsächlich ein spezialisiertes Gehirn, das bestimmte Arten von Informationen verarbeitet. Herzneuronen schließen sich, genau wie Gehirnnervenzellen, zu Ganglien zusammen, kleinen neuronalen Gruppierungen, die über Axonen und Dendriten mit dem neuronalen Netz des Körpers verbunden sind. Diese Zellen sind nicht nur an der physiologischen Funktion des Herzens beteiligt, sondern haben auch *direkte* Verbindungen zu einer Reihe von Hirnarealen und stellen einen unmittelbaren Informationsaustausch mit dem Gehirn her. (»Unmittelbar« bedeutet in diesem Fall, dass es zu keinen Unterbrechungen im Kreislauf vom Herzen zum Gehirn kommt. Ein Lichtschalter beispielsweise ist eine Stromunterbrechung, die ein- oder ausgeschaltet werden kann.)

Die neuronalen Verbindungen vom Herz zum Gehirn können nicht ausgeschaltet werden; zwischen den beiden fließen immer Informationen hin und her. Das Herz ist in der Tat mit dem Zentralnervensystem und dem Gehirn fest verdrahtet sowie verflochten mit Amygdala, Thalamus, Hippocampus und Kortex. Diese vier Gehirnzentren beschäftigen sich in erster Linie mit:

(1) den emotionalen Erinnerungen und deren Verarbeitung;

(2) den Sinneserfahrungen;

(3) der Erinnerung, der Interpretation der räumlichen Verhältnisse sowie der Bedeutungsextraktion aus sensorischen Eindrücken aus der Umgebung; und

(4) der Problemlösung, der Argumentation und dem Lernen.

(Das Herz produziert und setzt seine eigenen Neurotransmitter frei, wenn es sie benötigt. Durch die Überwachung der Funktion des zentralen Nervensystems kann das Herz genau erkennen, welche Neurotransmitter es wann braucht, um seine Kommunikation mit dem Gehirn zu verbessern.)

Das Herz hat auch ein eigenes Gedächtnis. Menschen, denen ein fremdes Herz transplantiert wurde, nehmen oft Verhaltensweisen von dessen Vorbesitzer an, die sie selbst vorher nicht hatten.

Wie zum Beispiel Salsa mögen.

Das Herz, das über die gleiche Art von Neuronen verfügt wie das Gehirn, speichert Erinnerungen. Diese Erinnerungen beeinflussen Bewusstsein und Verhalten und wie wir die Welt wahrnehmen. Meistens haben sie mit besonderen emotionalen Erfahrungen und deren Bedeutung zu tun. Je intensiver das emotionale Erlebnis, desto wahrscheinlicher wird es vom Herz als Gedächtnis gespeichert.

Die neuronale Entladung im Gehirn – das oszillierende Muster der Informationsimpulsfreisetzung in Amygdala, Hippocampus, Thalamus und manchmal auch im Neokortex – ist phasengleich mit den Herz- und Lungenzyklen. Diese Entladungen geschehen zustandsabhängig. Mit anderen Worten: Veränderungen der Herzaktivität – Schlagtakt, Blutdruck und -pulsation, Hormone, die Bildung und Freisetzung von Neurotransmittern und mehr – verändern die Funktion dieser Bereiche des Gehirns. Informationen, die im Herzzeitvolumen eingebettet sind, erreichen direkt viele der subkortikalen Bereiche des Gehirns, die an der Verarbeitung von Emotionen beteiligt sind. Die Informationen, die das Herz sendet, verändern signifikant das Funktionieren der Amygdala und anderer subkortikalen Zentren des Gehirns.

Und damit beeinflussen sie unsere Emotionen.

Die Art der im zentralen Kern der Amygdala vorkommenden Aktivität ist abhängig vom Input aus den Nerven des Sinus caroticus oder der Anfangserweiterung am Ursprung der Kopfschlagader. Der Herzforscher Rollin McCraty kommentiert: »Zellen innerhalb des Amygdala-Komplexes reagieren insbesondere auf Informationen aus dem Herzzyklus.«[83]

Einzelne Neuronen im Gehirn ändern ihr Verhalten als Antwort auf die Signale, die von jedem Herzschlag empfangen werden. Als Reaktion auf den Input vom Herz passen Neuronenkomplexe im Gehirn ihre Gruppierungs- und Feuerungsmuster an. Sie ändern ihr Verhalten, um die von der Herzfunktion empfangenen Informationen einzubetten und senden sie an das zentrale Nervensystem. Die in den Herzimpulsen eingebetteten Informationen verändern die Funktion des zentralen Nervensystems in verhaltensrelevanter Weise. Tatsächlich gibt es eine Kommunikation zwischen Herz und Gehirn in beide Richtungen, welche das physiologische Funktionieren und das Verhalten als Reaktion auf die ausgetauschten Informationen verändert.

Die Analyse des Informationsflusses in den menschlichen Körper hat gezeigt, dass vieles sich zunächst auf das Herz auswirkt und erst ins Gehirn fließt, nachdem es vom Herz wahrgenommen wurde. Das bedeutet, dass unsere *Erfahrung* der Welt zuerst durch unser Herz geleitet wird, das über das Erlebte ›nachdenkt‹ und dann die Daten zur weiteren Verarbeitung an das Gehirn sendet. Wenn dann das Herz Informationen vom Gehirn zurückbekommt, wie es reagieren soll, analysiert es diese und entscheidet, ob die Aktionen, die das Gehirn ergreifen will, wirksam sein werden. Das Herz befindet sich in einem regelmäßigen neuronalen Dialog mit dem Gehirn und im Wesentlichen entscheiden beide gemeinsam, welche Maßnahmen zu ergreifen sind.

Aber noch faszinierender als all dies ist die elektromagnetische Aktivität des Herzens. Und diese Geschichte beginnt mit der ungewöhnlichen Art und Weise, in der das Herz anfängt zu schlagen. Denn Herzzellen beginnen in einem sehr frühen Stadium der embryonalen Entwicklung unabhängig und spontan an zu pulsieren oder zu schlagen. Ganz plötzlich synchronisieren sie sich, organisieren sich selbst und zeigen emergentes Verhalten.

Das elektromagnetische Herz

Die meisten Leute haben schon mal von »Herzschrittmachern« gehört – mechanischen Vorrichtungen, die das Herz regelmäßiger schlagen lassen –, doch weniger bekannt ist, dass die wahren Herzschrittmacher bereits erfunden waren, lange bevor Forscher in Laboren daran dachten. Natürliche Herzschrittmacher sind Zellansammlungen, die wie Molekülgruppierungen eine spontane, autonome Selbstorganisation aufweisen.

Wenn die sich organisierenden Untereinheiten, deren Bestimmung darin liegt, zu Schrittmacherzellen des Herzens zu werden, während der Embryonalentwicklung ein bestimmtes Komplexitätsniveau erreichen, organisieren sie sich selbst. Genau an diesem Punkt fangen die ersten Schrittmacherzellen an zu schlagen und beginnen, ein oszillierendes Verhalten zu zeigen. Nachdem eine erste dieser Herzzellen spontan zu schlagen begonnen hat, gesellt sich jede neue sich entwickelnde Schrittmacherzelle hinzu oder synchronisiert sich mit der ersten. Schließlich wachsen sie zu einer riesigen Zahl, zu Millionen von Herzschrittmacherzellen an, die, in ihren harmonischen Schwingungen synchronisiert, gemeinsam als eine einzige schlagende Einheit zusammenarbeiten.

> So kann das Herz als ein dynamischer, nicht-linearer, harmonischer Oszillator betrachtet werden.[84] — ROLLIN MCCRATY

Wie bei allen nicht-linearen Systemen, modifiziert die Kopplung von Millionen und Abermillionen von Herzzellen deren Funktionieren und produziert neue Verhaltensweisen und Möglichkeiten, die allein aus der Erforschung der einzelnen Zellen, isoliert vom Ganzen, nicht voraussehbar sind.

Wird eine der Herzschrittmacherzellen dem Körper entnommen, am Leben gehalten und auf einem Objektträger unter das Mikroskop gelegt...

Wie kann man nur so etwas Schreckliches tun!

... wird sie ihr regelmäßiges Schlagmuster verlieren und zu fibrillieren, also wild und unregelmäßig zu schlagen, beginnen, bis sie stirbt. Doch wenn wir eine zweite Schrittmacherzelle nehmen und sie in der Nähe der ersten platzieren – und sie müssen einander noch nicht einmal berühren –, synchronisieren sich ihre Schlagmuster und sie werden im Gleichklang schlagen. Eine Zelle, die neben eine nicht fibrillierende Herzschrittmacherzelle gesetzt wird, hört auf zu fibrillieren und beginnt, im Einklang mit der gesunden Zelle zu schlagen.

Dass sich diese Zellen nicht berühren müssen, liegt daran, dass sie beim Schlagen ein elektrisches Feld erzeugen, wie es alle biologischen Oszillatoren tun. Unsere mechanischen Generatoren, die wir zur Stromerzeugung nutzen, sind in der Tat nur eine blasse Imitation der leistungsstarken elektrischen Generatoren, die das Leben entwickelt hat – Milliarden Jahre bevor wir selbst als ein Ausdruck unseres Ökosystems auf der Erde entstanden sind.

Die Herzschrittmacherzellen befinden sich an mehreren Stellen im Herzgewebe. (Es gibt andere Schrittmacherzellen in anderen Organen im ganzen Körper, die denen helfen zu funktionieren.) Die beiden stärksten Gruppierungen von Herzschrittmacherzellen befinden sich im oberen rechten und linken Vorhof, den Teilen des Herzens, die die Kontraktionen auslösen, welche das Blut in die Ventrikel drücken.

Die elektrischen Impulse dieser Zellen werden an das Muskelgewebe in den Vorhöfen geleitet. Alle Muskelzellen sind durch *gap junctions* miteinander verbunden und bilden einen einzigen synchronisierten Organismus. Die elektrischen Impulse fließen in Millisekunden-Zeitintervallen durch die *gap junctions* und verursachen eine simultane Kontraktion des Herzmuskels. Dieses Impulssignal ist vom Ventrikel des Herzens abgeschirmt; es kann nur durch einen ganz bestimmten Verbindungspunkt in den Ventrikel fließen: den Atrioventrikularknoten. Nach einer Zehntelsekunde Verzögerung, in der sich der Ventrikel vollständig mit Blut füllen kann, wird das Signal übertragen. Daraufhin drückt die Muskelkontraktion im Ventrikel das Blut in den Körper hinaus.

Diese regelmäßigen Muskelkontraktionen des Herzens erzeugen Volumenströme – elektrische Impulse – im ionischen, elektrisch leitenden Körpergewebe. Bei jedem Schlag entsteht eine elektrische Ladung, die durch das Körpergewebe geleitet wird. Jeder pulsierende Herzschlag produziert zweieinhalb Watt elektrische Energie. Und trotz ihres Pulsierens besteht diese elektrische Ladung ununterbrochen, so wie das Herz das ganze Leben hindurch ununterbrochen schlägt. Dieses Muster der elektrischen Aktivität wird gemessen, wenn ein Elektrokardiogramm (EKG) erstellt wird, indem Elektroden am Körper angelegt werden. Aber das Herz erzeugt auch Magnetfelder (weshalb es oft als »elektromagnetisch« und nicht bloß als »elektrisch« bezeichnet wird), und auch diese Magnetfelder können mit einem Magnetokardiogramm (MKG) gemessen werden.

Wenn sich die Herzklappen öffnen, damit das Blut in die Vorhöfe fließen kann, wirbelt dieses unter enormem Druck hinein und erzeugt einen noch stärkeren Wirbel als jener, der bereits in den Blutgefäßen herrscht. (Dieser Wirbel setzt sich durch das Herz fort, während sich das Blut von Kammer zu Kammer bewegt.) Bereits das Einfügen von nur einem einzigen Ion in einen solchen Wirbel würde ein starkes Magnetfeld erzeugen. Und das Blut enthält viel mehr als ein einzelnes Ion. Die elektrischen und magnetischen Felder des Herzens werden nicht nur durch den Blutwirbel im Herzen erzeugt, sondern auch durch den Wirbel des Blutes in den Gefäßen *sowie* durch die Drehbewegung der Blutzellen selbst, wenn sie sich durch die Gefäße bewegen. So wie das Blut Chemikalien und Zellen trägt, befördert es auch elektromagnetische Signale. Diese gelangen wie die anderen Blutpartikel in alle Teile des Körpers und erreichen jede Zelle.

Blut ist ein sehr guter Leiter elektromagnetischer Wellen.

Während die elektrischen und magnetischen Felder des Herzens, wenig überraschend, sich in ihrer Form ähneln, hat die Entwicklung magnetischer Bildgebungsverfahren im Laufe der vergangenen fünfundzwanzig Jahre es den Forschern ermöglicht zu entdecken, dass diese beiden Feldarten auch deutliche Unterschiede aufweisen. Die magnetischen und elektrischen Felder des Herzens verschlüsseln tatsächlich verschiedene Arten von Informationen. Und so wie sich die Aktivität des Herzens mit jedem Schlag verändert, verändert sich auch die Form seiner elektrischen und magnetischen Felder bei jedem Schlag.

Das Herz erzeugt beim Schlagen tatsächlich ein enorm starkes und breitbandiges elektromagnetisches Feld. Wenn wir sie abbilden, zeigen die elektromagnetischen Muster eine große Ähnlichkeit mit denjenigen eines Magnetits oder eines Magneten. Das Feld eines Magneten lässt sich demonstrieren, indem wir Eisenspäne auf ein Blatt Papier legen und den Magneten darunterhalten. Die Eisenspäne bewegen sich auf dem Papier rasch zu einem Muster und richten sich selbst auf das Feld hin aus, das der Magnet erzeugt. Das vom Herzen erzeugte magnetische Feld jedoch befindet sich nicht auf einem flachen Blatt Papier. Es spannt sich als ein *Torus* rund um den Körper, in einer fraktalen, einem Rettungsring ähnlichen Form, die ständig durch den Raum fließt.

Mit Magnetometern gemessen ist das vom Herz produzierte elektromagnetische Feld etwa fünftausend Mal stärker als das vom Gehirn erzeugte. Obwohl es an der Körperoberfläche am stärksten ist, erstreckt es sich weiter nach außen, als es von menschlichen Messgeräten nachgewiesen werden kann. Unsere empfindlichsten elektromagnetischen Geräte können es noch bis zu einem Abstand von drei Metern vom Körper messen. (Allerdings gibt es, wie bei allen elektromagnetischen Wellen, keine Begrenzung dafür, wie weit sich das elektromagnetische Feld des Herzens tatsächlich bewegt, ob wir es nun messen können oder nicht.)

Es ist ungefähr entlang der menschlichen Wirbelsäule ausgerichtet, etwa vom Beckenboden bis zur Schädeldecke, und durchdringt jede einzelne unserer Körperzellen. Jedoch ist es kein ordentlich symmetrisches Feld gleicher Bögen, denn es ist keine lineare Formation, sondern eine nicht-lineare. Seine Form ist Ausdruck eines sich ständig verändernden, lebendigen Prozesses; es ändert sich mit jeder Veränderung des Herzens, wenn dieses Informationen über seine interne und externe Umgebung aufnimmt und verarbeitet.

Das Herz produziert einen ganzen Bereich oder ein Spektrum elektromagnetischer Frequenzen. Jede Frequenz in diesem Spektrum kann eine signifikante Menge an Informationen enthalten, so wie eine bestimmte Radiofrequenz riesige Mengen an Informationen übermitteln kann. Und jeder Abschnitt des Feldes, wie klein er auch sein mag, enthält alle Informationen, die innerhalb des gesamten Felds codiert sind.

Das Erdmagnetfeld ist ein sehr ähnlicher Torus wie jener, der vom Herz (und von einem Magnet) ausgestrahlt wird. Die magnetischen Nord- und Südpole bilden die zwei Enden des Dipols, wie das obere und das untere Ende unserer Wirbelsäule (oder wie die zwei Pole einer Batterie). Und auch das Magnetfeld der Erde ist wie das des Herzens ein sich ständig veränderndes, lebendiges Feld. Alle lebenden Organismen, einschließlich der Pflanzen, besitzen einen solchen Torus. (Die Blutkörperchen selbst bilden, während sie sich drehen, winzige torusförmige Felder um sich herum, wodurch einzelne elektromagnetische Felder innerhalb des sich drehenden Wirbels des Blutstroms erzeugt werden. Dadurch entstehen also elektromagnetische Ladungen, die selbst wiederum in elektromagnetischen Ladungen eingebettet sind.)

Unser ganzer Körper ist in das von unserem Herz generierte elektromagnetische Feld eingehüllt. Die in diesem Feld eingebetteten Informationen werden vom Körper mittels elektromagnetischer Wellen an die Außenwelt übermittelt. Innerhalb des Körpers werden sie durch den Blutstrom kommuniziert, der elektromagnetische Impulse durch den Körper leitet.

Blut besitzt eine enorm starke elektrische Leitfähigkeit. Und so führt es mehr als nur Pulswellen mit sich; es trägt auch elektrische Nachrichten. Um ein Beispiel anzuführen: Die DNA reagiert empfindlich auf elektromagnetische Felder. Die vom Herz erzeugten elektromagnetischen Felder sind an der Regulation der DNA-, der RNA- und der Proteinsynthese beteiligt – sie tragen zur Auslösung von Zelldifferenzierung und Morphogenese bei. Dies geschieht selbstverständlich nicht nach dem Zufallsprinzip, denn die elektromagnetischen Wellen, die das Herz erzeugt (und die Form seines Feldes), sind Radiowellen sehr ähnlich, insofern sich die Form der Wellen je nach den erhaltenen Informationen verändert. Der menschliche Körper ist hervorragend in der Lage, diese Nachrichten zu entschlüsseln, genauso wie unsere Autoradios die Signale von Radiosendern decodieren können.

Aber das System unseres Körpers funktioniert viel eleganter als das unserer Radios. Es ist ein lebendiges System. Das Herz sendet Informationsbotschaften auf mehreren Frequenzen, all die Millionen von Elementen unseres Körpers empfangen sie und reagieren darauf – und wiederum als Reaktion darauf verändert sich das Schlagmuster des Herzens innerhalb von Millisekunden. Die elektromagnetischen Schläge unseres Herzens sind also genauer gesagt Teil eines ständigen Dialogs, einer Kommunikation, deren Funktion darin besteht, das dynamische Gleichgewicht der selbstorganisierten Systeme aufrechtzuerhalten, die wir als uns selbst kennen.

Die unterschiedlichen Muster neurologischer, biochemischer, biophysikalischer und elektromagnetischer Aktivität, die durch winzige und präzise Änderungen in der Herzaktivität erzeugt werden, funktionieren als eine Sprache, die Informationen verschlüsselt und sie vom Herz an den Körper und an die Außenwelt übermittelt. Alle diese Muster sind tatsächlich die Vermittler, durch die das Herz sein dynamisches Gleichgewicht aufrechterhält.

Aber das Herz ist nicht nur mit der Innenwelt des Körpers beschäftigt. Sein elektromagnetisches Feld erlaubt es ihm, die dynamischen elektromagnetischen Felder anderer Lebewesen zu berühren und Energie mit ihnen auszutauschen. Wie alle nicht-linearen Systeme, die Selbstorganisation und emergentes Verhalten zeigen, ist das Herz äußerst empfindlich gegenüber externen Störungen, die sein dynamisches Gleichgewicht beeinflussen können. Das Herz sendet nicht nur Feldimpulse elektromagnetischer Energie aus, sondern empfängt sie auch – wie das Radio im Auto. Und wie ein Radio ist es in der Lage, die in elektromagnetischen Feldern eingebetteten Informationen, die es wahrnimmt, zu entschlüsseln. Darum ist das Herz tatsächlich ein Wahrnehmungsorgan.

> Alles, was ein Mensch zu sagen hat oder tut, sodass es für die Menschheit auch nur von geringstem Interesse sein kann, ist es, in der einen oder anderen Form die Geschichte seiner Liebe zu erzählen – zu singen; und wenn er Glück hat und am Leben bleibt, wird er für immer verliebt sein. Nur das heißt, bis in die Zehenspitzen lebendig zu sein. Es ist schade, dass diese Göttliche Kreatur überhaupt an kalten Füßen leiden kann, aber noch bedauerlicher, dass die Kälte so oft ihr Herz erreicht. Ich lese mir den Tätigkeitsbericht einer wissenschaftlichen Vereinigung durch und bin überrascht, dass darin so wenig über das Leben berichtet wird; ich werde mit einem Packen trockener Fachbegriffe abgespeist. Alles an Leben lässt sich leicht und natürlich in unserer Alltagssprache ausdrücken. Ich kann nicht anders, als zu vermuten, dass das Leben dieser gelehrten Professoren fast ebenso unmenschlich und hölzern war wie ein Niederschlagsmesser oder ein magnetisches Aufzeichnungsgerät. Sie haben nichts mitzuteilen, was an die Wärme unseres Blutes heranreicht.[85] — Henry David Thoreau

Der Geist des Lebens, der in der geheimsten Kammer des Herzens wohnt.[86] — DANTE

Wir bewerten alles emotional, so wie wir es wahrnehmen. Nachher denken wir darüber nach.[87] — DOC CHILDRE

Der Intellekt besitzt nicht die Kraft, Gedanken ohne die Hilfe des Herzens auszudrücken.[88] — HENRY DAVID THOREAU

Nur eine reduktionistische Wissenschaft bräuchte das lächerlich Offensichtliche zu »beweisen«: nämlich dass unsere Herzen Wahrnehmungsorgane sind, die für unser Menschsein unabdingbar sind.
— Tagebucheintrag, November 2003

Kapitel 5

Das emotionale Herz: ein Organ der Wahrnehmung und der Kommunikation

Die Neigung der Herzzellen, sich allein aufgrund der Nähe ihrer elektromagnetischen Felder miteinander zu synchronisieren, erstreckt sich auf jedes elektromagnetische Feld, das mit ihnen in Berührung kommt. So wie die elektromagnetischen Felder zweier Herzzellen bewirken, dass diese im Einklang zu schlagen oder zu schwingen beginnen, fangen auch zwei Herzen an, wenn ihre elektromagnetischen Felder zusammenkommen, miteinander zu schwingen oder sich zu synchronisieren. Und dieses Phänomen geht sogar noch darüber hinaus. Sobald das elektromagnetische Feld des Herzens und das elektromagnetische Feld eines anderen Organismus...

egal, ob dieser ein »Herz« hat oder nicht

... sich in unmittelbarer Nähe zueinander befinden, kommt es zu einem Entrainment oder einer Synchronisation der beiden Felder und zu einem überaus schnellen und komplexen Informationsaustausch. Indem die beiden Felder miteinander harmonieren, treten in jedem von ihnen Veränderungen auf, was wiederum merkliche Änderungen der physiologischen Funktionen von jedem der Organismen zur Folge hat. Denn nicht nur jedes der beiden elektromagnetischen Felder wandelt sich, sondern die in jedem Feld eingebetteten Informationen werden auch vom anderen Organismus aufgenommen. Die Information im jeweils anderen angetroffenen elektromagnetischen Feld ist eine Störung des dynamischen Ungleichgewichts im Organismus, und als Reaktion darauf braucht es, wie beim Clown auf dem Einrad, eine Veränderung der inneren Dynamik, damit er sein Gleichgewicht halten kann.

Die Störungen, die auftreten, wenn ein fremdes elektromagnetisches Feld angetroffen wird, verändern die Kopplungsdynamik jedes Organismus und produzieren neue, kooperative, dynamische

Zustände. Darüber hinaus erzeugt der Prozess des Zusammenkommens und der Synchronisierung der beiden Felder ein neues kombiniertes Feld, sodass nun also zwei Felder in einem existieren. Und diese beiden Felder befinden sich wie alle nicht-linearen Oszillatoren miteinander im Gleichgewicht. Sie erzeugen etwas, das mehr ist als die Summe seiner Teile. Diese Felder sind, wie Joseph Chilton Pearce sagt, »Aggregate oder resonante Anordnungen von Informationen und / oder Intelligenz.«[89] Eine einzigartige Identität entsteht und existiert, solange die beiden Felder synchronisiert sind.

Energiesysteme wie das Herz sind offene Systeme; sie interagieren immer mit anderen Energiesystemen. Permanent nutzen, speichern und senden sie Energie aus. Je komplexer ein System ist (das heißt je größer die Anzahl selbstorganisierter Untereinheiten, die sich selbstorganisiert zu diesem System verbinden), umso komplexer werden seine Energie- und Informationsprozesse und desto mehr Faktoren müssen berücksichtigt werden, um sein dynamisches Gleichgewicht aufrechtzuerhalten.

Innerhalb des elektromagnetischen Spektrums muss das Herz bei jedem Schlag Informationen über mehrere Wellen und Frequenzen hinweg verschlüsseln und entschlüsseln. Gleichzeitig erzeugt und übermittelt es verschiedene Druckwellen, Schallwellen, thermische Schwankungen, hormonelle Kaskaden, Neurotransmitter und neuronale Informationsschübe direkt an die Zentren des Gehirns, mit dem es verbunden ist, und an den Rest des Körpers. Zu jedem Zeitpunkt haben wir es dort mit einer vom Herz ausgehenden Informationsgestalt, einer Geste der Kommunikation, zu tun, sowohl an die äußere als auch an die innere Umgebung, in welchen es lebt. Und diese besondere Gestalt ändert sich von Moment zu Moment, abhängig von den Informationen, die das Herz aus diesen Umgebungen erhält.

Das Herz ist äußerst komplex, und die Energiefelder, die es erzeugt, aussendet und in der Kommunikation mit anderen Energiesystemen (mit dem Rest des Körpers oder mit anderen Organismen) verwendet, sind ebenfalls äußerst komplex. So bewegen sich beispielsweise die Pulse der energetischen Informationen, die das Herz aussendet, nicht alle mit derselben Geschwindigkeit.

Wie ein Blitzeinschlag: Wir sehen erst den Blitz, hören dann den Knall und spüren danach das Grollen.

Einige elektromagnetische Wellen, wie das sichtbare Licht, breiten sich sehr schnell aus. Andere, wie Schallwellen, sind langsamer; noch langsamer sind Druckwellen. Alle diese Pulse energetischer Information bewegen sich unterschiedlich schnell innerhalb...

und außerhalb

... des Körpers und erzeugen zu unterschiedlichen Zeiten Wirkungen. All diese energetischen Ausdrücke verschlüsseln Bedeutungen und alle haben Auswirkungen auf externe Organismen. Das Geräusch eines langsamen, äußeren Herzschlags hilft, Säuglinge zu beruhigen; ein schnellerer, in die Hintergrundmusik eines Horrorfilms eingesetzter Schlag kann Angstgefühle beim Zuschauer hervorrufen.

> Elektrische und magnetische Energie strahlen, in Kombination mit anderen Energieformen, vom Körper aus und durchqueren als organisierte Energiemuster den Raum.[90] — Linda Russek und Gary Schwartz

Die organisierten Energiemuster des Herzens beeinflussen, wie sich gezeigt hat, tatsächlich direkt die Funktionsweise von Organismen außerhalb des Herzens.

Die Verschmelzung und das Entrainment unseres Herzens mit anderen elektromagnetischen Feldern sind für uns ganz natürlich; sie gehören zu einer unserer frühesten Erfahrungen, denn sie treten erstmals schon vor der Geburt auf. Während wir uns noch im Mutterleib befinden, sind wir in die elektromagnetischen Felder unserer Mutter eingetaucht, und Elektro- und Magnetoenzephalografie haben gezeigt, dass sich die Felder von Mutter und Säugling *in utero* auf natürliche Weise synchronisieren oder sich im Entrainment befinden. Während der Stillzeit und des Gehaltenwerdens wird das elektromagnetische Feld des Säuglings ständig aufs Neue mit der Mutter synchronisiert. Wie Joseph Chilton Pearce bemerkt: »Das entwickelte Herz der Mutter liefert die Modellfrequenzen, die das Herz des Säuglings für die eigene Entwicklung in den kritischen ersten Monaten nach der Geburt entwickeln muss.«[91] Und das elektromagnetische Feld der Mutter codiert große Mengen komplexer Informationen, die das Kind weit über die bloße mechanische Dynamik hinausgehend beeinflussen. Auf der einfachsten Ebene wird das, was die Mutter für das Kind empfindet, ob es gewollt oder geliebt ist, dem sich entwickelnden Embryo durch Veränderungen im elektromagnetischen Feld der Mutter vermittelt. Solche Veränderungen sind spezifische Codierungen und Einbettungen von Informationen, die das empfangende Feld des sich entwickelnden Kindes zu entschlüsseln vermag – genau wie ein Radioempfänger Funkwellen entschlüsselt.

Weil das menschliche Herz in eine Situation hineingeboren wird, in der seine ersten Funktionen eng mit Informationen verbunden sind, die von einem anderen elektromagnetischen Feld stammen, bleibt es das ganze Leben lang sensibel für Informationen in elektromagnetischen Feldern. Es geht, so könnte man sagen, mit dieser Art von Sprache schwanger. Sie ist die Geburtssprache des Herzens. Und so scannt das Herz das ganze Leben hindurch aktiv Felder, die es wahrnimmt, und sucht nach Kommunikationsmustern und Information. Immer wenn das Herz auf andere biologische Oszillatoren und deren elektromagnetischen Felder trifft und wenn sein Feld bei der ersten Berührung durch andere Felder gestört wird, erlebt es eine Veränderung seines elektromagnetischen Spektrums. Die Art und Weise, wie das elektromagnetische Feld verändert wird, übermittelt Informationen. Synchronisieren sich die beiden Felder, werden sogar noch mehr Informationen übermittelt. Wie diese strahlenden Felder von Energiemustern und ihre Störungen von Menschen erlebt werden, ist einzigartig. Sie werden als Emotionen erfahren.

Die Grundfarben, die unsere Augen zu erkennen vermögen, bilden zusammen die unermessliche Farbpalette, die wir sehen können. Jede dieser Farben besitzt eine andere Wellenform und eine andere Frequenz; diese Frequenzen werden durch die Augen aufgenommen, im visuellen Kortex verarbeitet und als Farbe interpretiert. Alle unsere sensorischen Mittel ähneln sich in dieser Hinsicht. Beispielsweise vermengen die vier Grundgeschmacksrichtungen – sauer, süß, bitter und salzig – auf vielfältige Weise das Spektrum der Geschmäcke, die wir erleben können. Die elektromagnetischen Feldfrequenzen des Herzens werden nicht als Farben oder Geschmäcke, sondern als Emotionen erlebt. (Bereits die geringste emotionale Veränderung, entweder aufgrund interner oder aufgrund externer Faktoren, zeigt sich sofort als eine Änderung der Herzfrequenz und deren Variabilitätsmuster und umgekehrt.)

Das Herz ist also ein äußerst sensibles Sinnesorgan, dessen Domäne, die der Gefühle ist. Emotionen repräsentieren die Wirkung bestimmter Trägerwellen des elektromagnetischen Spektrums auf uns, so wie Farben die Wirkung von visuellen Trägerwellen darstellen. Wie Farben und Geschmäcke entsteht auch das breite Spektrum der komplexen Emotionen, die wir erleben können, durch subtile Kombinationen einiger Grundgefühle: Wut, Trauer, Fröhlichkeit und Angst. Diese verbinden sich, um viele komplexere emotionale Zustände wie Eifersucht, Ehrfurcht und Liebe zu bilden. Natürlich vermischen sie sich zu noch komplexeren Formen als diese, weil die Anzahl der Emotionen, die wir erleben können, flüchtig wie sie meistens sind, einen nahezu unendlichen Bereich abdecken. Genauso, wie die Variationen in der elektromagnetischen Reaktion auf den nicht-linearen Oszillator, den wir als unser Herz kennen, sich durch die Fraktalierung seiner Prozesse der Unendlichkeit annähern, ermöglicht unsere Erfahrung dieser sich verändernden Prozesse eine fast unendliche Zahl von emotionalen Mischungen.

Interne und externe elektromagnetische Felder

Der menschliche Körper enthält sehr viele biologische Oszillatoren, die alle in dem Organismus zusammengefügt sind, den wir als uns selbst kennen.

Die drei mächtigsten sind das Herz, der Magen-Darm-Trakt und das Gehirn.

Die inneren Energiefelder, die wir in uns spüren, stammen von unseren biologischen Oszillatoren (angefangen von den Zellen über die Organe bis hin zum kombinierten, gesamten Organismus) und enthalten bestimmte Arten von Informationen über unsere Innenwelt. Wir fühlen diese Informationen als bestimmte Formen oder Bündelungen von Emotionen. Diese Emotionen vermitteln uns informative sensorische Andeutungen darauf, was in uns vorgeht.

Wenn wir solche Hinweise entschlüsseln, so, wie wir es mit dem Muster der visuellen Hinweise tun, das ein Straßenschild darstellt, erhalten wir Informationen über die Straße, auf der wir uns befinden, über den Weg, den wir gehen.

Dass unsere Innenwelt Mitteilungen an uns in emotionalen Informationsimpulsen ausdrückt, spiegelt sich in der klassischen Auffassung wider, die Fehlfunktion von Organen werde von bestimmten emotionalen Zuständen begleitet. Eine schlecht funktionierende Leber zum Beispiel wurde als Quelle unerklärlicher Wut angesehen, eine gestörte Gallenblase als Ursache von Melancholie. Jede dieser Fehlfunktionen beeinflusst die Zusammensetzung des elektromagnetischen Feldes des Herzens. Sogar in einem gesunden Körper entspringt ein großer Teil des täglich erlebten emotionalen Flusses aus einem ausgeklügelten Zusammenspiel unserer inneren Untereinheiten: den Zellen, Molekülen und Organen. So haben Studien beispielsweise gezeigt, dass ein Zusammenhang besteht zwischen der Milzkontraktion, dem Blutdruck und emotionalen Befindlichkeiten. Wenn sich ihr Funktionieren verändert, wandeln die damit einhergehenden Änderungen der elektromagnetischen Felder dieser biologischen Oszillatoren das elektromagnetische Feld des Herzens. Dann erfahren wir einen elektromagnetischen Informationsimpuls, der als Emotion empfunden wird, welche jedoch von einer Veränderung in unserem inneren Funktionieren herrührt. (Diese Emotion verändert wiederum die Druckwellen des Herzens, worum die traditionelle chinesische Medizin wusste, die daraus die Pulsdiagnose entwickelte.)

Bedauernswerterweise ist in unserer heutigen Zeit unsere Sprache für diese internen Zustände sehr undifferenziert geworden. Wir sind vielleicht »wetterfühlig«, doch in Wirklichkeit können wir in vielerlei Hinsicht wetterfühlig sein, und jede dieser Möglichkeiten geht mit einem besonderen und einzigartigen Gefühl einher, oder es ist ein ganzer Komplex von Gefühlen damit verbunden. Wir können uns »so lala« oder »krank« oder »deprimiert« fühlen, doch jede dieser Aussagen birgt nur wenig konkrete Information über unseren inneren Zustand. Es sind keine eleganten, spezifisch kommunikativen Aussagen. Diese Beschränktheit rührt vor allem von einem uns seit Langem abhandengekommenen kulturellen Fokus auf die große Verschiedenheit emotionaler Befindlichkeiten her, die durch Veränderungen in unserer inneren Welt ausgelöst werden. Alte und indigene Kulturen, die sich stärker auf das Herz als ein Organ der Wahrnehmung beziehen, können diese innerlich induzierten Gefühlszustände in der Regel eleganter artikulieren.

Wenn wir unsere Aufmerksamkeit nach außen richten und auf die biologischen Oszillatoren achten, denen wir dort begegnen, können wir uns auch der Emotionen bewusst werden, die durch unsere Begegnungen mit externen elektromagnetischen Feldern erzeugt werden. Sobald das schwankende elektromagnetische Feld unseres Herzens ein anderes elektromagnetisches Feld berührt, sei es das eines Menschen, einer Pflanze oder eines Felsens, fühlen wir eine Bandbreite emotionaler Eindrücke, die unsere Erfahrung der Informationen sind, die in den elektromagnetischen Feldern dieser Organismen sowie in den Veränderungen, die dadurch in unserem eigenen Bereich erscheinen, codiert sind. Tatsächlich ist dies die Quelle der tiefen Gefühle, die entstehen, wenn wir beispielsweise in eine wilde Landschaft wie etwa den Grand Canyon eintauchen. Und diese von außen induzierten Gefühle sind eine wichtige und essenzielle Quelle von Emotionen für alle Menschen, denn wir sind nicht nur aus dem Schoß unserer Mutter hervorgegangen, sondern auch aus der Wildheit der Welt. Wir haben uns nicht nur eingebettet in die elektromagnetischen Felder unserer Mutter entwickelt, sondern auch im größeren elektromagnetischen Feld der Erde. Wir sind ein Ausdruck des Ökosystems, Schoßentsprungene der Erde, eine ökologische Antwort des Planeten. Und diese Weise des Informationsaustauschs ist tief in die Erinnerung unserer Zellen eingebettet.

Das Herz ist also ein Empfangsorgan, das Informationen nicht nur von innen, sondern auch von außen erhält. Es verarbeitet den Einfluss externer Ereignisse auf den Organismus und verändert sein Schlagmuster, seine Pulswellen, seine elektrische Leistung, seine hormonelle Funktion und seine neurochemischen Freisetzungen. Diese Funktionsveränderungen werden genutzt, um dem Rest des Körpers wie auch dem zentralen Nervensystem und dem Gehirn Informationen zukommen zu lassen. Das Herz fungiert als Leiter von Tiefeninformationen von der Außenwelt zum zentralen Nervensystem und zum Gehirn und interagiert mit deren Funktionen. Diese kardiovaskulären Ereignisse oder Veränderungen üben einen starken Einfluss auf die kortikale Funktion aus und sind als spezifische sensorische Signale nachweisbar. Eine gründliche Prüfung zeigt, dass diese Veränderungen der Herzfunktion als Reaktion auf äußere Phänomene die gleichen Auswirkungen auf die kortikale Funktion haben wie klassischere Sinneseindrücke, also visuelle, auditive, olfaktorische, taktile und geschmackliche Reize. Die aus dem Herzen ankommenden Sinneswahrnehmungen besitzen das gleiche Vermögen, die Aufmerksamkeit an sich zu ziehen und unser Verhalten zu verändern, wie diese fünf sensorischen Vermittler.

Wenn Ereignisse in der äußeren Umgebung das Herz beeinflussen, werden Informationen über dieses externe Geschehen in verschiedenen kardialen Wellenmuster (wie Schlagrhythmus, Druckwellen im Blut und so weiter) verschlüsselt, die vergleichbar sind mit den verschiedenen Wellenformen, die von visuellen oder auditiven Reizen herrühren, also Licht- oder Schallwellen. Bei visuellen und auditiven Reizen nehmen die kortikalen Zentren des zentralen Nervensystems die Farben und Klänge auf und lassen die darin eingebetteten Bedeutungsmuster zu einem umfassenden Ganzen werden, sodass sie verstanden werden können. Die als Emotionen erlebten Wellenformen des Herzens haben ebenfalls eine eingebettete Bedeutung, und diese kann aus dem emotionalen Fluss genauso extrahiert werden, wie die Bedeutung aus dem visuellen und auditiven Fluss.

Weil wir dermaßen trainiert sind, diese besonderen Arten von sensorischen Hinweisen und die in ihnen enthaltenen Informationen zu ignorieren, nutzen die meisten Menschen das Herz nicht bewusst als ein Wahrnehmungsorgan. Die meisten der ankommenden Informationen werden daher unterhalb der bewussten Wahrnehmungsschwelle verarbeitet. Weil jedoch das Herz ein so wesentliches Wahrnehmungsorgan ist und weil Emotionen für die Erfahrung des Menschseins noch immer entscheidend sind, und so sehr Teil unserer Geschichte in unserer Umwelt und unseres ökologischen Ausdrucks, lässt sich die Kraft des Herzens als Wahrnehmungsorgan nicht vollständig ausschalten. Manche Menschen bleiben sehr auf ihre Herzenswahrnehmungen abgestimmt, andere sind es nicht. Das Bewusstsein der Menschen für herzcodierte Informationen hängt stark von psychologischen und biografischen

Variablen ab: von ihrer Schulbildung, von der früheren Beziehung zu ihrem Körper, von ihrer Umgebung und von der Geschichte ihrer emotionalen Erfahrungen.

Der Großteil der heutigen Forschung zu externen elektromagnetischen Feldern befasst sich mit denen, denen wir bei anderen Menschen begegnen. Auch diesbezüglich zeigt sich unsere Sprache als überaus beschränkt. Mit dem Wort »Liebe« beispielsweise beschreiben wir sehr viele unterschiedliche Zustände im elektromagnetischen Feld unseres Herzens. Wir mögen Brokkoli »lieben«, einen Freund, unseren Hund, ein Buch, gemeinsame Mahlzeiten oder unseren Ehepartner – all diese »Lieben« sind sehr verschieden voneinander. Doch in unserer Sprache gibt es nur wenige Möglichkeiten, sie auf einfache Weise zu differenzieren. Und obschon wir vielleicht erkennen, dass die Vermischung unserer eigenen Herzen mit den Herzen anderer unterschiedliche elektromagnetische Zustände und damit unterschiedliche Emotionen bewirkt, sind unsere Gewandtheit im Umgang mit diesen und unser Vermögen, sie zu beschreiben, ziemlich beschränkt. Unser Verständnis, dass unsere elektromagnetischen Felder von Natur aus dazu veranlagt sind, mit anderen solchen Feldern zu interagieren und sich zu synchronisieren – das heißt mit Ökosystemen und Mitgliedern dieser Ökosysteme –, ist nahezu verkümmert.

Obwohl die Wissenschaft sich der Erkenntnisse erfreut, die sie über das Herz und seine Funktionen zusammenträgt, ist nichts davon wirklich neu. Dass das Herz stark mit unseren Emotionen zu tun hat und damit, wer wir sind und wie wir etwas erleben und vom Leben außerhalb von uns selbst erlebt werden, war im Laufe der gesamten Geschichte allen Kulturen der Welt bekannt.

Unsere Sprache besitzt (wie alle Sprachen) eine Weisheit in Bezug auf das Herz, die wir uns selten ins Bewusstsein rufen. Wir alle kennen irgendwo einen Menschen, der »großherzig« oder »gutherzig« ist, und wir mögen von »herzensguten« Freunden umgeben sein. Wenn wir es ihnen sagen, nutzen wir dazu vielleicht »herzliche« Worte. Wir können eine »herzhafte« Mahlzeit zu uns nehmen, in ein »herzhaftes« Lachen einstimmen oder auch »beherzt« mit anpacken. Unser Beruf oder unsere Partnerin kann zum »Herzen« unseres Lebens werden, oder wir mögen viele Jahre daran arbeiten, unseren »Herzenswunsch« zu verwirklichen. Und weil dem Herz tatsächlich die Rolle eines spezialisierten Gehirns zukommt, ist es möglich, »dem Herzen zu folgen« oder »auf sein Herz zu hören.«

Fühlen wir uns deprimiert oder hoffnungslos, lässt sich sagen, dass uns »das Herz in die Hose fällt«. Wenn uns ein geliebter Mensch zurückweist, kann unser »Herz« schmerzen oder gar »brechen«. Sind wir unfreundlich zu jemandem, mag uns derjenige bitten, doch »ein Herz zu haben« oder »nicht herzlos zu sein«. Menschen können »kaltherzig« oder gar »hartherzig« sein. Unsere Herzen sind gründlich mit dem beschäftigt, wer und was wir sind, an jedem einzelnen Tag und unser ganzes Leben lang.

> Unsere Herzen können nicht begreifen, dass sie imaginativ denkende Herzen sind, weil uns so lange eingetrichtert wurde, dass der Verstand denkt und das Herz fühlt; und diese Vorstellung entfremdet uns von beiden.[92] — JAMES HILLMAN

Eine sich abzeichnende neue Forschungsrichtung, so begrenzt sie noch sein mag, hat damit begonnen, unser Herz wieder als Wahrnehmungs- und Kommunikationsorgan zu reklamieren. Diese Forschung konzentriert sich im Allgemeinen auf zwei Bereiche: auf unsere innere Welt (unsere Physiologie), vor allem im Zusammenhang mit der Gesundheitsprävention und dem Verständnis einer Reihe von Krankheitsbildern, sowie auf unsere Außenwelt, insbesondere in Bezug auf unsere Interaktionen mit anderen Menschen. Der Mainstream dieser Forschung setzt bei einem Zustand an, den viele der daran beteiligten Wissenschaftler als »Kohärenz« oder »Entrainment« bezeichnen.

Herzkohärenz

Viele Studien zum Herz als einem Organ der Wahrnehmung und Kommunikation haben sich auf die Frage konzentriert, was geschieht, wenn dessen elektromagnetisches Feld absichtlich verändert wird, indem eine Person ihre Aufmerksamkeit von den linearen, analytischen Prozessen (den Gedanken) hin zu den Sinnesreizen verschiebt, sei es innerlich (wenn sie auf ihren Herzschlag hört) oder äußerlich (wenn sie wahrnimmt, wie etwas aussieht, sich anhört, sich anfühlt oder riecht). Das Forscherpaar John und Beatrice Lacy kommentiert: »Die Absicht, äußere Reize zu bemerken und zu erkennen, führt zur Verlangsamung der Herztätigkeit, zur [sogenannten] Bradykardie [oder »Langsamherzigkeit«] der Aufmerksamkeit.«[93]

Diese Dynamik lässt sich gut erfahren, indem wir uns bequem hinsetzen und uns etwas betrachten, das unsere Aufmerksamkeit erregt. Wir schauen es uns einfach einen Moment lang an und bemerken Form und Farben. Dann nehmen wir wahr, wie es sich für uns *anfühlt.* Genau in diesem Augenblick wird sich unsere gesamte physiologische Funktion sehr auffallend verändern. (Aber dazu müssen wir für die Sache aufmerksam bleiben, auf die wir uns konzentrieren, nicht auf die erwartete Veränderung.)

Diese Verlagerung des Bewusstseinsfokus, weg vom Denken und hin zur äußeren Sinneswahrnehmung, verändert und verlangsamt die Dauer des Herzzyklus spürbar und löst eine Transformationskaskade aus, die sich auf alle physiologischen und kognitiven Funktionen auswirkt. Es reicht aus, auf diese äußeren Reize zu achten; es muss keine körperliche Aktivität als Reaktion darauf erfolgen. Anders als bei linearen mentalen Funktionen, wie sie etwa für mathematische Berechnungen erforderlich sind, kommt es bei der Fokussierung auf äußere Reize zu keiner Beschleunigung des Herzschlags.

Die unmittelbare Veränderung der Herzfunktion, die bei dieser Verschiebung unserer Aufmerksamkeit auftritt, sendet spezifische Botschaften an die sinnesempfindlichen Bereiche des Gehirns und begünstigt – verschärft – diese Sinneswahrnehmungen. Und diese verbesserte Wahrnehmung, die mit der herzfokussierten Wahrnehmung einhergeht, stumpft nicht ab – mit anderen Worten: Die wahrgenommenen äußeren Ereignisse bleiben immer frisch und jedes Mal neu, wenn wir diese besondere Dynamik erleben.

Diese Aufmerksamkeit für die Umwelt…

ob intern oder extern

… führt zu einer Art sympathischer Erweiterung der Augen, die nun, bei gleichzeitig erweitertem peripherem Sehen, unscharf statt punktgenau wahrnehmen und zwar zur selben Zeit, in der sich das Herz verlangsamt: eine parasympathische Aktivität. (Sehr vereinfacht lässt sich sagen: Der Sympathikus ist der Teil des Nervensystems, der sich mit Flucht oder Kampf beschäftigt, der Parasympathikus ist für Ruhe und Leichtigkeit zuständig.) Dies deutet darauf hin, dass beide Systeme am Arbeiten sind, aber in einer einzigartig ausgewogenen Weise:

Unscharfer Blick und körperliche Entspannung nehmen zu …

… wenn der Aufmerksamkeitswert einer Sache ansteigt. Je interessanter sie ist, desto stärker wird dieser physiologische Zustand.

Die Veränderung der Herzfunktion, die auftritt, wenn wir äußere visuelle Reize betrachten, hängt nicht vom Erfreulichen oder vom Unerfreulichen dessen ab, was wir sehen, sondern von dessen Komplexität, Kraft und Aktivität sowie von unserer persönlichen Einschätzung seines Wesens. Dies sind gängige Bedeutungsdimensionen einer Sache, die Hand in Hand gehen mit ihrer Neuheit, ihrer Überraschung und ihrer Rätselhaftigkeit. Je mehr Bedeutung einer Sache innewohnt, desto interessanter wird sie und desto größer ist die Zahl der in uns auftretenden physiologischen Veränderungen. Und diese Veränderungen werden immer begleitet von unschärferen Augen und einer Verlangsamung und Entspannung des Körpers.

Daran können wir den Seinszustand erkennen.

William Libby bemerkt: »Ein interessanter, aufmerksamkeitserheischender Stimulus, ob einfach oder komplex, ob er ein Gefühl von Aktivität und Stärke vermittelt oder von Passivität und Schwäche, ruft ein autonomes Reaktionsmuster hervor, das durch Pupillenerweiterung und Herzverlangsamung gekennzeichnet ist.«[94]

Geistige Aktivitäten verursachen eine nahezu sofortige Beendigung dieser physiologischen Dynamik bei gleichzeitiger Erhöhung der Herzfrequenz und Verengung der Pupille. Jede interne Manipulation symbolischer Information führt zu Herzbeschleunigung, zu einer Zunahme der Aktivität im Sympathikus sowie zu Pupillenverengung. Das gilt auch für jegliches Verbalisieren oder jedes Erfordernis, symbolische Informationen zu speichern, zu bearbeiten und abzurufen.

Lineares Denken unterbricht den Zustand.

Diese Veränderung der Informationsverarbeitung und der Herzfunktion leitet den Beginn dessen ein, was der Forscher Rollin McCraty einen *Zustand der Kohärenz* nennt. »Es ist der Rhythmus des Herzens«, so McCraty, »der den Takt für das ganze System vorgibt. Das rhythmische Schlagen des Herzens beeinflusst Gehirnprozesse, die das autonome Nervensystem, die kognitiven Funktionen und die Emotionen kontrollieren.« Kohärenz, so fährt er fort, »ist die harmonische Zusammenarbeit und Ordnung unter den Teilsystemen eines größeren Systems, die die Entstehung komplexerer Funktionen ermöglicht. [Der Begriff wird verwendet] um geordnetere mentale und emotionale Prozesse sowie geordnetere und harmonischere Interaktionen zwischen verschiedenen physiologischen Systemen zu bezeichnen. [Er] umfasst viele weitere Begrifflichkeiten zur Beschreibung bestimmter Funktionsmodi, wie zum Beispiel ›Synchronisation‹, ›Entrainment‹ und ›Resonanz‹.«[95]

Die meisten Herzforscherinnen und -forscher betonen, dass diese Verschiebung hin zur Kohärenz einhergeht mit einer Fokussierung auf den persönlichen emotionalen Zustand sowie auf das Erkennen externer Reize. Viele bitten die Teilnehmenden solcher Studien, in sich absichtlich die Gefühle von Fürsorge und Zuneigung hervorzurufen.

Genauso wie die in das elektromagnetische Feld eines Organs oder Organismus eingebetteten Informationen als Emotionen erlebt werden, verändern neue Emotionen, die absichtlich durch einen bewussten Entscheid erzeugt werden, die Form des elektromagnetischen Feldes und werden als neue Informationen darin eingebettet, die dann wiederum die Physiologie beeinflussen.

Diese bewusst erzeugten emotionalen Zustände initiieren eine Neustrukturierung des elektromagnetischen Feldes des Herzens und das Codieren neuer Informationen. Und diese neuen Informationen werden vom Herz verwendet – oder von anderen Organismen oder Organen, an die sie gerichtet sind –, um deren Funktionsweise zu verändern. Der Grundrhythmus des Herzens, so berichtet McCraty, »wird durch das autonome Nervensystem modifiziert, das seinerseits von unserer mentalen oder emotionalen Wahrnehmung von Ereignissen in dem Augenblick modifiziert wird. [...] Unsere Emotionen spiegeln sich im Muster unseres Herzrhythmus wider. Diese wechselnden Rhythmen scheinen das vom Herz erzeugte Feld zu modulieren, ähnlich wie eine Radiowelle dergestalt moduliert wird, dass die Musik, die wir hören, übertragen werden kann.«[96] Die Herzforscherin Valerie Hunt erklärt: »Jede Erfahrung geht mit gleichzeitigen Emotionen einher, und jede Emotion strukturiert das Feld vorübergehend um.«[97]

Herzkohärenz setzt ein, wenn der Ort des Bewusstseins vom Gehirn zum Herz verschoben wird, entweder durch Fokussierung auf das Herz oder auf äußere Sinnesreize und darauf, wie sie sich anfühlen.

> [Die Psychologie] ist über das Herz gestolpert, ohne eine Philosophie von dessen Denkweise zu haben.[98] — JAMES HILLMAN

Das Herz ist ein engmaschig eingebundener Teil eines oszillierenden, nicht-linearen neuronalen Netzwerks, welches ununterbrochen elektromagnetische Wellen verarbeitet, in denen Informationen verschlüsselt sind. Während der Kohärenz koppeln sich diese untereinander verbundenen Teile und fangen an, als ein synchronisiertes System zu funktionieren.

Wenn lineare Systeme sich zusammenschließen oder koppeln, bilden die resultierenden Muster eine einfache Mischung beider Systeme. Wenn hingegen nicht-lineare Systeme, wie die biologischen Oszillatoren in unserem Körper, sich auf eine gemeinsame Frequenz synchronisieren, löst sich das kombinierte System um eine einzelne Schwingung herum auf. Die Differenz zwischen den Schwingungsfrequenzen der beiden (oder auch mehrerer) Systeme beginnt sich gegen Null zu bewegen. Anders als lineare Oszillatoren, werden synchronisierte nicht-lineare Oszillatoren im Wesentlichen zu einem einzigen schwingenden Muster, in dessen Wellen Informationen über alle nicht-linearen Oszillatoren enthalten sind, die sich synchronisiert haben. Diese Kombination von zwei (oder mehreren) nicht-linearen Oszillatoren hat Auswirkungen; im einfachsten Fall ist die Amplitude der kombinierten Wellenform deutlich größer als die der einzelnen Oszillatoren. Dies verleiht dem kohärenten Signal wesentlich mehr Tiefe und Kraft.

Das aus seinen natürlichen Oszillatoren gebildete elektrische System des Körpers ist durch ein langes entwicklungsgeschichtliches Design mit eleganten Rückkopplungsmechanismen zwischen allen Oszillatoren gekennzeichnet. Wenn einer dieser Oszillatoren in den Fokus unseres Bewusstseins rückt, beginnen die anderen, damit in Entrainment oder Resonanz zu geraten, und steigern dessen Kraft. (Die chinesische Praxis des Qigong, die von den Falun-Gong-Anhängern ausgeübt wird, konzentriert sich auf den Verdauungstrakt als primären Ort des Bewusstseins. Der Verdauungstrakt hat sein eigenes umfangreiches, elegantes und separates Nervensystem. Andere Praktiken, wie beispielsweise das HeartMath-Training, fokussiern sich auf das Herz.)

Das bei der Kohärenz entstehende elektromagnetische Feld ist, weil es sich vom normalen Hintergrundrauschen des Körpers deutlich abhebt, von den Körperzellen und -organen gut wahrnehmbar; sie resonieren mit ihm in Entrainment, verstärken sein Signal und nutzen es dazu, ihr zelluläres und organisches Funktionieren zu verändern.

Im Moment der Kohärenz kommt es zu weitreichenden physiologischen Auswirkungen. Sobald eine Person beginnt, sich auf ihr Herz zu konzentrieren, was sie in die Lage versetzt, ihre Wahrnehmungen in dessen Funktionieren einzutauchen, etabliert sich Kohärenz oder Synchronisation in ihrem Herz. (Ein Fokus auf den Verdauungstrakt initiiert die entsprechenden Veränderungen in diesem System.) Wenn alle elektromagnetischen Frequenzen des Herzens sich zu synchronisieren beginnen, nimmt der Herzrhythmus ein geglättetes, sinuswellenähnliches Muster an. Normalerweise, wenn unser Bewusstsein mit dem Gehirn phasengekoppelt ist, fangen die anderen biologischen Oszillatoren im Körper an, damit in Entrainment oder Resonanz zu kommen. Das Ergebnis ist viel weniger kohärent, weil wir anscheinend evolutionär dergestalt konstruiert sind, dass wir das Herz, den stärksten Oszillator, als primäres System wirken lassen, mit dem die anderen dann in Entrainment treten. Dieser kohärente Herzrhythmus beginnt sofort, die Aktivität des neuronalen Netzwerks zu beeinflussen.

Das retikuläre neuronale Netzwerk beeinflusst physiologische Funktionen, einschließlich der Atmung, des somatomotorischen Systems und der kortikalen Aktivität. Wenn das Herz kohärenter wird, beginnen sich diese mit den kohärenten Herzrhythmen zu synchronisieren. Die drei Zweige des autonomen oder vegetativen Nervensystems – Sympathikus, Parasympathikus und enterisches Nervensystem (der Verdauungstrakt) – fangen ebenfalls an, sich mit diesem kohärenteren Herzrhythmus oder Wellenmuster zu synchronisieren. Unsere gesamte physiologische Funktionsweise beginnt, stärker vom Parasympathischen als vom Sympathischen (Flucht oder Kampf) dominiert zu werden. Der sympathische Tonus nimmt ab; der Körper entspannt sich. Es kommt zu einer funktionalen Neuordnung des autonomen Gleichgewichts. An diesem Punkt fängt das Atmungssystem an, sich mit dem Herzrhythmus phasenzukoppeln. Schließlich koppeln sich das Herz, das Gehirn und der Verdauungstrakt und zeigen eine Frequenzverschränkung. Ihre Schwingungen verschieben sich in einen Frequenzbereich, der für alle drei gleich ist, und die Gesamtamplitude steigt an.

Wenn die Kohärenz einsetzt und sich vertieft, verändert sich die gesamte hormonelle Kaskade des Körpers. Diese hormonelle Umstellung wird vom Herz eingeleitet, indem es deutlich veränderte Mengen seiner Hormone und Neurochemikalien freisetzt. Um nur zwei Beispiele zu nennen: Bei Kohärenz verringert sich die Produktion von Cortisol (einem Stresshormon mit negativen Auswirkungen auf die Immunfunktion, das Gedächtnis, die Hippocampusfunktion sowie die Glukoseverwertung) um durchschnittlich 23 Prozent und es kommt zu einer 100-prozentigen Steigerung der Produktion von DHEA (einem Steroidhormon aus der Nebennierenrinde, das für die Gewebeheilung, die Insulinsensitivität, das allgemeine Wohlbefinden und die Produktion von Sexualhormonen wichtig ist).

Während der Herzkohärenz treten sofort gezielte ANP-induzierte Veränderungen an mehreren Stellen im ganzen Körper auf: in den Nieren und den Nebennieren, im Immunsystem, im Gehirn, im Hypophysenhinterlappen, in der Zirbeldrüse, im Hypothalamus, in Lunge und Leber, im Ziliarkörper (der das Gewebe des Auges mit Flüssigkeit versorgt) sowie im Dünndarm. ANP-Veränderungen korrigieren sofort das komplexe Gleichgewicht unserer gesamten, in sich verbundenen Physiologie. Der Blutdruck sinkt, die Muskelzellen im gesamten Gefäßsystem entspannen sich, die Funktionsweise der Augen verändert sich.

Das atriale natriuretische Peptid bindet sich an mehrere Stellen im Auge und beeinflusst Augendruck und Augenfokus. Mit dieser Veränderung des ANP-Spiegels und ihren unmittelbaren Auswirkungen auf die Augen nehmen diese einen weichen, unschärferen Fokus an und das periphere Sehen weitet sich.

Zusätzlich beeinflusst die Kohärenz den Spiegel weiterer Herzhormone, wie des *Brain Natriuretic Peptides* (BNP) und des natriuretischen Peptids vom C-Typ (CNP), die ebenfalls die Physiologie und die Gehirnfunktion verändern, insbesondere im Hypothalamus, in den Nebennieren und der Hypophyse. Die Sekretion des Beta-Amyloid-Vorläuferproteins nimmt zu, was den Schutz der Neuronen vor Stressfaktoren im gesamten Gehirn und insbesondere im Hippocampus erhöht. Veränderungen des ANP-, BNP- und CNP-Spiegels wirken sich direkt auf den Hippocampus aus und verbessern dessen Funktion. Diese Veränderungen steigern die Dopaminproduktion im Herz, was die Informationsübertragung von Neuron zu Neuron in Herz und Gehirn verbessert.

Das Herz-Gehirn-Entrainment

Wenn sich das Gehirn mit dem Herz in Entrainment oder Resonanz befindet, verstärkt sich die Verbindung zwischen Gehirn und Körper. Umgekehrt nimmt, wenn sich das Bewusstsein im Gehirn konzentriert, die Trennung von Gehirn und Körper zu. Wenn wir in einen Zustand der herzorientierten Wahrnehmung wechseln, reduziert sich der mentale Dialog.

> Wir werden uns eines inneren elektrischen Gleichgewichts bewusst.[99] — William Tiller

Nervenbahnen des Sympathikus und des Parasympathikus sowie das System der Barorezeptoren verbinden Herz und Gehirn direkt miteinander und ermöglichen der Kommunikation und der Information einen uneingeschränkten Fluss. Botschaften, die vom Herz zum Gehirn fließen, verändern während dieser Kohärenzverschiebung signifikant die Gehirnfunktion, insbesondere im Kortex, wodurch die Wahrnehmung und das Lernen tiefgreifend beeinflusst werden.

> Die Hauptzentren des Körpers, die biologische Oszillatoren enthalten, können als gekoppelte elektrische Oszillatoren wirken. Diese Oszillatoren können durch mentale und emotionale Selbstkontrolle in synchronisierte Betriebsmodi gebracht werden, und die Auswirkungen einer solchen Synchronisation auf den Körper korrelieren mit signifikanten Wahrnehmungsverschiebungen.[100] — William Tiller

Damit wird ein neuer Erkenntnismodus aktiviert: der ganzheitlich-intuitiv-tiefe Modus.

Der Herzforscher McCraty kommentiert: »[Herz-Entrainment] führt zu gesteigertem Selbstmanagement der eigenen mentalen und emotionalen Zustände, die sich automatisch als höher geordnete physiologische Zustände manifestieren, welche sich auf die Funktion des gesamten Körpers, einschließlich des Gehirns, auswirken. Die Praktizierenden dieser herzfokussierten Techniken berichten von einem erhöhten intuitiven Bewusstsein und effizienterer Entscheidungsfähigkeit, die über das normale Maß der Kapazität von Geist und Gehirn allein hinausgeht.«[101]

Die Fokusverlagerung des Bewusstseins auf das Herz – und weg vom Vorderhirn – führt zur Resonanz großer Zellpopulationen im Vorderhirn mit der Herzfunktion (anstatt andersherum). Diese Populationen von Vorderhirnzellen beginnen, in den vom Herz erzeugten Rhythmen zu schwingen, und die Wahrnehmungen dieser Zellpopulationen, die Arten von Informationen, die sie während der Synchronisierung zu verarbeiten beginnen, unterscheiden sich stark von dem, was sie verarbeiten, wenn es nicht zu dieser Resonanz oder Synchronisierung kommt.

Das menschliche Gehirn funktioniert in einem Zustand, der weit von einem Gleichgewicht entfernt ist; wie das Herz ist das Gehirn ein komplexer, nicht-linearer Oszillator. Jeden Tag gibt es einen unaufhörlichen Strom eingehender Daten – Material zum »Nachdenken«. Diese eingehenden Signale lassen das System, als Reaktion auf sie, ständig von einem Zustand in einen anderen wechseln. Das System schwankt unablässig in ein dynamisches Gleichgewicht und wieder aus diesem hinaus und stellt bei jeder Störung wieder eine neue Homöodynamik her. Die Neuronen im Gehirn sind nicht-linear, sind selbst Oszillatoren, und können durch sehr schwache Störungen beeinflusst werden. Sie reagieren höchst empfindlich auf derartige Störungen, denn sie nutzen, wie alle nicht-linearen Oszillatoren, die stochastische Resonanz, um die Signalstärke zu erhöhen. Eine Verschiebung im elektromagnetischen Feld des Herzens ist eine Störung, auf die zu reagieren, das Gehirn evolutionär angelegt ist. Und wenn das Herz in einen Zustand der Kohärenz kommt, beginnt das Gehirn sofort zu antworten.

Koordinierte Interaktionen über den extrazellulären Raum hinweg führen während der Herz-Gehirn-Resonanz zu einer weitreichenden, koordinierten Dynamik von Herz- und Gehirnfunktion. Wenn die Gehirnneuronen mit der EKG-Aktivität des Herzens resonieren, verändert sich das Timing des neuronalen Feuers, und die Forschung hat herausgefunden, dass dieses Timing mehr an Informationen übermittelt als die Feuerungsrate. Eine Analyse der Elektroenzephalogramm-Messwerte zeigt, dass die Herzsignale am stärksten sind in den okzipitalen (hinteren) Regionen und in den rechten Vorderabschnitten des Gehirns. Die Alpha-Rhythmen des Gehirns synchronisieren sich ebenfalls mit dem Herz, und dabei sinkt ihre Amplitude. Die Alpha-Rhythmen des Gehirns sind die schnellsten elektromagnetischen Wellen. Ihre Amplitude ist kleiner, wenn die Gehirnerregung geringer ist oder wenn sich ein Mensch eher auf äußere Sinnesphänomene als auf abstrakte analytische oder symbolische Gedanken konzentriert.

Nachdem das Herz-Gehirn-Entrainment eingesetzt hat, ist auf Aufnahmen einer Kombination von Herz- und Gehirnwellen durch das Elektrokardiogramm zu erkennen, dass die Gehirnwellen oberhalb der Herzwellen ›reiten‹. Diese beiden Wellen oszillieren also nicht nur zusammen, sondern die Gehirnwellenmuster sind tatsächlich in das größere Feld des Herzens eingebettet.

Die Aktivität des Hippocampus nimmt erheblich zu, wenn die Wahrnehmung zum Herz verschoben wird, Herzkohärenz tritt auf und das Gehirn resoniert mit dem Herz. Die Konzentration auf äußere Sinnesreize aktiviert die Funktionen des Hippocampus, da dort alle Sinnessysteme unseres Körpers zusammenlaufen. Die erhöhte Anforderung an die Hippocampusfunktion stimuliert Stammzellen, sich im Hippocampus zu versammeln und neue Neuronen und neuronale Komplexe zu bilden. Auch die reduzierte Cortisol-Produktion, die während der Herzkohärenz zu verzeichnen ist, verstärkt direkt die Aktivität des Hippocampus. Anders ausgedrückt: Der Hippocampus wird stark aktiv. Er beginnt, die elektromagnetischen Felder, die das Herz wahrnimmt, nach eingebetteten Informationsmustern zu durchsuchen, um den Hintergrundinformationen Bedeutung zu entlocken. Darauf sendet der Hippocampus Informationen über diese Bedeutungen an den Neokortex, wo sie als Erinnerungen codiert werden. Je stärker der sensorische Fokus auf die äußere Umgebung gerichtet ist, desto stärker werden der Hippocampus und seine Bedeutungsanalyse aktiviert.

Die Aufmerksamkeit auf ein bestimmtes Organ zu lenken – in diesem Fall auf das Herz –, erhöht die Registrierung des Feedbacks von diesem Organ im Gehirn. Diese Zunahme ist in Elektroenzephalogramm-Mustern messbar. Die Verschiebung zum Herzbewusstsein initiiert eine Veränderung der Körperfunktionen über physiologische Mechanismen, die auf der neuronalen Registrierung des Organfeedbacks im Gehirn basieren.

Diese Art der Synchronisation erfolgt nicht spontan, es sei denn Menschen üben sich häufig in herzfokussierter Wahrnehmung. Seit wir durch unsere Schulbildung an die analytische Erkenntnisweise gewöhnt und gelehrt wurden, unser Bewusstsein im Gehirn und nicht im Herz zu lokalisieren, muss diese Art von Resonanz oder Synchronisation bewusst eingeübt werden. (Für die meisten von uns ist die herzfokussierte Wahrnehmung keine natürliche Art der Informationsverarbeitung, obwohl sie es für alte Völker war und manchmal für indigene Kulturen noch immer ist.) Obschon das Gehirn durch herzfokussierte Techniken mit dem Herz in Entrainment gelangt, neigt es dazu, in und aus diesem Resonanzzustand hinein- und hinauszuwandern. Da das Gehirn so lange als dominanter Wahrnehmungsmodus genutzt wurde, ist dieses Entrainment nicht von Dauer. Sein Praktizieren hilft dem Gehirn und allen anderen Systemen, die Synchronisation über zunehmend längere Zeiträume aufrechtzuerhalten.

Auswirkungen auf Gesundheit und Krankheit

Das Herz ist der stärkste Oszillator im Körper und sein Verhalten ist von Natur aus nicht-linear und unregelmäßig. Eine Maßeinheit für die unregelmäßige, nicht-lineare Aktivität des Herzens wird als

»Herzfrequenzvariabilität« [*heart rate varibility* oder HRV] bezeichnet. Das ruhende Herz zeigt ständige, spontane Schwankungen, anstatt regelmäßig zu schlagen. Der Herzschlag bei jungen, gesunden Menschen ist höchst unregelmäßig. Aber die Herzschlagmuster neigen dazu, sehr regelmäßig und vorhersehbar zu werden, wenn Menschen älter werden oder ihr Herz erkrankt. Je höher die Herzfrequenzvariabilität, umso komplexer die Schlagmuster des Herzens und desto gesünder ist es.

> Komplexität bezieht sich hier speziell auf eine mehrskalige fraktale Variabilität in Struktur oder Funktion. Viele Krankheitszustände sind durch weniger komplexe Dynamiken gekennzeichnet als die unter gesunden Bedingungen beobachtbaren. Diese De-Komplexierung von Systemen bei Krankheit scheint ein gemeinsames Merkmal vieler Pathologien sowie des Alterns zu sein.[102] [...] Wenn physiologische Systeme weniger komplex werden, ist ihr Informationsgehalt vermindert. Infolgedessen sind sie weniger anpassungsfähig und weniger belastbar durch die Anforderungen einer sich ständig verändernden Umgebung. Um Informationen zu generieren, muss ein System in der Lage sein, sich unvorhersehbar zu verhalten.[103] [...] Bestimmte Pathologien sind durch einen Zusammenbruch dieser Eigenschaft der langfristigen [komplexen] Organisation gekennzeichnet, was eine unkorrelierte Zufälligkeit ähnlich einem weißen Rauschen produziert.[104]
> — Ary Goldberger

Besonders aufschlussreich ist, dass das Herz, wenn es in Entrainment mit der oszillierenden Wellenform des Gehirns steht, anders als im umgekehrten Fall, im Laufe der Zeit an Kohärenz verliert. Je stärker und je länger sich das Herz mit dem Gehirn in Resonanz befindet, desto weniger zeigt es eine Herzfrequenzvariabilität, umso weniger fraktal sind seine Prozesse und desto regelmäßiger schlägt es. Tatsächlich resoniert es eher mit einer linearen als mit einer nicht-linearen Ausrichtung. Daher ist es nicht verwunderlich, dass der Fokus unserer Kultur auf eine Schulform, die das Gehirn auf Kosten des Herzens entwickelt, die das Denken anstatt des Fühlens und Distanz statt Empathie fördert, zu Krankheit führt. Herzkrankheiten sind in den USA die Todesursache Nummer eins.

Wenn *irgendein* System beginnt, diesen Aspekt des *dynamischen Chaos* seines Funktionierens zu verlieren, und berechenbarer wird, büßt es auch an Eleganz seiner Funktion ein. Tatsächlich wird es krank. Herzerkrankungen gehen immer mit einem zunehmenden Verlust der Nicht-Linearität des Herzens einher. Je berechenbarer und regelmäßiger das Herz wird, desto kranker ist es. Der Verlust von Herzfrequenzvariabilität tritt beispielsweise bei Multipler Sklerose, fetalem Distress, Altern und kongestiven Herzerkrankungen auf. Um gesund zu sein, muss das Herz in einem sehr instabilen Zustand des dynamischen Gleichgewichts bleiben.

Vor diesem Hintergrund verwundert es nicht, dass ungesunde emotionale Zustände – beispielsweise schwere Depressionen und Panikstörungen – mit Veränderungen der Frequenzvariabilität sowie der spektralen Leistungsdichte des Herzens korrelieren. (Die spektrale Leistungsdichte bezieht sich auf die *Bandbreite* und die *Anzahl* der vom Herz erzeugten elektromagnetischen Wellen.)

Bei schweren Depressionen und Panikstörungen, und bei vielen anderen pathologischen Herzerkrankungen, beginnt das elektromagnetische Spektrum des Herzens sich zu verschmälern und die Schlagmuster werden wieder sehr regelmäßig. Dieses Enger- und Regelmäßigerwerden zeigt auch direkte Auswirkungen auf das sympathische und das parasympathische Nervensystem. Aktivität und Tonus des Sympathikus nehmen tendenziell zu, die des Parasympathikus tendenziell ab. Dies alles sind Anzeichen für eine zunehmende Herzerkrankung, da ein gestörtes Herz nicht die hohe Variabilität und Flexibilität an den Tag zu legen vermag, die für das gesunde Herz normal sind. Da emotionale Erfahrungen zum Teil aus dem elektromagnetischen Feld des Herzens stammen, wird ein gestörtes, enges, nicht-komplexes elektromagnetisches Feld zu emotionalen Erfahrungen wie Depressionen und Panikattacken führen, die ihrerseits gestört, eng und in ihrer Reichweite eingeschränkt sind.

Bei vielen pathologischen Zuständen verhält sich das elektrophysiologische System des Herzens dergestalt, als ob es sich permanent mit mehreren oszillatorischen Systemen koppeln würde. In anderen Worten: Es vermittelt den Eindruck, als ob es sich nicht entscheiden könne und seine Zellen nicht länger als eine einheitliche Gruppe schlügen. Stattdessen beginnt die Gruppe sich zu spalten (wie ein »gebrochenes Herz«), hin- und hergerissen von verschiedenen äußeren schwingenden Attraktoren. Wenn wir unser Bewusstsein in einem Seinszustand beschränkt halten, im verbal-intellektuell-analytischen Wahrnehmungsmodus, hat dies notwendigerweise eine verminderte Herzfunktion zur Folge, eine schalere Mischung emotionaler Zustände und ein beeinträchtigtes Vermögen, auf eingebettete Bedeutungen und Kommunikationen aus unserer Umgebung und aus unserem Selbst zu reagieren.

Umgekehrt hat sich gezeigt, dass erhöhte Herzkohärenz und Resonanz von Herz und Gehirn viele positive Auswirkungen auf die Gesundheit haben. Eine größere Herzkohärenz steigert die körpereigene Produktion von Immunglobulin A, einer natürlich vorkommenden Verbindung, die die Schleimhäute des Körpers schützt und zur Vorbeugung von Infektionen beiträgt. Eine erhöhte Herzkohärenz und Herz-Gehirn-Resonanz führt auch zu Verbesserungen bei Störungen wie Arrhythmie, Mitralklappeninsuffizienz, kongestiver Herzinsuffizienz, Asthma, Diabetes, Müdigkeit, Autoimmunerkrankungen, psychovegetativer Erschöpfung, Angst, Depression, AIDS sowie posttraumatischen Belastungsstörungen. Im Allgemeinen werden so die Heilungsquoten bei vielen Krankheiten insgesamt erhöht.

Eine spezifische Behandlungsinterventionsstudie ergab beispielsweise, dass Bluthochdruck – ohne Einnahme von Medikamenten – innerhalb von sechs Monaten deutlich gesenkt werden kann, *wenn die Herzkohärenz wiederhergestellt wird.* Und wenn die Herz-Gehirn-Synchronisation eintritt, erleben Menschen insgesamt weniger Angst, Depressionen und Stress.

Ein Mangel an kognitiver Konzentration auf den Körper (also eine Gewöhnung an den verbal-intellektuell-analytischen Wahrnehmungsmodus) führt zu einer Trennung und einer erhöhten Störung der Organfunktionen und ist die Grundlage vieler Krankheiten, einschließlich Herzleiden. Wenn unsere Aufmerksamkeit auf verschiedene Anzeichen gerichtet ist (zum Beispiel den Herzschlag, die Atmung und äußere visuelle Reize) verändert sich die physiologische Funktion deutlich und wird gesünder. Noch gesünder wird sie, wenn bestimmte Arten von Emotionen aktiviert werden: Gefühle von Fürsorge, Liebe und Wertschätzung stärken die innere Kohärenz. Je verwirrter, wütender oder frustrierter eine Person, desto inkohärenter das elektromagnetische Feld ihres Herzens.

> Ich behaupte, dass ein Essen, das von einem Menschen zubereitet wird, der uns liebt, uns mehr Gutes tut als jedes andere Gericht, und dass, auf der anderen Seite, eine Person, die uns nicht mag, diese Abneigung zwangsläufig in unser Essen bringen wird, ohne es zu wollen.[105] — LUTHER BURBANK

Im gesunden Herz erzeugt die vielfältige und komplexe emotionale Mischung, die wir täglich – im Kontakt mit unseren inneren und äußeren Welten – erleben, eine Reihe von nicht-linearen und sich ständig verändernden Herzfrequenzmustern. In diese fluktuierenden Mischungen und Muster sind Informationen eingebettet, eine beidseitige Kommunikation mit unserem Körper, unseren Lieben und der ganzen Welt. Je enger die Bandbreite des elektromagnetischen Spektrums, desto regelmäßiger das Schlagmuster des Herzens und umso weniger »herzlich« werden wir.

Herzkommunikation mit der Außenwelt

Biologische Felder bestehen, wie Renee Levi sagt, »aus Schwingungen, die organisiert sind, nicht-zufällig und über die Fähigkeit verfügen, selektiv zu reagieren, zu interagieren und sich innerlich wie auch mit anderen Feldern auszutauschen.«[106] »Unser Körper und unser Gehirn« bemerkt Joseph Chilton Pearce, »bilden ein feinmaschiges Netz kohärenter Frequenzen, das so organisiert ist, dass es andere Frequenzen zu übersetzen vermag, und das eingebettet ist in eine verschachtelte Hierarchie universaler Frequenzen.«[107]

Lebende Organismen, einschließlich der Menschen, tauschen im Kontakt ihrer Felder elektromagnetische Energie aus, und diese überträgt Informationen, ähnlich wie Radiosender und -empfänger Musik übertragen. Wenn Menschen oder andere lebende Organismen miteinander in Berührung kommen, entsteht ein feinstofflicher, jedoch hochkomplexer Informationsaustausch. Verfeinerte Messverfahren zeigen, dass ein Energieaustausch zwischen Menschen stattfindet, der getragen ist vom elektromagnetischen Feld des Herzens, das zwar am stärksten ist bei konkreter Berührung und bis zu einem Abstand von 50 Zentimetern, jedoch noch in anderthalb Meter Abstand voneinander gemessen werden kann.

Allerdings ist unsere (technologische) Fähigkeit, elektromagnetische Strahlung zu messen, sehr grob. Elektromagnetische Signale eines lebenden Organismus setzen sich, genau wie Radiowellen, unbegrenzt nach außen fort.

Auf diese Weise wird Energie, mit darin verschlüsselten Informationen, von einem elektromagnetischen Feld in ein anderes übertragen. Als Reaktion auf die erhaltenen Informationen verändert das Herz seine Funktionsweise und codiert seine Reaktionen unablässig in seine Felder. Diese Antworten können wiederum die elektromagnetischen Felder aller lebenden Organismen verändern, mit denen das Herz in Kontakt steht – denn hier handelt es sich um einen lebendigen, sich ständig verändernden Dialog.

Das Herz erzeugt das stärkste elektromagnetische Feld des Körpers, und dieses Feld wird kohärenter, wenn sich das Bewusstsein vom Gehirn zum Herz bewegt. Diese Kohärenz trägt wesentlich zum Informationsaustausch bei, der beim Kontakt zwischen verschiedenen elektromagnetischen Feldern stattfindet. Je kohärenter das Feld, desto stärker ist der Informationsaustausch.

Ein kohärentes Herz beeinflusst nicht nur das Gehirnwellenmuster der Person, welche Kohärenz erreicht hat, sondern auch das irgendeiner Person, mit der sie in Kontakt kommt. Obwohl der direkte Hautkontakt die größte Wirkung auf die Gehirnfunktion erzielt, ruft bereits die bloße Nähe Veränderungen hervor. Das kohärente Herzfeld eines Senders ist nicht nur im Elektroenzephalogramm einer empfangenden Person messbar, sondern auch in deren gesamtem elektromagnetischen Feld.

Wenn Menschen sich berühren oder sich in unmittelbarer Nähe zueinander aufhalten, kommt es zu einer Übertragung der elektromagnetischen Energie ihrer Herzen und die beiden Felder beginnen, sich zu synchronisieren oder miteinander in Resonanz zu treten. Das Ergebnis ist eine kombinierte Welle, erzeugt durch eine Vereinigung der ursprünglichen Wellen. Diese kombinierte Welle hat die gleiche Frequenz wie die Originalwellen, aber eine höhere Amplitude. Ihre Kraft und ihre Tiefe haben zugenommen.

Das feststellbare Übertragungssignal fließt manchmal, aber nicht immer, in beide Richtungen; dies hängt vor allem vom

Kontext der Übertragung und der Ausrichtung des Senders ab. Wenn ein Mensch ein herzkohärentes Feld voller Fürsorge, Liebe und Aufmerksamkeit ausstrahlt, reagieren lebende Organismen auf die Informationen im Feld, indem sie ansprechbarer, offener, liebevoller, lebhafter werden und sich enger verbunden fühlen.

Wie wichtig mitfühlende Achtsamkeit im Zusammenhang mit Heilung ist, wird in sehr vielen Kulturen und medizinischen Berufen unterstrichen. Heilpraktiker, die im elektromagnetischen Feld ihrer Herzen bewusst Kohärenz herstellen, erzeugen ein Feld, das von anderen lebenden Systemen und ihrem biologischen Gewebe wahrgenommen werden kann. Dieses Feld wird dann vom Organismus, der es erkennt, verstärkt und genutzt, um sein biologisches Funktionieren zu verändern. Wenn diese liebevollen, durch die Praktizierenden generierten Felder von kranken Menschen wahrgenommen und (dadurch natürlich) verstärkt werden, erhöht sich die Wundheilungsrate, nehmen Schmerzen ab, ändert sich der Hämoglobinspiegel, verändert sich die DNA und stellen sich neue psychologische Zustände ein.

Die Ergebnisse hängen also von der Gemütsverfassung der heilenden Person ab. Vor allem sollte der Absicht der heilenden Person größte Bedeutung beigemessen werden. Je fürsorglicher die praktizierende Person eingestellt ist, desto größere Kohärenz wird ihr elektromagnetisches Feld aufweisen und desto besser wird die Heilung sein.

Wenn wir umsorgt werden oder uns liebevoll um andere kümmern, setzt das Herz eine ganz andere Kaskade von Hormon- und Neurotransmitter-Substanzen frei als unter weniger zuversichtlichen Umständen. Sich zu verlieben, verursacht eine Ausdehnung des Herzens, eine Flut von DHEA und Testosteron im Herz und im ganzen Körper sowie einen verstärkten Fluss weiterer Hormone wie Dopamin, die allesamt die Hormonausschüttung in den Nebennieren, im Hypothalamus und in der Hypophyse beeinflussen. Außerdem wird mehr Immunglobulin A freigesetzt, was die Gesundheit und die Immunkräfte der Schleimhautsysteme im ganzen Körper anregt.

Auch die Empfänglichkeit des Adressaten gegenüber dem Herzfeld der behandelnden Person ist für das Ergebnis von Bedeutung. Je offener er oder sie für die entgegengebrachte liebende Achtsamkeit ist, desto mehr wird er oder sie sich mit dem externen elektromagnetischen Feld synchronisieren. Doch ist die »Eleganz« der behandelnden Person bei der Erzeugung und Ausrichtung ihres kohärenten elektromagnetischen Feldes in Richtung des Patienten wichtiger als dessen Empfänglichkeit. Darüber hinaus muss das von der behandelnden Person generierte Feld ständig angepasst werden.

Weil das elektromagnetische Feld des Herzens nicht-linear ist, können Heiler und Heilerinnen die Zusammensetzung des Feldes verändern, indem sie ihre Wahrnehmung des Patienten dauernd verändern. Beginnt die heilende Person, in Kohärenz zu gelangen, kommt es wenig überraschend zu einer Veränderung ihrer eigenen kortikalen Funktion. An diesem Punkt verändert sich auch die persönliche Wahrnehmung erheblich. Die Erkenntnisweise der heilenden Person, schreibt Rollin McCraty, »verändert sich dramatisch«.[108] Diese veränderte Wahrnehmung ist von Natur aus äußerst empfindlich gegenüber der Beschaffenheit externer elektromagnetischer Felder und den darin enthaltenen Informationen. Mit zunehmender Übung einer vertieften Wahrnehmung vermag die behandelnde Person, diese hoch gezielt einzusetzen, um dem Patienten mehr Bedeutung aus seiner Innenwelt zu entlocken. Während sich das elektromagnetische Feld des Patienten im gesamten Prozessverlauf von Augenblick zu Augenblick verändert, kann die behandelnde Person die Art und Ausrichtung der von ihr ausgesendeten liebevollen Achtsamkeit anpassen und ihre Wirkung dadurch stark verfeinern. Weil das elektromagnetische Feld der Heilerin oder des Heilers derart persönlich gestaltet und darauf ausgerichtet ist, den einzigartigen Bedürfnissen und dem elektromagnetischen Feld des Patienten zu entsprechen, steigt dessen Sensibilität für den Prozess laufend. *Jede und jeder* kann und wird mit signifikanten Veränderungen des eigenen elektromagnetischen Feldes reagieren, wenn die Technik der behandelnden Person elegant genug ist.

(Wenn die behandelnde Person mit dem EKG oder dem EEG des kranken Menschen resoniert, kann ihr Herz dessen Krankheitsbilder – die Herzschlag- und EEG-Muster und so weiter – übernehmen. Selbstreflexion wird ihr dann die Krankheitsmuster des Patienten aufzeigen, und indem sie ihr eigenes Muster daraufhin in Richtung Gesundheit zurückverändert, kann die behandelnde Person die Prozessschritte bestimmen, die notwendig sind, um auch beim Patienten die Gesundheit wiederherzustellen. Aber darüber hinaus wird auch der Patient, wenn er in einem synchronen Zustand ist, dazu tendieren, dem im elektromagnetischen Feld der behandelnden Person eingebetteten Vorbild in Richtung Gesundheit »zu folgen«.)

Je besser Menschen sich daran gewöhnen, auf kohärente elektromagnetische Felder zu reagieren, die vom Herz einer behandelnden Person erzeugt werden, desto schneller werden sie in der Lage sein, auch physiologisch zu reagieren, wenn sie ein kohärentes elektromagnetisches Feld wahrnehmen. Je mehr Interaktion zwischen zwei lebenden Organismen herrscht und je stärker ihre Herzen gegenseitig geprägt werden, desto mehr Veränderungen finden in ihren elektromagnetischen Feldern statt und umso größere Veränderungen treten in der Herzfunktion auf. Weil dieses Element der Heilung in der konventionellen, technischen Medizin nahezu fehlt, sind Patienten und Patientinnen es nicht gewohnt, im Rahmen ihrer Heilung auf kohärente elektromagnetische Felder zu reagieren. Tatsächlich ist das elektromagnetische Feld der Mediziner und Medizinerinnen äußerst inkohärent, da sie ausgebildet wurden, ihr Gehirn unter Ausschluss ihres Herzens zu benutzen. Während ihres gesamten Heilungsprozesses in Krankenhäusern sind die Patienten in inkohärente elektromagnetische Felder eingetaucht, was schon an und für sich ein starker Grund für die Art von Resultaten ist, die unsere Krankenhäuser und Ärzte erzielen.

> Wir haben alle etwas von elektrischen und magnetischen Kräften in uns und üben wie der Magnet selber eine anziehende und abstoßende Gewalt aus, je nachdem wir mit etwas Gleichem oder Ungleichem in Berührung kommen.[109] —
> JOHANN WOLFGANG GOETHE

Über den Menschen hinaus

Herzzentrierte Kommunikation beschränkt sich nicht nur auf unseren Körper und andere Menschen. Das Herz nimmt durch sein elektromagnetisches Feld kontinuierlich elektromagnetische Muster aus seiner Umgebung wahr und arbeitet an der Entschlüsselung der darin eingebetteten Informationen. Störungen, die sich auf das dynamische Gleichgewicht des gesamten oszillierenden, selbstorganisierten Systems, das wir als unser Selbst begreifen, auswirken können, kommen nicht nur von innen, sondern auch von außen.

Die Tendenz, die neue Forschung ausschließlich auf die Wechselbeziehung elektromagnetischer Felder mit der inneren Gesundheit oder auf die Wechselwirkungen, die zwischen Menschen auftreten, zu konzentrieren, ist Ausdruck unseres *Anthropozentrismus.* Diese Verengung unseres Verständnisses von elektromagnetischen Feldern ist ein Paradebeispiel für unsere gewohnte Wertehierarchie, die den Menschen an die Spitze stellt, und für unsere Überzeugung, der Rest der Welt bestehe aus lauter Dingen, die zu unserem Gebrauch bestimmt seien – ein Spiegelbild unseres Glaubens, wir seien die wichtigsten Organismen auf dem Planeten und die einzigen, die Intelligenz und Seele besäßen. Aber alle lebenden Organismen produzieren elektromagnetische Felder, alle codieren Informationen und alle miteinander verschmolzenen elektromagnetischen Felder tauschen Informationen aus. Die Erde selbst ist ein lebender Organismus, der elektromagnetische Felder voller Informationen erzeugt. Von diesen werden wir beeinflusst, schon allein dadurch, dass wir auf dieser Erde leben. Viele periodische Rhythmen in unserem Körper sind eine Funktion unserer Resonanz mit den Schwingungen des elektromagnetischen Feldes der Erde. Zirkadianische Rhythmen sind die Reaktion lebender Organismen auf periodische elektromagnetische Schwankungen in der Umwelt.

Wenn alle äußeren Einflüsse unterbrochen werden (zum Beispiel indem Menschen sich ins Weltall oder in einen versigelten, abgeschlossenen Raum begeben), setzen sich die Rhythmen in unserem Körper fort, allerdings auf völlig andere Weise. Diese Rhythmen *werden tatsächlich* in allen lebenden Organismen intern erzeugt, aber ihre Periodizität – ihr Timing – wird durch die elektromagnetischen Feldern verändert, in die sie eingebettet sind.

> Wenn ein Mensch in eine Umgebung gebracht wird, in der es keine Zeithinweise gibt, verlängert sich der tägliche Aktivitätszyklus allmählich. Dies bedeutet, dass unser normaler 24-Stunden-Tag mit einer externen Resonanz unserer endo-

> genen zirkadianischen Generatoren zu tun hat. [...] Unsere Körpertemperatur und vegetativen Funktionen passen sich ebenfalls an, jedoch langsamer. Die biologische Bedeutung und Omnipräsenz der autogenen Rhythmik wurden bisher weitgehend unterschätzt. Solche Periodizitäten müssen als phylogenetischer Anpassungsmechanismus an die Zeitstruktur unserer Umwelt betrachtet werden, der genetisch aufrechterhalten wird.[110] — G. Siegel

Oszillierende externe elektromagnetische Felder können mit Herzzellen resonieren oder sich phasenkoppeln, sodass der Organismus, den wir als uns selbst kennen, sich mit diesen elektromagnetischen Feldern synchronisiert. Wir sind in der Tat hervorragend in der Lage, sehr schwache elektromagnetische Felder aus der Umwelt wahrzunehmen und von diesen beeinflusst zu werden.

> Es gibt hinsichtlich der Größenordnung einer Störung keine grundsätzlich untere Grenze, unter der eine solche nicht mehr fähig wäre, einen nicht-linearen Oszillator zu beeinflussen.[111] — Paul Gailey

Viele Reduktionisten tendieren zu einer *Mechanomorphisierung,* also dazu, auf die Welt um sie herum ihren Glauben zu projizieren, dass es keine Intelligenz in etwas anderem als dem Menschen gibt und dass das Leben nur das Ergebnis von mechanischen Kräften sei. Wenn dieser Schlag von Forscherinnen und Forschern die Natur untersucht, neigt er dazu, das zu sehen und zu finden, von dem er bereits glaubt, dass es da ist. Doch alles Leben strahlt elektromagnetische Felder ab; alles Leben hat in den fast vier Milliarden Jahren, in denen es auf dieser Erde existiert, in solchen Feldern gebadet. Diese elektromagnetischen Felder sind nicht bloß der unbewusste Ausdruck mechanischen Funktionierens. Lebende Organismen haben im langen Verlauf der Evolution gelernt, diese Felder als Kommunikationsmedium zu nutzen und absichtlich Informationen in sie einzufügen.

Der sich ständig vermischende Fluss von informationsgeladenen elektromagnetischen Feldern ist Teil der Kommunikationsdynamik unter lebenden Organismen innerhalb von Ökosystemen, ein Aspekt ihres koevolutionären Eingebundenseins. Elektromagnetische Felder braucht es nicht nur zur Stützung der Integrität des Organismus – zur Stärkung seiner physischen Struktur und, falls diese geschädigt ist, zu seiner Heilung –, sondern auch zur Abwehr feindlicher Organismen (wie etwa die unfreundlichen Abwehrfelder, die ein Kampfhund, auch ohne zu knurren, ausdrückt). Vielleicht noch wichtiger: Diese Felder werden genutzt, um kooperative Interaktionen zwischen Organismen innerhalb von Ökosystemen zu stärken. Aufgrund unseres Anthropozentrismus wird dies bei kleinen Organismengruppen deutlicher, beispielsweise bei Zellen innerhalb von Körpern oder bei Mitgliedern menschlicher Familien, deren verwobenen, liebevollen Bindungen die langfristige Vermischung von unterstützenden, kooperativen, koevolutionären elektromagnetischen Feldern darstellen, in die ständig komplexe Informationen eingebettet sind, die diese Verbindungen stärken sollen. Aber solche Familien und ihre Individuen sind eingehüllt in und treffen auf eine große Vielfalt solcher Felder, einschließlich der Felder von Pflanzen.

Wie alle lebenden Organismen erzeugen auch Pflanzen elektromagnetische Wellen und reagieren darauf. Und wie wir nutzen sie eine vielfältige interne elektromagnetische Kommunikation zur Heilung und für ihr normales physiologisches Funktionieren. Denn sie bestehen, so wie wir Menschen, aus Millionen und Abermillionen von Zellen. Weniger bekannt ist hingegen, dass Pflanzen ebenfalls sehr ausgeklügelte zentrale Nervensysteme besitzen.

> Die Leitungseigenschaften des Pflanzennervs sind in jeder Hinsicht denen des Tiernervs ähnlich.[112] — Jagadish Chandra Bose

Unter vielen Aspekten sind pflanzliche Nervensysteme annähernd so hoch entwickelt wie unsere eigenen und in einigen Pflanzen fast ebenso schnell in ihrem Wirken. Pflanzennervensysteme besitzen Synapsen, genau wie unser Gehirn, und sie produzieren und verwenden Neurotransmitter, die molekular identisch mit denen unserer Gehirne sind. Sie verwenden diese Neurotransmitter, um die Funktion ihres zentralen Nervensystems zu unterstützen, genau wie wir es tun.

Pflanzliche Nervensysteme erfüllen viele derselben Aufgaben wie die unsrigen – sie helfen, externe und interne Impulse zu verarbeiten, zu entschlüsseln und zu koordinieren, um die Funktionsfähigkeit des Organismus aufrechtzuerhalten. Und ein wesentlicher Bestandteil dieser Funktion ist ihr Erkennen von Signalen, ihr Entschlüsseln von deren Bedeutung sowie ihre »Formulierung« von Antworten darauf. Die bis heute vielleicht raffinierteste Erforschung des Nervensystems der Pflanzen unternahm der große indische Forscher Jagadish Chandra Bose. In seinem Buch *The Nervous Mechanism of Plants* kommentiert er:

> Es kann nicht mehr bezweifelt werden, dass Pflanzen, zumindest die Gefäßpflanzen, über ein klar definiertes Nervensystem verfügen.
>
> Wir haben aufgezeigt, dass die Erregung durch das Phloem [die »Rinde«] des Leitbündels verläuft, und dass die Leitung in diesem Gewebe experimentell mit den gleichen Mitteln modifiziert werden kann wie beim tierischen Nerv. Der durchgeleitete Stimulus kann daher mit Recht als »Nervenimpuls« und das Leitgewebe als »Nerv« bezeichnet werden.
>
> Darüber hinaus konnten wir demonstrieren, dass es, wie beim Tier, möglich ist, sensorische oder afferente [hinleitende] und motorische oder efferente [ableitende] Impulse zu unterscheiden und die Transformation der ersteren in die letzteren in einem Reflexbogen zu verfolgen. Diese Beobachtungen begründen die Vorstellung einer Art Nervenzentrum.[113]

Das Nervensystem von Pflanzen reagiert ebenso empfindlich auf elektromagnetische Felder wie das unsrige. Das muss so sein, weil sie bei der Photosynthese die elektromagnetische Energie der Sonne verwenden. Die Pflanzen entstanden als ein ökologischer Ausdruck der Erde insbesondere, um mit dem elektromagnetischen Spektrum zu arbeiten. Aber das Spektrum ihrer Empfindlichkeit reicht weit über das des sichtbaren Lichts hinaus. Tatsächlich können sie wie alle Organismen breitbandige elektromagnetische Signale erkennen und darauf reagieren.

> Selbst beim höchst entwickelten Tier finden wir keine Lebensreaktion, die nicht bereits im Leben der Pflanze vorgezeichnet wäre. [...] Es wird sich herausstellen, dass die

> Grenzen, die verwandte Phänomene zu trennen schienen, verschwinden und dass Pflanze und Tier als vielgestaltige Einheit in einem einzigen Ozean des Seins erscheinen. Bei diesem Anblick der Wahrheit wird das letzte Geheimnis der Dinge keineswegs an Bedeutung verlieren, sondern viel tiefer werden. [Denn] diese Sicht presst alle Selbstgenügsamkeit [aus dem Menschen] aus, alles, was ihn ahnungslos machte in Bezug auf den großen Puls, der im gesamten Universum schlägt.[114] — Jagadish Chandra Bose

Und wir sind, wie die Pflanzen, evolutionär darauf angelegt, solchen Feldern zu begegnen, so wie die Erzeuger dieser Felder dazu bestimmt sind, uns zu begegnen. Die in diesen Feldern eingebetteten Bedeutungen, die wir als Emotionen erleben, beeinflussen die Herzfrequenz, die hormonelle Kaskade, die Druckwellen und die neurochemische Aktivität. Gezielte Emotionen – mit Absicht nach außen gesendete, informative elektromagnetische Einbettungen – beeinflussen wiederum diese externen elektromagnetischen Felder. Durch eine solche gezielte Kommunikation und Wahrnehmung entsteht zwischen uns und der Welt ein lebendiger Dialog.

Dieser Austausch ist Teil dessen, was es bedeutet, Mensch zu sein, und ein Aspekt unserer Interaktion mit unserer Umwelt, seit wir aus dem lebendigen Feld dieses Planeten entstanden sind. Doch ohne ein flexibles Herz vermögen wir nicht, sie wahrzunehmen.

> Nur mit dem, der dort innehält, wo die Gerste steht, und gut zuhört, wird sie sprechen und ihm zuliebe erzählen, was der Mensch ist.[115] — Masanobu Fukuoka

Sensorisch von ihren theoretisch entwickelten Informationen abgekoppelt, sehen die Wissenschaftler ihrerseits keine Notwendigkeit, Bildungsreformen vorzuschlagen, um das von der Wissenschaft seit einem halben Jahrtausend tolerierte Missverständnis zu korrigieren.[116] — BUCKMINSTER FULLER

Das Herz bringt uns »authentische Kunde von unsichtbaren Dingen«.[117] — JAMES HILLMAN

Das Geheimnis des Lebens ist kein Problem, das es zu lösen, sondern eine Wirklichkeit, die es zu erfahren gilt.[118] — FRANK HERBERT

Dort, wo das mikroskopische Sehen versagt, müssen wir das Reich des Unsichtbaren weiter erforschen.[119] — JAGADISH CHANDRA BOSE

Kapitel 6

Das spirituelle Herz

Aisthesis (sinnliche Wahrnehmung)

Auch wenn die fünf vorangegangenen Kapitel eine gute Metapher ergeben, so sind sie eben nicht mehr als eine Metapher.

Dass sie eine Metapher sind, meine ich wortwörtlich, nicht metaphorisch.
Diese Art von Reduktionismus ist niemals wirklich.
Solche Metaphern sind lediglich eine Weise,
über etwas nachzudenken, das erlebt werden muss.

Das Wichtige ist nicht, dass das Herz eine komplizierte Pumpe ist und elektromagnetische Felder erzeugt, die andere Menschen spüren oder mittels derer wir kommunizieren können. Das Entscheidende ist, dass wir eingetaucht in lebendige Kommunikationsfelder existieren, die allesamt von Bedeutung durchdrungen sind, die von intelligenten Lebensformen erzeugt werden und die von dem Moment an von uns weg- und zu uns hinfließen, ab dem die Zellen unseres Körpers sich zu einzigartigen Identitäten selbst organisieren, die wir als uns selbst kennen.

Wir erfahren diese Mitteilungen nicht als Zeilen von Wörtern auf einer Seite, sondern als einen mehrwertigen, komplexen Austausch von Intentionalität, als Berührungen durch die lebendige Intelligenz von Lebensformen, mit denen wir verwandt sind. Sie sind der Austausch der *Qualitäten,* die den lebenden Organismen innewohnen, keine Quantitäten mechanischer Kräfte. Wir spüren, wie uns die Welt berührt, und diese Millionen einzigartiger Berührungen enthalten spezifische Bedeutungen, die uns aus dem Herzen der Welt gesendet werden wie auch aus den Herzen der Lebewesen, mit denen wir diese Welt bewohnen. Dieser Austausch verändert die Qualität unseres Lebens und erinnert uns daran, dass wir nie allein sind. Wir sind ein Organismus unter vielen, eine beseelte Form in einer Vielheit.

Die verspätete (und noch sehr zaghafte) moderne Erkenntnis des Herzens als einem Wahrnehmungsorgan ist beileibe nicht neu. Indem wir unser Bewusstsein in nur einem einzigen biologischen Oszillator, dem Gehirn, verortet haben, sind wir blind geworden für Wahrnehmungen, die den Menschen vertraut waren, seit sie aus dieser Erde hervorgingen. Durch die Entwicklung eines reduktionistischen Verständnisses der Welt haben wir den Kontakt mit dem Wesen der Erde und mit uns selbst verloren.

Wenn die Erde geht,
bleiben wir zurück,
Steine,
keine Pflanzen,
kein Grün,
einsame Kieselsteine,
verstreut
auf einer leeren Straße.

Die Griechen hatten ein Wort für die Fähigkeit des Herzens, die Bedeutung der Welt wahrzunehmen: *αἴσθησις*. »In der aristotelischen Psychologie«, so James Hillman, »ist das Organ der *aisthesis* das Herz. Zu ihm verlaufen Bahnen von allen Sinnesorganen. Dort ›entzündet‹ sich die Seele. Sein Denken ist von Natur aus ästhetisch und mit der Welt sinnlich verbunden.«[120] — *Aisthesis* bezeichnet den Augenblick, in dem sich ein Fluss von Lebenskraft, durchdrungen von Mitteilungen, von einem lebenden Organismus zu einem anderen bewegt. Das Wort bedeutet wörtlich »einatmen«. Es ist ein Aufnehmen der Welt, ein Einnehmen beseelter Mitteilungen, die den lebendigen Phänomenen in dieser Welt entspringen. Die alten Griechen wussten, dass dieser Moment des Erkennens normalerweise von einem Atemzug begleitet wird, von einem Einatmen. Etwas dringt von außen in uns ein, etwas mit ungeheurer Wirkung, etwas, das eine sofortige Inspiration bewirkt. Häufig fehlt es uns aber am entscheidenden Verständnis, dass auch die Welt gleichzeitig uns aufnimmt – wir werden genauso eingeatmet. Wenn wir dieses Teilen der Seelenessenz erleben, wird uns die direkte Erfahrung zuteil, dass wir nicht allein sind auf der Welt. Wir erfahren die Wahrheit, dass wir in einer Welt beseelter Phänomene leben, an der Seite zahlreicher Formen von Intelligenz und Bewusstheit, von denen wir vielen genügend am Herzen liegen, dass sie diesen intimen Austausch mit uns suchen.

Einst waren wir überzeugt, es gebe keine Intelligenz, keine lebendige Seelenkraft, in der Natur. Einst waren wir sicher, das Herz sei nicht mehr als eine Pumpe. Und so verloren wir den Kontakt zu unserem angeborenen Vermögen, uns der *aisthesis* zu widmen, die Berührung der lebendigen Welt zu spüren, die Bedeutung dieser Berührung zu interpretieren und im Gegenzug selbst eine Antwort zu senden.

Wissenschaftler haben sich auf eine besondere Form des Imperialismus eingelassen. Sie haben uns allen unser historisches Verständnis des Herzens als einem Organ der Wahrnehmung gestohlen und es durch ein mechanisches Herz und durch den Glauben ersetzt, dass das Gehirn das einzige des Denkens fähige Organ sei. Diese Kolonisation der Seele hatte weitreichende Auswirkungen.

> Der Mensch der Wissenschaft, der nicht nach Ausdruck, sondern bloß nach einer auszudrückenden Tatsache sucht, studiert die Natur als eine tote Sprache.[121] — Henry David Thoreau

Obschon wichtig, ist das Gehirn doch lediglich ein organischer Computer, nützlich für die Verarbeitung von Daten und als Clearingstelle für das Funktionieren des zentralen Nervensystems. Anders als das Herz mit seinen zusammenhängenden empathischen Wahrnehmungen, hat das Gehirn keine grundsätzliche moralische Natur. Das fortgesetzte Unterrichten von Kindern im Rahmen eines amoralischen Wahrnehmungssystems führt in deren Erwachsenenalter zu Verhaltensweisen, die einer moralischen Grundlage entbehren.

Thomas Huxley,
Darwins stärkster Verteidiger,
bemerkte,

dass »kein vernünftiger Mensch,
der über Kenntnis der Tatsachen verfügt,
glaubt, dass der Neger
dem Weißen ebenbürtig
oder gar überlegen ist.«[122]

Die Behauptung,
dass der Grad des vernünftigen »Denkens«
irgendeiner Spezies
deren Rang verdeutliche
auf der Leiter der evolutionären Hierarchie,
ist bloß ein Urteil
eines Organismus
(und bestimmter Personen)
mit einem Eigeninteresse an dem,
was entschieden wird.

Was macht
eine Kiefer
während der sechstausend Jahre
ihres Lebens?

Was macht
ein Blauwal
mit dem größten Gehirn
auf der Erde?

Die Wahrnehmungen der Welt durch das Gehirn sind von dem Organ gefärbt, das für die primäre Wahrnehmung eingesetzt wird. Aufgrund seiner inhärenten Linearität kann das Gehirn die Außenwelt nur auf eine lineare Weise wahrnehmen, als eine Ansammlung von außen liegenden, euklidischen Objekten.

> Nehmen wir einmal an, ein Wissenschaftler möchte die Natur verstehen. Er beginnt, indem er ein Blatt studiert, doch im Fortschreiten seiner Untersuchung bis zur Ebene der

> Moleküle, Atome und Elementarteilchen verliert er den Blick für das ursprüngliche Blatt.[123] — MASANOBU FUKUOKA

Das lineare Gehirn kann nichts Ganzes – oder Inneres – wahrnehmen. Und je mehr das Gehirn als primäres Wahrnehmungsorgan genutzt wird, desto stärker wird das Leben reduziert. Es wird dann bloß noch zu einem Ausdruck mechanischer Kräfte ohne Intelligenz oder Zweck, und jede Lebensform wird entsprechend ihrer Fähigkeit zu dieser Art der analytischen Verarbeitung beurteilt und bewertet. Descartes' berühmtes Diktum »Ich denke, also bin ich« bekräftigt auch das Gegenteil: Wenn du nicht denkst, bist du auch nicht.

> Was macht die Bildung so häufig? Sie macht einen gerade geschnittenen Wasserlauf aus einem freien, mäandernden Bach.[124] — HENRY DAVID THOREAU

Menschen, die intuitiv um die Bedeutung der Gefühle wissen und das Herz als Wahrnehmungsorgan nutzen, finden für diese uralte Erkenntnisweise wenig kulturelle Unterstützung. Ihre Beobachtungen werden routinemäßig verunglimpft, aber Nicht-Linear-Denkerinnen und -Denker haben jahrhundertelang versucht zu beweisen, dass es tatsächlich einen anderen Weg der Wahrnehmung der Welt gibt als den, den das Gehirn anbietet.

> Es gibt jetzt eine böse Art, in den Wissenschaften abstrus zu sein: Man entfernt sich vom gemeinen Sinne, ohne einen höhern aufzuschließen, transzendiert, phantasiert, fürchtet lebendiges Anschauen, und wenn man zuletzt ins Praktische will und muss, wird man auf einmal atomistisch und mechanisch.[125] — JOHANN WOLFGANG GOETHE

Aisthesis geschieht uns noch immer, obwohl nur wenige von uns bewusst verstehen, was da passiert. Sehen wir den Grand Canyon oder stoßen in einem Wald unerwartet auf einen wunderschönen, alten Baum, kommt es zu einem sofortigen Umdrehen, einem Anhalten und einem Atemzug, einem Einatmen, weil wir die Kraft der Sache spüren. Doch geschieht dies nicht allzu oft, jedenfalls nicht ständig, so wie es für die meisten Mitglieder unserer Spezies während des größten Teils unserer Zeit auf der Erde der Fall war. Denn solch eine Seelenteilung ist in einem mechanistischen Universum, das keine Seele besitzt, unmöglich. Die Seele eines Dings kann seine physische Form nicht verlassen und in uns eindringen, wenn es überhaupt keine Seele besitzt. Genauso wenig können wir, wenn nichts da ist, vom Einatmen der Welt »inspiriert« werden.

Dennoch bildete diese grundlegende Erfahrung – diese *aisthesis* – den Kern unserer menschlichen Beziehung zur Welt seit dem Beginn unseres evolutionären Ausdrucks aus der Erde. Wir sind dazu geschaffen, dies zu erfahren, uns der einzigartigen Identität jeder Sache bewusst zu sein, seiner eigenen besonderen *Jedheit.* Wir sind dazu gemacht, dass das Wesen jedes Dings in uns eingeht durch unsere Herzen, die darüber nachdenken, Erinnerungen daran speichern und mit ihm in Dialog treten.

> Je mehr wir wissen, desto mysteriöser wird es, dass wir dies können und doch auch irgendwie gar nichts wissen. Das wichtigste Merkmal dieses zutiefst geheimnisvollen Lebens überhaupt ist das Bewusstsein.[126] — BUCKMINSTER FULLER

Wie alle höheren menschlichen Fähigkeiten braucht auch das Forschen und Experimentieren mit den Wahrnehmungskapazitäten des Herzens Jahre, bis es ausgereift ist, genauso wie es Jahre dauert, eine Sprache fließend sprechen zu lernen. Weil es uns während unserer langen Schulzeit unglücklicherweise abtrainiert wurde, unser Herz als wahrnehmendes, denkendes Organ zu benutzen, ist dies im späteren Leben, wenn wir zu versuchen beginnen, diese Fähigkeit zu nutzen, oft ein mühsames, ungeschicktes Unterfangen. Unser Herzensverstand arbeitet noch auf einem Niveau eines sechsjährigen Kindes, während unser Geistesverstand ihm absurd weit voraus ist.

Aber die Welt um uns herum besitzt eine große Kraft, die nicht verschwunden ist, nur weil wir sie nicht mehr bemerken. Die Fähigkeit zur herzzentrierten Erkenntnis wieder neu zu entwickeln, kann jeder und jedem von uns helfen, die persönliche Wahrnehmung der lebendigen und heiligen Intelligenz in der Welt, in jedem einzelnen Ding, zurückzugewinnen. Dies versetzt uns aus einer rationalen Orientierung in einem toten, mechanischen Universum in eine Ausrichtung, in der die einzigartigen Wahrnehmungen des Herzens Beachtung finden und gestärkt werden, in eine tiefe Erfahrung der lebendigen Seelenfülle der Welt. Mit der Intensivierung dieses Prozesses stärkt er unsere spirituelle Sensibilität und hilft uns, ein tieferes Verständnis unserer eigenen Heiligkeit zu erlangen. Im Verlauf dieser Reklamation unseres Vermögens, mit dem Herzen *zu fühlen und zu denken,* kommt es oft zu einer Periode, in der das Narbengewebe, das den Großteil unseres Herzens überwachsen hat, langsam abgestreift wird. Dies erlaubt es dem Herzen, wieder beweglich zu werden, sodass wir es wieder als Organ der Wahrnehmung nutzen können.

Der Gebrauch unseres Herzens als Wahrnehmungs- und Kommunikationsorgan, um uns wieder untrennbar in das Lebensnetz der Erde zu verweben, um Erkenntnis aus dem Herzen der Welt zu sammeln und um uns zu helfen, ein ganzheitliches und erfülltes Leben zu leben und zu werden, was wir sein sollen – davon handelt der Rest dieses Buches.

> Der kleine Rubin, den jeder will, ist auf die Straße gefallen.
> Manche denken, er liege östlich von uns, andere, er liege westlich.
>
> Einige meinen: »unter frühgeschichtlichen Erdgesteinen«,
> andere: »in den tiefen Gewässern«.
>
> Kabirs Instinkt sagte ihm, er liege im Inneren und was er Wert sei,
> und sorgfältig wickelte er ihn ein in das Gewand seines Herzens.[127] — KABIR

Es gibt einen Ort
im ganzen Universum,
der nur für dich gemacht ist.
Und er liegt genau dort,
wo deine Füße stehen.

Diastole

Erkenntnis sammeln aus dem Herzen der Welt

Das Herz sieht immer, bevor der Kopf sehen kann.[128] — THOMAS CARLYLE

Wir müssen ein Gespür für den Organismus haben.[129] — BARBARA MCCLINTOCK

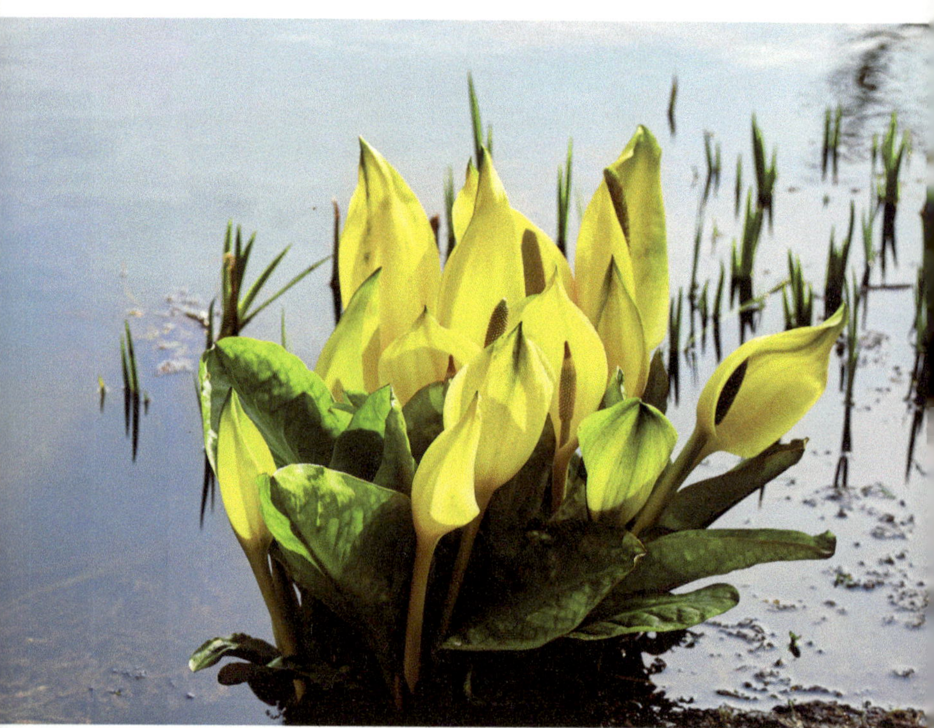

Amerikanischer Stinktierkohl. Quelle: Adobe Stock

Prolog zur zweiten Hälfte

Wenn wir tief hineinwandern in Feuchtmoore und Schattenwälder, finden wir Amerikanischen Stinktierkohl. Diese Pflanzengattung gehört zu einer alten Welt, einer Welt, die schon alt war, lange bevor Menschen auf ihr gingen, redeten oder atmeten. Wir müssen Stiefel und grobe Kleidung tragen, wenn wir nach dieser Pflanze suchen. Stinktierkohl ist kein Gewächs für weiße Hemden, keine Pflanze für die Heiklen.

Dieses Mal werden wir uns schmutzig machen.

Die Bäume in solchen Feuchtgebieten stehen moosbewachsen, mit furchigen Rinden und zerklüftetem Geäst, metertief in nasser Erde und Wassertümpeln. Schwer beschattet ihr Baldachin die Ruhe. Die Pflanzen hier mögen keine helle Sonne. Sie lieben es feucht und dunkel und still.

Wir betreten die tiefer werdende Finsternis im Bewusstsein, dass wir hier in eine andere Welt eingehen. Je weiter wir uns vom Rand aus in das Feuchtgebiet hineinbewegen, desto weiter reisen wir zurück in eine Zeit, als sich noch Schachtelhalme über das Land erhoben.

Wenn wir etwas Glück haben, finden wir dann Stinktierkohl, dessen Blätter sich aus der Feuchtigkeit, in der er wächst, nach oben ranken. Die Weiher, in denen er lebt, sind keine stehenden Gewässer. Ständig in Bewegung, durchdringt das Wasser alles. Eine dünne Schicht lebendiger Nässe glänzt auf den Oberflächen der Pflanzen.

Seine Blätter bemerken wir sofort. Grün. Ein Dunkelgrün mit helleren, auf der Blattoberseite verschmelzenden Schattierungen. Seine Blüte, von einem Hochblatt schützend umhüllt, ist groß und gelb, ein knorriger maisartiger Kolben, wenn er Samen trägt.

So oder so ähnlich.

Die Pflanze und ihre Blüte bieten eine Art weiter Rückblick in eine Zeit, in der Dinosaurier das Land beherrschten. Wo Stinktierkohl wächst, ist es still. Der Geist wird ruhiger, wenn er sich der Pflanze nähert, ruhiger noch als die Stille, die aus dem Wald aufsteigt, der uns umgibt. Wir nähern uns ihr langsam, ehrfürchtig, und wenn wir uns neben ihr niederknien, durchnässt der schlammige, wässrige Boden unsere Hose. Wasser und Schlamm beginnen sogleich mit ihrem Werk an jedem, der dieses Arzneimittel aufsucht.

Eingesenkt in uralte Dinge, braucht sie eine Weile, um für unsere Gegenwart zu erwachen. Doch wir bleiben bei ihr und bitten sie um Hilfe, um ihre Bereitschaft, als Medizin mit uns zu kommen. Stinktierkohl ist nicht wie andere Pflanzen, die Medizinsuchende ernten. Wenn wir die Schaufel zur Hand nehmen und zu graben beginnen, widersetzt sich die Pflanze unserem Geradeheraus. Wir müssen neben ihr graben, nicht *unter* ihr. Ein Rundgraben ist der richtige Ansatz.

Wenn wir das Schaufelblatt unter die Pflanze stoßen…

Jeder macht dies einmal.

… und nach unten drücken, um zu versuchen, die Pflanze auf diese Art hochzuheben, versinken Schaufel und wir selbst tiefer im Sumpf. Die Pflanze bleibt fest, unbewegt von unserem inständigen Bitten. Also heben wir einen Graben aus.

So schnell wir auch schaufeln mögen, der Graben füllt sich mit Wasser. Und die Wurzeln der Pflanze reichen nicht bloß eine Schaufelbreite tief…

Sie macht es uns nicht leicht.

… sondern eineinhalb. Also müssen wir weitergraben im schlammigen Wasser und versuchen, die Schaufel durch die verworrenen Wurzeln hindurchzukriegen, die den Boden in all diesen Feuchtgebieten durchziehen. Die Wurzeln dieser Pflanzengemeinschaften sind ineinander verflochten wie die Schattenwälder in die uralten Weiher.

Doch wir fahren fort, und die Schaufel gleitet hinein. Der vollgesogene Boden macht ein schlürfendes Geräusch, wenn wir ihn aus dem Grund nach oben heben. Der Schlamm zieht wie Leim an der Schaufel, hält sie fest, widersetzt sich jedem Versuch, hoch- und herausgezogen zu werden. Nasses Land widersetzt sich jeder Entfernung seines Bodens. Doch wir machen weiter.

Schließlich, wenn der Boden dann endlich nachgibt und loslässt, kommt der schlammige Klumpen aus Erde und Wasser mit einem langen, langsamen Schlürfen ans Licht. Die Last wiegt schwer, wenn wir ihn zur Seite hieven. Wir drehen die Schaufel und der Schlamm fällt mit einem schweren Plumps zu Boden. Dann wenden wir uns zum Graben zurück und stoßen die Schaufel erneut in das Wasserloch.

Sobald der Graben, auf eineinhalb Schaufelbreiten vertieft, die Pflanze ganz umringt, müssen wir die Schaufel weglegen. Nun sollten wir wirklich in das Erlebnis *eintauchen,* denn nur Hände können jetzt die weitere Arbeit verrichten.

Wir legen die Schaufel beiseite, knien uns in den Schlamm und greifen mit beiden Händen in den Graben. Das modrige Wasser gleitet unsere Unterarme hoch. Wir müssen mit den Fingern fühlen, sie in die nasse Erde unter der Pflanze winden. Die Wurzeln kräuseln sich aus einer beinahe unzureichend kleinen, in der Mitte liegenden Zwiebel hervor, jede von ihnen hat die Größe eines Regenwurms. Sie sind ebenso segmentiert und halten sich fest wie Würmer. Sie können nicht herausgezogen werden, denn sie halten genauso stark dagegen – beantworten unser Ziehen Zug um Zug. Also sondieren wir sie heraus, eine nach der anderen. Wir lockern sie aus der nassen Erde, entfernen den Schlamm um sie herum.

Die Pflanze ist riesig, fast einen Meter hoch, und breitet ihre wuchtigen Blätter in einem ebenso großen Durchmesser rund um ihre Mitte aus. Also arbeiten wir um sie herum. Erst auf Händen und Knien, dann im Sitzen, fast schon liegen wir im Sumpf. Was genau vor sich geht, können wir kaum erkennen; das schlammige Wasser hat den Graben vollständig gefüllt. Alles muss durch Berührung geschehen. Aber endlich...

Endlich!

... ist die letzte Wurzel gefunden und aus dem Boden gelöst, und wir fassen die Pflanze am Stiel direkt unter der Stelle, wo sich die Blätter auszubreiten beginnen. Wir heben sie aus dem Loch heraus. Die Wurzeln sind mit Schlamm bedeckt und schwer auszumachen. Doch das Loch hat sich sofort mit schlammigem Wasser gefüllt und so tauchen wir die Pflanze in den Weiher. Schnell hinein und wieder heraus. Das wiederholen wir zwei- vielleicht dreimal. Der meiste Schlamm wird dabei abgewaschen. Dann können wir sie sehen.

Die Wurzel ist riesig und die Wurzelfasern wie das Haar der Medusa: ein gekräuselter, sich bewegender Satz Ranken, die sich aus dem Boden der Pflanze winden. Es scheint beinahe, als *seien* sie die Pflanze. Unsere ganze Aufmerksamkeit richtet sich auf sie. Fast möchten wir die Pflanze auf den Kopf stellen, als wären die Wurzeln der Kopf, die Blätter die Wurzel. Schließlich tun wir genau dies. Wir haben das Gefühl, ein uraltes Wesen zu betrachten, und finden uns in einer ehrwürdigen Geschichte wieder, deren Erzählung schon vor langer Zeit begonnen hat.

Die Wurzeln sind dick, segmentiert, schleimig und weiß mit einem Gelbstich an der Oberfläche. *Uralt* und voller lebendiger Kraft, ein tief verwurzeltes Leben. Als hätten die Wurzelfasern viel tiefer hinabgereicht als ihre Länge, als hätten sie eine archaische Kraft aus tieferen Schichten der Erde gezogen, als Menschen je hinuntergelangen. Als ob unermesslich alte Berge unter der Erde gewachsen wären, deren Kraft ihren Weg in diese Wurzeln fand, in diese Pflanze.

Wenn wir uns die Wurzeln betrachten, spüren wir, dass etwas Seltsames mit unserem Gehirn geschieht. Ein älterer Teil, ein uralter reptilischer wird zum Leben erweckt. Wir spüren eine Bewegung tief in unserem Gehirn. Ein eidechsenschuppiges Wesen, riesig und dunkel, mit lidlosen, starren Augen, dreht sich um. Verlagert sein Gewicht. Blinzelt uns an.

Und dann sehen wir vor unseren Augen die Pflanze eingebettet in feuchtes Sumpfland, dessen äußersten Grenzen an Klarheit verlieren, blass und dünn werden und entschwinden. Und wir sehen einen Schwall schlechten Geruchs, der sich aus dem Boden nach oben durch die Pflanze bewegt, hinaus in die Luft der Welt. Als sei die Pflanze ein lebendiger Kanal, durch den die Erde atmet und sich von Abgestandenem befreit.

Dann verändert sich der Anblick, und von einem höheren Standort aus sehen wir, wie die Lachse von ihrer langen Reise hinaus ins Meer zurückkehren und wieder zum Lebensstrom finden, in dem sie geboren wurden. Und diese Pflanzen, von ihrem Hochblatt schützend umhüllte Wächter, stehen an den Ufern uralter Flüsse, beobachten all dies und heißen sie zu Hause willkommen.

Dann wird uns bewusst, dass wir schon eine Weile hier sitzen und die Pflanze betrachten, ohne bemerkt zu haben, wie die Zeit verging. Es ist, als hätte die Zeit selbst angehalten. Und wir merken, wie außergewöhnlich ruhig wir atmen. Nicht tief. Nicht flach. Aber leicht und ganz. Unsere Lungen scheinen nicht getrennt zu sein vom Rest, sondern lediglich eine Verlängerung der Atmosphäre, die sich leicht füllt und entleert. Jeder Winkel von ihnen nimmt das Leben aus der Welt auf, in die sie eingebettet sind. Sie scheinen, eingeschmiegt in die Atmosphäre, zu ruhen.

Wenn wir allmählich aus der Trance aufwachen, in die wir gefallen sind, nehmen wir wieder die Farben um uns herum wahr. Sie sind nun lebendiger. Irgendwie gesteigerter. Tiefer. Leuchtender.

Als Nächstes kommen die Geräusche zurück. Die gedämpften Klänge des Lebens in uralten Feuchtgebieten. Sie knistern lebendig, als ob das Leben entlang von Klangströmen fließt, in uns eindringt, uns berührt. Sie holen uns ein. Unser ganzer Körper fühlt sich jetzt lebendig an, aufgeregt durch die Berührung von Licht und Klang.

Danach kommen die Gerüche wieder. Unsere Lungen atmen tief ein und nehmen sie auf. Und während sie in uns fließen, finden sie in unseren tiefsten inneren Winkeln ihre Abnehmer. Beinahe als seien sie Nahrung. Wir können fühlen, wie sie in uns eindringen, als ob unsere Zellen die Gerüche äßen, als ob sie aus ihnen Leben schöpften.

Unser ganzes Wesen ruht nun leicht an diesem *Ort,* an dem wir uns hier befinden. Es fühlt sich alles richtig an, und wir fragen uns, wie wir jemals vergessen, jemals den Kontakt verlieren konnten zu dieser Art des Seins, zu dieser Lebensweise. Wir betrachten uns die Pflanze noch einmal und *spüren* die Kraft ihrer Medizin, der

Medizin, die eben erst in uns eingedrungen ist und uns verwandelt hat.

Dann seufzen wir, unterbrechen unseren Zustand, schütteln uns und atmen normal durch. Wir nehmen nun die Schere und schneiden die Blätter von der Wurzel ab. Wir legen sie ins Loch zurück und den samenbeladenen Blütenstiel darunter. Und mit einem leichten Gefühl des Bedauerns über die zurückgelassene Schönheit (denn bald schon werden die leuchtenden Blätter braun werden und ihre Lebendigkeit verlieren) packen wir die Schaufel und die Schere in unseren Rucksack und machen uns auf den Weg hinaus aus dem Wald.

Wir stellen die Pflanze auf unseren Kräutertisch und lassen sie trocknen, wobei wir sie jeden Tag überprüfen. Es dauert eine Weile, bis sie vollständig getrocknet ist; die Wurzeln bleiben flexibel, biegsam, *klebrig*. Doch schließlich trocknen sie, und wir nehmen ein Stück von der Wurzel und zermahlen es zu einem feinen Pulver.

Beim Abheben des Deckels vom Mahlwerk steigt ein feiner Pulvernebel auf. Eine leichte, weiße, über den Rand des Mahlwerks hinauswabernde Staubwolke schlängelt sich unter die Ränder des Deckels in unserer Hand.

Wir beugen uns leicht vor, halten unsere Nase in diese Wolke aus Pulver...

in diese Pflanzenwolke

... und atmen sie ein. Minuten später wird uns bewusst, dass wir uns nicht bewegt haben. Wir werden festgehalten, schweben in der Zeit. Eine große Ruhe hat sich in unserem Körper ausgebreitet, und wir fühlen uns *abgestimmt* auf die Welt. Unsere Atmung ist tief und ruhig und sehr, sehr leicht.

Wir nehmen das Wurzelpulver und geben es in etwas Alkohol und Wasser, um eine Tinktur herzustellen. Jeden Tag besuchen wir sie, reden mit ihr, senden unsere Fürsorglichkeit hinein und schütteln das Fläschchen, um sie gut zu mischen. In ein paar Wochen ist sie fertig und wir sind bereit, den Korken wieder abzunehmen. Wir können die Tinktur durch das klare Glas der Flasche sehen. Sie ist von einer durchscheinenden lebendigen Bräune...

So oder so ähnlich.

... mit goldenen Reflexen. Wir gießen die Flüssigkeit ab und drücken die breiige, feuchte Masse, um den Rest herauszuholen. Dann gießen wir alles in eine braune Flasche und stellen sie aus der Sonne.

Beim Befüllen einer Pipette zieht sich ein langer, dünner Faden Tinktur mit empor, bevor er loslässt, wie ein flüssiges Gummiband, um sanft wieder zurückzufallen in die Flasche. Der Geschmack ist leicht süßlich, erdig, *luftig.* Die Tinktur ist schleimig und bedeckt sanft unsere Zunge. Sie bewegt sich durch deren Schleimhäute und unser Atem wird tiefer; eine wilde, kraftvolle Freude rauscht durch unseren Körper. Es fühlt sich an, als könnten wir kilometerweit laufen, ohne kurzatmig zu werden, ohne dass unsere Lunge am Ende wie ein Blasebalg flattert.

Dann kleben wir ein Etikett mit der Aufschrift »Stinktierkohl« auf die Flasche im Wissen, dass es nichts von der lebendigen Wirklichkeit der Pflanze einfängt. Aber in uns bleibt der *Name* der Pflanze, und wir können ihn jederzeit abrufen und aussprechen... wenn auch nicht in Worten.

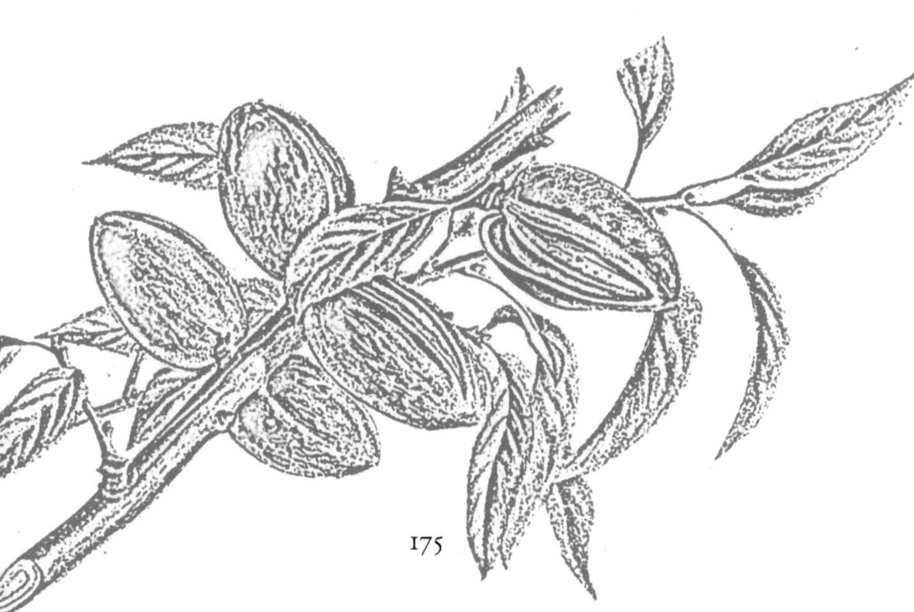

Die Natur ist ein Tempel, dessen lebenden Säulen
Zuzeiten verwirrende Worte entweichen;
Der Mensch durchstreift dort Wälder von Symbolen,
die ihn mit vertrauten Blicken betrachten.

Langen Echos gleich, die sich in der Ferne vermengen
In einer dämmernden tiefgründigen Einheit,
Weit wie die Nacht und die Helligkeit,
Antworten sich Düfte, Farben und Klänge.

Duftend so frisch wie die Haut von Kindern,
Süßlich wie Oboengesang, grün wie frische Wiesen
– und anderes, verdorben, üppig, triumphierend –,

Sich ausbreitend wie alles Grenzenlose,
Wie Amber, Moschus, Harz und Weihrauch,
Die singen von den Reisen des Geistes und der Sinne.[130]
— Charles Baudelaire

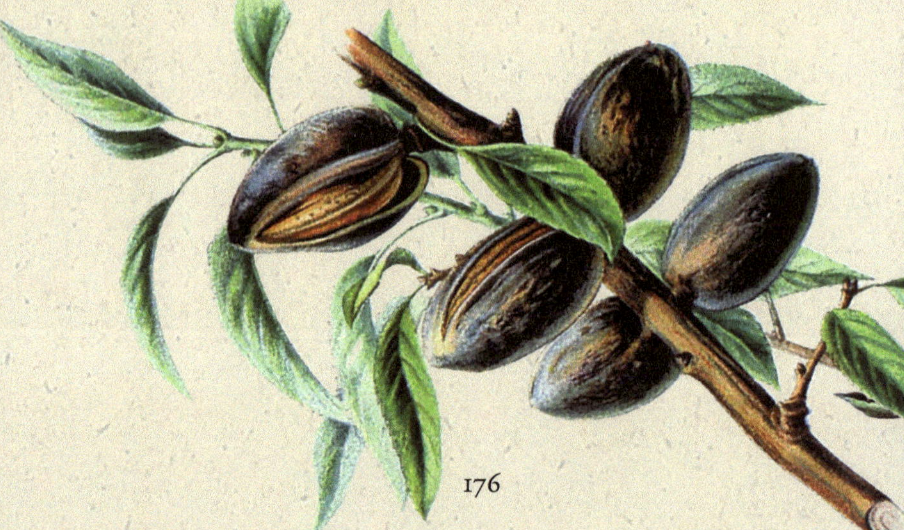

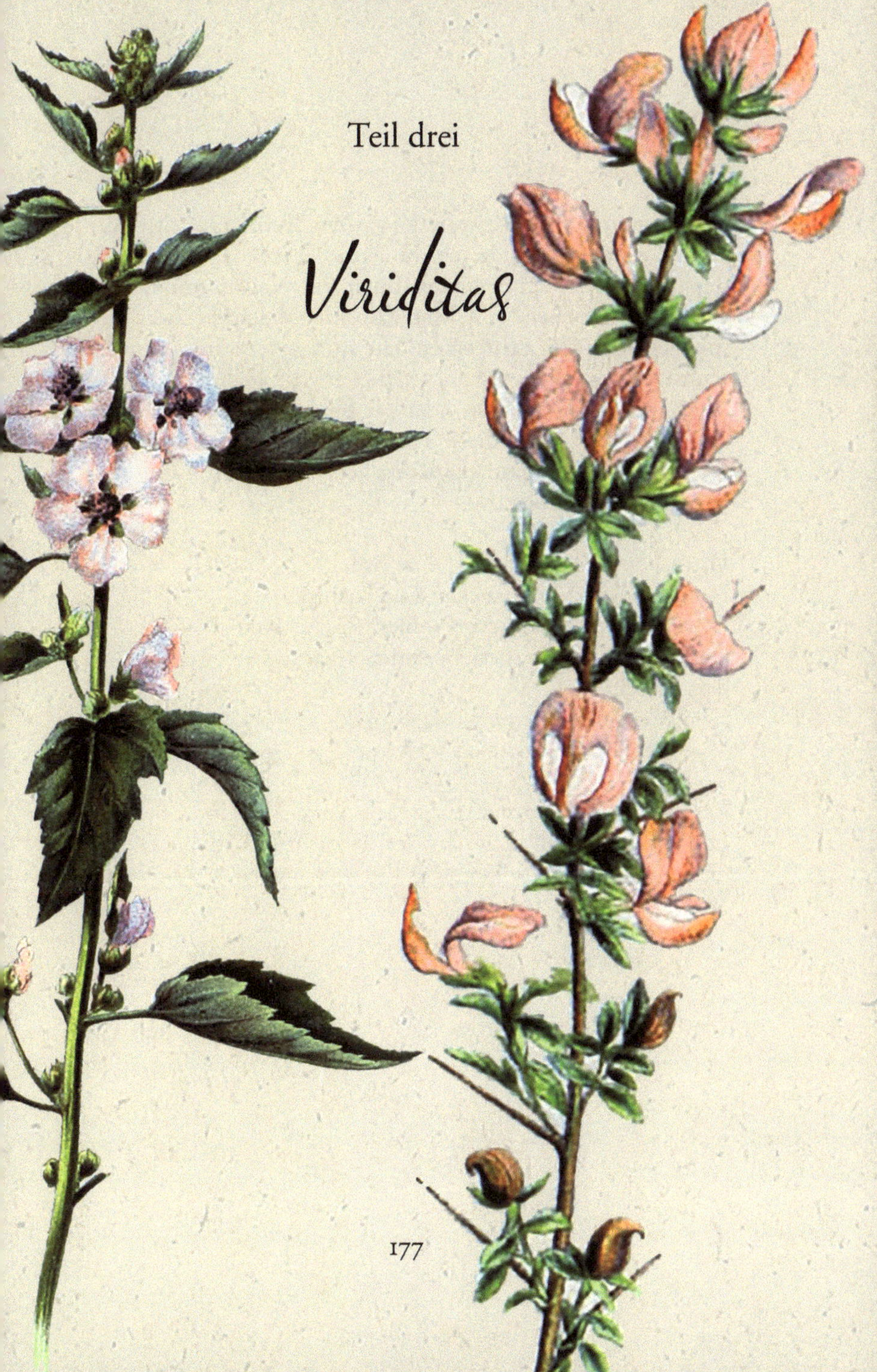

Teil drei

Viriditas

Ich stellte mir vor: Wenn in der ganzen Welt kein Lehrer der Arznei wäre, wo würde ich die Kunst lernen? Nirgends anders[wo] als in dem offenen Buch der Natur, mit Gottes Finger geschrieben. [...] Man lästert und schreit zwar von mir, ich sei nicht zur rechten Tür zu den Geheimnissen der Kunst eingegangen. Allein welches ist die rechte? Galenus, Avicenna, Mesue, Rhasis oder die offene Natur? Ich glaube das Letztere. Durch diese Tür ging ich ein; das Licht der Natur, und kein Apothekerlämpchen leuchtete mir auf dem Wege.[131] — PARACELSUS

Oh, ich verstehe! Du warst eine Brücke.
Nun, das ist schön, Brücken sind wichtig.
Aber weißt du, das einzig Problematische daran,
eine Brücke zu sein, besteht darin,
dass du selbst,
sie niemals überqueren wirst.[132]
— NAN DEGROVE

Lass dich nicht entmutigen, mach weiter. Es gibt Göttliche Dinge, gut umhüllt. Ich schwöre dir, es gibt Göttliche Dinge, die schöner sind, als Worte zu sagen vermögen.[133] — WALT WHITMAN

Kapitel 7

Die Tür zur Natur

Wenn wir mit Pflanzen kommunizieren wollen, müssen wir uns am Anfang fragen, in welcher Lage sich eine Pflanze befindet. *Wie* fühlen wir diese Situation überhaupt? Empfinden wir diese Pflanze dort, dicht neben unserer Hand, als unseresgleichen? Wenn wir nicht das Gefühl haben, dass sie uns mindestens ebenso wichtig ist wie ein Mensch (noch besser wäre, wir würden verstehen, dass sie uns überlegen ist), dann bin ich mir nicht sicher, ob sie mit uns sprechen möchte.

Lass uns mal postulieren...

bloß um der Debatte willen

... dass Frauen den Männern nicht ebenbürtig seien...

weil sie nicht so gut denken.

Na dann mal los. Geh und rede mit einer Frau. Mal schauen, wie gut du dich schlägst.

Einige von uns haben eine gute Erziehung genossen, andere eine weniger gute. Doch wir alle haben gelernt, zu Pflanzen unhöflich zu sein. (Wie viel Intelligenz braucht es denn, wie Larry Niven [der Autor der Ringwelt-Science-Fiction-Trilogie] sagte, um sich an eine Karotte heranzuschleichen?) Es ist also kein Wunder, dass sie nur noch so selten mit uns sprechen...

Und was ist mit Psilocybin?

... oder dass die einzigen, die wir hören können, psychotrop oder nachdrücklich invasiv sind, wie etwa die Kudzu (die Lautstarken!). Das Kultivieren einer feinen Wahrnehmung lässt uns auch die Stillen hören, diejenigen, deren Behandlung am subtilsten wirkt. Die Höflichen. Diejenigen, die abwarten, was wir zu sagen haben, bevor sie antworten.

Der erste Schritt, um mit Pflanzen sprechen zu lernen, besteht im Pflegen von Höflichkeit und im Begreifen, dass die Kiefern, die seit siebenhundert Millionen Jahren hier sind, wohl schon irgendetwas getan haben müssen, bevor wir vor gerade mal einer Million Jahren auf der Bühne erschienen,

abgesehen von ihrem Erstreben unseres Daseins.

Der erste Schritt besteht im Respekt vor unseren Stammesältesten.

Kiefern wissen viel mehr, als wir jemals wissen werden, übers Kiefersein und darüber, was Kiefern tun. Der ganze Unsinn, den wir in der Schule gelernt haben, insbesondere über Botanik, muss verschwinden. Beim (Um-)Ordnen von Pflanzen ist die Stimme von Carl von Linné dermaßen *laut* geworden, dass sie jeden anderen Klang übertönt.

Und dennoch sage ich gerne »Pinus«.

Heute lernen wir eine andere Art von Sprache, und wir sollten dem Wort gegenüber misstrauisch sein. Wörter sind die Domäne des linearen Verstandes; nur das Herz kann die Sprache der Pflanzen hören. Und Worte töten die Wahrnehmungen des Herzens.

> Jedoch wie schwer ist es, das Zeichen nicht an die Stelle der Sache zu setzen, das Wesen immer lebendig vor sich zu haben und es nicht durch das Wort zu töten.[134] — JOHANN WOLFGANG GOETHE

Dieses Verlernen ist schwierig und braucht Jahre. Jahrzehntelang werden wir die verstreuten Seiten leblosen Lernens auf unserem Weg hinter uns lassen. Der erste Schritt ist, je nachdem, wie wir veranlagt sind, einfach oder schwer. Einfach, wenn wir eine Ader dafür besitzen; schwer, wenn wir keine Ahnung haben, worüber hier gesprochen wird. (Neocortex-Freaks werden sagen, all das sei blanker Unsinn.)

Es geht hier nicht darum, Pflanzen beherrschbar zu machen, sondern sie *sichtbar* werden zu lassen. Und nur Vogelfreie können Pflanzen wirklich sehen.

»Die Natur ist«, wie Henry David Thoreau so gut verstand, »eine Prärie für die Gesetzlosen.«[135] Wer in die Natur hinausgeht, wird zwingenderweise *unzivilisiert.* Thoreau war belesen. Er wusste, dass das Wort »zivilisiert« vom Lateinischen *civilis* stammt, was »unter dem Gesetz« und »ordentlich« bedeutet.

Ach, sein kleiner Spaß!

Civilis stammt seinerseits von einem älteren lateinischen Wort ab: *civis,* »jemand, die oder der in einer Stadt lebt«, eine »Bürgerin«, ein »Bürger«. Wer in die Wildnis geht, in die nicht urbar gemachte Natur, steht nicht mehr unter dem (willkürlichen) menschlichen Gesetz, sondern unter dem allumfassenden, unvermeidlichen Naturgesetz. Diese Menschen verlassen das von Menschen gemachte Gesetz. Sie sind keine Bürger mehr, sie sind nicht ordentlich, sie sind nicht *zivilisiert* – sie sind Gesetzlose. Wenn wir die Wildnis betreten, geschieht etwas mit uns, etwas, das die Zivilisation nicht schätzt. (Deshalb roder die Letztere die Erstere.)

> Ich fürchte mich vor den Städten. Aber man darf sie nicht verlassen. Wagt man sich zu weit hinaus, stößt man auf den Bannkreis der Vegetation. Die Vegetation ist kilometerweit an die Städte herangekrochen. Und sie wartet. Sobald die Stadt gestorben ist, wird die Vegetation in sie einfallen, ihre Steine überwuchern, sie ergreifen, sie filzen, sie mit ihren langen dunklen Klauen zum Platzen bringen; sie wird die Löcher zuschütten und alles mit ihren grünen Pfoten verhängen.[136]
> — JEAN-PAUL SARTRE

Geordnete Regelmäßigkeit verschwindet in der Wildnis, und auch Menschen, die zu lange in der Wildnis leben, verlieren ihre Gleichförmigkeit und ihre Ordentlichkeit,

ihre Bereitschaft, geregelt zu werden.

Unser Unbehagen mit der ungeordneten Nicht-Linearität, unser ängstliches Verlangen, so *regelmäßig* und glatt rasiert zu sein, hat ein Gegenmittel: die grüne, lebendige Intelligenz der Pflanzen:

Viriditas

Es darf uns nichts ausmachen, die grünen Pfoten der Natur auf uns zu spüren. Nur wenn wir in die Natur hineingehen, werden wir entdecken, dass es keine Pfoten sind, sondern etwas völlig anderes. Doch dazu müssen wir ganz eintauchen. Es gibt im *Inneren* der Natur keinen Platz für Befolger, für konservative Denker. Die Tür, die wir zu entdecken versuchen, öffnet sich niemals den Reduktionisten.

> Diejenigen, die hoffen, vernünftig zu sein, scheitern.
> Die Arroganz der Vernunft hat uns von der Liebe getrennt.
> Beim Wort »Vernunft« fühlst du dich bereits meilenweit distanziert.[137] — KABIR

Weil uns so viele Unwahrheiten beigebracht werden über das, was wir wissen können, und das, was Natur ist und was nicht, besteht der erste Schritt beim Sammeln von Erkenntnis aus dem Herzen der Welt darin, allein *in* die Welt hinauszugehen und unsere Vorurteile aufzugeben.

Der erste mutige Akt.

Kein Experte kann uns sagen, was wir dort finden. Kein Buch kennt dessen lebendige Realität. (Denn kein Buch, auch nicht dieses hier, ist ein wirkliches, lebendiges Ding.)

> Jeder muss die Natur allein suchen.[138] — MASANOBU FUKUOKA

Was wir finden werden, ist eine lebendige Erfahrung, kein mentales Konstrukt. Die Dinge, die wir zu wissen glauben, die man uns gelehrt hat, werden uns im Weg stehen, wenn wir nicht, zumindest am Anfang, bereit sind, sie aufzugeben.

> Erst wenn wir all unser Gelerntes vergessen, beginnen wir zu erkennen. Ich komme keinem natürlichen Gegenstand auch nur um Haaresbreite näher, solange ich voreingenommen denke, dass ich von einer gelehrten Person eine Einführung darüber erhalte. Um ihn mit vollkommener Auffassungsgabe zu begreifen, muss ich ihm auch beim tausendsten Mal als

> etwas völlig Fremdem begegnen. Wenn du Bekanntschaft mit den Farnen machen willst, musst du deine Botanik vergessen. Du musst beiseiteschieben, was im Allgemeinen als »Wissen über sie« bezeichnet wird. Keine einzige wissenschaftliche Begrifflichkeit oder Unterscheidung wäre auch nur im Geringsten sinnvoll, denn du möchtest etwas wahrnehmen, und dazu musst du gänzlich unvoreingenommen an den Gegenstand herangehen. Wir müssen uns bewusst sein, dass *nichts* das ist, was wir angenommen haben. [...] Du musst in einem anderen Zustand sein als normalerweise. Dein größter Erfolg wird schlicht und einfach darin bestehen, die Dinge so wahrzunehmen, wie sie sind.[139] — HENRY DAVID THOREAU

Wie herrlich schwierig es doch ist, die Realität unserer Unwissenheit zu akzeptieren. Die Tür ist *in* der Natur, aber nur indem wir aufgeben, was wir über die Natur zu wissen meinen, indem wir bereit sind, nichts zu wissen, finden wir die Tür.

> Wir sollten alle unsere Vorurteile aufgeben, von denen sich die meisten später als absolut unbegründet und den Tatsachen widersprechend herausstellen werden. Der letzte Einspruch muss bei der Pflanze selbst eingelegt werden und es darf kein Beweis zugelassen werden, es sei denn, er trägt die Unterschrift der Pflanze selbst.[140] — JAGADISH CHANDRA BOSE

Die Natur erträgt die genaueste Prüfung. Sie lädt uns ein auf Augenhöhe mit ihrem kleinsten Blatt und zu einem Insektenblick auf dessen Ebene.[141] — Henry David Thoreau

Thoreau war in der Beobachtung der nicht-menschlichen Welt zu wahrer Geduld fähig und ruft an einer Stelle aus: »Wäre es nicht eine Pracht, einen ganzen Sommertag lang bis zum Kinn in einem einsamen Sumpf zu stehen?« Wenn wir Thoreau gelesen haben, wissen wir, dass er dazu absolut imstande war.[142] — Robert Bly

Es gehört zur Naturbeobachtung eine gewisse ruhige Reinheit des Innern, das von gar nichts gestört und präokkupiert ist. Dem Kind entgeht der Käfer an der Blume nicht, es hat alle seine Sinne für ein einziges einfaches Interesse beisammen, und es fällt ihm durchaus nicht ein, dass zu gleicher Zeit etwa auch in der Bildung der Wolken sich etwas Merkwürdiges ereignen könne, um seine Blicke zugleich auch dorthin zu wenden.[143] — Johann Wolfgang Goethe

Kapitel 8

Die Notwendigkeit einer scharfen Wahrnehmung

Der nächste wesentliche Schritt besteht darin, die Welt um uns herum sinnlich wahrzunehmen, denn der lineare Verstand stoppt seine Aktivität angesichts sensorischen Inputs aus der Wildheit der Welt.

Sensorische Eindrücke treten an die Stelle des internen Geplappers.

Unsere Sinne sind dazu bestimmt, die Welt wahrzunehmen. Sie entwickelten sich mit und aus der Welt, nicht getrennt von ihr. Sie zu benutzen, ist der Akt, der die Tür in der Natur öffnet.

> Es gibt mehr zu sehen als das, was uns ins Auge springt.[144] —
> NORWOOD RUSSEL HANSON

Anhänger der Evolutionslehre haben lange über die Entstehung des Auges gerätselt. Die langsame, schrittweise Entwicklung dieses Wahrnehmungsorgans ist für sie ein Wunder, ja unerklärlich in Darwins Welt. Ihnen entgeht immer wieder die Erkenntnis, dass lichtempfindliche Organe bereits existierten, lange bevor diese von der Erde zu menschlichen Augen umgewandelt wurden. Schon seit Hunderten Millionen von Jahren sind sie in photosynthetisierenden Pflanzen vorhanden.

Und deren Auftauchen verlief alles andere als langsam.

Unsere Körper unterscheiden sich nicht so sehr von denen der Pflanzen (trotz allem, was wir darüber so hören). Der ökologische Ausdruck des Tieres aus dem Bakterium ließ, wie wir aus der Pflanzenmetamorphose gelernt haben, lichtempfindliche Zellen neue Ausdrucksformen annehmen.

Und dies hat seinen Grund.

Diese Zellen formten sich, wie diejenigen, die wir heute noch in Pflanzen finden, in Reaktion *auf* sowie in Interaktion *mit* den Objekten ihrer Zuneigung.

> Das Auge hat sein Dasein dem Licht zu danken. Aus gleichgültigen tierischen Hülfsorganen ruft sich das Licht ein Organ hervor, das seinesgleichen werde; und so bildet sich das Auge am Lichte fürs Licht, damit das innere Licht dem äußeren entgegentrete. [...] *Wär' nicht das Auge sonnenhaft, wie könnten wir das Licht erblicken?*[145] — JOHANN WOLFGANG GOETHE

Unsere Sinnesorgane sind dazu gedacht, die Welt wahrzunehmen. Die sensorischen Fähigkeiten des menschlichen Gehörs sind geprägt durch die Klänge der Welt, unser Geruchsvermögen durch den langen Umgang mit den subtilen chemischen Eigenschaften der Pflanzen, unser Tastsinn durch die nicht-linearen, mehrdimensionalen Oberflächen auf der Erde, unsere Sehkraft durch die Bilder, die ständig in unser Gesichtsfeld fließen. Die menschlichen Sinne tauchten auf aus unserem Eintauchen in die Welt. Sie sind Teil der Erde und Ausdruck eines höchst verfeinerten und von langem Ausgesetztsein geprägten kommunikativen Kontakts. Sie haben ihre Identität *in* der Welt und sollen den unablässigen Zustrom sensorischer Mitteilungen wahrnehmen, die täglich und minütlich in sie hinein- und durch sie hindurchfließen.

Wenn wir uns auf den anhaltenden Strom sensorischer Daten aus der Welt um uns herum konzentrieren, aktiviert dies unseren spürenden Körper als Wahrnehmungsorgan statt als Computer und bettet uns wieder ein in die Welt, in die unsere Spezies hineingeboren wurde.

Also erlauben wir uns, wieder etwas zu spüren. Erlauben wir es unseren Sinneswahrnehmungen, zu unserem Denken zu werden. *Spüren* wir, statt zu denken. Dazu sind die Sinne da.

Es wird Zeit, zur Be-Sinnung zu kommen.

Unsere Sinne sind lebendige Organe und dazu bestimmt, Mitteilungen zu empfangen. Sie verbinden und verweben uns mit dem Fluss der Informationsenergie, der uns in jedem Augenblick eines jeden Tages unseres Lebens zufließt. Die Konzentration auf unsere Sinneswahrnehmung taucht unser Selbst in die Sinnesflüsse der Erde ein.

Als würden wir ein Bad nehmen in Farben, Klängen und Geschmäcken.

Unser Selbst in die Flut von Mitteilungen aus der Welt einzutauchen und die Berührung der Erde durch den Körper zu spüren, erweckt den ganzen Leib zum Leben. So war es damals, als wir jung waren.

> Ich kann mich erinnern, dass ich in der Jugend, bevor ich alle meine Sinne verlor, vollkommen lebendig war und mit unbeschreiblicher Erfüllung in meinem Körper wohnte; seine Müdigkeit wie seine Erfrischung waren mir lieb. Diese Erde war das herrlichste Musikinstrument, und ich der Zuhörer seiner Klänge. Solche süßen Eindrücke zu empfangen, solche Ekstasen zu erhalten aus den Brisen! Ich kann mich erinnern, wie ich staunte.[146] — HENRY DAVID THOREAU

Sensorische Mitteilungen aus der Welt zu empfangen, löst die Grenze zwischen dem Selbst und der Welt auf. Es ist ein unerlässlicher Schritt auf dem Weg, uns mit dem Leben der Erde wieder zu verbinden. Die Wahrnehmung mit den Sinnen ist die natürliche und richtige Verschmelzung von Innen und Außen.

Der *lineare* Verstand zieht die Grenzlinie zwischen uns und der Welt. Die Verortung des Bewusstseins im Gehirn schließt die Tür zur Natur. Aber die Tür bleibt unverschlossen.

> Wir brauchen dem Pförtner nicht zu gefallen; die Tür vor uns ist unsere, für uns bestimmt, und der Pförtner gehorcht, wenn wir ihn ansprehen.[147] — ROBERT BLY

Durch die Sinne wahrzunehmen, öffnet die Tür. Je mehr Sensibilität wir für die Sinnesflüsse entwickeln, desto unmittelbarer nehmen wir mit unseren Sinnen wahr und desto weiter öffnet sich die Tür.

> Es war ein Vergnügen und ein Privileg, mit ihm [Thoreau] spazieren zu gehen. Er kannte das Land wie ein Fuchs oder ein Vogel und durchquerte es so ungebunden wie diese auf seinen eigenen Pfaden. Er kannte jede Spur im Schnee oder auf dem Boden und wusste, welches Geschöpf diesen Weg vor ihm eingeschlagen hatte. Einem solchen Führer muss man sich zutiefst anvertrauen, und die Belohnung war großartig. Unter seinem Arm trug er ein altes Notenbuch, in dem er Pflanzen presste, in seiner Tasche sein Tagebuch und einen Bleistift, ein Fernglas für die Vögel, ein Mikroskop, ein Klappmesser und eine Schnur. Er trug einen Strohhut, feste Schuhe und kräftige graue Hosen, um Straucheichen und Stechwinden zu trotzen und um auf einen Baum zu klettern, um ein Eichhörnchennest zu finden. Er watete in den Teich zu den Wasserpflanzen und seine kräftigen Beine waren kein unbedeutender Teil seiner Rüstung. An jenem Tag, von dem ich spreche, suchte er nach Fieberklee, entdeckte ihn auf der anderen Seite eines großen Teiches, und als er die Blümchen untersuchte, kam er zum Schluss, dass diese nun seit fünf Tagen am Blühen waren. Er zog sein Tagebuch aus der Brusttasche und las die Namen aller Pflanzen, die an diesem Tag blühen sollten, worüber er Buch führte wie ein Bankier über die Fälligkeiten auf seinem Konto. Der Bergfrauenschuh war erst morgen fällig. Er meinte, dass er, wenn er in diesem Sumpf aus einer Trance aufwachen würde, anhand der Pflanzen mit einer Genauigkeit von zwei Tagen erkennen könne, welche Jahreszeit wir hätten. [...] Seine Beobachtungsgabe schien über zusätzliche Sinne zu verfügen. Er sah wie mit einem Mikroskop, hörte wie mit einem Hörrohr und sein Gedächtnis war ein fotografisches Register all dessen, was er gesehen und gehört hatte.[148] — Ralph Waldo Emerson

Das Bewusstsein im Gehirn zu verorten – wie wir es in unserem langen Eingetauchtsein in den analytischen Verstand üblicherweise tun –, lässt unser Vermögen zur Sinneswahrnehmung verkümmern. Noch schlimmer ist, dass uns eingebläut wurde, die Sinne seien als Organe der Wahrnehmung unzuverlässig. Die einseitigen Berichte linearer Fanatiker haben uns eingeschüchtert, demgegenüber misstrauisch werden lassen, was unsere Sinne uns sagen, und uns hinsichtlich ihrer Zuverlässigkeit verunsichert.

> Die Menschen wandern nicht mehr über die nackte Erde. Ihre Hände haben sich von den Gräsern und Blumen zurückgezogen, sie blicken nicht mehr hoch zum Himmel, ihre Ohren sind taub geworden für den Gesang der Vögel, ihre Nasen durch all die Abgase abgestumpft und ihre Zungen haben die einfachen Geschmäcke der Natur vergessen. Alle fünf Sinne haben sich von der Natur isoliert.[149] — MASANOBU FUKUOKA

Daher besteht der zweite mutige Akt in der Entscheidung, unseren Sinnen zu vertrauen. Das heißt, sie zu nutzen, um die Welt um uns herum wahrzunehmen, und sie so zu verwenden, wie sie eingesetzt werden sollen: als Kanal zu der Welt, in die wir hineingeboren wurden, aus der wir ausgedrückt wurden und die mit uns durch unsere Sinne kommuniziert, jeden Augenblick eines jeden Tages.

> Der aufmerksame Beobachter kann, sogar durch den äußeren Sinn, das Unmöglichscheinende gewahr werden; ein Resultat, welches, man nenne es vorgesehenen Zweck oder notwendige Folge, entschieden gebietet, vor dem geheimnisvollen Urgrunde aller Dinge uns anbetend niederzuwerfen.[150] — JOHANN WOLFGANG GOETHE

Und um unsere Sinne am produktivsten zu nutzen, müssen wir hinaus aus den Städten. Wir müssen die euklidische Geometrie von Wolkenkratzern und rechteckigen Wohnzimmern verlassen, hinaus aus all den cartesianisch koordinierten Straßen. Wir müssen einen Ort finden, an dem die Natur nicht unter Beton und Asphalt begraben liegt.

Wo sie nicht mehr unter unser Gesetz gezwungen ist.

Um eine Tiefenwahrnehmung der Natur herauszubilden, um Wissen direkt von Pflanzen zu erhalten, müssen wir hingehen zu den Pflanzen selbst. Gehen wir an einen wilden Ort, an einen, den die Zivilisierten meiden.

> Geh zur Kiefer
> wenn du mehr über Kiefern erfahren möchtest,
> oder zum Bambus,
> wenn du mehr über den Bambus lernen willst.[151]
> — Bashō

Atmen wir erst ein paar Mal tief durch, wenn wir ankommen, und lassen wir uns tief in unserem Körper nieder. Dann beginnen wir zu gehen. Wenn wir dies tun, werden wir feinfühlig für die Erde unter unseren Füßen. Beachten wir, wie unser Körper gezwungen wird, sich anders zu bewegen als auf einem Bürgersteig, wie jede winzige Störung in der nicht-euklidischen Wirklichkeit der Natur uns eine Multidimensionalität von Bewegung aufzwingt.

In der Natur braucht es andere Muskeln als in den Städten.

Lassen wir uns in unsere Füße hinunterfallen, sodass diese selbst zu Sinnes- oder Hilfsorganen werden. Hören wir auf, uns selbst aufrecht zu halten, lassen wir uns von unseren Füßen halten. Und lassen wir die Wirklichkeit der Erde durch ihre Berührung in uns eintreten. Fühlen wir den Weg, der vor uns liegt.

Wenn wir uns daran gewöhnt haben, lassen wir die Erde unsere Füße halten.

Die Umarmung einer Mutter.

Im Weitergehen werden wir uns der Geräusche um uns herum gewahr, die uns ständig durch die zarten Oberflächen unserer Trommelfelle berühren. Werden wir uns dieser ach so zarten Schwingungen bewusst, dieser winzigen, flatternden Bewegungen des Lebens.

> Das Lied der Erde, gesungen von den Grillen! Schon bevor es das Christentum gab, erklang es. [...] Nur in ihren gesünderen Momenten hören Menschen die Grillen.[152] — Henry David Thoreau

Das leise Flüstern des Windes über den grünen Fingern des Grases. Das Flattern der Flügel eines Vogels. Die winzigen Geräusche, die nur Kinder vernehmen. Konzentrieren wir uns auf sie, lassen wir sie in unserem Bewusstsein wachsen, bis sie alles sind, was wir hören.

> Die Spottdrossel oder der Eichelhäher ist sich nun deines Ohres sicher. Jedes Geräusch ist wie ein Fleck auf reinem Glas.[153]
> — Henry David Thoreau

Im Wissen, dass dies ein wesentlicher Schritt ist, arbeiten die Buddhisten schon sehr lange daran, den Menschen beizubringen, wie sie den plappernden Verstand zum Schweigen bringen. Einige dieser Techniken schaffen allzu oft, nämlich wenn sie angewandt werden im illusionären Dualismus, der Geist und Materie voneinander trennt, eine antagonistische Beziehung zu einem Teil von uns, der eigentlich ein Verbündeter ist und sein soll. Wir können den linearen Verstand nicht einfach anhalten und nichts an seine Stelle setzen.

Er ärgert sich über destruktive Ansätze.

Die Arbeit ist einfach. Machen wir stattdessen etwas anderes.

> Wir müssen so sanft gehen, dass wir die leisesten Klänge hören, all unsere Fähigkeiten müssen ruhen. Unser Verstand darf nicht ins Schwitzen kommen.[154] — Henry David Thoreau

Wenn unser Körper durch die Aktivierung unserer Sinne immer lebendiger wird, *spüren* wir, anstatt zu denken. Wahrnehmung tritt an die Stelle des Denkens. Gewahrsein wird mittels unserer Sinne fokussiert und bemerkt alles, was wir spüren. Wir haben keine Zeit zum Nachdenken. Unser Bewusstsein beginnt, sich aus dem Gehirn herauszubewegen, und lässt den analytischen Verstand hinter sich. Wir fangen an, die Welt zu finden, die unsere Urahnen so gut kannten.

Die Pflanzenjägerin lernt, ihre Sinne zu schärfen.
Sie hält Ausschau, bleibt wachsam.

> Sind Pflanzenwanderer unterwegs? Seelenraubende Sorten?
> Sie schmeckt bittere Heilpflanzen, riecht süßblättrige
> Kräuter,
> findet Faserpflanzen und Korngewächse,
> kalte Morgen und
> Hütten aus Mammuthaut.[155]
> — Dale Pendell

Im Weitergehen lassen wir unsere Augen die Farben um uns herum wahrnehmen. Konzentrieren wir uns jetzt auf unsere visuelle Wahrnehmung der Welt. Das Grün der Pflanzen umfasst tausend verschiedene Farbtöne. Lassen wir unseren Sehsinn hinausfließen und diese Farben berühren, das zarte, wechselseitige Spiel von Schatten und Licht bemerken und die winzigen Farbschattierungen von einer Pflanze zur anderen, von einem Blatt zum nächsten.

Immer, wenn wir uns das Wahrnehmen erlauben, wird uns eine bestimmte Pflanze interessanter als alle anderen erscheinen. Zu dieser müssen wir gehen.

Konzentrieren wir uns auf diese Pflanze, die uns zu sich gerufen hat. Lassen wir uns von unseren Füßen dorthin tragen. Setzen wir uns hin vor dieser Pflanze, die nickend in der Sonne ruht.

> Der spirituelle Meister [...] verneigt sich vor dem anfangenden Schüler.[156] — Kabir

Richten wir unsere Augen auf die Blätter dieser Pflanze. Wir nehmen Kenntnis von deren Gestalt, deren Ausrichtung im Raum. Wie sie entlang des Stiels angeordnet sind. Wir bemerken die Form des Stängels, seine Farbe und die Farbe der Blätter. Die Blätter haben eine bestimmte Textur, eine glatte oder raue Eigenschaft. Wir lassen unsere Augen in ihre Tiefen sinken und sehen sie in ihrem kleinsten Augenblick der Zeit.

Halten wir unsere Botanik da raus! Verzichten wir auf eine Klassifizierung! Machen wir keinerlei großen, wissenschaftlichen Worte!

> Diejenigen, die die wahre Natur sehen, sind die kleinen Kinder. Sie schauen, ohne nachzudenken, geradeheraus und klar.
> Doch sobald auch nur die Namen der Pflanzen bekannt sind,

> »ein Mandarinenbaum aus der Gattung der Zitrusfrüchte«, »eine Pinie aus der Gattung der Kiefern«, sehen wir die Natur nicht mehr in ihrer wahren Gestalt.[157] — MASANOBU FUKUOKA

Wir sollten versuchen, beim Beschreiben wie ein vierjähriges Kind zu sprechen. »Wuschelig«, sagt es, »spitzig«.

> So viel Mensch, wie in deinem Kopf ist, wird auch in deinem Auge sein.[158] — HENRY DAVID THOREAU

Berühren wir nun das Blatt, *fühlen* wir es mit unseren Fingern, diesen sensiblen, sensorischen Verlängerungen unseres Selbsts. Lassen wir das Gefühl der Berührung uns erfüllen. Tauchen wir ein in die lebendige Textur des Blattes, bis es alles ist, was wir wissen.

> Vergessen Sie zum Beispiel alles außer den Blättern von Pflanzen und Bäumen. Achten Sie auf sie in Ihrem Garten oder im Park oder entlang von Straßen oder auf dem Land. Es gibt keine zwei gleichen! So unterschiedlich sind sie in Gestalt und Form und Dicke und Textur und Länge und Position auf dem Baum oder der Pflanze oder dem Zweig oder dem Stängel, dass sie kaum dieselbe Art Ding zu sein scheinen.[159] — LUTHER BURBANK

Beugen wir uns nun näher zur Pflanze hin, sodass ihr Blatt dicht an unserer Nase ist. Reiben wir es leicht über unsere Haut und werden wir gewahr, wie sich das anfühlt. Und nun riechen wir daran. Wir atmen tief und langsam ein, so, als würden wir den feinen, tiefen Duft eines geliebten Menschen einatmen. Lassen wir unser Gewahrsein darin versinken, bis dieser Geruch das Einzige in unserem Bewusstsein ist.

Tauchen wir ein in diesen Duft. Kosten wir ihn aus. Lassen wir die Nuancen der Partitur aller feinen chemischen Verbindungen, welche jetzt die sensorischen Rezeptoren in unserer Nase berühren, in uns eindringen. Es gibt zarteste Schattierungen. Die Gerüche besitzen die gleiche Abstufung wie die Farben der Blätter. Es sind Düfte, die viel mitzuteilen haben.

> Ich war schon immer empfindlich für Gerüche, sodass ich sie bereits wahrnehmen konnte, angenehm oder unangenehm, als sie noch so leicht waren, dass niemand um mich herum sich ihrer bewusst war. Mein Tastsinn ist fast so scharf wie der von Helen Keller,* die mich erst kürzlich besucht hat.[160]
> — Luther Burbank

Nehmen wir nun das lebendige Blatt in den Mund. Wir werden uns bewusst, wie es sich auf unserer Zunge anfühlt. Setzen wir uns einen Moment, vertiefen wir uns in die Erfahrung. Wir brauchen uns nicht zu sorgen, falls wir uns dabei albern vorkommen. Atmen wir langsam in diese Erfahrung hinein. Wie reagiert unser Körper? Mag er diese Pflanze oder nicht? Jetzt lehnen wir uns zurück, lassen das Blatt langsam wieder los.

Dann nehmen wir ein kleines Stück des Blattes und essen es.

»Nimm das nicht in den Mund!«

Wie schmeckt es? Was ist sein Aroma? Bitter? Trocken? Zart?

Haben wir uns so sehr an den Geschmack domestizierter Pflanzen gewöhnt, dass uns die Wirklichkeit dieses Gewächses unangenehm schmeckt? Lassen wir unsere geschmacklichen Vorurteile hinter uns und beobachten wir, wie unser Körper auf diesen Geschmack reagiert. Wie *wir* darauf reagieren.

»Und was, wenn es giftig ist?«

Eine unserer größten Ängste besteht darin, die Wildheit der Welt zu essen.

Unsere Mütter haben intuitiv etwas Essenzielles verstanden: Das Grüne ist giftig für die Zivilisation. Wenn wir das Wilde essen, beginnt es, in unserem Inneren zu arbeiten, uns zu modifizieren, uns zu verändern. Wenn wir zu viel davon essen, wird uns der maßgeschneiderte Anzug bald nicht mehr passen. Unsere Haare werden lang und zottelig. Unser Gang und unsere Körperhaltung werden sich verändern. Ein wildes Licht beginnt in unseren Augen zu

* Helen Keller (1880–1968) war eine taubblinde US-amerikanische Schriftstellerin [Anmerkung der Übersetzer].

leuchten. Unsere Worte fangen an, seltsam zu klingen, nicht-linear, emotional, unbrauchbar, poetisch.

> Kinder werden von der Schönheit der Schmetterlinge angezogen, aber ihre Eltern und die Gesetzgeber halten dies für ein müßiges Treiben. Die Eltern erinnern mich an den Teufel, die Kinder aber an Gott. Auch wenn Gott Sein Werk als »gut« bezeichnet haben mag, fragen wir dennoch: »Ist es nicht giftig?«[161] — Henry David Thoreau

Wenn wir diese Wildheit erst einmal gekostet haben, bekommen wir Hunger nach einer Nahrung, die uns lange verwehrt wurde, und je mehr wir davon essen, desto wacher werden wir.

> Ein Teil von uns weiß immer noch, dass wir den Wilden Erlöser brauchen.[162] — Dale Pendell

Kein Wunder, dass uns beigebracht wird, unsere Sinne gegenüber der Natur zu verschließen. Durch diese Kanäle dringen die grünen Pfoten der Natur in uns ein, klettern über uns, suchen und finden in uns alle unsere Verstecke, bringen uns zum Platzen und bedecken das intellektuelle Auge mit hängenden grünen Ranken.

Der Schrecken ist selbstverständlich bloß eine Illusion. Während der meisten unserer Millionen Jahre auf diesem Planeten haben die Menschen täglich die Wildnis gegessen. Nur ist es so, dass der lineare Verstand mittlerweile weiß, was geschieht, wenn wir sie verzehren.

Doch damit sind wir in die Irre gegangen, haben uns ablenken lassen von unserer Aufgabe.

Komisch, wie Angst das bewerkstelligt.

Dennoch ist sie eine gute Mahnerin. Wenn unser Haar anfängt, lang zu werden, und wir seltsame Gedanken wälzen, fragen wir uns manchmal, was geschieht, und bekommen es mit der Angst zu tun.

Es geht uns allen so.

In der Natur verblassen menschliche Markierungen, verlieren an Bedeutung. Es dauert eine Weile, die alten Zeichen wieder zu erlernen, um den Weg zu erkennen, den die frühen Menschen vor uns genommen haben. Lernen wir in Freundlichkeit, uns selbst zu trösten, uns selbst zu umarmen, wie wir es mit einem Kind täten, das sich vor dem Licht fürchtet. (Ich denke, wir könnten zuvor die giftigen Pflanzen lernen, wenn wir dies müssten; es sind nicht sehr viele.) Denn auf dieser Reise sind wir zumeist unsere eigene Begleitung.

Am Anfang

hilft es dir, wenn du dein eigener bester Freund wirst
und selbst herausfindest, was an all dem wahr ist.
Öffne die Tür und schau dich draußen um.
Da glänzt die Luft
und es gibt Wunder,
herrlicher als Worte sagen können.

Heute Morgen wasche ich Zitrus-Aufbewahrungsboxen am Fluss. Als ich mich auf einem flachen Felsen niederbeuge, spüren meine Hände die Kälte des herbstlichen Wassers. Die roten Blätter der Sumach-Sträucher entlang des Flussufers heben sich ab vom klaren blauen Herbsthimmel. Ich staune über die unerwartete Pracht der Zweige vor dem Himmel.

In dieser beiläufigen Szene ist die ganze Welt der Erfahrung präsent: im fließenden Wasser, dem Fluss der Zeit, dem linken und dem rechten Ufer, dem Sonnenschein und den Schatten, den roten Blättern und dem blauen Himmel – alles erscheint im heiligen, stillen Buch der Natur.[163] — Masanobu Fukuoka

❧

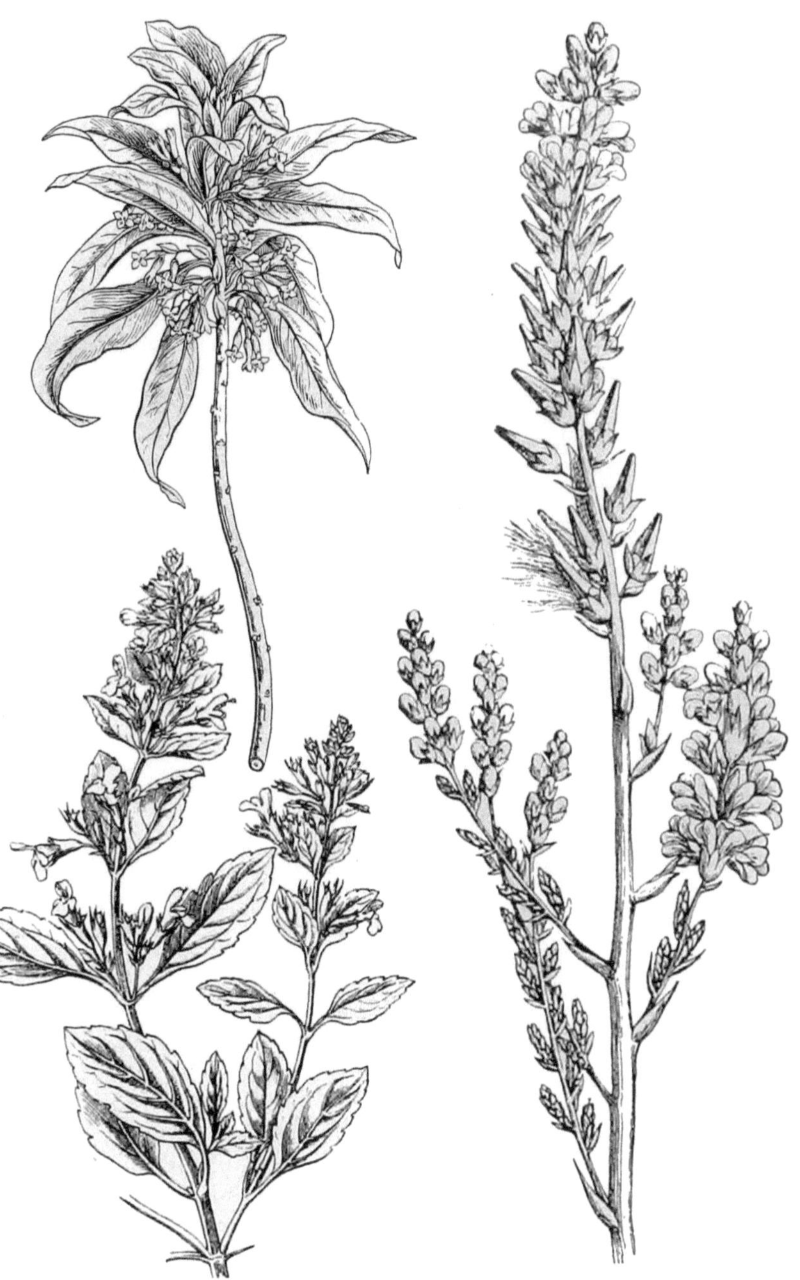

Wir wandeln alle in Geheimnissen. Wir sind von einer Atmosphäre umgeben, von der wir noch gar nicht wissen, was sich alles in ihr regt und wie dies mit unserm Geiste in Verbindung steht. So viel ist wohl gewiss, dass in besonderen Zuständen die Fühlfäden unserer Seele über ihre körperlichen Grenzen hinausreichen können und ihr ein Vorgefühl, ja auch ein wirklicher Blick in die nächste Zukunft gestattet ist.[164] — Johann Wolfgang Goethe

Ein Mensch hat kein Ding gesehen, wenn er es nicht gefühlt hat.[165] — Henry David Thoreau

Es ist unmöglich, jenen Berg zu beschreiben, der über einen Berg hinausgeht. Die Natur kann nur mit einem nicht unterscheidenden Herzen verstanden werden.[166] — Masanobu Fukuoka

Ich schenke dir jetzt mein Geheimnis. Es ist dies: Man sieht nur mit dem Herzen klar. Das Wesentliche ist für Augen unsichtbar.[167] — Antoine de Saint-Exupéry

Kapitel 9

Mit dem Herzen fühlen

Die direkte Wahrnehmung zu gebrauchen, um die Heilkräfte von Pflanzen zu erkennen, ist nichts, was wir durch bloßes Zuschauen lernen können.

> Jeder echte Vegetalista* muss Sacha Runa, dem Waldmenschen, von Angesicht zu Angesicht begegnen. Im Dschungel.[168] — DALE PENDELL

Irgendwann müssen wir vom Schauen zum Fühlen übergehen und begreifen, dass auch Fühlen ein Sinn ist. Nicht Berühren mit den Fingern, sondern Berühren mit dem Herzen. Diese Art von Kontakt ist von einer tieferen Dimension als der mit den Fingern.

Und wenn wir berühren, werden auch wir berührt.

Alles hat ein verborgenes Antlitz. Und zwar nicht auf die Art »verborgen«, dass es absichtlich verdeckt wird, sondern dass es nur mit anderen als den physischen Augen gesehen werden kann. Dazu muss ein anderer Wahrnehmungsmodus verwendet werden. Das verborgene Gesicht der Natur lässt sich ausschließlich mit dem Herzen sehen.

Wenn wir bei der Pflanze sitzen und uns auf ihre sensorischen Eigenschaften konzentrieren, beginnen wir,

langsamer zu werden.

Werden wir uns der Gefühle bewusst, die in uns aufsteigen, wenn wir neben der Pflanze sitzen. Wie fühlen wir uns? Nun lernen wir zu sehen – nicht bloß die physische Form der Dinge, sondern die Bedeutungen, die jedes Ding ausdrückt.

* Als »Vegetalistas« werden die Shamanen im peruanischen Amazonas bezeichnet [A.d.Ü.].

Alles, was uns in der Wildnis der Welt begegnet, verströmt einen eigenen elektromagnetischen Puls der Kommunikation. Diese Wellenformen sind gefüllt mit Bedeutungen, sind lebendige Mitteilungen, die uns berühren und die wir als Gefühle erleben.

> Beim Nachtisch ließ Goethe einen blühenden Lorbeer und eine japanesische Pflanze vor uns auf den Tisch stellen. Ich bemerkte, dass von beiden Pflanzen eine verschiedene Stimmung ausgehe – dass der Anblick des Lorbeers heiter, leicht, milde und ruhig machte, die japanesische Pflanze, dagegen barbarisch, melancholisch wirkte.[169] — JOHANN PETER ECKERMANN

Da uns so lange beigebracht wurde, dieser Art von Gefühlen keine Beachtung zu schenken, kann es schwierig sein, sie wahrzunehmen. Beginnen wir damit, uns selbst zu erlauben, diese von Pflanzen erzeugten Gefühle zu beschreiben, wie auch immer sie bei uns auftauchen. Wagen wir es, sie ins Bewusstsein kommen zu lassen und in Worten aufzutauchen. Wir sollten diese Worte nicht kontrollieren und sie auch nicht groß und analytisch machen. Lassen wir sie aus sich selbst herauskommen, in ihrer eigenen Form. Erlauben wir es uns, laut auszusprechen, was sie sind, egal wie töricht sie unserem linearen Verstand erscheinen mögen.

> Es ist eine seltene Eigenschaft, in der Lage zu sein, [...] die Wahrheit zu empfangen und zu erdulden, dass sie lebendig und unversehrt durch uns hindurchgeht.[170] — HENRY DAVID THOREAU

Weil wir uns so lange schon an den linearen Verstand und all die Dinge gewöhnt haben, die uns über die Lebendigkeit der Welt gelehrt wurden, ist Folgendes das Schwierigste von allem: den Gefühlen, die aus der Welt selbst in uns hineinfließen, Wirklichkeit zu verleihen.

Ein zweitausend Jahre alter Baum
in einem Ökosystem aus lauter
turbulent,
komplex,

rebellisch
interagierenden Pflanzenarten
fühlt sich
deutlich anders an
als ein einzelner Schössling
umgeben von Gras,
im öden Vorgarten
einer neuen Wohnsiedlung
oder die Norfolk-Kiefer,
die völlig überwässert
in der Küchenecke lehnt.

Die grünen,
ordentlichen
Rasenflächen
im Umschwung von Kinderheimen,
sind nicht mehr verwandt
mit den sprunghaften,
unebenen Landschaften
voller riesiger,
schroffer Aufschlüsse
der unermesslich alten Gesteinsschichten der Erde,
die wilde Gegenden so häufig aufweisen.

Ein stiller Weiher schenkt uns Gelassenheit,
doch wenn sein Wasser
aufgewühlt wird
vom Wind,
fühlen wir uns dann nicht ebenfalls gestört,
unsere Gefühle durcheinandergebracht?

Woher
kommen unsere Gefühle
wirklich?

Den Gefühlen, die aus der Welt direkt zu uns kommen, Wirklichkeit zu verleihen, widerspricht dem westlichen Beharren auf den linearen Verstand und der (angenommenen) Unwirklichkeit der lebendigen Seelenhaftigkeit der Welt um uns herum. Es bricht mit einer kulturellen Konvention, die kraftvoll und stark und tief in uns verankert ist.

> Wir haben verlernt, mit dem Herzen auf das zu antworten, was sich unseren Sinnen präsentiert.[171] — James Hillman

Die Wirklichkeit der Gefühle willkommen zu heißen, die aus der Welt zu uns gelangen, ist der erste Schritt zur Dekolonialisierung der Seele. In dem Moment lassen wir den linearen Verstand wirklich hinter uns. Dies ist der Augenblick, in dem wir beginnen, einer anderen Erkenntnisweise zu folgen – der Moment, in dem wir anfangen, mit unserem Herzen zu denken.

Der dritte Schritt.

Die meisten von uns wurden gelehrt, dass Gefühle einzig und allein aus unserem Inneren stammen. Für diejenigen, die unmittelbar von der Wildheit der Welt lernen möchten, die direkt von den Pflanzen erfahren wollen, welchen medizinischen Nutzen diese haben, ist es unentbehrlich, dass sie anfangen, mit dem Herzen zu fühlen. Dies erfordert, dass wir der Pflanze mit unserem verletzlichsten Selbst begegnen. Wir müssen unser Herz öffnen und die lebendigen Mitteilungen der Pflanze in uns hineinfließen und sich durch uns hindurchweben lassen. Wir müssen empfangen, was sie zu bieten hat.

Verlassen wir den ausgetretenen Weg, auf dem wir so lange unterwegs waren. Finden wir den Mut, das Nicht-Greifbare auszusprechen

und es in ein Tagebuch zu schreiben.

Halten wir alle Gefühle schriftlich fest, die wir jetzt bemerken. Erlauben wir uns, sie auszusprechen, ohne zu versuchen, sie hübsch, ausgereift oder elegant zu machen.

Es wird ein oder mehrere vorrangige Gefühle geben: wütend, traurig, froh oder verängstigt. Danach eine Reihe von sekundären

Gefühlen: eine einzigartige Mischung aus primären und subtileren Formen wie die Millionen Mischungen auf der Farbpalette eines Künstlers. Diese sekundären Gefühle sind Codierungen komplexerer Mitteilungen der Pflanze. So wie Pflanzen primäre und sekundäre chemische Zusammensetzungen produzieren, erzeugen sie primäre und sekundäre elektromagnetische Impulse, primäre und sekundäre Gefühle.

Wenn unser Körper die Auswirkungen dieser Gefühlskomplexe spürt, reagiert er auf einer Ebene, die tiefer liegt als unser Bewusstsein. Es kommt zu einer sofortigen körperlichen Artikulation als Reaktion auf das, was wir fühlen.

Die Reaktion unseres Körpers kann außerordentlich subtil sein.

Da es jenseits unseres Bewusstseins liegt, müssen wir alles wahrnehmen, was unser Körper während dieses Prozesses tut, alles, was wir fühlen, jeden verirrten Gedanken, der uns in den Kopf kommt, egal wie unbedeutend, bezugslos oder lächerlich er auch erscheint.

Wir lernen jetzt eine neue Sprache. In diesem Prozess ist unser Körper unser bester Freund und wichtigster Lehrer. Wir müssen lernen, ihn wieder zu ehren, ihn nicht zu verunglimpfen oder ihm zu misstrauen, wie man es uns in der Schule beigebracht hat. Unser Körper weiß und wird uns unterrichten. Wenn wir ihn lassen. Wenn wir ihn respektieren.

> Es ist ein gewaltiger Unterschied, ob sie [die Entelechie] an ihm [dem Körper] einen Alliierten oder einen Gegner findet.[172] — Johann Wolfgang Goethe

Achten wir also auf alles, was unser Körper tut, wenn wir bei der Pflanze sitzen, auf alles, was wir denken und fühlen. Kultivieren wir ein Wahrnehmungsbewusstsein für diese Reaktionen, lernen wir, für alle erdenklichen Formen der geringsten Bewegungen unseres Selbsts sensibel zu sein. Schreiben wir alles auf.

Und geben wir unsere Vorurteile auf. Denn wenn wir eine Annahme über die Form haben, in der das Wissen erscheinen wird, werden wir vieles übersehen, was wichtig ist.

Die junge Frau winkte mich aufgeregt zu sich heran.

»Was ist los?«, fragte ich.

Sie griff meinen Arm und führte mich in eine geschützte Ecke.

»Ich habe die Übung ausprobiert«, sagte sie und nahm einen tiefen Atemzug, »und es geschah gar nichts.« Sie legte ihre Hände auf ihre Brust, atmete nochmals tief ein und schien zu weinen.

»Tatsächlich?«, fragte ich.

»Ja, ich habe es versucht«, sagte sie, legte ihre Hände erneut auf ihre Brust und atmete ein weiteres Mal tief durch. »Nichts ist passiert.«

»Wie fühlen Sie sich?«

»Traurig«, sagte sie.

»Neben welcher Pflanze haben Sie gesessen?«, fragte ich sie.

»Bei der dort drüben, der Königskerze«, sagte sie und wies auf den Ort, wo deren hoher Stiel sich sanft im Wind bewegte.

»Aber wissen Sie nicht, dass die Königskerze für die Lunge verwendet wird, zur Erleichterung des Atmens, um tiefer zu atmen«?

»Nein«, sagte sie mit einem verwirrten Gesichtsausdruck.

»Die Menschen tragen viel Traurigkeit in der Lunge. Sie halten sie verschlossen, pressen sie zusammen, damit sie manchmal die Traurigkeit nicht spüren.«

Ich nahm sanft ihre Hände und sagte: »Es ist kein Zufall, dass Sie tiefer atmen, dass Sie fast am Weinen sind. Jedes Mal, wenn Sie von der Pflanze sprechen, atmen Sie tief ein und berühren Ihren Brustbereich, Ihre Lunge und Ihr Herz. Sie müssen lernen, auf alles zu achten, was geschieht. Die Kommunikation zwischen Pflanze und Mensch ist stets eine Sprache. Aber sie besteht nicht immer aus Worten.«

Alle Phänomene erzeugen, wenn wir uns auf sie fokussieren, einen Hauch einer besonderen Stimmung oder Qualität in uns. Wir werden täglich von der Welt berührt, in die wir eingebettet sind, und spüren diese Berührung in den Tausenden von namenlosen Gefühlen, die wir jeden Tag erfahren. Sie huschen über die Oberfläche unseres Bewusstseins wie Schatten über eine grasbewachsene Wiese. Wenn wir für sie aufmerksam sind, kommen sie uns zu Bewusstsein und beginnen, ihre Geheimnisse zu enthüllen, denn jede Emotion erfasst die Wirkung einer bestimmten Bedeutung, die uns berührt hat. Sie sind *Transformen* von Informationen, von Mitteilungen aus der Welt um uns herum. Diese Transformen enthalten überaus komprimierte und elegante Mitteilungen über die Dinge, denen wir begegnen.

> Obwohl die Götter die Macht der Sprache besitzen,
> wählen sie häufiger eine Blume oder Pflanze:
> Holunderblätter, auf einem Löschpapier gepresst,
> oder Frühlingsknospen, die einem Winterstiel entspringen.
>
> Diese Botschaften, die sie senden –
> so gewöhnlich, dass wir sie normalerweise übersehen –:
> ein befreiendes Lachen, eine Leichtigkeit
> oder lässig gekreuzte Beine, die sich berühren.
>
> Die Art, wie ein geschwungener Deich sich nahtlos ins Felsgestein fügt
> oder wie zwei Menschen, möglicherweise Liebende, sich bewegen,
> losziehen und innehalten, vorübergehen und rasten,
> auf einem Wanderweg im April.
>
> Das feinste Orakel ist immer das Offensichtlichste –
> zu sehen, was klar vor uns liegt, das Schwierigste:
> ein Schmetterling, geschlüpft aus einem geplatzten Traum,
> oder ein zersplitterter Baum, wurzelnd in der Erde, wo er fiel.[173] — DALE PENDELL

Auf die Gefühle von Dingen zu achten und sie aufzuschreiben, ist ein guter Anfang. Dadurch trainieren wir eine bestimmte Fähigkeit. Es ist wie lernen, Fahrrad zu fahren

oder ein Einrad.

Es braucht viel Übung, um damit zurechtzukommen, um den Punkt des Gleichgewichts zu finden, auf den wir vertrauen können. Schließlich haben uns die Experten unser ganzes Leben lang versichert, dass es da draußen nichts gebe, keine Mitteilungen, keine Intelligenz, keine Bedeutung, keine Heiligkeit oder Seele. Und doch sind unsere Ahnen diesen Weg vor uns gegangen. Wir sind dazu bestimmt zu spüren, wie die Welt uns berührt.

> Das Wahre war schon längst gefunden.[174] — JOHANN WOLFGANG GOETHE

Diese erste Andeutung, der Eindruck oder die Stimmung, das Fühlen der Pflanze, ist der Anfang unserer Verbindung zu ihrem Wesen. Verankern wir es fest in unserer Erfahrung.

Vergessen wir es nicht.

Diese erste Andeutung ist der Schlüssel, um die Geheimnisse der Pflanze selbst zu enträtseln, der Weg zum Verständnis ihrer Verwendung als Medizin. Es ist dieser erste Eindruck, zu dem wir immer wieder zurückkehren werden, wenn wir unser Wissen über die Pflanze, die wir studieren, verfeinern.

Üben wir weiter; es ist Wiederholung, Wiederholung, Wiederholung, die das Können hervorbringt. Je öfter wir dies tun, desto besser werden wir darin. Je mehr Pflanzen wir erleben, desto besser werden wir den Prozess verstehen.

Wir sollten wissen, dass diese Gefühle verschlüsselte Mitteilungen aus der Welt um uns herum sind, Transformen von Nachrichten. Aber es sind keine Gefühle, gegenüber denen wir distanziert bleiben können. Sie zu spüren, bedeutet, uns mit der Umwelt zu verbinden, unserem Leben zu erlauben, sich mit dem der Pflanze und der Welt, in der die Pflanze lebt, zu verweben. Es ist der Beginn einer Intimität mit dem Leben, einer Lebensweise, in der wir nie allein sind, in der Mitteilungen aus der Welt zu uns gelangen und von uns in die Welt hinausgehen. Es ist eine Seinsweise.

> In dem Moment, in dem jedes Ding, jedes Ereignis sich wieder als eine psychische Realität präsentiert, befinde ich mich in einem andauernden intimen Gespräch mit der Materie.[175]
> — JAMES HILLMAN

Wir können es ausdehnen, vertiefen, noch weiter gehen. Zu fühlen, wie diese Pflanze uns berührt, ist bloß der erste Schritt. Auch wir können sie anfassen und mit ihr kommunizieren wollen.

Während wir bei der Pflanze sitzen und intensiv an ihre lebendige Wirklichkeit denken, werden wir uns unseres Herzens bewusst. Atmen wir durch unser Herz ein, atmen wir die Gefühle der Pflanze ein, die zu uns kommen.

Lassen wir sie tiefer und stärker werden.

Fühlen wir jetzt, wie das nicht-physische Energiefeld unseres Herzens von uns ausströmt. Umhüllen wir die Pflanze mit dem Feld, das unser Herz mit jedem Schlag erzeugt. Fühlen wir, wie es die Pflanze in sich hält.

Lassen wir es die Pflanze berühren, wie unsere Augen die tausend verschiedenen Grüntöne auf den Blättern berührt haben. Lassen wir es die nahezu unendlichen Schattierungen von Bedeutungen oder Gefühlen, welche die Pflanze abgibt, zart berühren. Lassen wir unser menschliches Berühren und das pflanzliche Berühren sich ineinander verflechten, verschmelzen. Fühlen wir, wie unser Herz die Pflanze berührt, und in dieser Berührung verbinden wir uns mit ihr an allen möglichen Berührungspunkten.

> Wenn du es siehst, weißt du,
> es war die ganze Zeit über da, also warum
> ist das alles
> eine so große Sache? Und warum
> vergessen wir immer wieder?[176]
> — DALE PENDELL

Lassen wir nun die Schönheit der Pflanze auf uns wirken. Nehmen wir wahr, wie viel wir uns aus ihr machen. Senden wir aus unserem Herzen die Liebe, die wir fühlen. Verschlüsselt im komplexen, facettenreichen Feld unseres Herzens sind die Gefühle der Fürsorge, die wir nun erzeugen. Und die Pflanze wird sie, wie es alles Leben tut, in sich aufnehmen, darauf reagieren und ihrerseits die Kommunikation darauf einstellen.

Wir werden spüren, wie wir dabei ruhiger werden und anfangen, während dieses Prozesses tiefer zu atmen. Dies ist das Zeichen dafür, dass wir tiefer in das Herz als Wahrnehmungsorgan vordringen. Unser gesamtes physiologisches Funktionieren verändert sich.

Unsere Augen werden weicher,
unsere Atmung wird langsamer und tiefer.

Wenn wir unsere Sensibilität entwickeln, spüren wir, wie sich die Pflanze auf uns zu bewegt, uns antwortet, sich mit uns beschäftigt, mit unserem Herzen resoniert. Wenn wir vollkommen aufmerksam sind, können wir den Moment bemerken, in dem die beiden eine Verbindung aufgebaut haben.

> Wenn das Individuum vorübergehend den menschlichen Willen aufgibt und es zulässt, sich von der Natur so leiten zu lassen, antwortet diese, indem sie alles zur Verfügung stellt. Um eine einfache Analogie zu geben: In der transzendenten naturnahen [»Nichts-tun«-] Landwirtschaft ist die Beziehung zwischen Mensch und Natur vergleichbar mit einem Mann und einer Frau, die sich zu einer perfekten Ehe verbinden. Die Ehe ist kein Geschenk, nichts Empfangenes; das perfekte Paar entsteht aus sich selbst.[177] — MASANOBU FUKUOKA

Senden wir in diesem Augenblick eine Bitte aus den tiefsten Tiefen unseres Selbsts. Fragen wir die Pflanze, wie wir sie als Medizin verwenden können. Erzählen wir ihr von unserer Not.

> Alles wird seine Geheimnisse preisgeben, wenn du es genügend liebst.[178] — GEORGE WASHINGTON CARVER

Es wird eine Antwort geben. Obwohl wir, um sie zu vernehmen, vielleicht auf unseren Körper achten müssen, auf unsere Gefühle und auf die seltsamen Gedanken oder Bilder, die in unserem Geist auftauchen. Manchmal erscheint sie in einer Phrase, die wie von selbst in unserem Verstand auftaucht, *um Schroffes weich zu machen.*

Oder vielleicht blitzt ein Bild in unserem inneren Blickfeld auf.

Dann sah ich ein kleines Baby in einer Wiege. Es war in weiches Leder gewickelt, aber zwischen dem Leder und dem Baby lag diese Pflanze; gepudert und flachgeklopft, bedeckte und umarmte sie dessen Haut.

Oder wir atmen tief durch. Oder es strömt ein Schwall von Entspannung durch unseren Körper und unsere Haut beginnt zu kribbeln.

Oder vielleicht all das gleichzeitig.

Vielleicht möchten wir die medizinischen Wirkungen der Pflanze nachschlagen, bei der wir gerade gesessen haben,

um uns davon zu überzeugen, dass das alles echt ist,

um zu bestätigen, dass das, was wir hier empfangen, eine reale Grundlage hat, die wir auch in den Büchern der »Experten« finden. Machen wir einen Schritt nach dem anderen, nehmen wir uns die Zeit, die wir brauchen. Es dauert lange, dieser ältesten aller Fähigkeiten wirklich zu vertrauen,

sie für uns zu reklamieren,

denn unsere Kolonisation war tiefgreifend und lang anhaltend, und wir alle haben viel vergessen.

Dieser Prozess funktioniert zunächst am besten, wenn wir mit Pflanzen beginnen, von denen wir uns instinktiv angezogen fühlen. Da geschieht bereits etwas mit diesen Pflanzen; es deutet eine Verbindung an, die uns berührt durch dieses instinktive Verlangen nach Nähe zu genau diesen Gewächsen statt zu anderen. Die Pflanzen, zu denen wir uns am meisten hingezogen fühlen, sind die, denen sich unser Herz bereits verwandt fühlt.

(Es gibt noch eine andere Art von Pflanzen, die dich ebenfalls anziehen werden. Jene, die sich dir aufdrängen, obwohl du sie nicht bemerken willst. Das Unkraut, das nicht vergeht und das du immer wieder gereizt bemerkst, das Gewächs, das dich beim Wandern übers Feld regelmäßig stolpern lässt. Diese Art Pflanzen sind oft einige der stärksten Medikamente, die du finden kannst. Sie regen etwas in deinem Unbewussten an, durchbrechen deine gewohnte Nichtbeachtung und stören dich, bis du anfängst, einen wirklichen Blick auf sie zu werfen.)

Dann gibt es da noch die eine oder andere verrückte,
die dich ausflippen lässt,
die sich ausgerechnet dich aussucht durch deine
neugewonnene Sensitivität.
Aber Kojotenmedizin... das ist eine andere Geschichte.
Kein Grund, ängstlich zu sein.
Es wird eine Weile dauern, bevor du ihnen begegnest,
und nur dann, wenn etwas tief in dir dazu bereit ist
und sie zu Hilfe gerufen hat.

Pflanzen werden uns antworten, wenn wir sie ernsthaft darum bitten. Sie werden uns ihre Medizin lehren, so wie die Pflanzen den Menschen seit jeher unterrichtet haben. Und obwohl Menschen das Wissen über die medizinische Verwendung einer Pflanze verlieren können, erinnert sich die Pflanze immer daran, was ihre Medizin ist. Und sie wird es uns sagen – wenn wir fragen. Wenn wir uns ihnen mit offenem Herzen nähern, wenn wir unsere Sinne öffnen und es uns wirklich erlauben, sie wahrzunehmen, werden sie immer darauf reagieren.

Sollte es uns beim ersten Mal nicht gelingen, versuchen wir es erneut. Denn wir dürfen so oft ans Meer gehen, wie wir möchten.

Du kannst tausend Mal zur Pflanze gehen;
sie wird dich nie abweisen.
Nur weil dir einmal jemand gesagt hat,
du hättest etwas falsch gemacht,
bedeutet dies nicht, dass es so war.

Schließlich lernen wir zu hören. Den Pflanzen macht es nichts aus, wenn wir üben oder wenn es etwas Zeit braucht, denn sie sind die fürsorglichsten aller Lebewesen. Es ist nur so, dass sie gerne gefragt werden möchten.

Das Problem mit Wissenschaftlern – mit jenen, die denken, die Welt sei ein toter Ort – ist, dass sie nie fragen. Sie nehmen... im Namen der Wissenschaft.

> Man reißt ihr [der Natur] keine Erklärung vom Leibe, trutzt ihr kein Geschenk ab, das sie nicht freiwillig gibt. [...] Die Natur verstummt auf der Folter; ihre treue Antwort auf redliche Frage ist: Ja! Ja! Nein! Nein! Alles übrige ist vom Übel.[179]
> — JOHANN WOLFGANG GOETHE

Mit Pflanzen müssen wir »wie mit Menschen sprechen«, wie der Vater von Krachendem Donner vom Volk der Winnebago vor langer Zeit sagte. »Dann«, so seine Worte, »werden diese Pflanzen ganz gewiss das für dich tun, wonach du sie gebeten hast.« Dieser Respekt für unsere Ältesten ist von zentraler Bedeutung, und der Informationsfluss, der von ihnen zu uns kommt, wird alles beinhalten, was wir wissen möchten.

Ohne Erlaubnis zu nehmen,
so, wie es die Wissenschaftler tun,
ist eine Form der Vergewaltigung.
Die Nötigung der Natur ist wirklich die Vergewaltigung der Natur.

Wir brauchen sie bloß zu lieben, das Berührende ihrer Mitteilungen in unserem Herzen zu spüren und im Gegenzug unsere innigste Bitte auszusenden. Wenn wir sie um etwas bitten, antworten sie uns, denn dazu sind Pflanzen bestimmt.

Wenn wir schriftlich festhalten, was uns gegeben wird, dient dies nicht der Erinnerung. Es ist lediglich eine elegante Möglichkeit, unseren Geist auf alle Formen zu fokussieren, in denen die Mitteilungen auftauchen können. Wenn wir dies tun, wenn wir erst einmal dermaßen tief empfinden, werden wir uns auch an die wichtigsten Mitteilungen erinnern.

Sie werden sich selbst in Erinnerung rufen.

Dieses tiefe Vertrautsein und Teilhaben fließt vom Herzen unmittelbar in die Gedächtniszentren des Gehirns; der Hippocampus verändert sein Funktionieren und es werden neue Neuronen und neuronale Bahnen erzeugt. Die codierten Erinnerungen sind tiefgreifend, die Zugangsschlüssel zu ihnen sind die erinnerten Gefühle aus dem Geschehen als solchem. Wenn wir uns die Pflanze und diesen Moment der Berührung ins Gedächtnis rufen, werden sich die Erinnerungen so frisch einstellen, als ob alles erst vor wenigen Augenblicken geschehen sei.

Es braucht Übung, es zu unterlassen, in diesen Prozess etwas einfügen, was wir zu wissen glauben. Wir müssen bei der Sache bleiben. Wir müssen sie in ihren eigenen Worten zu uns sprechen lassen, sie mit den Ohren eines Kindes hören, damit ihre wahre Natur in uns Eingang findet.

> Klare, unvoreingenommene Ohren hören in läutenden Kuhglocken, Hunden, die den Mond anbellen, und dergleichen, die feinste, seelenberührende Melodie, die mit nichts verbunden werden will, sondern dem Klang selbst innewohnt.[180]
> — Henry David Thoreau

Der absichtliche Ausdruck der Fürsorge, der Aufmerksamkeit und der Liebe verändert das elektromagnetische Feld unseres Herzens, das neue Transformen von Botschaften darin einbettet. Dieses Feld, das nun diese neuen Informationsimpulse trägt, berührt das Feld der Pflanzen, auf die es gerichtet ist. Dieses Feld nimmt die Informationen auf, die in das Feld unseres Herzens eingebettet sind; der lebende Organismus entschlüsselt die Informationen und ändert seine Funktionsweise als Reaktion darauf.

> Fast den ganzen Tag bin ich sodann im Freien und halte geistige Zwiesprache mit den Ranken der Weinrebe, die mir gute Gedanken sagen und wovon ich euch wunderliche Dinge mitteilen könnte.[181] — Johann Wolfgang Goethe

Die Pflanzen reagieren auf die Geste der Intimität, die im Feld enthalten ist, das unser Herz projiziert. Sie erwidern und betten neue Mitteilungen in ihre elektromagnetischen Felder ein, die wiederum unser Herz aufnimmt, decodiert und dazu verwendet, seine eigene Funktionsweise zu verändern. Wir und das lebendige Phänomen, mit dem wir in Kontakt treten, synchronisieren uns aufeinander und ein lebhafter Dialog setzt ein und fließt extrem schnell hin und her.

Das ist die Wiederbelebung unseres Zusammenseins mit der Welt.

Der Fluss von Leben zu Leben und wieder zurück bindet uns ein in das Netz des Lebens, aus dem wir gekommen sind und in das wir gehören. In diesem Vorgang kommt es zu einer Ekstase, einem Wieder-lebendig-Werden.

> Ein Hämmern von Klaviersaiten von jenseits des Gartens dringt durch die Ulmen. Schließlich stiehlt sich die Melodie in mein Sein. Ich weiß nicht, wann es anfing, mich in Beschlag zu nehmen. Durch einen glücklichen Zufall von Gedanken oder Umständen bin ich auf das Universum abgestimmt, bin in der Verfassung zuzuhören, mein Sein schwebt in einer Sphäre der Melodie, meine Einbildungskraft und Fantasie sind in unvorstellbarem Maße erregt. Das ist nicht mehr die langweilige Erde, auf der ich gerade noch stand.[182]
> — Henry David Thoreau

Wir verfügen über eine angeborene Fähigkeit zu resonieren, eine harmonische Komposition, eine Beziehung zu allem herzustellen, worauf die Aufmerksamkeit unseres Herzens gerichtet ist. Wenn wir uns emotional an ein Lebewesen hängen, verbinden wir uns mit dem nicht-linearen Fluss seines Lebens. Wenn sich unsere Verbindung vertieft, beginnen wir, mit seinen Lebensmustern zu fließen; wir absorbieren seine Bedeutung, seine Intelligenz und seinen besonderen Blickwinkel.

> Wir müssen uns eine Reispflanze genau ansehen und dem zuhören, was sie uns erzählt. Wenn wir wissen, was sie sagt, können wir die Gefühle des Reises beachten, wenn wir ihn anbauen. Doch, Reis »anzuschauen« oder »zu erforschen«, bedeutet nicht, den Reis als Objekt zu betrachten, den Reis zu beobachten oder über ihn nachzudenken. Wir sollten uns

> im Wesentlichen in die Lage des Reises versetzen. Wenn wir das tun, verschwindet das Selbst, das auf die Reispflanze blickt. Das bedeutet, »zu sehen und nicht zu erforschen und im Nicht-Erforschen zu erkennen.« Diejenigen, die nicht die leiseste Ahnung haben, was ich damit meine, müssen sich ihren Reispflanzen einfach nur hingeben.[183] — Masanobu Fukuoka

Zuerst langsam, dann aber immer schneller werden wir uns der lebendigen Felder bewusst, die vom Leben um uns herum geschaffen werden, und der Gefühle, die sie in uns erzeugen, wenn wir uns ihnen öffnen. Dann werden wir die Wahrheit, die Pythagoras vor so langer Zeit aussprach, sofort verstehen: »Erstaunlich! Alle Dinge sind intelligent.« Wir werden den großen Sufi-Lehrer Hazrat Inayat Khan verstehen, der sagte: »Alles spricht trotz seines scheinbaren Schweigens.« Wir werden mit Pflanzen zu kommunizieren beginnen, und sie mit uns. So wie es der Mensch schon immer getan hat.

> Wer aber in das geheime innere Leben der Pflanze hineinsieht, in das Regen der Kräfte und wie sich die Blume nach und nach entwickelt, der sieht die Sache mit ganz anderen Augen, der weiß, was er sieht.[184] — Johann Wolfgang Goethe

Alles, was wir erleben, wenn wir bei einer Pflanze sitzen, ist wichtig und hat einen Bezug zu ihrer Verwendung als Medizin, zu ihrer Rolle im Ökosystem, zu ihrer eigenen Lebensgeschichte und ihren Wünschen sowie zu ihrer Beziehung zum Menschen und der sie umgebenen Welt. Einiges davon kommt in deutlichen Worten daher, anderes in Form eines unbestimmten Gespürs für etwas, das wir möglicherweise nur schwer definieren können. Vielleicht fühlen wir eine Leichtigkeit des Gemüts, wenn wir uns in der Nähe der Pflanze aufhalten, eine erfreulichere Stimmung. Dieses Vermögen, unser Gemüt zu erhellen, die Schwere unseres Menschseins zu erleichtern, erträglicher zu machen, ist eine Medizin, der viele Menschen bedürfen, und diese Qualität sollten wir in einer Pflanze nie übersehen.

Denn wenn wir die hochgestochenen Worte weglassen, ist dies genau das, was Antidepressiva tun (oder tun sollten).

Diese ersten Gefühlsregungen, physiologischen Reaktionen, vagen Andeutungen, vorsichtigen sprachlichen Beschreibungen, gedanklich aufblitzenden Bilder sind die Anfänge des Verständnisses des Heilmittels. Doch es ist wichtig, sich daran zu erinnern, dass das Fühlen dieser Pflanze, die Regungen von primären und sekundären Gefühlen, die wir erlebt haben, als wir uns der Pflanze öffneten, das Wichtigste überhaupt ist. Diese Gefühle sind unsere Verbindung zur lebendigen Wirklichkeit der Pflanze. Die komplexe Gestalt der Pflanzenkommunikation, die wir als Gefühle erleben, ist (nicht metaphorisch, sondern wörtlich gemeint) die Medizin der Pflanze.

> Das Höchste wäre, zu begreifen, dass alles Faktische schon Theorie ist. [...] Man suche nur nichts hinter den Phänomenen; sie selbst sind die Lehre.[185] — JOHANN WOLFGANG GOETHE

Die Gefühle *sind* das Heilmittel. In diesem Moment ist die Medizin einfach in einer bestimmten Form codiert. Wenn wir dies vergessen, es aus den Augen verlieren, das Gefühl dafür einbüßen, in Gedanken abschweifen, verlieren wir den Kontakt zum Allerwichtigsten, zum einzig Wahren, das zu erleben, wir zu dieser Pflanze gekommen sind. Denn jedes Mal, wenn wir Informationen direkt aus dem Herzen der Welt zu sammeln beginnen, müssen wir Ausschau halten nach

jener einen wahren Sache,

die uns diese Erscheinung zu bieten hat. Und das einzig Wahre ist der Komplex von Gefühlen, die wir bei diesem besonderen Phänomen erleben, bei dieser Pflanze. Es ist der Schwall von Mitteilungen, der von der betrachteten Sache zu uns kommt, der Pflanze oder der Landschaft oder dem kranken Menschen, die wir kennenlernen. Wir haben es hier nicht mit einer Denkaufgabe zu tun, diese eine wahre Sache ist eine Gefühlssache. Und dieses

Fühlen ist eine einzigartige lebendige Identität, die nicht mit dem Wort getötet werden darf.

Ein Teil von uns wird erkennen, wenn wir von der einen wahren Sache berührt werden. Wir alle erkennen das Wahre, wenn wir es fühlen.

Diese eine wahre Sache, diese anfängliche, kraftvolle Andeutung, dieser Kommunikationsschwall vonseiten der Pflanze, ist das Wichtigste überhaupt. Es verändert sich subtil, während es in uns eindringt, und wird von unserem Körper und unserem Geist übersetzt in Gefühle, Sinneseindrücke, physiologische Reaktionen, vage Andeutungen und verstreute Regungen sprachlicher Beschreibungen. Dies ist das anfängliche Auftauchen der Medizin der Pflanze in einer für uns als Heiler brauchbaren Gestalt. Und das ist an und für sich gut so. Es muss nicht unbedingt tiefer gehen, damit wir mit Hilfe dieser Pflanze heilen und Menschen wirksam helfen können.

Viele Ärzte und Ärztinnen haben noch nicht einmal dies.

Im Laufe der Jahre, während wir die Pflanze zur Heilung verwenden, wird sich unser Wissen über sie vertiefen. Durch lange Zusammenarbeit wird sie uns mehr von ihren Geheimnissen enthüllen. Solange wir mit dieser einen wahren, lebendigen Sache in Kontakt bleiben, die Pflanze stets wie ein menschliches Wesen behandeln und sie um ihre Hilfe bitten, werden sich unsere Intimität und der Dialog vertiefen.

Pflanzen ähneln den Menschen; manche mögen wir nicht, manchen gegenüber sind wir ambivalent, manche sind langweilig, manche sind nette Bekanntschaften, die wir im Laufe der Jahre allmählich kennenlernen, aber manche... In manche verlieben wir uns sofort und möchten sie tief und vertraut kennen. Wir wollen ihre Lebensgeschichten erfahren, und sie so vollkommen kennenlernen, wie wir nie zuvor jemanden gekannt haben.

Es existieren Wege, auf denen wir noch weitergehen können. Dafür ist es notwendig, dass wir uns die im Augenblick der ersten

Berührung eingebetteten Bedeutungen vollständig bewusst machen.

Die Bedeutungen, die verankert sind in dieser einen wahren Sache.

Ich habe das Gefühl, dass mein Boot
da unten in der Tiefe gegen etwas gestoßen ist,
gegen eine große Sache.
Und nichts
geschieht! Nichts… Stille… Wellen…

Nichts geschieht? Oder ist alles geschehen,
und wir stehen nun, ruhig, im neuen Leben?[186]
— JUAN RAMÓN JIMÉNEZ

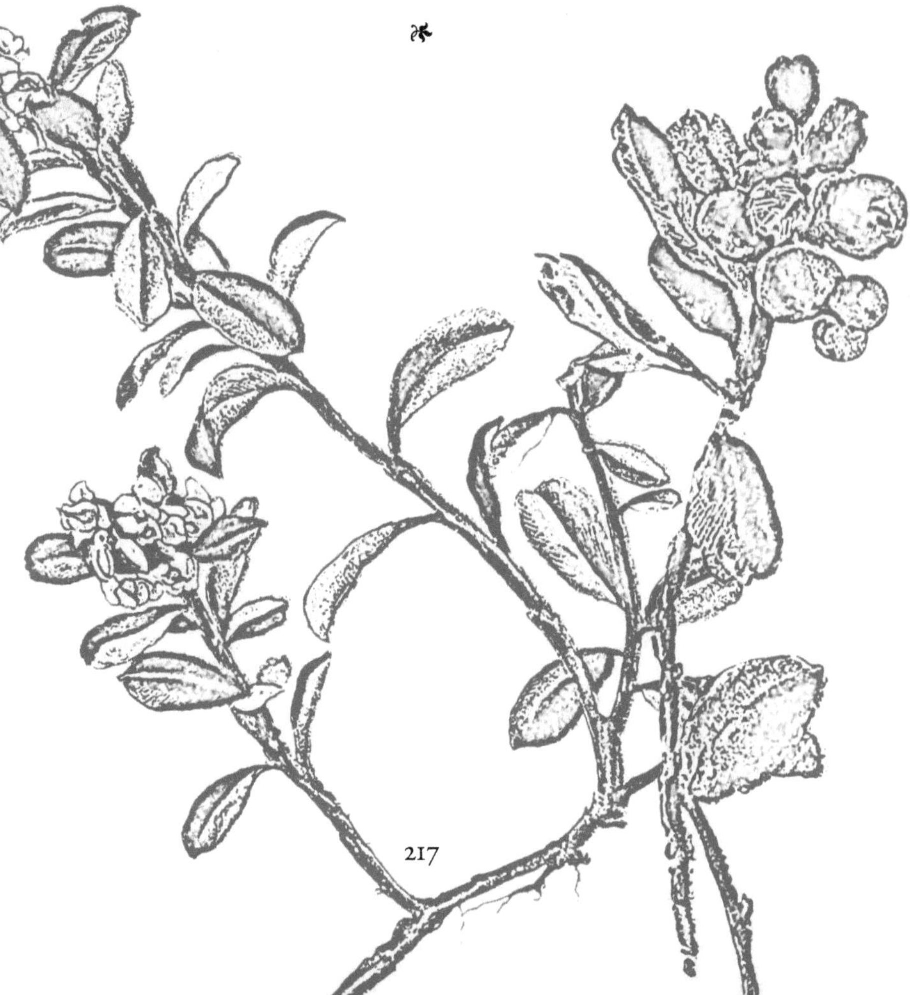

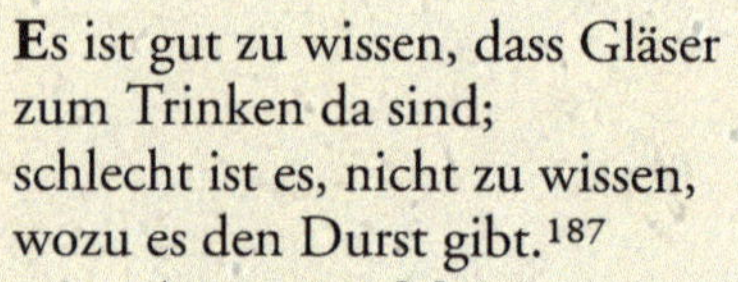

Es ist gut zu wissen, dass Gläser
zum Trinken da sind;
schlecht ist es, nicht zu wissen,
wozu es den Durst gibt.[187]
— Antonio Machado

Ich erinnere mich an Gesten von Kleinkindern,
und es waren Gesten, mit denen sie mich wässerten.[188]
— Gabriela Mistral

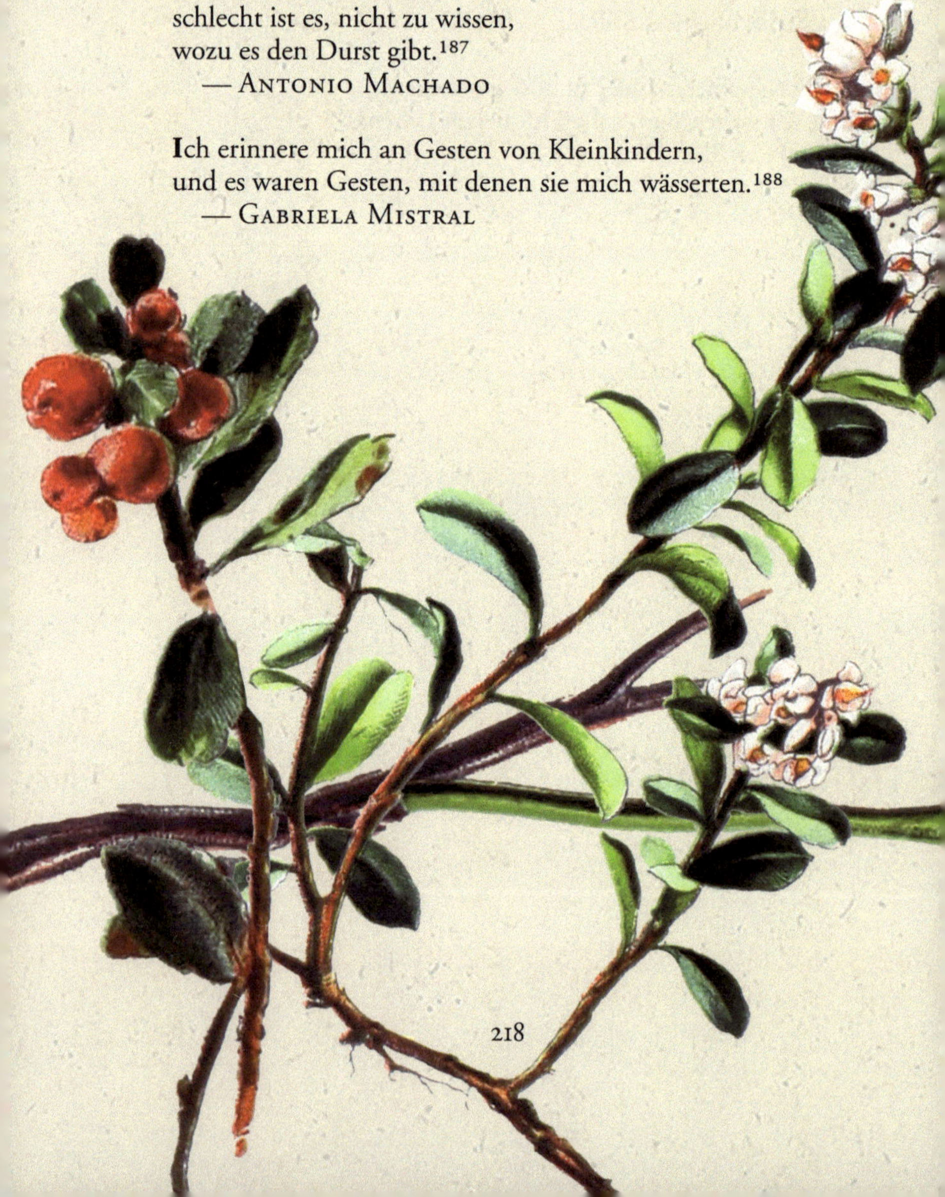

Teil vier

Der Geschmack wilden Wassers

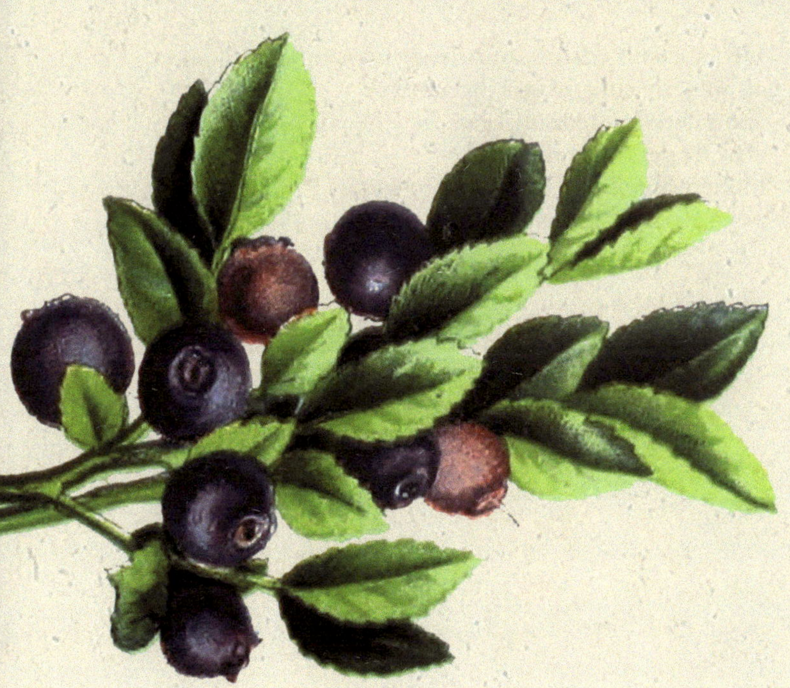

Ich wünsche, ganz verstanden zu werden in dem, was ich der Natur geworden, in dem, was die Natur mir geworden. Willst du mich nur erträglich verstehen, so musst du wissen, wie die Natur mich fand und wie ich die Natur fand, als wir einander begegneten; dann hast du die Geschichte und die Darstellung meiner Wahrnehmungen.[189] — JOHANN WOLFGANG GOETHE

Auch wenn du all deine Tage durch den Wald streifst, wirst du niemals per Zufall sehen, was sieht, wer mit Absicht hingeht, um es zu sehen.[190] — HENRY DAVID THOREAU

Oft ist es mir erlaubt, zurückzukehren auf eine Wiese,
als wäre sie ein geistiger Eigenbesitz,
von sicheren Grenzen gegen das Chaos gehalten,
ein Ort des früh Erlaubten,
immerwährendes Omen dessen, was ist.[191]
— ROBERT DUNCAN

Kapitel 10

Wissen sammeln aus dem Herzen der Welt

Für viele Menschen bleibt diese Weise, Pflanzenwissen zusammenzutragen, bloß eine vage Empfindlichkeit. Aber die Wahrnehmung von Bedeutung und das Entlocken von Wissen direkt aus Erscheinungen, aus Pflanzen, kann äußerst elegant geschehen. Die gewonnenen Erkenntnisse können außergewöhnlich detailliert sein und raffinierter als die mittels (reduktionistischer) Wissenschaft herausgefundenen.

Viele Informationen kommen mit dem ersten gestischen Anstoß der Pflanze einher und werden von unserem Inneren als sprachliche Formen interpretieret, als kurze Aufblitzer in unserem inneren Gesichtsfeld, körperliche Reaktionen und primäre und sekundäre Gefühle. Dieser erste Eindruck hat einen ähnlichen Bezug zur Pflanze, wie es die Andeutungen bei einem ersten Treffen mit einem interessanten Menschen haben. Um unser Wissen zu vergrößern, muss unser Grad an Intimität zunehmen. Wir müssen die Pflanze noch besser kennenlernen.

Bei Pflanzen wie bei Menschen beginnt Intimität mit einer zufälligen Begegnung. Vielleicht hören wir eine kräuter- und pflanzenkundige Person von einem Gewächs und dessen heilender Verwendung sprechen und stellen später fest, dass wir nicht aufhören können, daran zu denken; wir mögen uns ein Bild davon in einem Buch anschauen und merken, wie es unsere Aufmerksamkeit erregt; oder wir stoßen ganz zufällig bei einem Spaziergang in der Wildnis darauf und entdecken, dass es uns irgendwie besonders erscheint. Diese zufälligen Begegnungen stehen am Beginn der Intimität. Sie vertieft sich, wenn wir uns die Zeit nehmen, sie zu hegen, wenn wir uns auf die Pflanze konzentrieren und uns Zeit lassen, sie wirklich kennenzulernen.

> Dieses Lebensziel [...] ist das höchste und erfordert eine fast schon lebenslange Wertschätzung einer einzigen Erscheinung! Wir müssen, wie für unser ganzes Leben lang, unser

> Lager neben ihr aufschlagen, da wir nun das verheißene Land erreicht haben, und uns ihr ganz und gar hingeben.[192] — Henry David Thoreau

Wir können dies auf vielen Wegen erreichen. Einer besteht darin, viel Zeit mit den Pflanzen zu verbringen, zu denen wir uns hingezogen fühlen, sie den Jahreszeiten gemäß zu begrüßen, sie in all ihren Gewändern zu sehen, ihre Stimmungen und Beziehungen kennenzulernen und unsere Beziehung zu ihnen über die Jahre in einer immer enger werdenden Verbindung wachsen zu lassen.

Das braucht Zeit (wie alle lohnenswerten Dinge). Wir etablieren eine tiefe Vertrautheit mit einem anderen Lebewesen. Eines, das ein Leben besitzt, das ihm ebenso wichtig ist, wie unser Leben für uns. Eines, das eine Geschichte hat, Vorfahren, die das Leben geformt haben, das wir jetzt in diesem Augenblick anschauen. Eines, das Hoffnungen und Träume hegt, ein zweckbestimmtes Dasein führt. Eines, das noch andere Freunde hat, Nachwuchs, um den es sich sorgt, Probleme, mit denen es jeden Tag zu kämpfen hat.

Die Liebe einer Mutter zu ihrem Kind und die Sorge der Pflanze für ihren Samen besitzen eine Wesensidentität. Wir sind weder von der Welt getrennt noch besser als die anderen Lebensformen, die wie wir aus der Erde ausgedrückt wurden. Die Attribute und Neigungen, die wir besitzen, besitzen auch andere; sie sind bloß Ausdrücke von Eigenschaften, die der Welt innewohnen, allen Lebensformen gemeinsam sind. Sie sind nicht auf uns beschränkt.

Wenn sich unsere Beziehung zur Pflanze im Laufe der Jahre vertieft und wir einander näher kennenlernen, wird uns nach ihrem eigenen Ermessen Wissen zukommen. Eines Tages wachen wir auf, gehen spazieren, und wenn wir auf dem Feld an der Pflanze vorbeikommen, wird uns plötzlich ein tieferes Wissen über sie und ihre Zwecke, über ihre Verwendung als Medizin, durch den Kopf schießen.

> Wenn er das unterscheidende Wissen aufgibt, wird die nicht-unterscheidende Erkenntnis von allein in ihm wachsen.[193] — Masanobu Fukuoka

Dieses tiefere Wissen wird Teil unseres Verständnisses der Pflanze, Teil des Gefüges unserer Beziehung. Je mehr Jahre wir in dieser aktiven Beziehung sind, desto häufiger wird dieser Schwall zu uns gelangen. Das Auftauchen dieser Wissensschübe hängt stark von der Nähe unserer Beziehung zur Pflanze ab. Nicht alle Pflanzen werden uns im gleichen Maß an Intimität stimulieren.

Manche Pflanzen sind genauso langweilig wie Soziologen.

Persönliche Beziehungen zu Pflanzen sind wie persönliche Beziehungen zu Menschen. Es gibt ein breites Spektrum an Erfahrungen, denn es gibt viele Arten von Pflanzen, jede mit ihrer eigenen Persönlichkeit, von denen jede unser Interesse und unsere Zuneigung in unterschiedlichem Maße wecken.

Zu diesem langsamen Auftauchen von tieferem Wissen, über die Jahre der Beziehung und engen Verbindung mit einer bestimmten Pflanze, kommt es, weil die Pflanze selbst eine bestimmte Art von Beziehung erzeugt. Es ist die Art von Beziehung, die für uns und die Pflanze angelegt ist. Sie entstammt unserer eigenen besonderen Natur.

Bei anderen Pflanzen ist eine andere Art der Annäherung möglich. Bei einer solchen Pflanze werden wir im Moment des ersten Kontakts einen Zwang verspüren, sie zutiefst kennenzulernen. Wir werden uns von ihr angezogen fühlen, als würde etwas von außerhalb uns beide zusammenziehen, als ob wir dazu bestimmt wären, einander kennenzulernen. Wie an eine neue Liebe, können wir nicht aufhören, an sie zu denken und uns den Gefühlen hinzugeben, die diese neue Beziehung hervorruft. Wir beginnen zu fühlen, dass in diesem Kennenlernen eine Art Bestimmung liegt und dass wir nun eine gewisse Wahrheit – etwas Neues an uns selbst – erfahren sollen. Wir werden in die Pflanze hineingezogen, motiviert, tiefer und mit einem anderen Einblick zu erkennen, aus einer anderen Perspektive, quer unserer üblichen Ausrichtung, zu schauen.

> Der Mensch kann es sich nicht leisten, ein Naturalist zu sein, die Natur direkt anzuschauen, sondern nur aus dem Augenwinkel. Er muss durch sie hindurch- und über sie hinaussehen.[194] — HENRY DAVID THOREAU

Bei solchen Pflanzen kann es zu einer Vertiefung des Prozesses kommen, die zu einem schnelleren Zuwachs von Wissen und Verständnis führt. Damit dies geschehen kann, müssen wir den Augenblick unseres ersten Kontakts nehmen, die Erinnerung an die anfängliche Stimmung und das Gefühl, das aufkam, als wir und die Pflanze uns erstmals begegneten, und dann bewusst damit arbeiten. Wir müssen uns an jenen Gefühlsschwall erinnern, jene einzigartigen Regungen, und uns damit in einer kontinuierlichen, auf Erfahrung beruhenden Kontemplation beschäftigen.

Diese kontinuierliche, erfahrungsbasierte Kontemplation beginnt mit der Fokussierung unseres Bewusstseins auf das Phänomen, auf die Pflanze, zu der wir eine Beziehung entwickeln, und mit dem Zulassen, dass unsere Sinneswahrnehmungen und Gefühle, die im Moment des ersten Kontakts auftraten, an Intensität zunehmen, bis sie alles sind, was wir fühlen.

> [Es mag] Vorstellungsarten [geben], wodurch wir das Unendliche zu begreifen suchen.[195] —JOHANN WOLFGANG GOETHE

Erlauben wir es der durch die Erscheinung erzeugten Stimmung, ihrer emotionalen Note und, noch wichtiger, den Bedeutungen, deren Ausdruck sie ist, sich zu vertiefen, bis unsere innere Erfahrung des Phänomens allumfassend wird. Dieser sich vertiefende Prozess erfordert unser vollständiges Eintauchen in das Erleben der Pflanze selbst. Nichts darf unsere Aufmerksamkeit von unserem Fokus auf das Gewächs ablenken. Unsere Erfahrung mit der Pflanze wird zum einzigen Gegenstand unseres Bewusstseins.

Während dieses sich verstärkenden, ausgerichteten Fokus beginnt unser Bewusstsein, sich mit der lebendigen Realität dieser Erscheinung zu verweben, und unsere Wahrnehmung, sich zu einer aktiven Betrachtung ihrer ewig-augenblicklichen Wirklichkeit zu entwickeln. Durch unser Eintauchen und unsere gezielte Fokussierung wird das Phänomen – schließlich – in uns auf ganz neue Art und Weise lebendig. Wir werden auf einer extrem tiefen

Ebene miteinander verwoben – unser Leben ist in sein Leben verflochten, unser Sein von seiner lebendigen Präsenz geprägt.

> [...] daß mein Denken sich von den Gegenständen nicht sondere, daß die Elemente der Gegenstände, die Anschauungen in dasselbe eingehen und von ihm auf das innigste durchdrungen werden, daß mein Anschauen selbst ein Denken, mein Denken ein Anschauen sei.[196] — Johann Wolfgang Goethe

Unser ununterbrochener Fokus auf das Phänomen und die im Moment des ersten Kontakts erfahrene Steigerung des Gefühlserlebnisses aktivieren ein tiefgehendes Vermögen, die Bedeutung zu verstehen, die dieser Erkenntnisweise innewohnt. Die von der Pflanze ausgestrahlten Bedeutungen und Mitteilungen werden schließlich in Gestalt eines äußerst eleganten und verfeinerten Verständnisses in uns auftauchen. Diese tieferen Wahrnehmungen geschehen durch eine besondere Art des »Denkens« – einem Denken, das dem Herzen eigen ist –, durch Imagination. (Und nicht etwa durch die Art von Vorstellungskraft, von der man uns in der Schule erzählt hat.)

> Es ist die Vermählung der Seele mit der Natur, die den Verstand fruchtbar macht und die Imagination gebiert.[197] — Henry David Thoreau

Um diese Wahrnehmung zu vertiefen, müssen wir nicht notwendigerweise in der Nähe der Pflanze sein.

Sobald wir das einzig Wahre erlebt haben – den Schwall von erfahrungsbasierten Gefühlen von der Pflanze –, behalten wir dies in uns lebendig, wenn wir die Präsenz der Pflanze verlassen. Nehmen wir es mit uns nach Hause. Wickeln wir es sorgfältig ein in unser Herzenstuch. Und wenn wir Zeit haben, in der wir ungestört sein können, in der wir uns ununterbrochen auf das Erlebnis konzentrieren können, nehmen wir es wieder hervor. Wir wickeln es vorsichtig aus und erleben es aufs Neue.

> Mein ganzer Körper spürt. Wenn ich hierhin oder dorthin gehe, kitzelt mich dies oder das, mit dem ich in Berührung

> komme, als hätte ich die Drähte einer Batterie angefasst. Üblicherweise kann ich mich an mehrere Kratzer erinnern, die ich mir kürzlich zugezogen habe – sie sind noch frisch in meinem Gedächtnis. Diese rufe ich mir ständig in Erinnerung, lasse sie Eindruck auf mich machen und reite auf ihnen herum. So kehrt die Zeit der Wunder in jedem Augenblick zurück.[198] — HENRY DAVID THOREAU

Spüren wir diesen Moment des ersten Kontakts erneut so, als wäre es das erste Mal. Erlauben wir es diesem Augenblick, an Intensität zuzunehmen. Behalten wir den ersten Moment des Treffens in uns, lassen wir all die Gefühle, die wir anfänglich erlebt haben, wachsen, bis sie alles sind, was wir fühlen. Senden wir in diesem Moment eine Bitte an die Pflanze, oder an den Schöpfer, wenn wir möchten, um die tieferen Heilkräfte dieses Gewächses zu erfahren.

> Wir müssen weniger bei den Staubblätterzählern nach Hilfe suchen als vielmehr bei den Pflanzen selbst.[199] — LUTHER BURBANK

Lassen Sie uns diese Absicht fest vor unserem inneren Auge halten und den Moment des ersten Kontakts bis zur Grenze dessen intensivieren, zu dem wir fähig sind. Dann... lassen wir darin ein wenig nach, lassen wir zu, was auch immer in diesem Moment des Loslösens geschieht. Bemerken wir, was auch immer es ist.

Wenn wir möchten, können wir es aufschreiben.

Dann, bevor wir zu weit auf analytische Pfade gezogen werden, fühlen wir noch einmal den Moment des ersten Kontakts und lassen uns erneut auf die emotionale Realität der Pflanze ein. Verstärken wir ihn, senden wir unsere Bitte aus, intensivieren wir den Augenblick des Erstkontakts bis an die äußerste Grenze, zu der wir fähig sind, und lösen wir uns dann erneut leicht. Wiederum achten wir darauf, was in diesem Moment der Loslösung geschieht. Dann wiederholen wir den Vorgang ein weiteres Mal.

Das ist eine Schwingung.

Die ungeheuer kraftvolle Steigerung des Moments des ersten Kontakts, kombiniert mit dem ernsthaften Erkenntniswunsch unseres tiefsten Selbsts, fließt in jene Gehirnregionen, deren Funktion es ist, Bedeutung wahrzunehmen und zu erschließen. Die Loslösung vom Phänomen, das leichte Ablassen von der unmittelbaren Erfahrung, ermöglicht es unserem Gehirn, sich kurzzeitig zu reaktivieren. Das Bedeutungsmuster in der Erscheinung wird dann von den Teilen des Gehirns interpretiert, die sich mit Bedeutung befassen; daraufhin baut sich in uns Verständnis in einer neuen Form auf. Die Bedeutungen der Pflanze sind eincodiert in einzelnen linguistischen Beschreibungen und Verständigungsschüben.

Hilfe bei diesem Prozess kommt auch von der Pflanze, von der Umwelt, von anderen Quellen. Weder wir noch unser Denken sind getrennt von der Welt.

Jede emotionale Note, jede Andeutung, jede Stimmung, die als Reaktion auf eine Erscheinung empfunden wird, ist ein Ausdruck von Bedeutung. Und es ist diese Bedeutung oder Bedeutungsreihe, die wir in nutzbares Wissen umzuwandeln versuchen. Diese Bedeutungen codieren ein tieferes Verständnis der Pflanze. Das Wissen festzuhalten, heißt, diese Bedeutungen und ihre Muster zutiefst zu verstehen und sie dann äußerst differenziert, verbal, analytisch in Sprache zu fassen. Und genau das ist es, was dieser Prozess uns zu tun erlaubt.

Es handelt sich nicht um einen erzwungenen Prozess. Vielmehr dürfen die analytischen Fähigkeiten des Gehirns – von sich aus – sprachliche Beschreibungen generieren, welche die Essenz der Sache erfassen, die Bedeutungen, die in den Gefühlen verschlüsselt sind, die wir erlebt haben. Im Laufe dieses Prozesses erfindet der verbal-analytische Modus des Bewusstseins nicht die sprachlichen Ausdrücke, um die Bedeutung des Phänomens zu beschreiben; sondern die sprachlichen Beschreibungen des Phänomens erscheinen wie von selbst aus dem Speicher der Erinnerungen, Informationen und Erfahrungen, die wir im Laufe unseres Lebens gesammelt haben. Hier arbeiten Herz und Gehirn zusammen als Systole und Diastole des Verstehens.

> Die Systole und Diastole des menschlichen Geistes war mir, wie ein zweites Atemholen, niemals getrennt, immer pulsierend.[200] — Johann Wolfgang Goethe

Das Herz ist das vorrangige Wahrnehmungsorgan; das Gehirn übernimmt eine unterstützende, sekundäre – wenn auch wesentliche – Rolle.

> Der Intellekt ist machtlos, Gedanken ohne die Hilfe des Herzens auszudrücken.[201] — Henry David Thoreau

Unter der Kraft unseres Verlangens und des enormen, fokussierten Informationsflusses, der uns durch das Herz aus der Welt erreicht, verwandelt das Gehirn die eingebettete Kommunikation der Pflanze in menschliche Sprache und Gestaltbilder des Verstehens, indem es seine Speicher von Erinnerungen, Informationen und Erfahrungen nutzt.

Fühlen und halten wir diesen emotionalen Ton in uns, steigern wir ihn auf das ultimative Maß, zu dem wir fähig sind, lösen wir uns dann ein wenig von unserer Erfahrung des Phänomens und machen wir eine

Pause.

Wir schreiten fort zu einem kurzen Moment, in dem wir nicht fühlen, nicht nachdenken, einfach gar nichts tun. Dieser Moment des Nichts ist höchst spannungsgeladen. Lange kann er nicht gehalten werden, maximal ein paar Sekunden. Wenn wir versuchen, zu lange so zu verweilen, wird der Verstand wieder anfangen, alles Mögliche darüber nachzudenken und wir schweifen ab entlang von Tangenten, die mit diesem Prozess wenig zu tun haben. Denken wir daran: Das Herz ist hier das wichtigste Wahrnehmungsorgan; das Gehirn hat bloß eine sekundäre, unterstützende Funktion. Der verbal-intellektuell-analytische Erkenntnismodus des Gehirns ist Diener des Prozesses. Das Denken an sich wird uns nie zu diesem tieferen Verständnis führen.

> Ich sage oft: Am besten ist es, so wenig wie möglich zu denken.[202] — Masanobu Fukuoka

Im Moment der Pause, wenn wir uns etwas von der Erscheinung selbst gelöst haben, wird die bedeutungsgeladene Erfahrung, die wir mit einer solchen Intensität gefühlt haben, zur Analyse an das Gehirn geleitet. Die Pause, die Loslösung von unseren Gefühlen und Erfahrungen mit dem Phänomen, erlaubt es den verbal-intellektuell-analytischen Fähigkeiten, sich aufs Neue damit zu beschäftigen. So wird es dem Verstand ermöglicht, Verständnis in einer Gestalt zu erzeugen, welche die Bedeutungen einfängt, die zu den besonders emotionalen Aspekten führten, die wir erlebt haben. Dieses Verständnis kommt in einem Schub, in einem Blitz von sprachlich codierter Bedeutung. Das Wissen taucht scheinbar wie von selbst auf.

> Das Schlimmste ist, dass alles Denken zum Denken nichts hilft; man muss von Natur richtig sein, so daß die guten Einfälle immer wie freie Kinder Gottes vor uns dastehen und uns zurufen: »da sind wir!«[203] — JOHANN WOLFGANG GOETHE

Normalerweise kommen die tieferen Verständnisse, die möglich sind, in uns nicht zum Vorschein, wenn wir dies zum ersten Mal tun. Beim ersten (oder beim zweiten, dritten oder vierten) Mal tritt vielleicht gar nichts auf. Wir pausieren, und dieser Raum des Nichts ist mit rein gar nichts gefüllt oder enthält höchstens eine winzige Streuung des Schwalls sprachlicher Bildgestalten von transkribierter Bedeutung. Diese anfänglichen Schübe sind nicht der Endpunkt des Prozesses, bloß ein Wegweiser entlang des Pfads. Sie müssen zu unserer Erfahrung mit der Pflanze hinzugefügt und eingebettet werden in unser eigenes Herzfeld und in dem Prozess als Bausteine verwendet werden.

Allerdings muss jede Erkenntnis emotional mit dem lebenden Phänomen, mit der Pflanze selbst, verglichen werden, um sie auf ihre Richtigkeit zu überprüfen. Indem wir diese Erkenntnisse innerlich bewahren, ihre Essenz in unser Herzfeld einbetten, fließen sie aus uns heraus, hin zum Phänomen selbst (das in unserer Vorstellung gehalten wird, in unserer Erinnerung an den Moment des ersten Kontakts) und dann erneut zu uns zurück. Im Wesentlichen bewahren wir unser Erleben des Phänomens in verstärkter Form in uns ebenso wie die von unserem Gehirn erzeugten Erkenntnisschübe, die wir ebenfalls verstärken. Beides kombinieren wir in unserem imaginativen Sehen. Dann lösen wir uns wieder leicht, und das Gehirn vergleicht beide Felder – unsere lebendige Erfahrung der Pflanze und diese erste Beschreibung, die wir in uns tragen. Dadurch verfeinern wir die Genauigkeit der vom Gehirn erzeugten Gestalt. Alle Unterschiede werden gesondert registriert, und diese Unterschiede, diese winzigen Diskrepanzen, anschließend fokussiert, bis der Fehler erkannt und korrigiert ist.

Die durch diesen Vergleichsprozess gewonnenen Informationen dienen zur Verfeinerung der Ergebnisse. Dies ist unentbehrlich für das letztendliche Verständnis der Pflanze. Und dieser Veredelungsprozess ist Arbeit. Er erfordert einen fokussierten Willen, Absicht, Herz und Verstand. Anfänglich ist diese Arbeit ziemlich anstrengend. Wir verfeinern schließlich nicht nur unser Verständnis der Pflanze, sondern auch unser Vermögen, mit dem Herzen wahrzunehmen, also Übereinstimmungen und subtile Bedeutungsunterschiede festzustellen. Wir bauen neue Muskeln auf.

> Ich war freilich noch dunkel und strebte in bewußtlosem Drange vor mir hin, aber ich hatte ein Gefühl des Rechten, eine Wünschelrute, die mir anzeigte, wo Gold war.[204] — Johann Wolfgang Goethe

Obwohl dieser Vergleichsprozess für die Verfeinerung diese initialen Erkenntnisschübe wesentlich ist, stellt er doch nicht das Ziel dar, nachdem wir streben. Nach dem Vergleichen (und wenn nötig der Korrektur) lassen wir die unterdessen gewonnenen sprachlichen Splitter wieder los. Stellen wir diese nicht in den Mittelpunkt, halten wir nicht an ihnen fest. Sie sind bereits in uns codiert, eingebettet in unser Herzfeld, als Erinnerung in unserem Gehirn gespeichert. Diese Erkenntnisse gehen nicht verloren. Stattdessen schreiten wir voran in Richtung eines vollständigen Verständnisses der Pflanze, eines Erkenntnisschubs, der weit über diese ersten Andeutungen hinausgeht.

Dazu müssen wir den ganzen Vorgang erneut wiederholen: Widmen wir uns noch einmal der Pflanze selbst, erleben wir den Moment des ersten Kontakts aufs Neue, lassen wir ihn stark an Intensität zunehmen, senden wir unsere Bitte um Verständnis aus und lösen wir uns dann wieder leicht davon.

Dieser Vorgang muss wiederholt und wiederholt werden, in der Regel viele Male.

> Nicht also durch eine außerordentliche Gabe des Geistes, nicht durch eine momentane Inspiration, noch unvermutet und auf einmal, sondern durch ein folgerechtes Bemühen bin ich endlich zu einem so erfreulichen Resultate gelangt.[205] — JOHANN WOLFGANG GOETHE

Wir müssen uns mit dem Phänomen aufs Neue auseinandersetzen und den Vorgang wieder und wieder wiederholen, bis, in einem Erkenntnisschub, eine Artikulation der Bedeutungen auf ganz natürliche Weise in uns auftaucht, in einer vollständigen und ganzen Gestalt, die mit Verständnis aufgeladen ist. Es ist dieser Augenblick, in dem die Pflanze enthüllt vor uns steht, in dem sie sich selbst ganz offenbart. Nun sehen wir buchstäblich die lebendige Wirklichkeit der Pflanze in uns, in unserem imaginativen Gesichtsfeld. Diese lebendige Realität der Pflanze setzt sich nicht bloß zusammen aus ihrer physischen Form, aus ihrer Energie, aus den von ihr hervorgerufenen Gefühlen oder aus diesen anfänglichen sprachlichen Splittern, Bildern oder zufälligen Gedanken, die wir erlebt haben. Das Phänomen besitzt jetzt eine Tiefe, die weit über diese Dinge hinausgeht.

Wir werden jedoch feststellen, dass wir, während wir uns auf diesen Prozess einlassen und bevor wir den Punkt erreichen, an dem wir das Phänomen in seinem ureigenen Licht wahrnehmen, von Zeit zu Zeit auf intellektuellen Tangenten vom Ziel abkommen. Dies ist unvermeidlich.

Die Neigung dazu wird mit den Jahren abnehmen.

Das Gehirn ist ein normaler biologischer Oszillator und soll durchaus genutzt werden. Es soll nur nicht der primäre Ort des Bewusstseins sein. Weil es in diesem Prozess unerlässlich ist und weil wir gewohnt sind, es zu benutzen – und unser Bewusstsein ausschließlich dort verorten –, ist es allzu einfach, in den verbal-intellektuell-analytischen Erkenntnismodus zurückzufallen und mit dem Gehirn in Resonanz zu kommen.

> Obwohl die Praxis, das Phänomen konkret mittels der exakten sensorischen Vorstellungskraft zu denken, für den intellektuellen Verstand, der stets ungeduldig vorpreschen will, lästig ist, kann ihr Wert für die Entwicklung der phänomenalen Wahrnehmung nicht hoch genug eingeschätzt werden.[206] — Henri Bortoft

Machen wir uns keine Sorgen; wir orientieren uns einfach neu und fahren fort. Wenn wir feststellen, dass es wieder passiert, verbinden wir uns einfach erneut mit dem Phänomen, beschwören den Moment des ersten Kontakts herauf und tauchen noch einmal in die Erfahrung mit der Pflanze ein. Der Höhepunkt dieses Prozesses ist das Aufgehen in einem einzigartigen Moment der Wahrnehmung, in dem das Phänomen sich in einer Geste des Einwilligens in einem Erkenntnisschub enthüllt.

Es wird eine Zeit kommen – wenn wir uns etwas von der Pflanze zurückziehen und in einem Augenblick, in dem wir nicht denken und fühlen –, da wird die lebendige Wahrnehmung der Pflanze als vollständiges Ganzes in uns auftauchen.

> Das Beste, was ich sagen könnte, wäre: Wenn man alles verwirft, absolut alles aus dem menschlichen Denken, ist das, was danach in unserer Seele auftaucht – dieses undefinierbare Etwas, das man begreift – die Natur.[207] — Masanobu Fukuoka

Der Organismus zeigt sich in seinem eigenen Licht und wird verstanden. Die Kenntnis über die Pflanze als Medizin (oder in ihrer Funktion im Ökosystem oder in weiteren Zusammenhängen) gewinnen wir unmittelbar aus der Pflanze selbst.

Bevor jedoch die Pflanze als Ganzes erscheint und sich der imaginativen Sicht enthüllt, kommt es zu einem Moment der Schwebe, einem Moment, in dem der Wille des Wahrnehmenden und der Widerstand des Phänomens, sich zu offenbaren, gleich stark sind. Es ist ein toter Punkt, an dem es schwierig ist, voranzukommen. Es fühlt sich an, als drückten wir gegen Watte, ohne dass ein Vorwärtskommen möglich ist. An diesem Punkt sind es der Wille des Schülers oder der Schülerin zu wissen – und die tiefe Liebe, die er oder sie für die Pflanze empfindet –, auf die es ankommt und die den Prozess zu Ende bringen. Liebe ohne Willen reicht jedoch nicht aus, weil es keinen motivierenden Antrieb gibt. Und ohne Liebe wird das Phänomen nicht einwilligen, sich unserem Blick zu offenbaren.

Hier, an diesem Punkt des Stillstands, müssen wir an unserer Absicht festhalten, wissen zu wollen, und dürfen uns von unserer Aufgabe nicht ablenken lassen. Wenn wir fortfahren, unseren Fokus ausgerichtet zu halten, kommt es zu einem Moment, in dem die beteiligten Kräfte – der Wille und die Liebe des Wahrnehmenden und die Lebenskraft des Phänomens – konvergieren. Es wird einen Augenblick des Durchbruchs geben, in dem wir ins Zentrum des Verstehens auftauchen. Der Philosoph Hegel meinte dazu: »Das geistige Auge steht unmittelbar im Mittelpunkt von Natur.«[208]

In diesem Moment geschieht ein einzigartiges Erfahrungsereignis, erfüllt mit dynamischer Spannung und durchdrungen von enormen empirischen Inhalten. Die Schülerin oder der Schüler und die Pflanze verweben sich ineinander, wobei jede einzigartige Identität lebendig präsent, äußerst kraftvoll und deutlich bleibt, jedoch verwoben in die andere. Wahrnehmung und Wahrgenommenes werden verknüpft und zu einem organischen Ganzen vereint. Jedes ist ins andere verschmolzen, ihre beiden Lebensfelder befinden sich in Resonanz.

> Schamanisches Gleichgewicht ist keine besondere Haltung. Es ist keine durch Synthese erlangte Balance kein statischer Zustand, der durch das Auflösen von Gegensätzen erreicht wird. Es ist kein Kompromiss. Vielmehr ist es ein Zustand akuter Spannung, der Art von Spannung, die besteht [...], wenn zwei unbedingte Kräfte aufeinandertreffen, sich ungestüm begegnen und sich nicht ausgleichen, sondern sich schwankend am Rande des Chaos halten, was wir nicht begreifen, sondern nur erleben können. Es ist eine Lage, in der sich der Westler, geschult in der aristotelischen Tradition, äußerst unwohl fühlt.[209] — Barbara Meyerhoff

Wenn wir dies einmal erlebt haben – und die lebendige Realität der Pflanze in uns hervortritt –, müssen wir es mit dem Moment des ersten Kontakts vergleichen. Wir halten die lebendige Wirklichkeit wie auch den Moment des Esrtkontakts in unserem Bewusstsein, schieben die beiden innerlich übereinander und beobachten, was geschieht. Ist die in uns entstandene lebendige Wirklichkeit vollständig, werden wir an allen Berührungspunkten der beiden eine Kongruenz der zwei Gestaltbilder erfahren. In gewisser Weise überlappen sich die Wellenformen, wenn sie verglichen werden und gehen ineinander über, bis nur noch eine einzige Wellenform verbleibt.

Das ist Kongruenz.

Mit einiger Übung läuft dieser Prozess des Vergleichens extrem schnell ab und dauert nur wenige Sekunden. Es ist lediglich eine Überprüfung unserer selbst, um sicherzustellen, dass wir das Phänomen in seiner Ganzheit wahrnehmen.

Durch unsere anhaltende emotionale Konzentration auf die Eigenschaften – die *energia* – der Pflanze, durch unser Kultivieren einer ungeheuren inneren Spannung mittels Steigerung der emotionalen Note der Pflanze bis an die Grenzen unseres Vermögens, durch unser aufrichtiges Verlangen zu wissen und durch unser leichtes Loslösen drückt das Phänomen in uns die Essenz seiner selbst in einem bedeutungsgeladenen Augenblick aus. Und in diesem Moment der Tiefenwahrnehmung, in dem sich die Erscheinung enthüllt, finden wir uns eingetaucht in unser lebendiges Verständnis davon. Wir werden in einem winzigen Augenblick der Zeit festgehalten, schweben in einem Moment prägnanter Pause. Und in diesem erkennen wir buchstäblich mehrere Aspekte der Pflanze als lebendige Ausdrücke ihrer selbst: ihre Heilwirkungen, ihren Zweck im Ökosystem, ihre Beziehungen zu anderen Pflanzen, ihr Auftreten in uralten Zeiten in anderen Lebensräumen – sogar, wie ihre Vorfahren aussahen –, alles wird uns enthüllt.

> Aufgeregt nun durch eben diese Betrachtungen, fuhr ich fort, mich zu prüfen, und fand, daß mein ganzes Verfahren auf dem Ableiten beruhe; ich raste nicht, bis ich einen prägnanten Punkt finde, von dem sich vieles ableiten läßt, oder vielmehr der vieles freiwillig aus sich hervorbringt und mir entgegenträgt.[210] — JOHANN WOLFGANG GOETHE

Dieser Moment ist mit empirischen Inhalten gesättigt, voller multidimensionaler Bedeutung, spannungsgeladen von ungeheurer Dynamik. Dies ist ein Augenblick äußerst vertieften Erkennens, ein Augenblick der Enthüllung, eine Geste der Einwilligung vonseiten das Phänomens selbst, das es dem Wesen, das es ist, erlaubt hervorzutreten und sich im Lichte seiner eigenen Wahrheit zu zeigen, sich *aus* sich selbst zu zeigen. Bis zu diesem Punkt war alle bisherige Interaktion mit der Erscheinung bloß vorläufig. Nun aber verbindet eine unverzügliche, lebendige Dialektik alle Teile des Phänomens mit dem Schüler oder der Schülerin zu einem dynamischen, sich durchdringenden Ganzen.

Das ist partizipierendes Bewusstsein.

In diesem Moment wird der Fluss von uns hin zur Pflanze und wieder zurück zu einer lebendigen Sprache, in welcher unserer Wahrnehmung nichts verborgen bleibt. Wir und die Pflanze bleiben zwei Wesen, werden aber zu einem verschmolzen. Wir kennen die Pflanze aus sich heraus. (Und, was leicht vergessen wird, die Pflanze kennt auch uns.)

> Es gibt eine zarte Empirie, die sich mit dem Gegenstand innigst identisch macht, und dadurch zur eigentlichen Theorie wird. Diese Steigerung des geistigen Vermögens aber gehört einer hochgebildeten Zeit an.[211] — JOHANN W. GOETHE

Und was wir nun wissen, ist keine analytische Theorie, kein durch Linearität erreichtes mentales Konstrukt...

> Naturnahe [»Nichts-tun«-] Landwirtschaft gelangt zu ihren Schlussfolgerungen durch die Anwendung deduktiven oder A-priori-Denkens, das auf Intuition basiert. Damit meine ich nicht die fantastische Formulierung wilder Hypothesen, sondern einen mentalen Prozess, der versucht, durch intuitives Verstehen zu einer umfassenden Schlussfolgerung zu kommen.[212] — MASANOBU FUKUOKA

... sondern eine lebendige Wirklichkeit, in der uns die Pflanze selbst ihre Multidimensionalität zeigt. Die »Theorie« der Pflanze ist kein zweidimensionaler Schatten des linearen Verstandes, sondern eine lebendige, multidimensionale Erfahrung der wahren Theorie des Gewächses, von der dessen Vorstellungsbild, dessen Form, lediglich eine Ausdrucksdimension ist.

> Wer hört, mag ungläubig sein, wer Zeuge ist, glaubt.[213] — Emily Dickinson

Von diesem Aussichtspunkt aus kann der Verstand alle Aspekte eines Phänomens wahrnehmen und entwickeln. Er braucht sich nicht länger eingehend mit den Einzelheiten des Phänomens zu beschäftigen (zum Beispiel mit seiner Pflanzenchemie oder zellulären Struktur), um es zu verstehen.

Es herrscht nur noch das Verständnis selbst, aus dem heraus alle Aspekte der Sache erkannt werden können, wenn wir bloß unser Bewusstsein in diese Richtung lenken. Hier beginnen wir, die imaginative Denkfähigkeit des Herzens zu nutzen.

> In meiner Vorstellung schaue ich weit in die Vergangenheit zurück und frage nach der Abstammungsgeschichte dieser Frucht.[214] — Luther Burbank

Die fokussierte Absicht kann entlang einer bestimmten Dimension des Phänomens gelenkt werden, zum Beispiel hinsichtlich seiner medizinischen Verwendungen. Im Allgemeinen jedoch gibt es einen Beweggrund unter unserem Angezogensein von der Pflanze – von dem Ding, das uns überhaupt erst zu sich gerufen hat. Im Moment der Enthüllung ruft dieser Beweggrund, der so tief in unserem Unterbewusstsein wirkt, einen besonderen Aspekt der Pflanze aus ihr hervor: das Einzige, was unser innerstes Bedürfnis zufriedenstellen kann, dieses tiefe Rufen aus unserem Selbst. Diese eine Sache wird sich unserem Blick zuerst präsentieren.

Dieser Prozess folgt keiner klar umrissenen, simplen Dynamik. Der Moment der Enthüllung ist oft schwer zu erreichen.

Wenn es einfach wäre, würde es jede und jeder tun.

Wenn sich uns das Tiefenverständnis entzieht, müssen wir uns zurückversetzen in den Moment des ersten Kontakts und die Stimmung und die emotionale Note der Pflanze wieder in aller Frische in uns heraufbeschwören. Unsere Absicht zu erkennen, der ausgerichtete Fokus unseres Willens und unser tiefes Eintauchen in unsere Gefühle, die die Sache in uns erzeugt, sind es, die schließlich zum Augenblick des Durchbruchs führen. Wir müssen beim Phänomen selbst bleiben und immer wieder darauf zurückkommen. Erlauben wir es der lebendigen Wirklichkeit der Pflanze, wie wir sie in der freien Wildnis erlebt haben, in all ihrer Kraft in uns wieder aufzutauchen.

Und bleiben wir bei diesem Prozess, solange er braucht. Vielleicht sind Jahre notwendig bei sehr komplexen Phänomenen, bei sehr starken Pflanzen oder bei Gewächsen, die außerordentliche Lehren für uns bereithalten, Lehren, die für die Entwicklung unserer Seele essenziell sind. Zutiefst wertvolle Dinge bedürfen der Zeit, bis sie erlernt sind. Wir suchen nach einer tiefen Weisheit aus der Welt. Sie mag auf Bäumen wachsen, aber sie zu ernten, bedeutet Arbeit. Wirkmächtige Teilaspekte sehr komplexer Phänomene oder sehr mächtiger Pflanzen können bei dieser Arbeit auftauchen, doch das Ganze kann sich als widerspenstiger erweisen. Mehrere Ausdrucksformen einer Erscheinung, bestimmte Einsichten, die wir gewinnen, mögen nicht zueinander passen, können widersprüchlich oder sogar sehr seltsam, unverständlich erscheinen. Wir müssen sie einfach in unserem Erfahrungsrucksack aufbewahren, in dem wir alles über das Phänomen sammeln, und im Laufe der Zeit damit arbeiten.

> Findet sich in der Erfahrung irgendeine Erscheinung, die ich nicht abzuleiten weiß, so laß ich sie als Problem liegen [...] Wenn ich auch die Herkunft und Verknüpfung irgendeines Phänomens lange nicht erklären konnte, sondern es beiseite lassen mußte, so fand ich nach Jahren auf einmal alles aufgeklärt in dem schönsten Zusammenhange.[215] — JOHANN WOLFGANG GOETHE

Schließlich wird das ganze Phänomen in unserem Verständnis aufspringen und wir werden, in der Zeit schwebend, an diesem prägnanten Punkt stehen.

Der Fokus dieser Arbeit führt im Laufe der Zeit zu einer erfahrungsbasierten Datenbank an Pflanzenheilwissen. Jede Pflanze bleibt in unserem Inneren frisch, da wir den Moment unseres Erstkontakts mit ihr gespeichert haben und jederzeit abrufen können. Das Wissen um ihre Kraft als Medizin erwächst aus der tiefen, lebendigen Dialektik, die wir und die Pflanzen gemeinsam geschafffen haben.

Sämtliche indigenen Völker haben ihr Wissen über Pflanzenheilmittel auf diese Art gewonnen, direkt aus dem Herzen der Welt, aus der Seele der Pflanzen. Sie alle sagen, dass sie mit den Pflanzen und die Pflanzen mit ihnen sprechen können, dass die Pflanzen ihnen von ihrer Anwendung als Medizin erzählen. Diese Art der Wahrnehmung, der Diagnose und der Heilung, ist die älteste, die der Mensch kennt.

Wir befassen uns nicht bloß mit Bedeutungen, um die die Welt bereits weiß; wir sind auch dazu in der Lage, das kommunikative Hervortreten bestimmter neuer Bedeutungen auszulösen, die wir benötigen. Und die Pflanzen werden die Berührung durch unserer Herzensmitteilungen spüren, werden zuhören und werden antworten.

Falls wir bestimmte Heilpflanzen gezielt ernten möchten, Pflanzen, die wir bereits kennen und für etwas ganz Konkretes benötigen, ist es wichtig, dieses Bedürfnis zu spüren, es stark zu empfinden, bevor wir uns auf den Weg zur Pflanze machen. Dann stellen wir uns ihr vor und lassen ihre Wirklichkeit in uns eindringen. Wenn dieses Erleben sich in unserem Inneren stark entfaltet hat, teilen wir der Pflanze unser Bedürfnis mit. Dann warten und beobachten wir. Wir bleiben in diesem Prozess. Wir behalten die Pflanze auf dem Bildschirm unserer Vorstellung lebendig und richten unser Bedürfnis auf sie. Sind wir aufmerksam genug, werden wir feststellen, wie die Pflanze sich plötzlich verändert. Wenn wir genau hinsehen, wird sie auf eine besondere Weise lebendig. Sie wird aus ihrer Einbettung in die Lebendigkeit der Welt erwachen und uns und unser Bedürfnis bemerken. Dann beginnt sie, unsere Mitteilungen in sich aufzunehmen. Wir müssen in diesem Prozess verbleiben, bis wir spüren, dass er abgeschlossen ist, dass alles, was gesagt werden musste, gesagt ist. Danach lassen wir der Pflanze unseren Dank zukommen und machen uns daran, die Medikamente einzusammeln, die wir brauchen.

Wenn Pflanzen diese Art von Kommunikation empfangen, beginnen sie, die von ihnen produzierten chemischen Zusammensetzungen zu verändern, weil sie antizipieren, dass wir sie als Medikamente sammeln. Unsere Mitteilungen enthalten spezifische Bedeutungen, Anfragen, die bestimmte chemische Reaktionen auslösen. Denn die mit Absicht erzeugte Chemie der Pflanzen ist eine der vorrangigen Sprachen, in denen sie antworten können.

Je stärker die emotionale Realität unseres Bedürfnisses sich in uns erhebt, je reiner dieses Bedürfnis ist (und je weniger verhüllt in menschenzentrierte Arroganz), desto reaktionsschneller werden die Pflanzen und desto mächtiger ihre Medikamente. Denn dies ist in erster Linie ein emotionaler Prozess, keine lineare Denkaufgabe. Die tiefen Bedürfnisse und Werte, die wir als Menschen empfinden, sind diejenigen, die die stärksten Auswirkungen haben und die stärksten emotionalen Mitteilungen äußern.

Das Leben ist keine akademische oder rhetorische Übung.

> In Gegenwart der Natur sind wir alle Kinder, nicht mehr, und Auszeichnungen und Titel und Brieftaschen verlieren ihre Bedeutung und Wichtigkeit und sind vergessen, und es verbleiben nur Ehrfurcht und Staunen in unseren Herzen.[216]
> — LUTHER BURBANK

Manchmal wird uns klar, dass wir eine uns unbekannte Pflanze benötigen, um einem Bedürfnis abzuhelfen oder ein Leiden zu lindern, das wir oder ein anderer Mensch haben. Bevor wir uns aufmachen, eine Pflanze gegen dieses Leiden zu suchen, müssen wir unser Bedürfnis fest vor unserem inneren Auge halten, es stark fühlen. Dann senden wir es hinaus in die Welt, bitten um eine Pflanze, die helfen kann.

Die emotionale Kraft dieses Bedürfnisses wird die in das elektromagnetische Feld unseres Herzens eingebetteten Informationen verändern und wird sich noch vor uns in Bewegung setzen und alles beeinflussen, was wir berühren. Wenn wir dann die Wälder betreten, die Wildheit der Welt, wird uns eine bestimmte Pflanze am auffälligsten antworten.

Wir werden feststellen, dass eine bestimmte Pflanze unsere Aufmerksamkeit auf sich zieht. Sie wird uns besonders schön erscheinen, oder wir sehen, wie sie sich gegenüber den Gewächsen in ihrer Umgebung hervorhebt, uns im Sonnenlicht zunickt. Und ein Teil von uns wird genau zu dieser einen Pflanze hingehen wollen.

Zu dieser müssen wir gehen, neben ihr müssen wir uns niederlassen, von ihr werden wir die benötigten Informationen erhalten. Die Geste ihres Einverständnisses, die schließlich kommt, wenn wir den Prozess des Enthüllens durchlaufen haben, wird uns nicht nur den Organismus offenlegen, sondern auch die benötigten Informationen enthalten, um unserem Bedürfnis zu entsprechen.

Die Kraft der Pflanzen fließt aus der tiefen Vergangenheit durch jede nachfolgende Generation und gipfelt in unserer Gegenwart in dieser einen Pflanze, die wir vor uns sehen. Ebenso verhält es sich mit dieser Art von Wissen. Es fließt durch vergangene Generationen der Menschheit und erreicht nun seinen Höhepunkt in uns. Wenn wir diese Erkenntnisweise erlernen und sie als unsere Arbeit akzeptieren, tragen wir in uns eine Abstammungslinie weiter, die so alt ist wie der Erste Mann und die Erste Frau.

Heute las ich die Beschreibung
einer Heilpflanze
in einem Kräuterbuch aus dem siebzehnten Jahrhundert.
Die Wörter,
in feinen Einzelheiten,
*beschrieben Potentilla,**
und wie der Autor die krautige Pflanze verwendete,
um zu heilen,
vor sehr langer Zeit.

Nachdem ich das Buch zugeschlagen
und das fremde, zeitverzerrte Vokabular zum Schweigen gebracht hatte,
nahm ich meinen Stab
und wanderte durch die Felder,

* Die Pflanzengattung der Fingerkräuter (*Potentilla*) gehört zur Familie der Rosengewächse (*Rosaceae*) [A.d.Ü.].

die mein Zuhause umgeben.
Ich weiß nicht, warum ich innehielt,
nach unten schaute
und genau diese Potentilla erblickte,
dreihundert Jahre später.

Wie ein substanzloser Schatten in meinem Geist
legte sich
die Beschreibung aus dem Buch
über die fünf zackigen Finger ihrer Blätter,
ihre unregelmäßigen Stängel,
die schwankenden gelben Blüten
und fügte sich mit ihnen zusammen.

Der Wind
blies
durch eine Million Jahre der Pflanzenheilkunde
mir entgegen.
Ich flackerte und ging aus,
ein flüchtiger Schatten im Geist der Erde.

Und für einen Augenblick
war ich ein alter Kräuterkundler im Jahr 1720,
warf meinen Umhang zurück,
beugte mich nieder,
um eine Pflanze zu betrachten,
die Hippokrates bereits angewandt hatte
zweitausend Jahre vor mir.

Sicher bin ich mir nur der Zuneigungen des Herzens und der Wahrheit der Vorstellung.[217] — JOHN KEATS

Mit diesen beiden lateinischen Wörtern, *mundus imaginalis*, [...] beabsichtige ich, eine genau definierte Ordnung der Wirklichkeit zu behandeln, die einer genau definierten Art des Wahrnehmens entspricht.[218] — HENRY CORBIN

So wird ein Mann, zu den sogenannten exakten Wissenschaften geboren und gebildet, auf der Höhe seiner Verstandesvernunft nicht leicht begreifen, daß es auch eine exakte sinnliche Phantasie geben könne, ohne welche doch keine Kunst denkbar ist.[219] — JOHANN WOLFGANG GOETHE

[Man stützt sich nicht auf den typischen restriktiven Begriff der Deduktion], sondern auf eine breitere deduktive Methode; nämlich auf intuitives Denken. [...] Die schöpferischen Wurzeln der natürlichen [»Nichts-tun«-] Landwirtschaft liegen im wahrhaftigen intuitiven Verstehen. Der Ausgangspunkt muss ein echtes Naturverständnis sein, das gewonnen wird, indem wir unseren Blick auf die natürliche Welt richten, die über das Handeln und die Ereignisse in der unmittelbaren Umgebung hinausgeht.[220] — MASANOBU FUKUOKA

Kapitel 11

Der prägnante Punkt und die *mundus imaginalis*

Der Verständnisschub, der in jenem Augenblick einsetzt, wenn wenn sich ein Phänomen enthüllt, im Moment, den Goethe den »prägnanten Punkt« nennt, kann tiefgehender verstanden werden, indem wir uns einen parallelen Prozess betrachten, wie beispielsweise in der Konzentration auf folgende Abbildung.

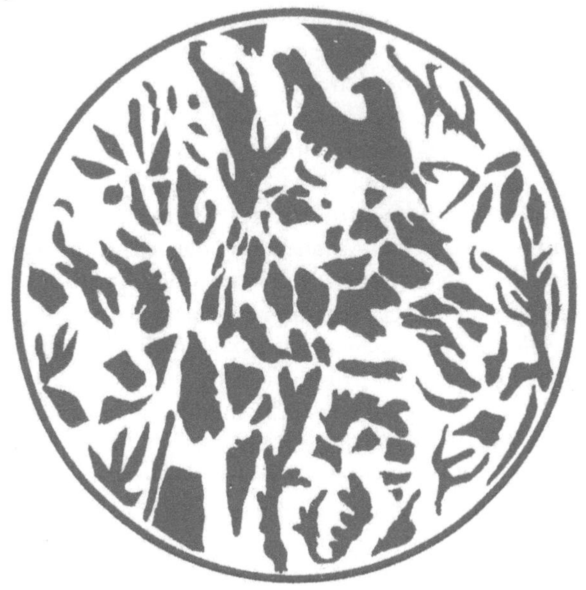

Diese Abbildung setzt sich aus einer scheinbar zufälligen Anordnung von unregelmäßig großen grauen und weißen Klecksen zusammen. Das sind die sensorischen Impulse, die unser Auge erreichen und durch die sie in das Gehirn gelangen. Doch diese Grafik trägt durchaus eine Bedeutung. Wenn wir sie eine Weile betrachten, erscheint dort ein erkennbares Bild, nämlich Kopf und Hals einer Giraffe. Aber wenn wir diese sehen, erscheint sie ganz plötzlich, sofort.

> Der Effekt ist dergestalt, als wäre die Giraffe wie ein Licht eingeschaltet worden.[221] — Henri Bortoft

Dieser Moment der Wahrnehmung wird, wenn er eintritt, von einer kurzen Pause begleitet,

dem prägnanten Punkt.

In diesem Moment der Pause ist unser Verstand nicht am Denken, unser Herz nicht am Fühlen; wir nehmen unmittelbar eine bestimmte Wahrheit wahr, die in unser Bewusstsein stürzt und nun unsere ganze Aufmerksamkeit auf sich zieht. In diesem Augenblick – in dem die Bedeutung der Sache, mit der wir uns befassen, ins Bewusstsein bricht – werden wir einen Moment lang gehalten, schwebend in der Zeit, ergriffen von der Individualität des wahrgenommenen und verstandenen Dings.

> Was passiert in diesem Moment des Übergangs? Offensichtlich kommt es zu keiner Veränderung der rein sinnlichen Erfahrung, also des Sinnesreizes für den Organismus. Das auf der Netzhaut des Auges registrierte Muster ist dasselbe, egal ob die Giraffe nun gesehen wird oder nicht. Es gibt keine Veränderung in diesem Muster in dem Moment, in dem die Giraffe erkannt wird – die tatsächlichen Kleckse auf der Seite sind nach dem Ereignis des Erkennens dieselben wie zuvor. Also lässt sich der Unterschied nicht als ein Unterschied in der Sinneserfahrung erklären.[222] — Henri Bortoft

Was geschieht, ist, dass die *Bedeutung* innerhalb der sensorischen Impulse begriffen wird. Der Hippocampus hat die Sinnesimpulse – das Bild – empfangen und in sich aufgenommen. Er arbeitet mit dem Verhältnis der Darstellungsteile und deren Organisation und führt beides zusammen. Dann schießt das, was mehr als die Summe der Teile ist, das geordnete Muster, in unser Bewusstsein und erfasst den ganzen Fokus unseres Verständnisses.

Doch die Kleckse, die auf dem Bild sind, sind nicht das Bild.

Das Ganze ist immer mehr als die Summe seiner Teile.

Die Bedeutung liegt im Bild, aber sie ist nicht das Bild. Und diese Bedeutung ist auch nicht bloß ein Element der Darstellung. Für jemanden, der die Giraffe nicht sehen kann, wird sie auch nicht besser sichtbar, wenn er eine exakte Kopie des Bildes anfertigt.

> Was wir sehen, befindet sich tatsächlich nicht auf der Seite, obwohl es dort zu sein scheint.[223] — Henri Bortoft

Diese *Bedeutung* ist eine zusätzliche Dimension dieser Kleckse auf der Seite. Es ist eine Dimension, die mit den Beziehungen und mit der Spannung zwischen Teilen und jenem nicht identifizierbaren Etwas zu tun hat, das erscheint, wenn eine Anordnung von Teilen sich plötzlich zu einem koordinierten Ganzen vereint, wenn es sich selbst organisiert und beginnt, emergente Verhaltensweisen zu zeigen.

Wir verfügen über eine natürliche Fähigkeit, die einzigartigen Identitäten wahrzunehmen, die in Momenten der Selbstorganisation auftreten. Sie ist uns angeboren und dazu bestimmt, von uns genutzt zu werden.

In genau dem Moment, in dem die Wahrnehmung der Giraffe in unserem Bewusstsein aufblitzt, wurde ein besonderer Erkenntnismodus aktiviert, einer, der für uns so natürlich ist wie unser Atmen und unser Herzschlag.

Für die Anwendung oder Entwicklung dieses Vermögens sind keine höheren Bildungsabschlüsse erforderlich. Tatsächlich hindern sie sogar häufig das Auftreten dieser Erkenntnisweise. Eigentlich ständig.

Das Beispiel der Giraffe ist indes nur eine Analogie dafür, wie der Vorgang, die Natur wahrzunehmen, funktioniert.

Wir müssen begreifen,
dass die Natur
viel komplexer ist.
Der eigentliche Prozess ist sehr viel…
multidimensionaler als das.

Das Bild der Giraffe ist nichts, das als solches in der Natur existieren könnte. Es ist ein menschliches Konstrukt, keine lebendige Wirklichkeit. Die Dimensionalität dieser Giraffe ist viel geringer – euklidischer – als alles, auf das wir in der Natur stoßen. Sie ist nicht echt.

> Der Dinge, die wir gewahr werden, ist eine ungeheure Menge, die Verhältnisse derselben, die unsre Seele ergreifen kann, sind äußerst mannigfaltig. Seelen, die eine innre Kraft haben, sich auszubreiten, fangen an zu ordnen, um sich die Erkenntnis zu erleichtern, fangen an zu fügen und zu verbinden, um zum Genuß zu gelangen.[224] — JOHANN WOLFGANG GOETHE

Die Giraffenfigur ist nur wenig komplex, da wir es hier nicht mit einem nicht-linearen, lebendigen Wesen zu tun haben. Doch sie erfüllt den Zweck, die Erfahrung dessen zu demonstrieren, was in der Natur geschieht, wenn in Lebewesen Bedeutung direkt erfahren wird. Sie veranschaulicht die Erfahrung, die gemacht wird, wenn ein Phänomen sich enthüllt, wenn der prägnante Punkt erreicht ist, wenn das Verstehen ins Bewusstsein einbricht.

Dieser Blitz des Verstehens und die Pause am prägnanten Punkt, die im Moment des Verstehens eintreten, können mit allem in der Natur erfahren werden. Beim Sammeln direkten Wissens über die medizinische Verwendung von Pflanzen steht die Pflanze im besonderen Fokus.

Der erste Schritt besteht darin, aufmerksam für die Sinneseindrücke zu sein, die aus der Pflanze in unseren Körper eingehen. Der zweite, aufmerksam für die Gefühle zu sein, die diese Sinnesimpulse erzeugen. Beim dritten Schritt geht es darum, sich auf die Bedeutungen zu fokussieren, die in diesen Gefühlen codiert sind, die Bedeutungen, die wir als Gefühle erleben.

Bei jedem Schritt wird etwas Vorheriges ersetzt: Sinneswahrnehmung ersetzt mentales Geplapper; Fühlen ersetzt Sinneswahrnehmung; Bedeutungserfahrung ersetzt Gefühl.

Zu Anfang sind die erfahrenen Bedeutungen lediglich eine tiefere Dimension der Sache selbst; zu diesem Zeitpunkt sind sie noch nicht in der Erfahrung als Ganzer, als vollständiges Verständnis, vereint. Die Erfahrung des gesamten, lebendigen Organismus machen wir erst, wenn es zu diesem Bewusstseinsschub kommt, wenn der prägnante Punkt erreicht ist.

Aber die Bedeutungen, die in einer lebendigen Erscheinung existieren,

in einer Pflanze,

sind viel komplexer als die Bedeutung, die in der Patchworkfigur der Giraffe steckt. Selbst in der allereinfachsten Pflanze stecken Millionen und Abermillionen von Einzelteilen. Es dauert nur wenige Sekunden oder Minuten, bis die Bedeutung des Giraffenbildes in unser Bewusstsein tritt. Bei einem lebendigen Phänomen muss der Bewusstseinsfokus oft über einen längeren Zeitraum gehalten werden. Der Hippocampus muss eine extrem große Anzahl von Faktoren verarbeiten und zu Bedeutung organisieren.

Aber erinnern wir uns:
Der Hippocampus ist nur ein Teil des Geschehens,
er ist nicht wir.
Dies ist eine Verflechtung von Lebewesen,
kein statischer, linearer, mentaler Vorgang.
Er muss erlebt,
nicht wegerklärt werden.

Um bei einer Pflanze oder bei irgendetwas in der Natur zum prägnanten Punkt zu gelangen, muss der Moment des ersten Kontakts tief in unserer Erfahrung verankert sein. Unser Fokus muss auf die erste Andeutung oder Stimmung des Phänomens oder der Pflanze gerichtet sein, auf den Komplex primärer und sekundärer Gefühle, den wir erlebt haben, als wir uns zum ersten Mal für das Gefühl öffneten.

In den darauffolgenden Tagen oder Wochen müssen wir diesen Moment des Erstkontakts immer wieder neu erleben, und das Phänomen in unser Bewusstsein treten lassen, als sei es das erste Mal. Sobald dies der Fall ist, müssen wir das Erlebte erweitern, es zum Einzigen werden lassen, was wir in diesem Moment der Erneuerung erleben. Die anfängliche Andeutung oder Stimmung, die Gefühle angesichts der Pflanze, müssen derart angereichert werden, dass sie sehr stark in unserer Erfahrung sind, bis nichts anderes mehr in unserem Bewusstsein – in unseren Körperempfindungen – ist.

Dann lösen wir uns leicht, nehmen Abstand von dem Phänomen,

und halten inne,

lassen das Gehirn seine Analysearbeit machen,

seine unterstützende, angedachte Rolle übernehmen.

Dann stellen wir uns noch einmal auf den Moment des ersten Kontakts ein und wiederholen den Vorgang.

Wenn wir diesen Prozess mit allem wiederholen, was uns interessiert, mit dem, wozu wir uns hingezogen fühlen, an dessen Verständnis wir arbeiten, wird es zu einem Moment kommen, in dem wir uns etwas zurückziehen und die *Ganzheit* der Sache wird in unserem Bewusstsein aufspringt, genau wie es bei der Giraffe geschah. Es wird einen Moment geben, da wir die tiefe Lebendigkeit des Phänomens direkt in uns erfahren und dessen Bedeutungsgestalt verstanden und innerlich erfasst haben, so, wie es im Fall der Giraffe geschehen ist.

> Intuition ist das blitzschnelle Insistieren des Verstandes darauf, dass das verzögert reagierende Gehirn seine Aufmerksamkeit unmittelbar auf die Bedeutung verschiedener Spezialfälle von Beziehungen zur Erfahrung richtet, die von diesem registriert werden.[225] — BUCKMINSTER FULLER

Der nach dem ersten Kennenlernen über Tage und Wochen anhaltende Fokus unserer Absicht teilt den tieferen Teilen von uns mit, dass wir wirklich darauf beharren, zu wissen.

Wir meinen es ernst.

Diese Teile arbeiten an der Bedeutungsfindung, auch während wir schlafen. Auf einem Niveau, das unter dem der bewussten Aufmerksamkeit liegt, wirken sie jeden Tag an unserem Verständnis.

So können wir unsere tägliche Arbeit verrichten und unser Leben führen und brauchen uns nur einen Moment am Tag zu nehmen, oder auch zwei, drei, vier oder mehrere Male, um die Erfahrungen des ersten Kontakts in unserem Bewusstsein wiederauftauchen zu lassen. Das hält den Prozess am Laufen, unsere Absicht zu wissen bleibt im Spiel und die Kraft unseres Verlangens nach dem Phänomen wird aufrechtgehalten.

Es wird ein Moment kommen,

immer,

in dem die Ganzheit des Phänomens über uns hereinbricht. Wenn dieser Moment eintritt, wird er von einer intensiven Freude begleitet, einem Augenblick, in dem wir vom Wunder der Sache selbst ergriffen sind. Und dann kommt es auch zu dieser Pause, diesem prägnanten Punkt, wenn wir und das Phänomen selbst – in diesem Moment des verwobenen, partizipierenden Bewusstseins – in der Zeit in einem dynamischen Spannungszustand schweben.

In diesem Enthüllungsmoment, wenn das Phänomen in einer Geste der Einwilligung sich uns als Ganzes zeigt, erzeugt das Gehirn aus sich selbst heraus eine einzigartige mehrdimensionale Beschreibung der Pflanze, eine Form, in der wir die Bedeutungen erfassen können, die wir jetzt verstehen. Es ist ein Amalgam, geschaffen aus den Speichern von Erinnerungen, Erlebnissen, Gedanken, Ideen und Ereignissen unseres Lebens. Diese Legierung ist ein vereinter Schub an Informationen, eine Verbindung von Dingen, die bereits in uns sind. Das Verweben von Teilen von Dingen, die bereits in uns präsent sind, durch das Gehirn bringt die Bedeutung der Pflanze in eine brauchbare Form.

Aber diese Assemblage,
enthält etwas Neues,
etwas, das mehr ist
als die zusammengebrachten Teile:
die lebendige Identität des Phänomens selbst.

Es kommt zu einem augenblicklichen Zusammensetzen all dieser Wissensteile zu einer ganzen Gestalt, die in einem winzigen Augenblick der Zeit an der Oberfläche des Verstandes aufblitzt.

Dieser Moment wird, weil er voller empirischer Inhalte ist, voller Gefühl, voller Bedeutung, tief in unserer Erinnerung verankert. Wir können ihn jederzeit wieder wachrufen, indem wir uns einfach an die Pflanze und den Moment des ersten Kontakts erinnern.

Wenn wir die Erinnerung an den Erstkontakt mit einer Pflanze in uns anwachsen lassen, wird die Erfahrung dieses Moments des Verstehens noch einmal in unser Bewusstsein springen. Und wir sind wieder im prägnanten Moment.

An diesem prägnanten Punkt, während des Augenblicks der Pause, wenn wir die mehrwertigen, komplexen Bedeutungen wahrnehmen, die die Pflanze aus ihrem Wesenskern aussendet,

die ihr Wesen sind,

beginnen wir, das zu gebrauchen, was Goethe die »exakte sinnliche Phantasie« nannte. Aber wir müssen verstehen, dass dies keine Fantasie ist, wie sie normalerweise gedacht wird, sondern etwas ganz anderes.

Das Wort »imaginär« beschwört die unausweichliche Konnotation von etwas Unwirklichem herauf, von etwas im Kopf Geschaffenem, was keine Grundlage in der Realität hat, von etwas Erfundenem. Diese Definition ist nur dann zutreffend, wenn das Bewusstsein im Gehirn lokalisiert wird, wenn wir den linearen Erkenntnismodus gebrauchen.

Im linearen Bewusstseinsmodus ist Imagination oder Fantasie die Erzeugung einer Reihe von Gedankenbildern, die bloß auf die lineare Erkenntnisweise bezogen sind. Ist jedoch das Herz das primäre Wahrnehmungsorgan, ist Imagination etwas anderes. Dann ist sie die Art des Denkens, die mit dem Herzen vollzogen wird. Sie hat eine besondere Natur und ist eine besondere Form, nämlich eine sehr elegante Art des Sehens.

> Wir alle haben schon gehört, wie Leute andere Menschen abfällig als »fantasievoll« beschrieben haben. Tatsache ist, dass, wenn wir nicht voller Fantasie sind, wir nicht sehr gesund sind.[226] — BUCKMINSTER FULLER

Wenn wir mit diesem Erkenntnisprozess beginnen, besteht der erste Schritt im Eintreten in die Natur und in der Fokussierung unseres Bewusstseins auf die Außenwelt – wir lenken unsere Wahrnehmung durch die Sinne. Visuell bedeutet dies, dass das Bild der Erscheinung das Objekt unseres bewussten Fokus ist, und es ist dieses Bild, das sich zu der spezifischen Art von Imagination entwickelt, die wichtig ist. Das ist die Imagination, die der große Islamgelehrte Henry Corbin als *mundus imaginalis,* wörtlich die »Welt des Imaginativen«, bezeichnete. Was er eigentlich mit dem Begriff meinte, war die Imagination, durch welche die wahre Natur der Welt wahrgenommen wird. Tatsächlich ist dies eine besondere Art des Sehens, eine bestimmte Art der Wahrnehmung.

Sie tritt nach dem sensorischen Fokussieren und nach den Gefühlen auf, nachdem wir uns mit der lebendigen Wirklichkeit der Pflanze verbunden haben, nachdem deren Ganzheit in unserem Bewusstsein aufgegangen ist und wir an den prägnanten Punkt gelangt sind. Was wir jetzt in uns haben, ist in gewisser Weise das lebendige Phänomen selbst, festgehalten im multidimensionalen, imaginären Feld unseres Herzens. Dieses ganze, bedeutungsvolle Bild, das wir jetzt in uns tragen, ist eine lebendige Wirklichkeit. Im prägnanten Moment, wenn wir die Freude überwunden haben – über das Ding, über den Prozess –, werden wir feststellen, dass wir das Bild, das wir nun sehen, einen kurzen Moment lang in einem flüchtigen statischen Zustand halten.

In diesem winzigen Augenblick aufgehobener Zeit können wir das lebendige, bedeutungsvolle Bild aus mehreren Blickwinkeln betrachten, es rotieren lassen, um es von jeder beliebigen Perspektive aus zu sehen.

> Wir müssen also alle Existenz und Vollkommenheit in unsre Seele dergestalt beschränken, daß sie unsrer Natur und unsrer Art zu denken und zu empfinden angemessen werden; dann sagen wir erst, daß wir eine Sache begreifen oder sie genießen.[227] — JOHANN WOLFGANG GOETHE

Wir können es mit dem lebendigen Feld unseres Herzens an verschiedenen Kontaktpunkten entlang mehrerer Bedeutungsdimensionen buchstäblich berühren. Jeder dieser unterschiedlichen Berührungspunkte wird neue Bedeutungen offenbaren, die nur aus dieser neuen Sichtweise erfahren werden können.

> Ziel ist es, über das Phänomen konkret in der Imagination zu sinnieren, und nicht darüber nachzudenken, und dabei nichts auszulassen und nichts hinzuzufügen, was nicht beobachtet werden kann. Goethe bezog sich auf diese Disziplin als »Nachschaffen« einer »immer schaffenden Natur«.[228] In Kombination mit aktivem Sehen bewirkt dies, dass dem Denken mehr die Qualität der Wahrnehmung verliehen wird und der sinnlichen Beobachtung mehr die Qualität des Denkens. Ziel ist es, ein Wahrnehmungsorgan zu entwickeln, das unseren Kontakt mit dem Phänomen auf eine Weise zu vertiefen vermag, die unmöglich ist, wenn wir bloß Gedanken darüber haben und unseren intellektuellen Verstand daran abarbeiten.[229] — Henri Bortoft

Ebenso können wir uns selbst buchstäblich in das Bild einfügen und uns erfahrungsbasiert in jede mögliche Orientierungsrichtung wenden. Am prägnanten Punkt kann unser Bewusstsein seine Ausrichtung ändern und entlang einer beliebigen Realitätsachse auf eine Pflanze oder auf eine Krankheit blicken. So können wir die Heilwirkungen einer Pflanze aus der Pflanze selbst oder die Krankheit einer Person aus dem Inneren des betroffenen Organs selbst erkennen.

> Du musst begreifen, mein Freund, dass, je tiefer wir hier eindringen, desto weniger sich geschriebene wie gesprochene Worte der formalen Sprache als Ausdrucksmittel eignen.[230]
> — Manuel Córdova-Rios

Wir fühlen uns buchstäblich innerhalb der Pflanze verschiedenen Achsen der Realität, der Bedeutung, entlang. Während dieses Prozesses lassen wir das lebendige Feld unseres Herzens sich innerhalb des lebendigen Bildes in uns bewegen. An diesem Punkt *erfühlt* sich unser Herz seinen Weg. Seine Berührung ist jetzt höchst verfeinert, wie die Finger eines von Geburt an blinden Menschen. Es fühlt Bedeutung. So wie empfindliche Finger bei geschlossenen Augen einem rauen Faden entlang der Oberfläche eines Mantels folgen können, folgt nun das Herz Bedeutungsfäden, die durch das Wesen der Pflanze gewoben sind.

> Alle Fähigkeiten der Seele sind wie zu einer einzigen Fähigkeit geworden [...] Die Imagination der Seele ist selbst zu einer Sinneswahrnehmung des Übersinnlichen geworden. Die imaginative Einsicht der Seele ist wie ihre sensorische Einsicht. So sind ihr Gehör, Geruch, Geschmack und Tastsinn [all diese imaginativen Sinne] genau wie entsprechende sensorische Fähigkeiten, aber [...] dem Übersinnlichen zugewiesen. Denn obwohl die Sinneskräfte in der äußeren Welt fünf an der Zahl sind, von denen jede ihr Organ im Körper besitzt, bilden sie intern tatsächlich alle eine einzige Synästhesie.[231] — Sadra Shirazi

Wenn das Herz den Bedeutungsfäden durch das dreidimensionale Bild in ihm folgt, werden die Bedeutungen, denen unser Herz begegnet, zur Analyse direkt an das Gehirn geleitet. Beim Erleben des prägnanten Punktes werden die meisten dieser verfeinerten Bedeutungen sofort interpretiert, sobald sie zum Gehirn fließen.

> Es ist die kognitive Funktion der Imagination, die den Aufbau eines rigoros analogen Wissens erlaubt.[232] — Henry Corbin

Wir halten einen Moment inne in unserem Gefühl für diesen neuen Bedeutungsfaden, lassen das Gehirn ein Verständnis für ihn generieren, nehmen dann die Bedeutung und vergleichen sie mit der Sache selbst.

> Alle lebendig existierende Dinge haben ihr Verhältnis in sich; den Eindruck also, den sie sowohl einzeln als in Verbindung mit andern auf uns machen, wenn er nur aus ihrem vollständigen Dasein entspringt.[233] — Johann Wolfgang Goethe

Wir *fühlen* die Bedeutung, die das Gehirn erzeugt hat, und vergleichen sie mit dem *Gefühl* der Bedeutung, der wir folgen.

> Denn diese ist der Prüfstein des vom Geist Empfangenen, des von dem inneren Sinn für wahr Gehaltenen.[234] — Johann Wolfgang Goethe

Die beiden Gefühle sollten miteinander übereinstimmen, ihre Wellenformen sich überlappen. Sie sollten eine gegenseitige Reflexion sein. Ein Spiegelbild

gewissermaßen.

In diesem Vorgang des Gebrauchs der exakten sensorischen Imagination verfeinern wir den Wissensschub, der uns im Moment des Verstehens am prägnanten Punkt erreichte.

Wenn wir am prägnanten Punkt im Gleichgewicht bleiben und unsere Wahrnehmung entlang einem bestimmten Bedeutungsweg lenken, können wir feststellen, dass wir eine ganze Reihe von Schüben tieferen Verständnisses von dieser Realitätsachse der Pflanze erleben. Diese Schübe ergeben nicht immer ein ganzes, vollständiges Verständnis dieser Achse oder Dimension der Pflanze. Sie gleichen eher einer zufälligen Auswahl von drei oder vier aus einer längeren Folge von Dias oder Fotos. Wir werden sofort feststellen, dass unser Verständnis des Phänomens entlang dieser Realitätsachse unvollständig ist. In dem Moment werden wir langsamer, tauchen tiefer in diese besondere Bedeutungsachse ein und konzentrieren uns darauf. Beginnen wir, es in einer Tiefenmeditation zu kontenplieren.

Nehmen wir den Anfangspunkt und den Endpunkt unserer Schau – das erste und das letzte der Fotos, die uns erreicht haben – und fangen wir an, sie der Reihe nach durchzugehen, vom ersten bis zum letzten und wieder zurück. Und dies immer wieder.

> Wenn ich eine entstandene Sache vor mir sehe, nach der Entstehung frage und den Gang zurückmesse, soweit ich ihn verfolgen kann, so werde ich eine Reihe Stufen gewahr, die ich zwar nicht nebeneinander sehen kann, sondern mir in der Erinnerung zu einem gewissen idealen Ganzen vergegenwärtigen muss. Erst bin ich geneigt, mir gewisse Stufen zu denken; weil aber die Natur keinen Sprung macht, bin ich zuletzt genötigt, mir die Folge einer ununterbrochenen Tätigkeit als ein Ganzes anzuschauen, indem ich das Einzelne aufhebe, ohne den Eindruck zu zerstören.[235] — Johann Wolfgang Goethe

Diese eine Achse der Multidimensionalität der Pflanze wird nun zu unserer Meditation, der wir uns täglich widmen. Wenn wir die Bilder rückwärts-, vorwärts- und wieder zurücklaufen lassen, wird das Wesen der Lücken deutlicher und ganz allmählich beginnen die fehlenden Teile zu erscheinen. Aus sich heraus.

Jedes neue Teil wird in die Abfolge eingefügt und nimmt seinen Platz in unserer Betrachtung ein, während wir die Serie immer wieder hin- und herlaufen lassen. Jedes einzelne Teil ist notwendigerweise ein Gegenstand der Zuneigung und der Kontemplation. Versenken wir uns, tauchen wir ein in jedes einzelne, spüren wir sein Wesen in unserer sensorischen Imagination. Berühren wir es mit unserem Herzfeld in all seinen Details. Langsam werden wir gewahr, wohin dieses eine Teil natürlicherweise gehört und wie es sich in das nächstfolgende Bild transformieren sollte. Unser Fokus liegt sowohl auf dem Allgemeinen wie auf dem Besonderen, auf der ganzen Reihe von Erkenntnissen, die wir erhalten haben, wie auch auf jeder einzelnen. Schließlich erwacht die gesamte Achse oder dimensionale Abfolge dieses Ausdrucks der Pflanze zum Leben und offenbart sich uns.

Aber dennoch: Dies ist keine Fotoserie,

dies ist bloß eine Metapher,

sondern eine lebendige Wirklichkeit, fließend, vollständig und stets nicht-linear. In der lebendigen Wirklichkeit, der wir uns widmen, existieren tatsächlich keine Lücken. Also fahren wir mit dem Hin und Her in unserer imaginativen Schau fort, bis wir es als einen vollständigen, lückenlosen Fluss wahrnehmen. Dieser Prozess des Hin und Her ist zentral, weil die Natur keine Richtung kennt. Die Natur ist nicht linear. Wenn wir uns nur in eine Richtung bewegen, verpassen wir wesentliche Aspekte.

Mit diesem Fokus auf einen einzelnen Aspekt oder eine bestimmte Achse oder besondere Dimension der Pflanze werden wir diesen Ausdruck besser kennenlernen, als jeder reduktionistische Wissenschaftler es jemals zu tun vermag. Wir werden ihn von innerhalb des Phänomens selbst kennenlernen, in seiner ganzen lebendigen Wirklichkeit. Wenn wir uns bestimmte chemische Ausdrucksweisen anschauen, können wir sehen, wie das elektromagnetische Spektrum der Sonne in die Blätter einfließt, wie Kohlendioxidmoleküle und Wasser voneinander getrennt und anschließend zu neuen Formen zusammengesetzt werden.

Doch ist dies nicht bloß ein mechanischer Vorgang.

Die Welt ist keine geistlose Fabrik.

Diese Prozesse haben ihre Gründe. Jede einzelne, von einer Pflanze produzierte Chemikalie wird erzeugt als eine Reaktion auf Mitteilungen. Chemische Pflanzeneigenschaften sind eine besondere Form von Sprache und sie entstehen, werden produziert, als Reaktion darauf, dass die Pflanze an sie gerichtete Bedeutungen empfängt und in ihrer Art auf sie antwortet.*

Jede molekulare Struktur, die eine Pflanze bildet,
ist von ihrem eigenen, einzigartigen elektromagnetischen
Feld umgeben,
jedes elektromagnetische Feld ist mit Bedeutung codiert
und jede davon kann wahrgenommen werden
vom fein abgestimmten Feld unseres Herzens
und verstanden werden
mittels der fokussierten Kraft unseres Bewusstseins.

Durch diese Methode der Wahrnehmung erfahren wir nicht nur die chemische Verbindung als solche, sondern auch die Bedeutung, auf welche die Pflanze reagiert, die Mitteilung, die zu ihrer chemischen Reaktion führt, und wir sehen, nehmen wahr und erleben die Bedeutung innerhalb der chemischen Verbindung als solcher.

Wir erkennen wahrhaftig die Bedeutung der Pflanzenchemie und verstehen aufgrund unserer Erfahrung, dass pflanzliche Chemie keine pharmazeutische Chemie ist. Die erstere ist durchtränkt mit Bedeutung, letztere entbehrt jeglicher Bedeutung. Das eine ist Kommunikation, das andere Rauschen (und noch nicht einmal ein nützliches).

Wenn wir ein Faible für Molekularchemie haben, mögen die sich in uns formenden Bilder sich manchmal als Moleküldiagramme zeigen. Falls wir kein Interesse für sie haben,

* Weitere Informationen zu diesem Thema finden sich bei STEPHEN HARROD BUHNER: *Die heilende Seele der Pflanzen,* Aschaffenburg: Herba Press, 2020.

und eigentlich ist sie wirklich langweilig,

werden wir die chemischen Zusammensetzungen in Form anderer Metaphern wahrnehmen.

Die Diagramme der Molekularchemie sind selbst nur Metaphern,
sie sind nicht real und haben nichts zu tun mit der wirklichen Welt.
Sie sind lineare Ausdrucksformen, keine nicht-linearen Realitäten.

Und nicht-molekulare Metaphern sind normalerweise nützlicher, wirklicher, weil sie weniger linear sind und uns weniger in eine analytische Geisteshaltung einlullen, in der wir glauben, unsere Schulbildung sei (hierarchisch) wichtig, in einen Geisteszustand, in dem wir etwas zu wissen glauben, in dem wir das Zeichen an die Stelle der eigentlichen Sache setzen.

> Im Raum der Verbündeten gibt es viele Dimensionen, und die pharmakologische Achse ist nur eine von vielen.[236] —
> DALE PENDELL

Jede einzelne Pflanze produziert Tausende von chemischen Verbindungen, und alle sind biologisch aktiv und voller Wirksamkeit. Doch diese Verbindungen sind Transformen von Nachrichten. Sie sind Mitteilungen. Und wir müssen keine Pflanzenchemiker sein, um ihre Mitteilungen zu verstehen. Um diesen Satz zu verstehen, braucht es keinen Universitätsabschluss, und um die Sprache von Pflanzen zu verstehen, ist keine Ausbildung in Pflanzenchemie erforderlich. In Tat und Wahrheit schadet sie häufig mehr, als dass sie nützt. Grammatikfreaks können selten gut schreiben, denn sie wissen nicht, mit Bedeutung zu arbeiten, bloß mit Form. Und Pflanzenchemiker leiden unter der gleichen Beschränkung.

Unsere Vorfahren, die das Wissen über Pflanzenheilkunde unmittelbar aus dem Herzen der Welt sammelten, verwendeten andere Metaphern.

Wir sollten niemals die Form verunglimpfen,
in der unsere Wahrnehmungen auftauchen,
uns nie für geringer halten,
bloß weil wir keine wissenschaftlichen Metaphern
verwenden.
Jede und jeder von uns muss das eigene Vermögen
reklamieren,
die Welt unmittelbar,
tief und gut zu kennen.
(Jedes Gefühl der Geringschätzung unserer selbst
ist nur ein Symptom
der Kolonisation unseres Geistes.)
Lassen wir ihn nicht in den Händen von Experten.
So sind wir überhaupt erst
in dieses Schlamassel geraten.

Die Metaphern selbst sind irrelevant, wichtig ist die verstandene Bedeutung. Und wenn wir einmal die Bedeutung entlang der chemischen Achse, entlang der chemischen Dimension der Wirklichkeit einer Pflanze begreifen, beginnen wir, ihre Heilkräfte zu verstehen, die sich entlang dieser Ausdrucksdimension manifestieren. Dann werden wir wissen: Wenn wir dieses Gewächs auf eine bestimmte Art und Weise und in unserem aufmerksam fokussierten Gewahrsein ernten, dann wird ein spezifischer heilender Aspekt der Pflanze auf die Art und Weise präsent sein, wie wir oder die kranke Person ihn brauchen. Wir werden für diesen heilenden Aspekt unsere eigenen Worte gebrauchen. Er wird genauso wirklich sein, wie wenn wir ihn mit einem chemischen Namen bezeichnen würden,

*»Inulin«,**

aber als Medizin wird er viel stärker sein.

* Inulin ist ein Fructosan, das von vielen Pflanzenarten (wie etwa Chicorée, Artischocken, Löwenzahn, Schwarzwurzel und Pastinake) als Reservestoff produziert und eingelagert wird und heute in der Lebensmittelproduktion, zum Beispiel in Joghurt, als Fettersatz verwendet und in der Medizin beispielsweise in der Therapie bei Zuckerkrankheit eingesetzt wird [A.d.Ü.].

Denn seine heilende Kraft liegt in seiner Bedeutung; seine chemische Form dient bloß einer sekundären Funktion. Sie enthält die Bedeutung, aber sie ist nicht die Bedeutung, genauso, wie das Giraffensymbol die Figur enthält, aber nicht die Figur ist. Denn es ist die Bedeutung, der Geist der Pflanze, der die Krankheit heilt. Die Pflanzenchemikalie gibt ihm lediglich eine Form, in der er transportiert wird. Und obschon diese Form unserem Körper hilft, von Form zu Form, sind wir nicht (nur) unsere physische Form, und die Krankheit ist (normalerweise) nicht nur eine physische Form, wie etwa ein Virus.

Obwohl manchmal eine Zigarre nur eine Zigarre ist.

Die Krankheit selbst ist eine Bedeutung und kann nicht allein durch die Bereitstellung einer Form geheilt werden. In vielen Fällen verbirgt das Bereitstellen einer Form lediglich die Symptome der Krankheit.

Ein Fehler der technologischen Medizin.

Die Pflanzenchemikalie selbst, ohne die darin eingefügte Bedeutung, ist wie ein bedeutungsloses Wort. Als wenn wir zu jemanden sagen: »Ich liebe dich«, und unser Herz dabei verschlossen ist. Eine solche leere Phrase hat ein vollkommen anderes Gewicht als ein Satz, der mit Bedeutung aufgeladen ist.

Bei der Wahrnehmung einer beliebigen Dimensionsachse einer Pflanze, oder jedes anderen Phänomens, geht es um Bedeutungen. Mit einem wachsamen Fokus können wir den Fluss dieser Bedeutungen durch den Organismus, durch seine Geschichte und Zeit, wahrnehmen und ihre Verwendung als Medizin oder als Heilmittel erkennen. Je mehr Zeit wir mit der Betrachtung irgendeiner Achse verbringen, desto mehr Bedeutung wird uns enthüllt, bis wir diese eine Achse des Ausdrucks vollständig verinnerlicht haben.

Auch wenn uns noch – mindestens –
359 weitere Orientierungsgrade fehlen.

Die mögliche Zahl der zu erforschenden Achsen ist extrem hoch; die Erlebniswelten, die sich unserem Blick eröffnen können, sind fast unendlich. Je genauer wir eine beliebige Achse eines Phänomens untersuchen, desto mehr ähnelt sie einer Küstenlinie. Je gezielter wir uns darauf fokussieren, je stärker ihre Vergrößerung zunimmt, desto länger und detaillierter wird sie. Das Gleiche gilt für das Phänomen, wenn wir es in unserer sensorischen Imagination genauer untersuchen: je stärker unsere Vergrößerung, desto zahlreicher die Achsen.

Genau diesen Prozess nutzte Goethe, um die Metamorphose der Pflanzen zu verstehen. So erkannte er, dass alle Pflanzen und alle Pflanzenteile lediglich ein Blatt sind, das durch die lebendige Kraft, die durch die Pflanze fließt, in verschiedene Formen verwandelt wird.

> Wenn ich die Augen schloss und mit niedergesenktem Haupte mir in der Mitte des Sehorgans eine Blume dachte, so verharrte sie nicht einen Augenblick in ihrer ersten Gestalt, sondern sie legte sich aus einander, und aus ihrem Innern entfalteten sich wieder neue Blumen aus farbigen, auch wohl grünen Blättern. [...] Es war unmöglich, die hervorquellende Schöpfung zu fixieren, hingegen dauerte sie so lange, als mir beliebte, ermattete nicht und verstärkte sich nicht.[237] — JOHANN WOLFGANG GOETHE

Es ist die Art und Weise, wie Luther Burbank Pflanzen betrachtete, und er konnte ihre Geschichte durch Millionen von Jahren der Evolution sehen, in jeder Form, in der ihre Vorfahren je gewachsen waren. Es war der Quell seines Verständnisses, dass Vererbung nichts anderes ist als gespeicherte Umwelt.

> Darin liegt der Wert jener Suche in unserer Imagination nach den Vorfahren unserer Kirsche in ihren weit voneinander getrennten Lebensräumen und mit ihren sehr unterschiedlichen Eigenschaften und Wachstumsarten.[238] — LUTHER BURBANK

Es war diese Erfahrung, die er dann dazu nutzte, um in nur ein, zwei oder drei Generationen neue Nahrungspflanzen ins Leben zu rufen, Pflanzen, die einzigartig waren und bestimmte Eigenschaften zeigten, die in jeder neuen Generation nachwuchsen. Denn er vermochte, jede Richtungsachse entlangzuschauen. Er konnte einen Blick auf eine Pflanze werfen und die Ausdrucksform sehen, die sie vor Millionen von Jahren in einem anderen Lebensraum gezeigt hatte. Und wenn er dies sah, hielt er dieses Bild vor seinem inneren Auge präsent, sprach mit der Pflanze und überredete sie, bis sie diese eine Form aus ihrem Samen, aus ihrer gespeicherten Umwelt, freiließ. Und nachdem er zwanzigtausend Samen gesät hatte, schlenderte er die Beete hinunter und erkannte auf den ersten Blick, welche sieben Sämlinge am stärksten genau jene Form ausdrücken würden, um die er die Pflanze gebeten hatte.

> In diesem Instinkt für Selektion war ich begabt. Er wurde in mir geboren, und ich habe ihn erzogen und ihm Erfahrung gegeben, und ich habe mich immer auf ihn eingestellt. Ich habe besonders empfindliche Nerven – das erklärt zum Teil meinen ungewöhnlichen Erfolg bei der Auswahl zwischen zwei scheinbar identischen Pflanzen oder Blumen oder Bäumen oder Früchten.[239] — LUTHER BURBANK

Mittels dieses Prozesses entdeckte auch Masanobu Fukuoka die wahre Form des Reises: Er hatte jahrelang mit dem Reis gesprochen, über dessen Antworten kontempliert und sich bemüht, entlang der richtigen Achse von dessen Ausdruck zu suchen, um seine wahre Form zu finden.

> Meine Methode des Reisanbaus mag verwegen und absurd erscheinen, doch auf diese Art und Weise suchte ich die wahre Form des Reises. Ich habe nach der Form von Naturreis gesucht und fragte, was gesunder Reis ist. [...] Haben wir erst einmal die ideale Form erkannt, ist es nur noch eine Frage des Anbaus einer Pflanze von dieser Gestalt unter den besonderen Bedingungen des eigenen Feldes.[240] — MASANOBU FUKUOKA

Und so fand er auch die wahre Form von Obstbäumen und lernte sie anzubauen, ohne sie zu beschneiden.

> Wenn wir in unserem Geist ein Bild von der natürlichen Form des Baumes zeichnen und [unter Beachtung dieser

> Form bei all unseren Interaktionen mit dem Baum] jede Anstrengung unternehmen, den Baum vor der lokalen Umgebung zu schützen, dann wird er gedeihen.[241] — MASANOBU FUKUOKA

Es ist auch die Methode, die er anwandte, um zu verstehen, wie er seine Pflanzen ohne den Einsatz von Düngemitteln, Jäten oder Bodenbearbeitung anbauen und trotzdem mit den von der technologischen Landwirtschaft erreichten Erträgen mithalten konnte.

Alle diese Menschen nutzten die direkte Wahrnehmung, um Pflanzen und deren vielen Achsen des dimensionalen Ausdrucks wirklich kennenzulernen. Sie alle haben die Lebenswirklichkeit der Pflanzen entdeckt, Beziehungen zu ihnen aufgebaut und ihnen erlaubt, ihre wichtigsten Lehrer zu werden.

> Hier werden nicht willkürliche Zeichen, Buchstaben und was man sonst belieben möchte, statt der Erscheinungen hingestellt; hier werden nicht Redensarten überliefert, die man hundertmal wiederholen kann, ohne etwas dabei zu denken, noch jemanden etwas dadurch denken zu machen; sondern es ist von Erscheinungen die Rede, die man vor den Augen des Leibes und des Geistes gegenwärtig haben muß, um ihre Abkunft, ihre Herleitung sich und andern mit Klarheit entwickeln zu können.[242] — JOHANN WOLFGANG GOETHE

Die Wissenschaftler haben, indem sie aus der Materie sämtliche Bedeutung, Intelligenz und Seele entfernten, das Versiegen dieses menschlichen Vermögens verursacht.

Wir wurden kolonialisiert
von einer besonderen Denkweise.

Denn wenn die Dinge, die wir außerhalb unserer selbst erfahren, bloß Materie sind, dumme, gefühllose, unempfindliche Lebensformen – Gesteine oder Atome oder Luft –, besteht keine Notwendigkeit, sie wirklich wahrzunehmen, keine Notwendigkeit, mit ihnen in einem partizipierenden Bewusstsein zu verschmelzen. Die Lebendigkeit der Welt wird reduziert, und in dieser Reduktion verkommt das Imaginative zum Imaginären.

> Was sind diese Flüsse und Hügel, diese Hieroglyphen, die meine Augen erblicken? [...] Warum haben wir das Äußere stets verleumdet? Die Wahrnehmung von Oberflächen wird auf einen gesunden Verstand immer wie ein Wunder wirken.[243] — HENRY DAVID THOREAU

Diese Fähigkeit zurückzugewinnen, erfordert ein persönliches Wiedereintauchen in die Welt. Es bedeutet, dass wir *zur Be-sinnung kommen* und spüren müssen, wie die Welt uns berührt. Und wir müssen unser Herz als Wahrnehmungsorgan neu erwecken.

> Es ist das Herz, das ich in einer ästhetischen Antwort auf die Welt zu erwecken versuche. Die *anima mundi* wird einfach nicht wahrgenommen, wenn das Organ dieser Wahrnehmung unbewusst bleibt, indem wir es bloß als physische Pumpe oder persönliche Gefühlskammer betrachten. [...] Die Erweckung des imaginierenden, fühlenden Herzens [...] ist nicht zu bewerkstelligen, ohne den Sitz der Seele vom Gehirn zum Herzen zu verlegen.[244] — JAMES HILLMAN

Der ständige Gebrauch des Herzens als Wahrnehmungsorgan führt zur Verfeinerung des Prozesses, bis er wesentlich eleganter und zuverlässiger wird als jeder wissenschaftliche Ansatz.

> Deduktives Experimentieren hat die Wissenschaftler nie besonders angesprochen, weil sie das, was vielen von ihnen wie ein schrulliger Prozess vorkommt, nie richtig in den Griff kriegen.[245] — MASANOBU FUKUOKA

Wenn wir selbst diesen Vorgang verstehen, wenn wir uns darin geübt haben und damit so gut zurechtkommen wie mit dem Fahrradfahren, können wir ihn dazu nutzen, in uns eine Datenbank von lebendigem Wissen über die Welt aufzubauen.

Das ist Biognosis.

Wir können ein Wissen über Pflanzenheilmittel aufbauen, ähnlich demjenigen unserer Vorfahren vor langer Zeit.

Und diese lebendige Linie wird sich in uns fortsetzen.

Mittels dieses Prozesses werden wir nicht mehr bloß annehmen, eine Pflanzenmedizin wirke so und so, sondern wir werden es wissen.

Und dieses Sehen, dieses Wissen, kann auch auf menschliche Krankheiten angewendet werden, und die Ergebnisse werden ebenso elegant und tiefgreifend sein.

> Fundamentale Weisheit
> kann ohne Weiteres
> innerhalb des verallgemeinerten Ganzen
> sämtliche Sonderfallaspekte erkennen,
> wenn wir auf unsere Intuition hören,
> wodurch allein
> die allgemeine unter-unterbewusste Integration
> von Rückkopplungen der Mustererkennung
> artikuliert wird.[246]
> — Buckminster Fuller

Denn dies ist unsere erste und vorrangige Erkenntnisweise. Die europäische Aufklärung war in vielerlei Hinsicht eher eine Verdunkelung. Sie war die Kulturepoche, in der der lineare Verstand seine Vorherrschaft antrat, der Moment, in dem diese ältere Erkenntnisweise aufgegeben wurde.

> Die Erde ist eine organisch verwobene Gemeinschaft von Pflanzen, Tieren und Mikroorganismen. [...] Obwohl dieser Fluss von Materie und die Kreisläufe der Biosphäre nur durch Intuition zu verstehen sind, hat uns unser unerschütterlicher Glaube an die Allmacht der Wissenschaft veranlasst, diese Phänomene zu analysieren und zu untersuchen und dabei Zerstörung auf die Welt der lebendigen Dinge niederprasseln zu lassen und die Natur, wie wir sie sehen, in Unordnung zu stürtzen.[247] — Masanobu Fukuoka

❧

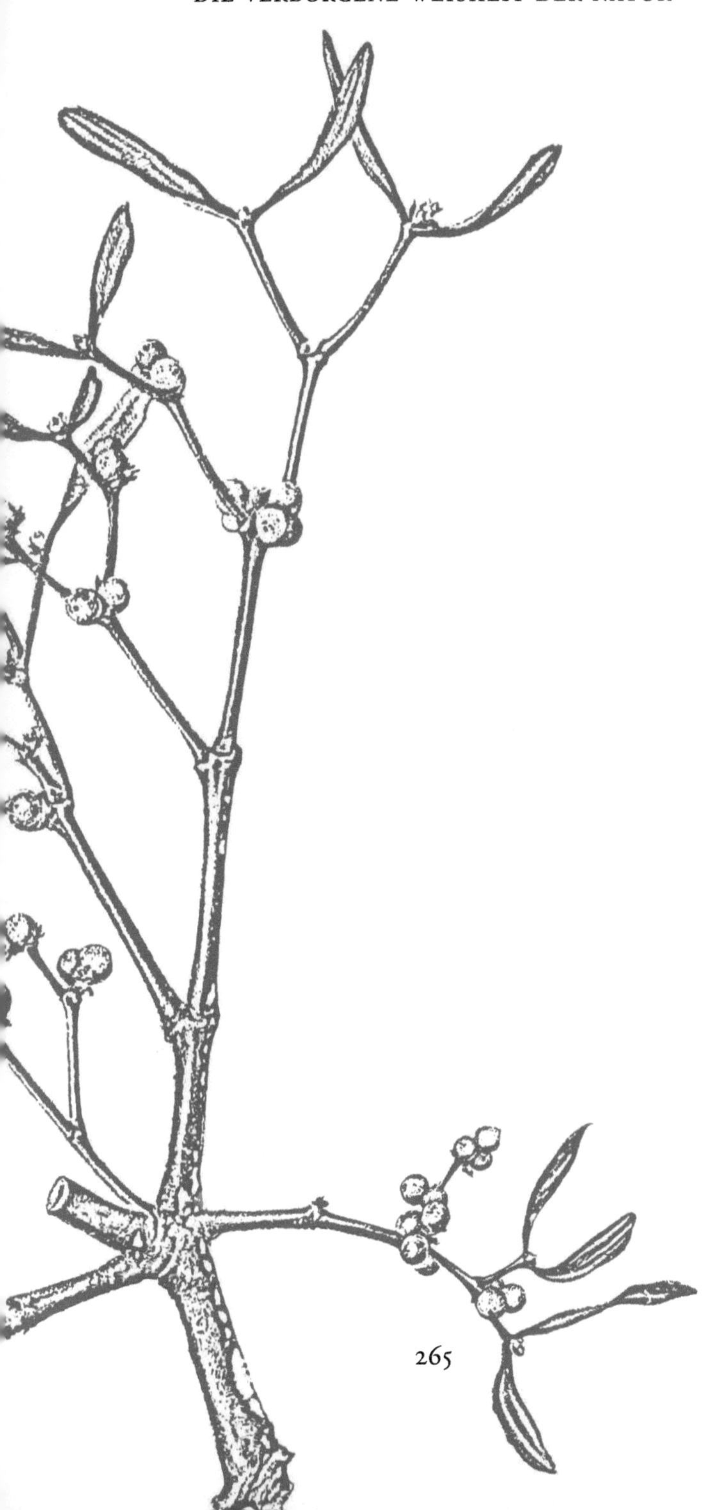

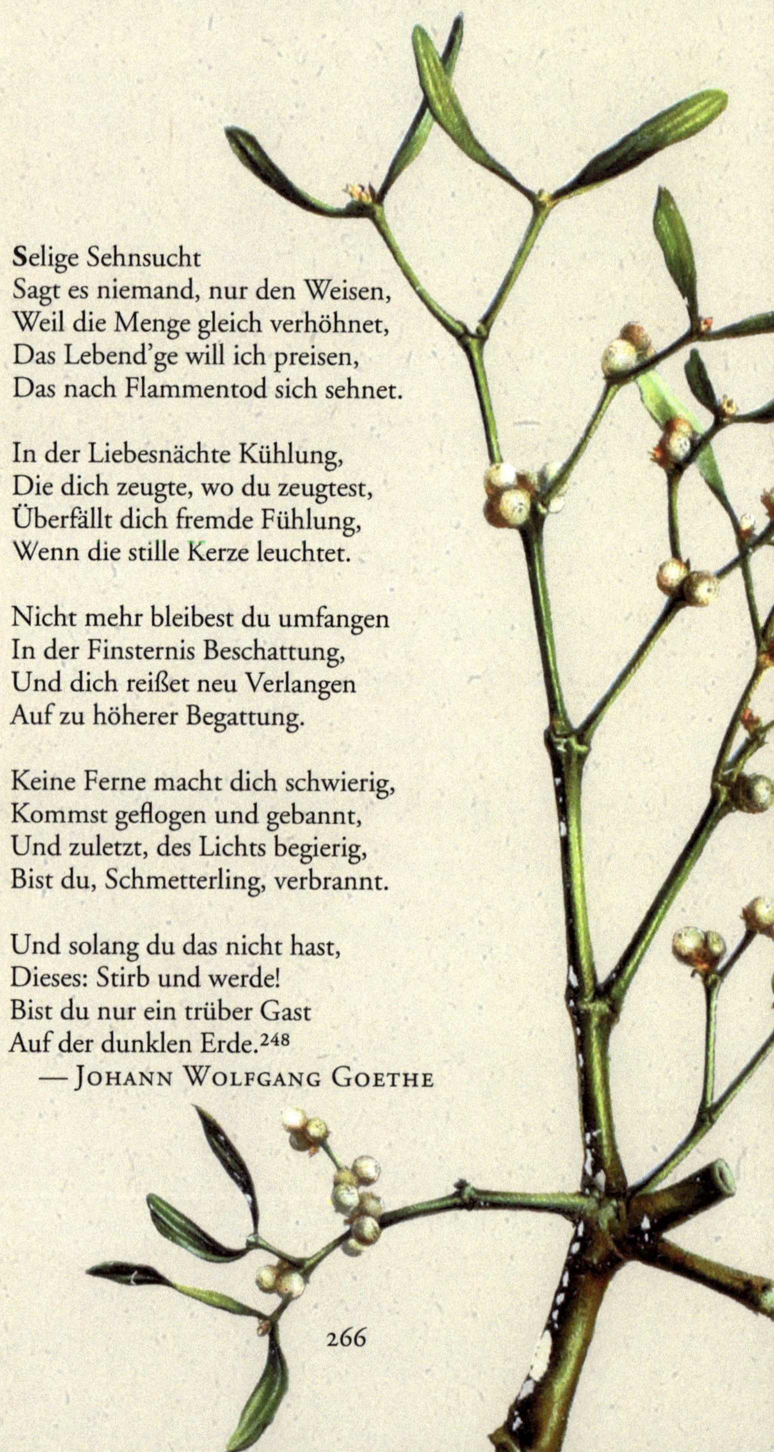

Selige Sehnsucht
Sagt es niemand, nur den Weisen,
Weil die Menge gleich verhöhnet,
Das Lebend'ge will ich preisen,
Das nach Flammentod sich sehnet.

In der Liebesnächte Kühlung,
Die dich zeugte, wo du zeugtest,
Überfällt dich fremde Fühlung,
Wenn die stille Kerze leuchtet.

Nicht mehr bleibest du umfangen
In der Finsternis Beschattung,
Und dich reißet neu Verlangen
Auf zu höherer Begattung.

Keine Ferne macht dich schwierig,
Kommst geflogen und gebannt,
Und zuletzt, des Lichts begierig,
Bist du, Schmetterling, verbrannt.

Und solang du das nicht hast,
Dieses: Stirb und werde!
Bist du nur ein trüber Gast
Auf der dunklen Erde.[248]

— Johann Wolfgang Goethe

Teil fünf

Die fruchtbare Dunkelheit

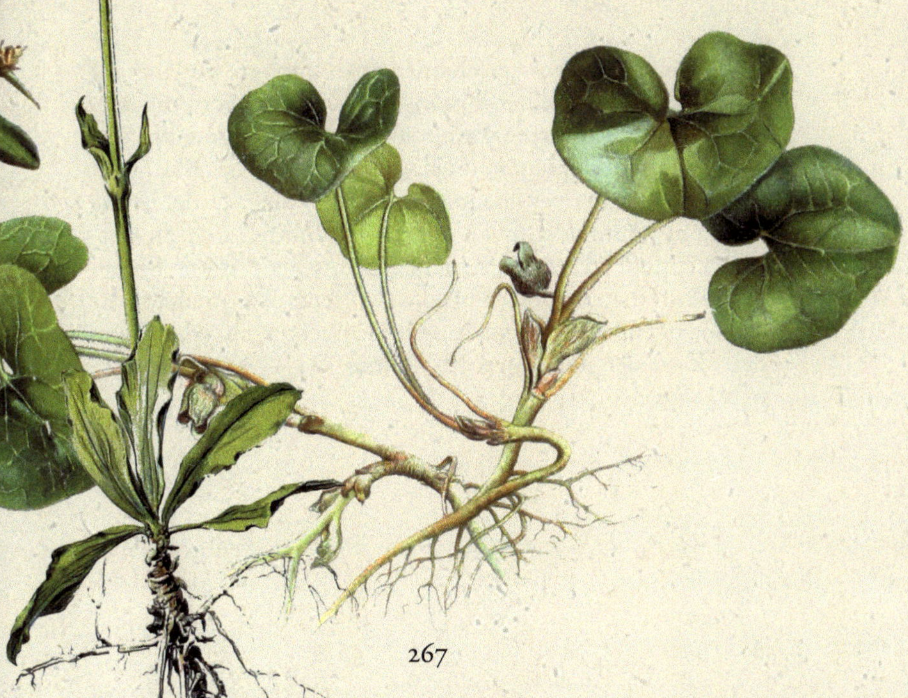

Oh Mensch, so schau dir doch daraufhin noch einmal den Menschen an: Der Mensch hat ja Himmel und Erde und alle Kreatur schon in sich selber und ist doch nur eine Gestalt [*forma una*], die das All in sich geborgen trägt.[249] — HILDEGARD VON BINGEN

Es gibt Zeiten, in denen eine Sache schwer zu tragen ist und abgelegt werden muss. Doch ist sie solcher Art, dass sie nicht auf einem Felsen abgesetzt oder einem schweren Rucksack gleich an die Astgabel eines Baumes gehängt werden kann. Nur eins gibt es, was in der Verfassung wäre, sie zu tragen, und dies ist ein anderer menschlicher Geist.[250] — THEODORE STURGEON

Unendlich detailliert erschienen ihre inneren Organe auf dem Bildschirm meiner Vision. Als ich die Leber erblickte, war an ihrer schwarzen Farbe erkennbar, dass sie aufgehört hatte zu funktionieren, und ich wusste, dass sie das Blut nicht mehr zu reinigen vermochte. Als mir das klar wurde, lenkte ich meine Aufmerksamkeit auf das Heilmittel, und die entsprechenden Pflanzen erschienen in meiner Vision: Blüten des Ginsterbaums und Wurzeln des Retamilla-Strauchs. Als die Visionen in allgemeinere Träume übergingen, wusste ich, dass sie wieder gesund werden konnte.[251] — MANUEL CÓRDOVA-RIOS

Kapitel 12

Tiefendiagnose und die Heilung von Krankheit beim Menschen

Diese Art, Wissen zu sammeln, kann selbstverständlich auch bei anderen Phänomenen als Pflanzen angewendet werden, zum Beispiel, um Krankheiten zu verstehen und zu heilen. Die Anwendung der direkten Wahrnehmung für die Diagnose ist eine äußerst elegante Weise, wirklich zu wissen, und nicht bloß zu denken, was im Körper vor sich geht. Denn bei der Tiefendiagnose steht nichts zwischen uns und der kranken Person, zwischen uns und der Krankheit selbst.

Unser Blick ist nicht auf Maschinen gerichtet.

Der Vorgang ist derselbe, wie der, den wir genutzt haben, um die medizinische Verwendung einer Pflanze zu erfahren. Doch jetzt ist unser Blick auf einen Menschen gerichtet. Unsere Absicht besteht darin, die Krankheit dieser Person zu erkennen, das erkrankte Organ selbst und was es braucht.

Wenn ein kranker Mensch zu uns kommt,

nehmen wir uns einen Augenblick Zeit und atmen tief durch.

Wir entspannen uns. Nun lassen wir uns, so, wie wir es mit den Pflanzen getan haben, diesen Menschen wahrnehmen. Wir konzentrieren unsere *Sinne* auf ihn.

Zunächst sehen wir die Person mit unseren physischen Augen. Sie wird uns auf eine bestimmte Art und Weise erscheinen. Ihre Haut wird eine bestimmte Eigenschaft haben, eine ganz eigene Lebendigkeit (oder Leblosigkeit). Eine Farbe. Eine Textur. Etwas Lebhaftes oder Abgestorbenes. Ein Grad an Gesundheit oder Krankheit.

Mögen wir die Haut oder nicht?
Fühlen wir uns von ihr angezogen oder abgestoßen?
Möchten wir sie berühren? Oder nicht?

Auch die von der Person gewählte Kleidung verfügt über sensorische Qualitäten. Ihre Farben und Texturen. Ihre Kombination.

Fokussieren wir unseren Blick jetzt darauf.

Lassen wir die visuelle Wirklichkeit des Aussehens der Person in uns eingehen. Lassen wir unsere visuellen Sinne sich vollständig auf ihr Aussehen konzentrieren. Wir nehmen alles wahr und achten gleichzeitig darauf, wie wir auf das reagieren, was wir sehen. Denn dieser Mensch spricht durch seinen Körper zu uns, und alles, was er sagt, können wir wahrnehmen,

wenn wir dies möchten.

Selbstverständlich wird die Person auch in Worten mit uns sprechen und wird sich an uns gewöhnen, an diesen neuen Ort, an dem sie sich befindet. Sie versucht, eine Beziehung aufzubauen, zu sehen, ob wir wirklich bei ihr sind, wirklich ihren Schmerz empfangen. Sie will wissen, ob wir ihr helfen können.

Beim Zuhören achten wir auf die Stimme der Person. Erlauben wir uns wirklich, deren Klang zu hören, die vielen darin enthaltenen Mitteilungen.

Wie klingt die Stimme? Was ist ihre Klangfarbe? Ihre Intonation? Klingt sie musikalisch oder monoton? Lebendig? Oder leblos?

Gefällt uns die Stimme? Oder nicht?
Fühlen wir uns davon abgestoßen oder angezogen?
Was ist das primäre Gefühl,
das uns erreicht,
wenn wir diese Stimme hören?

Wenn die Mitteilungen der Person auf uns wirken, werden wir auf diversen Wegen zu antworten beginnen. Vielleicht haben wir merkwürdige, abschweifende Gedanken, die uns durch den Kopf gehen. Vielleicht ändert unser Körper seine Funktionsweise – unsere Atmung wird schnell und flach oder langsam und tief. Unsere Unterarme können sich angespannt anfühlen oder unser Magen fängt an zu schmerzen. Verschiedenste Emotionen können auftreten. Bleiben wir aufmerksam auf all diese Dinge, denn sie alle sind Informationen über den Menschen, dem wir hier begegnen.

Diese ersten Hinweise sind der Beginn des Kennenlernens dieser Person. Aber genau wie bei den Pflanzen, können wir auch hier tiefer gehen. Wir können daran arbeiten, die Lebenswirklichkeit der Krankheit selbst zu erkennen. Wir können den prägnanten Punkt suchen.

Fokussieren wir uns direkter.

Was fällt uns an der Person am stärksten auf? Welcher Teil ihres Körpers zieht, scheinbar wie von selbst, unsere Aufmerksamkeit auf sich?

Es könnten ihre Lungen sein, ihre Hände,
oder die Art, wie sie den Mund bewegt.
Es könnte das Becken sein oder der Brustbereich.

Zentrieren wir unser Bewusstsein auf diesen Teil ihres Körpers.

Wie fühlen wir uns, wenn wir ihn sehen? Sind wir bereit, unserer Aufmerksamkeit zu folgen, wohin sie uns führt? Sind wir bereit, wirklich zu fühlen, was da ist?

Wir lassen das Gefühl, das dieses Körperteil der Person hervorruft, in uns stärker werden. Wir intensivieren es, bis es zum Stärksten geworden ist, was wir fühlen.

Wir werden an dieser Stelle besondere Antworten erhalten. Es ist wichtig, sie zu bemerken und es der sozialen Höflichkeit nicht zu erlauben, unserem Sehen in die Quere zu kommen. Uns wurde beigebracht, Menschen nicht anzustarren,

weil es unhöflich ist,

oder zu tief in sie hineinzublicken. Wir müssen jedweder geistigen Zurückhaltung unsererseits misstrauen, jeglichen Bedenken, die uns nahelegen, wir sollten nicht hinsehen oder es sei falsch zu schauen, jeden Versuchen, das Beobachtete zu rechtfertigen, was dessen Auftauchen in unserem Bewusstsein behindern könnte.

Wir müssen bei dem Gefühl bleiben, das von diesem Körperteil ausging, zu dem wir hingezogen wurden. Das ist das einzig Wahre, bei dem wir während des gesamten Vorgangs bleiben müssen. Das Körperteil, von dem wir zuerst angezogen werden, ist der Teil, der die wichtigste Mitteilung für uns hat, mit dem wir bereits zu kommunizieren begonnen haben, der bei unserem ersten Kennenlernen am stärksten gerufen hat.

Jeder Aspekt des Phänomens wird letztendlich das gesamte Phänomen selbst enthüllen und uns den Eintritt in seine lebendige Wirklichkeit gestatten. Der Teil, der unsere Aufmerksamkeit auf sich zieht, ist die Tür, die uns am weitesten offensteht. Dies ist die Achse der Multidimensionalität des Phänomens, bei der wir anfangen müssen.

Die emotionale Note dieses Körperteils, seine Andeutung oder Stimmung, ist das Gefühl der besonderen Mitteilung, die er an uns sendet. Eine primäre Emotion wird mit diesem Teil der Person verbunden sein: wütend, traurig, verängstigt oder froh. Es wird auch eine Reihe von nicht-sprachlich identifizierbaren, sekundären Emotionen geben, die eine enorme Wirkung haben, aber nicht so leicht in Worte zu fassen sind. Dieser Komplex von sekundären Emotionen wird ein spezifisches Gesamtgefühl mit sich bringen,

so wie ein Blumenstrauß ein spezifisches Gesamtbild hat.

Behalten wir all diese Emotionen im Hinterkopf. Halten wir sie bei uns, verankern wir sie in unserer Erfahrung, wickeln wir sie sorgfältig in unser Herzenstuch ein. Denn wir werden immer wieder zu ihnen zurückkehren müssen.

Wir werden feststellen, dass wir mit einem Teil unseres Bewusstseins weiterhin mit der Person sprechen können, während all dies geschieht. Wir werden merken, dass unser Vermögen, zwei oder mehr Dinge gleichzeitig zu tun, wachsen wird, je mehr wir üben.

> Ein einfaches Urphänomen aufzunehmen, es in seiner hohen Bedeutung zu erkennen und damit zu wirken, erfordert einen produktiven Geist, der vieles zu übersehen vermag. [...] Und auch damit ist es noch nicht getan. Denn wie einer mit allen Regeln und allem Genie noch kein Maler ist, sondern wie eine unausgesetzte Übung hinzukommen muss, [... so] muß [er] sich [auch] immerfort mit den einzelnen oft sehr geheimnisvollen Phänomenen und ihrer Ableitung und Verknüpfung zu tun machen.[252] — JOHANN WOLFGANG GOETHE

Während des Gesprächs lassen wir uns in die komplexen Gefühlsregungen hinunterfallen, die wir dabei erleben. Diese haben eine spezifische Identität. Sie sind eine geordnete Konstellation, die als Ganzes die Mitteilung ausmacht, die wir empfangen. Wir lassen unser Erleben dieses Komplexes subtiler Gefühle derart stark werden, bis wir nichts anderes mehr fühlen.

Wir verstärken diese Stimmung oder emotionale Note. Wir lassen sie so kräftig werden, dass alle anderen Dinge aus unserem Bewusstsein verschwinden.

(Nehmen wir einmal an, wir fühlen uns zuerst vom Brustbereich der Person angezogen; vielleicht fühlt sich dieser für uns traurig an, zusammengepresst, verschlossen. Zudem entsteigt diesem Teil ihres Körpers eine feine Kombination von Emotionen, etwa wie eine komplexe Mischung von Gerüchen auf einem Weg über eine Wiese. Behalten wir all dies vor unserem inneren Auge. Lassen wir es sich ausdehnen.)

Nun: Beginnen wir, diesen Körperteil, der unsere Aufmerksamkeit auf sich gezogen hat, zu mögen.

Wenn wir einen Widerstand gegen dieses Mögen spüren,
handelt es sich um eine entscheidende Information.
Lassen wir uns nicht dadurch ablenken,
dass wir uns schlecht fühlen,
weil wir diese Person nicht mögen wollen.
Arbeiten wir an uns selbst,
damit wir sie dennoch mögen können.
Wenn wir nicht denken, dass wir sie wirklich mögen können,

(dies ist die zweite Frage, die wir uns stellen müssen)
dann sollten wir nicht mit der Person arbeiten.
(Die erste Frage muss lauten: »Ist diese Person für mich bestimmt?«)

Erlauben wir es unserer natürlichen Fähigkeit, Liebe zu empfinden, in unser Bewusstsein zu treten. Spüren wir das Feld unseres Herzens und empfinden wir es bewusst als ein Tastorgan. Füllen wir es mit der Fürsorge, die wir haben. Erweitern wir nun das Feld unseres Herzens, als besäße es Hände, und umhüllen wir den Körperteil der Person, der unsere Aufmerksamkeit erregt hat. Wir berühren ihn und sind sensibel für jede seiner Nuancen. Erlauben wir es seinen Mitteilungen, tief in uns einzudringen, und senden wir unsere Fürsorge als Antwort zu ihm zurück. Wiegen wir diesen Teil in der Berührung durch unser Herzfeld, beruhigen wir ihn wie ein kleines Kind. Es mag Dinge geben, von denen wir spontan spüren, dass wir sie ihm sagen müssen. Wir sagen sie still, in unserem Inneren; füllen wir diese Mitteilungen mit Fürsorge und senden wir sie durch unsere Herzberührung an den Körperteil selbst. Er wird auf unsere Kommunikation antworten, und wir müssen unsererseits wiederum darauf antworten. Treten wir in einen lebendigen, sinnhaften Dialog mit dem Körperteil. Er wird weicher werden, sich in unserer Umarmung entspannen, sich halten lassen.

Wir müssen ihn wirklich mögen und aufrichtig präsent sein.
Wir müssen echt sein,
damit er bereit ist, uns zu antworten.

Intensivieren wir diese Erfahrung, bis sie allumfassend ist. Wir lassen unsere Fürsorge tief in diesen Körperteil fließen. Wir nehmen uns die Zeit, die nötig ist, um diesen Abschnitt des Prozesses abzuschließen.

Wenn wir das Gefühl haben, es sei richtig weiterzugehen, halten wir an diesem lebendigen Erfahrungsdialog fest, doch nun lassen wir unsere größere Absicht – die Entstehung der Krankheit und das betroffene Organsystem als ein *ganzes* Phänomen – in unser Bewusstsein treten. Wir fügen unseren Wunsch, unser Ersuchen, das Organsystem und seine Krankheit vollständig kennenzulernen, dem Energiefluss hinzu, den wir auf diesen Körperteil lenken.

Lassen wir uns nun tiefer in das Organsystem hineinfallen, das *unter* dem Teil des Körpers liegt, von dem wir angezogen wurden. Wenn wir von ihrer Brust angezogen wurden, lassen wir uns beispielsweise in die Lunge der Person sinken. Mittels der sensorischen Imagination unseres Herzens sehen wir die Lunge vor uns.

Manchmal werden wir an dieser Stelle auf Widerstand stoßen – vielleicht aus uns selbst heraus, vielleicht ausgehend von der Person oder sogar von dem Organ, das wir zu sehen versuchen. Aber ganz unabhängig davon, woher der Widerstand kommt – wir nehmen ihn zur Kenntnis und lassen ihn durch uns hindurchgehen. Stellen wir ihn zur Analyse in einen anderen Teil unseres Verstandes zurück und lassen wir ihn dann los. Erlauben wir es diesem anderen Teil unseres Verstandes, an Art und Bedeutung des Widerstands zu arbeiten, aber unsere primäre Aufmerksamkeit konzentriert sich auf die Lunge der Person. Wir haben die *Absicht* zu sehen.

Das Organ wird in Teilen vor uns auftauchen: im kurzen Visionsblitzen, besonderen Gefühlen, sprachlichen Fetzen. Wir *wollen* die Lunge, wir bitten, sie in Augenschein nehmen zu dürfen. Wir berühren sie und berühren die Teile von Einsichten, die unsere Fürsorge hervorgerufen hat, genauso, wie wir unsere Fürsorge dem Körperteil gewidmet haben, der uns angezogen hat. Lassen wir unsere Fürsorge tief in die einzelnen Teile einfließen.

Sie sind ein Lebewesen.
Ein einzigartiger selbstorganisierter Organismus
mit emergenten Verhaltensweisen
und Intelligenz.
Sie haben eine besondere Identität,
eine, die wir fühlen können.

In dieser Arbeit sehen wir manchmal ein Bild von dem Organ, das wir zu erkennen versuchen. Vielleicht ist dies bloß eine Abbildung des Organs, die wir irgendwann in einem Buch gesehen haben. Weil wir wissen, wie dieses Organ aussieht, haben wir uns dieses Bild instinktiv zu Bewusstsein gebracht. Es kann zu einem Fokuspunkt werden. Behalten wir dieses Bild vor uns und arbeiten daran, es zu erweitern, um es lebendig werden zu lassen, damit es zu mehr wird als bloß einem Bild aus unserem Gedächtnis, zur lebendigen Wirklichkeit des Organs selbst. Lenken wir unsere Fürsorge kräftig in das Bild hinein und fassen wir den Willen, dass es lebendig wird, dass es als ein vollkommen lebendiges Phänomen in unser Bewusstsein tritt. Bitten wir das Organ darum, sich uns zu enthüllen.

Steigern wir nun all diese Gefühle und Bilder sowie unsere Erkenntnisabsicht zu einem derart intensiven Gewahrsein, dass dies alles ist, was wir fühlen. Und dann weichen wir etwas zurück. Wir lösen uns und halten inne. Nehmen wir wahr, was nun in unser Bewusstsein dringt. Integrieren wir dies in die Arbeit und wiederholen dann den Vorgang.

Dies kann einige Zeit dauern, denn häufig geschieht die Enthüllung nicht sofort. Während dieser anfänglichen Arbeit entwickeln wir ein Gefühl für das Organsystem und für das, was mit ihm nicht stimmt, eine allgemeine Ahnung des Problems, und genau hier müssen wir ansetzen. Unsere Absicht ist es jedoch, unmittelbar zu verstehen, in den Tiefen unseres Seins vollständig zu wissen, was in diesem Organsystem tatsächlich vor sich geht, um zu erkennen, was wirklich die Krankheit ist, und nicht bloß ihre Symptome wahrzunehmen.

Es ist hilfreich,
wenn wir die Person dazu ermuntern,
uns eine Liste ihrer Symptome zu senden,
bevor sie zum ersten Mal zu uns kommt.
Unsere Beziehung zu der Person
beginnt in der Minute, in der wir die Liste erhalten,
in der Minute, in der wir anfangen, uns in sie hinein-
zufühlen
und sie in dieser neuen Denkweise zu kontemplieren.

An jedem Tag, nachdem die Person uns verlassen hat, müssen wir – drei- oder viermal täglich – in unserer Imagination an diesen Ort zurückkehren, noch einmal die Gefühle fühlen, noch einmal das Organsystem vor uns sehen und den Vorgang dann wiederholen, genau wie wir es mit den Pflanzen getan haben.

Versuchen wir, den Schleier zwischen unserem Verständnis und dem Organsystem zu durchdringen, damit wir vollständig erkennen, was da ist. Das kann von zwei Minuten bis zu zwei Monaten dauern und hängt ab von unserem Vermögen, von der Krankheit selbst sowie von der Stärke unserer Absicht.

Die ärztliche Diagnose dauert oft so lange oder länger.

Wir können uns den Weg nicht mit Gewalt bahnen. Unser Wissensdrang, unsere Intention, ist entscheidend, allerdings nicht der einzige Faktor bei der Arbeit. Wir bauen eine Beziehung auf zur Person, zu deren Organsystem und zum Krankheitsbild. Es ist ein Akt der Intimität, der sehr tief geht.

Atmen wir, seien wir geduldig,
machen wir dies zu einer Kontemplation.

Während dieses Prozesses beginnt unser Wesen sich mit dem Wesen der Person zu verweben, mit ihrem Organsystem und der Krankheit selbst, bis es zwischen uns und ihr keine Grenze mehr gibt. Der einzige Teil von uns, der unterschieden und einzigartig bleiben wird

und bleiben sollte,

ist unser Gewahrsein, unser wahrnehmendes Bewusstsein. Aber unsere Gefühle, unsere Lebendigkeit selbst, werden sich mit denen der Person verweben, an deren Verständnis wir arbeiten.

So entsteht eine tiefe Empathie,
die dieser Arbeit eigen ist.

In solchen Phasen der Konzentration auf die Krankheit, die Person und ihr Organsystem, müssen wir uns alles andere aus dem Kopf schlagen. Diese Dinge müssen zum alleinigen Mittelpunkt unserer Aufmerksamkeit werden.

Wir fühlen das elektromagnetische Spektrum der codierten energetischen Informationen, die das Phänomen aussendet, als spezifische Gefühlsregungen. Diese Gefühle müssen verstärkt werden. Wir sollten jedes Mal zu ihnen zurückkehren, wenn wir verwirrt sind oder uns verirren. Je stärker wir diese Gefühle werden lassen, diese Geste der Kommunikation vonseiten des Körpers der Person, desto besser kann unser Gehirn daran arbeiten, diese Mitteilungen zu übersetzen.

Also behalten wir die Erfahrung in unserem Kopf, treten ein wenig davon zurück und beschäftigen uns dann erneut mit ihr. Dabei fragen wir uns beständig: »Was stimmt tatsächlich nicht? Was geschieht mit dir? Lass mich dich sehen.«

Irgendwann wird das Verständnis blitzartig eintreten, in einem Augenblick, in dem das Organ in seinem eigenen Licht hervortritt, in dem es sich zeigt und enthüllt vor uns erscheint.

Wir werden seiner lebendigen Wirklichkeit gewahr auf dem Gesichtsfeld unserer Imagination.

Dann werden wir das Organsystem und seine Erkrankung deutlich erkennen. Dann sind wir imstande, die Auswirkungen der Krankheit auf das Organ zu sehen und inwiefern das Organ durch sie verändert wird. Wir werden wissen, ob der blutige Stuhlgang der Person durch ein Geschwür im Magen-Darm-Trakt, Krebs, eine chronisch-entzündliche Darmerkrankung, Parasiten oder eine bakterielle Krankheit verursacht wird.

Wir werden auch einige Reaktionen auf das wahrgenommene Organsystem und auf die Krankheit selbst verspüren. Viele Organsysteme zeichnen sich bei ihrem Erscheinen durch eine gewisse Art von Nicht-Lebendigkeit aus, und zwar nicht so sehr aufgrund einer Krankheit, sondern wegen unserer historischen Beziehung(-slosigkeit) zu ihnen. Unsere Körper wurden kolossal abgewertet. Als Resultat daraus wirken unsere Organsysteme, wenn sie im Detail erscheinen, oft verkleinert und weder lebendig noch kraftvoll. Wenn wir diesen Prozess mit einem wilden Tier wiederholen – keinem aus dem Zoo –, werden wir ein ganz anderes Organsystem wahrnehmen: ein lebendiges, vitales, intelligentes, einfühlsames und waches.

Das Organsystem eines gesunden, wilden Tieres wird in unserer inneren Vision

in seiner wahren Form auftauchen,
so wie die Natur es zu sein beabsichtigt hat.

Die Nicht-Lebendigkeit eines Organsystems wahrzunehmen, kann ein wenig beängstigend sein. Es ist eine Wirklichkeit, der wir nicht oft

bewusst

begegnen.

Wenn das Organ auf dem Bildschirm unserer Vision erscheint, arbeiten wir daran, es lebendig werden zu lassen. Wir reden mit ihm, fühlen uns tief ein in das Organ, fordern es auf, in einer vitaleren Form zu erwachen. Organsysteme verlieren unter dem Druck unserer gewohnheitsmäßigen Unachtsamkeit, unserer mangelnden Fürsorge und unserer Abwertung des Körpers ihre ihnen eigentlich innewohnende Vitalität. Ähnlich wie ein verdrängter Teil der Persönlichkeit, werden sie unbewusst.

Diese Art, sie zu sehen, diese Erkenntnisweise, diese auf sie ausgerichtete Kommunikation ruft die Organsysteme in die Welt zurück, weckt sie auf und hilft ihnen, kraftvoller und lebendiger zu werden.

Wenn uns jemand wirklich sieht
und uns fürsorglich
in die Wärme einer liebevollen Umarmung schließt,
verlassen wir die Dunkelheit,
in die wir uns geflüchtet haben,
und kommen erneut
ans Licht.

In dem Moment, in dem sich das Organsystem selbst enthüllt, tritt seine eigentliche Wirklichkeit in uns ein. Es wird dann in unserem *Inneren* auftauchen, und unser Bewusstsein wird sich darum herum formen. Wir erleben das Organsystem gleichzeitig aus unserer und seiner eigenen Sicht. Wenn dies geschieht, verändern sich unsere Ausrichtung, unsere Lebenserfahrung und unsere Sicht auf die Welt, weil wir nun aus der Perspektive eines anderen Organismus sehen und empfinden. Weil ein Organsystem das Leben aus einer ganz anderen Richtung betrachtet, kann dies verwirrend sein.

Je näher die Wirklichkeit des Organsystems unserem eigenen Standpunkt kommt, desto leichter ist sie nachzuempfinden. Je weiter weg sie ist, als desto beunruhigender wird sie erfahren. Eine extrem andere Orientierung einzunehmen, lehrt uns bereits an sich etwas über die Enge unseres normalen Blickwinkels. Der Widerstand, den wir gegen diese neue und ganz andere Perspektive entwickeln, gibt Auskunft darüber, wie und wie stark wir uns an unsere normalen Wahrnehmungen klammern.

Wenn wir den Standpunkt eines Phänomens einnehmen, stoßen wir in ein neues Terrain vor, das wir erkunden müssen. Wir sollten unsere Angst davor überwinden und die neue Welt, in der wir uns hier befinden, wirklich ohne Vorurteile, ohne persönliche emotionale Voreingenommenheit betrachten. Wir müssen lernen, ihre Markierungen und Wegweiser zu erkennen und auf die Person reagieren zu können, deren Welt wir, als ihr Begleiter auf demselben Weg, in uns aufgenommen haben. Die Person (und das Organsystem) wird in diesem Moment der Enthüllung wissen, ob sie begleitet oder beurteilt wird, mit offenem Herzen angenommen ist oder sich in der Gegenwart von jemanden befindet, der ihre innere Welt fürchtet, wie sie es möglicherweise selbst tut.

> Die Geister, die wir rufen, »kennen unseren Geist«, und wenn sie feststellen, dass unsere Überzeugung ins Wanken gerät, werden sie weder uns noch die Worte, die wir sprechen, beachten.[253] — SCHWIMMER

Unsere eigene Beherztheit ist eines der wesentlichen Werkzeuge des Heilens. Um mit der lebendigen Wirklichkeit eines Organsystems wahrhaft zu arbeiten, seinen verschiedenen Bedeutungsachsen entlangzufließen und mit jeder seiner Ausrichtungen zu verschmelzen, müssen wir an uns selbst arbeiten, damit wir unser Unbehagen mit und unsere Angst vor dieser neuen und völlig anderen Sichtweise überwinden, die es uns präsentiert.

Wir müssen in diese fruchtbare Dunkelheit eintreten.

Eine der besten Möglichkeiten, dies zu tun, besteht darin, jeden Tag in Kontemplation über das Organsystem zu sitzen, bis wir uns damit und mit unserer neuen Art zu sehen und zu erleben wohlfühlen. Üben wir gleichzeitig, uns selbst entlang verschiedenen Rotationsachsen des Phänomens zu bewegen, genau wie wir es mit den Pflanzen getan haben. Wir werden in diesem Prozess mit jeder Achse des Phänomens vertraut und lernen sein inneres Terrain so gut kennen wie unser eigenes. Letztendlich werden wir zu seinem engen Freund.

Während wir uns entlang den verschiedenen Bedeutungsachsen des Organs bewegen, lernen wir mehrere Aspekte seiner Natur kennen. Wir können die Geschichte des Organsystems vor uns sehen und die emotionalen Realitäten erleben, die zur Veränderung der Organfunktion führten. Wir erkennen buchstäblich beide emotionalen Körper, den der Person und den des Organsystems.

Wenn wir wissen möchten, wie die Krankheit begann oder wie lange ihr Ausbruch her ist, können wir dies erfahren. Falls wir die Auswirkungen der Krankheit auf andere Organe erkennen möchten, können wir dies ebenfalls.

> Sobald wir einen Gegenstand in Beziehung auf sich selbst und in Verhältnis mit andern betrachten und denselben nicht unmittelbar entweder begehren oder verabscheuen, so werden wir mit einer ruhigen Aufmerksamkeit uns bald von ihm, seinen Teilen, seinen Verhältnissen einen ziemlich deutlichen Begriff machen können. Je weiter wir diese Betrachtungen fortsetzen, je mehr wir Gegenstände untereinander verknüpfen, desto mehr üben wir die Beobachtungsgabe, die in uns ist.[254] — JOHANN WOLFGANG GOETHE

Wir werden feststellen, dass die Krankheit eine bestimmte Identität hat. Sie ist als eigenständige intelligente Einheit wahrnehmbar. Sie hat ihre eigenen Wünsche, Energie und Wirklichkeit.

Auch ist sie ein selbstorganisiertes System mit
emergenten Verhaltensweisen
wie eine Heuschrecke
oder ein Virus.

Wenn wir eingehend mit dem Organsystem und der Krankheit arbeiten, können wir auch den Schmerz spüren, den die Person erleidet. Es ist wichtig, dass wir diesen Schmerz annehmen, eine Beziehung zu ihm aufbauen und uns nicht, wegen der Wirkung, die er ausübt, oder weil wir uns vor ihm fürchten, von ihm (oder der Person) abwenden.

Wir müssen auch darauf achten, wie wir auf die Krankheit und den Schmerz, den wir antreffen, reagieren. Unsere Antwort auf das Leiden und die Qual ist eine wesentliche Information. Manche Schmerzen sind einladend, manche beängstigend. Unsere natürliche Reaktion darauf wird uns viel über deren Natur erzählen

genauso, wie sie uns von unserer eigenen erzählt.

Nachdem wir das Wesen der Krankheit und des Schmerzes, auf die wir gestoßen sind, verstehen gelernt haben, müssen wir beginnen, einen Dialog mit ihm aufzunehmen, so, wie wir es mit den Pflanzen und dem Organsystem gemacht haben. Diese Kommunikation ist unbedingt erforderlich. Die Krankheit und den Schmerz zu verstehen, sie in ihrer Ganzheit zu begreifen, ist ebenso wichtig, wie das Organsystem in seiner Gesamtheit zu sehen.

Es ist von großer Bedeutung, beides ohne Vorurteile oder Voreingenommenheit und in deren eigenem Licht zu verstehen, ohne sie als Feinde abzustempeln. Denn Krankheiten sind genauso Teil der Erde, wie wir es sind.

> Die Natur betrachtet sowohl Getreidekörner als auch Unkraut und alle Tiere und Mikroorganismen, die die natürliche Welt bewohnen, als die Frucht der Erde.[255] — MASANOBU FUKUOKA

Viele von ihnen sind schon länger hier als wir und werden noch bleiben, nachdem wir schon längst wieder fort sind, und sie haben bedeutendere Ökosystemfunktionen, als bloß unser Leben schwierig zu gestalten. Wir müssen sie in ihrer Ganzheit sehen.

> Um ein Beispiel zu geben: Wenn ein Insekt auf einer Reispflanze landet, geht die Wissenschaft sofort auf die Beziehung zwischen der Reispflanze und dem Insekt ein. Wenn

> sich das Insekt von den Säften der Blätter der Pflanze ernährt und die Pflanze abstirbt, gilt das Insekt als Schädling. Der Schädling wird erforscht: Er wird taxonomisch identifiziert und seine Morphologie und Ökologie ausführlich untersucht. Dieses Wissen wird schließlich verwendet, um zu bestimmen, wie man ihn tötet.
>
> Das Erste, was der naturnahe Bauer tut, wenn er dieses Getreide und das Insekt betrachtet, besteht darin, den Reis zu schauen und nicht ihn zu sehen, das Insekt zu schauen und nicht es zu sehen. Er lässt sich nicht durch die Umstände irreführen. [...] Was tut er dann? Er greift über Zeit und Raum hinaus, indem er die Haltung einnimmt, dass es in der Natur eigentlich keine »Pflanzen« oder »Schädlinge« gibt. [...] Dieses Insekt ist also ein Schädling und doch kein Schädling.[256]
>
> — MASANOBU FUKUOKA

Durch diesen Prozess betreten wir das Gebiet der Krankheit und Heilung, wiegen uns darin als ein partizipierendes Bewusstsein, halten uns am Dreh- und Angelpunkt fest und werden zum Kanal, durch den die Auflösung eintreten kann. Folglich besteht für uns eine tiefe Notwendigkeit zu lernen, dieses Territorium nicht zu fürchten, sondern uns darin zu bewegen, ohne unserer Angst nachzugeben und uns dadurch aufhalten zu lassen.

Es ist jedes Mal erschreckend,
diese fruchtbare Dunkelheit zu betreten,
aber dies ist kein Grund aufzuhören,
es ist einfach Teil des Prozesses.

Wenn Empathie aufgebaut wird, ergibt sich manchmal auch die Tendenz, dass unser Körper und der der Person in Resonanz kommen, dass wir ihren Krankheitskomplex, ihr körperliches Muster übernehmen. Wenn wir unseren Körper gut genug kennen, können wir das zulassen, jedoch nur so lange, bis unser eigener Körper beginnt, (vorübergehend) auf die gleiche Weise zu erkranken. Durch eine innere Erforschung unseres Körpers können wir dann detailliert sehen, wie sich die Krankheit manifestiert und was sie braucht, um geheilt zu werden. Und weil wir unseren Körper so gut kennen, können wir es ihm anschließend erlauben, zu seiner natürlichen Funktionsweise zurückzukehren.

Es auf diese Weise zu tun, ist ein harter und manchmal schmerzhafter Weg,
aber manche von uns haben eine ganz natürliche Neigung dazu.

Wenn wir unseren Körper nicht außerordentlich gut kennen, ist dieser Zugang nicht erforderlich, dann kann er eher ablenken. Es ist wichtig, dies sofort zu merken,

ohne Angst,

und leicht zurückzuweichen und uns wieder an unserem normalen Funktionsmodus auszurichten.

Es geht jetzt darum, dass die Person mit uns in Resonanz kommt.

Indem wir eine Beziehung aufbauen, kann die andere Person sich auch auf uns einstellen, die Funktionsweise ihres Körpermodells mit der unsrigen in Resonanz bringen. Ihre Wellenformen werden sich den unsrigen anpassen. Der Körper der Person wird anfangen, von unserem physiologischen System geführt zu werden.

Genauso, wie unsere biologischen Oszillatoren
in Resonanz mit unserem kohärenten Herzen kommen,
werden sich ihre biologischen Oszillatoren
auf unser kohärentes Herz einstimmen.

Wenn wir uns über viele Jahre in diesem Prozess ausbilden, können wir auch die wahre oder richtige Form jedes einzelnen Organsystems erlernen – genauso, wie Masanobu Fukuoka die wahre Form von Reis erkannte. Denn jedes Organsystem hat eine eigene Identität, eine Identität, die unabhängig von seiner gegenwärtigen Manifestation in einem bestimmten Menschen existiert. Während sich ein Organ an das besondere Feld anpasst, in dem es sich entwickelt, besitzt es gleichzeitig eine Identität, die ihm in der Welt zugrunde liegt. Jedes einzelne Organsystem bezieht daraus sein ursprüngliches Muster,

so wie die Pflanzen das ihre.

Wenn wir erst einmal die richtige Form eines Organsystems kennen, können wir zu jedem x-beliebigen Zeitpunkt genau sehen, welche Missbildungen es zeigt. (Es ist diese Verformung, die es der »Krankheit« ermöglicht hat, sich dergestalt zu äußern.) Vergleichen wir den richtigen Zustand des Organs mit dem, den wir nun vorfinden, erkennen wir, wo die Dinge fehlgelaufen sind. Wenn wir dann die Kraft der Natur direkt ins Organsystem hineinbringen, kann es anfangen, sich wieder in seine richtige Form zu restrukturieren.

Wir können auch das Organsystem selbst fragen, was es braucht.

Wenn wir die Fähigkeit entwickelt haben, diese Art von Diagnosen zu stellen, werden alle diese möglichen Herangehensweisen in uns »verkörpert« sein. Die Diagnose wird dann viel schneller und einfacher vonstattengehen. Manchmal erscheint das Organsystem einfach auf dem Bildschirm unserer Vision und wir werden sofort wissen, was falsch gelaufen ist. Denn wir werden das Terrain gut kennengelernt haben, die Informationen automatisch verarbeiten und gewichten und uns über unsere inneren Reaktionen auf einer Ebene unterhalb des bewussten Denkens klarwerden.

Sobald wir mit einem Krankheitsbild oder einem Organsystem den prägnanten Punkt erreicht haben und dieses uns gegenüber seine Geste der Einwilligung geäußert und sich uns enthüllt hat, entsenden wir aus unserem Selbst die Bitte um eine Pflanze oder eine Reihe von Pflanzen, die helfen können. Dabei halten wir die lebendige Wirklichkeit des Organsystems in uns, erlauben es seiner Bedürftigkeit und der Bedürftigkeit der Person aufzutauchen, und halten auch unser Verständnis der Krankheit in uns. Wir lassen all dies noch intensiver werden, und wenn es einen Höhepunkt erreicht, senden wir aus unserem Inneren eine Bitte um Hilfe und Heilung in die Welt hinaus. In diesem Moment wird unsere innere

Datenbank des lebendigen Pflanzenwissens uns genau die Heilpflanzen zeigen, die helfen werden.

Dann kommt eine Pflanze zu uns.

Plötzlich werden wir merken, dass eine Pflanze uns nahesteht. (Manchmal geschieht dies sofort, sobald wir das Organsystem vor uns sehen.) Wir werden seine pulsierende Lebenskraft spüren, die sich aus dem lebendigen Bild erhebt, das wir sehen. Wenn wir jetzt nach der richtigen Dosierung fragen, wie die Pflanze als Medizin zuzubereiten ist und wie viel wir verabreichen müssen, wird uns die Antwort bewusst werden.

Wenn wir mit der Zubereitung des Arzneimittels beginnen, halten wir die lebendige Schwingung und Intelligenz der Pflanze fest vor unserem inneren Auge. Wir sprechen mit ihr bei jedem Schritt, den wir unternehmen; wir halten sie in unserer Erfahrung lebendig. Es ist wichtig, an diesem Punkt nicht in den verbal-intellektuell-analytischen Erkenntnismodus zu wechseln, ansonsten werden wir diesen lebendigen Prozess durch das Wort abwürgen.

Sobald das Arzneimittel zubereitet ist und wir es der Person verabreicht haben, müssen wir sie, dieses Lebewesen, das vor uns steht, vor unser inneres Auge stellen und dort halten.

Und gleichzeitig tun wir dasselbe mit der lebendigen Medizin. Ebenso müssen wir die lebendige Wirklichkeit des ungesunden Organs, seine Krankheit, vor uns sehen. Falls wir es schaffen, versuchen wir, uns auch der richtigen Form des Organs bewusst zu bleiben, und lenken diese wahre Form in und durch das erkrankte Organ hindurch.

Wir bringen die Medizin, das Organ und die Krankheit zusammen und sehen in unserer Imagination, wie sie sich berühren und ineinanderfließen.

Es liegt in der Kraft der Natur zu heilen, nicht in der des Menschen.
In der Wiederverbindung der lebendigen Wirklichkeit des Organsystems
mit der Natur und den Pflanzen,
sind es die Natur und die Pflanzen,

die die Arbeit verrichten.
Sie lehren das Organsystem,
wie es sein und was es tun soll,
sie lehren es,
wie es zu seiner wahren Form
zurückfinden
und geheilt werden kann.

All dies müssen wir jeden Tag in unserer Imagination sehen, solange die Person das Medikament einnimmt oder anwendet. Mit fortschreitender Genesung werden wir täglich sehen, wie die Krankheit abnimmt. Wir werden den Zeitpunkt erkennen, wenn die Heilung erfolgt ist.

> [Der Mensch] hat weder die Kontrolle, noch ist er bloß ein Zuschauer. Er muss eine Vision besitzen, die in Einheit mit der Natur ist.[257] — MASANOBU FUKUOKA

Dieser bewusste Fokus auf die Organsysteme ermöglicht es jedem von ihnen, aus dem lebendigen System hervorzutreten, in das sie eingebettet sind. Wir werden eine lebendige Dialektik entwickeln, ähnlich derjenigen, die wir mit den Pflanzen aufgebaut haben, und das Organsystem wird auf seine eigene Vorstellungsart zu uns sprechen und unverhüllt hervortreten. Mit dieser Erkenntnisweise werden wir *wissen,* was mit einem bestimmten Organsystem nicht stimmt, wir werden es nicht bloß *denken.*

Dieses Wissen selbst wird der Person, der wir helfen, vermittelt und trägt in nicht unerheblicher Weise zu ihrer Heilung bei. Darüber hinaus übertrifft die Eleganz des Verstehens, das diesem Erkenntnismodus entspringt, bei Weitem alles, was durch den verbal-intellektuell-analytischen Modus erreicht werden kann. Beim verbal-intellektuell-analytischen Modus treten Elemente hervor, Beziehungen werden nur noch zu einem schattenhaften Hintergrund und kaum wahrgenommen. Mit dem ganzheitlich-intuitiv-tiefen Modus werden Beziehungen, gegenseitige Verbindungen und Wechselwirkungen lebendig. Die psychologischen und spirituellen Elemente der Krankheit stechen scharf hervor, zusammen mit den physischen. Jedoch gibt es keine Trennung zwischen ihnen.

Sie sind lediglich unterschiedliche Facetten derselben Sache, verschiedene Achsen ihrer Dimensionalität.

Allerdings müssen wir verstehen, dass dieser Heilungsansatz keine Technik darstellt. Es ist keine reduktionistische Abfolge von Schritten, von spezifischen Verhaltensweisen, wie beispielsweise erst den Rasen pflanzen und ihn dann gießen. Es ist ein Austausch.

Die Schritte, von denen ich hier schreibe, stecken lediglich eine Karte des Terrains ab; sie sind nicht das Terrain selbst. Das Wichtigste, Entscheidende ist, auf diesem Terrain zu Hause zu sein und zu lernen, darin mit jedem kongruenten Gefühlsschritt zuversichtlich unseren Weg zu finden. Jede Interaktion, jeder lebendige Austausch besitzt eine eigene Identität, bildet ein eigenes Terrain. Unsere Sensibilität muss bis zu dem Punkt ausgebildet sein, wo ihrer Berührung nicht das Kleinste entgeht, wo selbst die feinste Bedeutungsänderung oder das Erscheinen einer neuen Bedeutung unsere Aufmerksamkeit erregt. Als Antwort darauf generieren wir dann neue Mitteilungen. Im Wesentlichen nehmen wir Bedeutungen wahr, arbeiten am Verständnis dieser Bedeutungen und bilden Antworten, die ebenso tiefgreifend und bedeutungsvoll sind wie die Mitteilungen, die wir empfangen haben.

Diese zu erlernenden Fähigkeiten sind aber nur der Rahmen des Prozesses; ohne den lebendigen Fluss der Seelenkraft, ohne den Fluss der Bedeutung, den wir darin einbringen, führen sie zu nichts.

> Die Lehrerinnen und Lehrer erzählten uns im Stillen, dass der Weg der Experten unzuverlässig geworden sei. Sie sagten uns, es sei für unsere Künste immer unheilvoll, die erlernten Fertigkeiten zu missbrauchen. Die Fähigkeiten selbst seien nur anmutige Muscheln und müssten mit Substanz aus unserer Seele gefüllt werden. Sie warnten uns davor, diese Fähigkeiten in den Dienst von Dingen zu stellen, die abseits des Weges liegen. Das sei das Allerschwierigste.[258] — Ayi Kwei Armah

Folglich darf das Wesen dieser Arbeit niemals als statische Form betrachtet werden, die wiederholt oder in Masse reproduziert werden kann. Sie darf nicht ausschließlich zur Gewinnung von Ressourcen aus dem immateriellen Reich angewendet werden. Sie ist kein auf alles anwendbarer Universalprozess.

Dies ist keine medizinische Schule.

Dies ist ein partizipativer Prozess, bei dem wir lebendig gegenwärtig sein müssen. Er basiert auf einer tiefgründigen Intimität, und hier gibt es keinen Raum für desinteressierte Beobachtung,

für reserviertes Zuschauen.

Hier gibt es keine Abschlüsse und keine Hierarchie...

> In dem menschlichen Geiste, sowie im Universum, ist nichts oben noch unten; alles fordert gleiche Rechte an einem gemeinsamen Mittelpunkt, der sein geheimes Dasein eben durch das Verhältnis aller Teile zu ihm manifestiert.[259] — JOHANN WOLFGANG GOETHE

... kein Besser oder Schlechter, keine *professionellen* Experten. Stattdessen gibt es zwei Menschen, die miteinander lebendig gegenwärtig sind und eine Empathie des verbundenen Verstehens aufbauen. Wir mögen mehr (über diesen Prozess) wissen, doch sind wir nicht mehr wert als die andere Person. Wir beide haben denselben inneren Wert, leiden unter der gleichen misslichen Lage, besitzen die gleiche innere Natur.

Der Leidende ist unser Lehrer,
und wir müssen lebendig präsent sein,
um zu erfahren wieso.

Diese Art der lebendigen Kommunikation erzeugt ein besonderes Gefühl, das wir im Laufe des Praktizierens lernen zu erkennen. Das substanzielle Wesen der lebendigen Kommunikation zwischen beiden Menschen muss sorgfältig genährt und gestärkt werden. Denn diese Substanz ist die wichtigste Sache. Je stärker diese Gefühlssubstanz wird, desto stärker werden wir mit der Person verbunden, die zu uns gekommen ist, und umso kraftvoller wird der Austausch sein.

Der lebendige Dialog, an dem wir beteiligt sind, hat seinen eigenen Punkt des Gleichgewichts, genau wie beim Einradfahren. Mit etwas Übung werden wir sofort erkennen können, wenn sich das

Gleichgewicht verschiebt, unmittelbar den Grund begreifen (falls wir aufmerksam genug sind) und es vermögen, eine Antwort zu bilden, um die Balance wiederherzustellen. Dies kann nur dann geschehen, wenn das Wesen des Austauschs, der Kommunikation, lebendig, veränderlich, nicht-linear und selbstorganisiert bleibt.

Kommunikation ist ein Prozess des Wahrnehmens, Interpretierens, Bildens und Lenkens von Bedeutung. Und in diesem Prozess üben wir uns darin, äußerst subtile Bedeutungen wahrzunehmen und ebenso feine andere zu bilden und sie auszusenden und wahrzunehmen, wenn diese empfangen werden. Sobald eine Mitteilung empfangen wird, ändert sich die Ausrichtung einer Person oder eines Organsystems.

> Das Gebildete wird sogleich wieder umgebildet, und wir haben uns, wenn wir einigermaßen zum lebendigen Anschaun der Natur gelangen wollen, selbst so beweglich und bildsam zu erhalten, nach dem Beispiele mit dem sie uns vorgeht.[260] — JOHANN WOLFGANG GOETHE

Die besondere Identität, zu der wir eine Beziehung aufgebaut haben, wird sich durch ein wahrnehmbares Ausdrucksmedium leicht verändern. Wir müssen also immer wieder auf das Phänomen selbst zurückkommen, es wieder und wieder neu betrachten. Denn es ist ein lebendiges Wesen und verändert sich ständig.

> Die Natur ist ein fließendes Dasein, das sich von Moment zu Moment verändert. Der Mensch ist unfähig, das Wesen von etwas zu erfassen, weil die wahre Form der Natur sich nicht fassen lässt. Es verwirrt die Menschen, wenn sie an Theorien gebunden sind, die versuchen, eine flüssige Natur einzufrieren.[261] — MASANOBU FUKUOKA

Damit diese Art der Heilung wirksam wird, müssen wir in dem Prozess lebendig gegenwärtig sein, vertraut mit der Person, dem Organsystem und der Pflanze. Wir müssen die Dinge, die wir kommunizieren, wirklich glauben. Wir müssen die Fürsorge, die wir vermitteln, wirklich spüren. Das Wichtigste ist, mit einer möglichst vollständigen Kongruenz zu antworten – mit jedem Teil von uns übereinzustimmen mit dem Prozess und mit dem, was wir tun.

Unser Körper muss ein kongruenter Spiegel aller unserer Botschaften sein, unsere unbewussten Teile müssen kongruente Spiegel aller unserer Mitteilungen sein. Kein Teil von uns kann dabei distanziert, verdrießlich, ängstlich oder unbeteiligt bleiben.

Um ohne Selbsttäuschung, Verstecken oder Inkongruenz antworten zu können, müssen wir die Person wirklich mögen, einschließlich des Teils, der erkrankt ist,

genauso, wie wir uns um die Krankheit selbst kümmern müssen.

Diese Interaktion muss echt sein, sie muss aufrichtig sein. Das tiefe Selbst, alles aus und in der Natur sowie ganz besonders Pflanzen und Organsysteme, erkennen Scheißdreck, wenn sie darauf stoßen.

Dies ist ein herausforderndes Gelände.

Um Eleganz zu erreichen, müssen wir nicht bloß Geschicklichkeit in diesem Prozess entwickeln, sondern uns auch einer rigorosen Selbstprüfung unterziehen. Unsere Wahrnehmungen müssen so frei von persönlichen, psychologischen Unklarheiten werden wie ein stiller Teich von Wellen. Darin liegt keine Magie, aber viel Geschick. Um diese Geschicklichkeit zu entwickeln, müssen wir hochsensibel für das lebendige Feld unseres Herzens werden, imstande sein, alle Veränderungen zu bemerken, die darin erscheinen, sobald es in Kontakt mit anderen lebendigen Feldern tritt, und herausfinden, was jede dieser Änderungen bedeutet.

> Es gibt nichts Magisches oder Mysteriöses an meinen Methoden, und was ich zu tun gelernt habe, können auch andere erlernen, und was ich angefangen habe, können andere beenden, und was ich über die Naturgesetze herausgefunden habe, kann auch von anderen angewendet und von anderen ergänzt werden, wenn sie bloß wach werden für die Möglichkeiten, die es gibt.[262] — LUTHER BURBANK

❧

Intermezzo

Die Frau, die zu mir gekommen war, stand unschlüssig in der Tür. Ihre von Sorgenfalten umringten Augen blickten nervös hin und her. Einer Rauchfahne gleich waberte sie schließlich herein, hauchte durch den Raum und ließ sich fast schwebend auf dem Sessel nieder. Sie war fünfundvierzig Jahre alt, klein, dünn und drahtig. Ihre Haut war fahl, ausgelaugt, ihr schütteres Haar ein brauner, nicht mehr fließender Schatten des Lebens.

Sie war gekommen, weil sie nicht atmen konnte. Sie hatte Asthma.

Als sie sich hinsetzte, begrüßte ich sie, und sie begann, ihren Tee zu trinken und mir in vielen Sprachen von ihrem Leben zu erzählen. In Worten. Im leichten Zittern ihrer Hände. Im Tonfall ihres Sprechens, im Auf und Ab ihrer Stimme. In den leichten Bewegungen ihres Körpers. In den winzigen Gefühlsmustern, die über ihr Gesicht huschten. In der *Figur* ihres Körpers. In der Kleidung, die sie trug.

Ihr Asthma war unvermittelt, ohne Vorgeschichte aufgetreten. Sie litt seit fast zwanzig Jahren daran. Ihre Medikamente waren zahlreich, teuer und voller Nebenwirkungen.

Ich antwortete auf ihre Gesten der Kommunikation. Sprach mit einem Teil meines Verstandes,

hörte sie von ihrem Leben reden,

während ein anderer Teil von mir tiefer schaute und nach dem Weg suchte, den die Krankheit in ihr genommen hatte, nach den Spuren von deren Wahrheit.

Ihr Brustkorb zog meine Aufmerksamkeit auf sich und stach wie von selbst heraus. Winkte.

Meine Aufmerksamkeit zentrierte sich darauf und ich atmete hinein, ließ mein Bewusstsein tiefer gehen und berührte seine Form. Ich *erfühlte* meinen Weg. Ich fühlte eine Traurigkeit über mich kommen, einen überwältigenden Drang zu weinen. Und dann begann meine Brust, sich eng anzufühlen. Die Muskeln verkrampften, verschlossen sich. Ich fing an, mich leicht vorzubeugen, mich zu winden. Meine Brust wurde hohl und ich begann, ganz oben zu atmen, schnell und in kleinen Atemzügen. Wie ein kleiner Vogel flatterte mein Atem gegen den Käfig meiner Brust.

Da bekam ich Angst, wurde leicht hysterisch.

Ich beruhigte mich und atmete tiefer. Lehnte mich in meinem Stuhl zurück. Fühlte eine Welle der Entspannung meine Muskeln durchströmen. Langsam, einer nach dem anderen, lockerten sie sich.

Dann ließ ich es zu, dass ich die Frau mochte. Sandte eine Welle der Fürsorge von mir zu ihr, die ihren Brustkorb berührte, ihn fürsorglich wie im Hohlraum seiner Hände hielt. Ich wartete... wartete... wartete. Atmete langsam, sanft und ruhig in ihren Brustbereich hinein. Drängte ihn leicht und langsam... langsam... langsam, sich zu entspannen, zu beruhigen, zu atmen.

Es dauerte ein paar Minuten.

Ich sah, wie sie tiefer in den Sessel sank, wie ihre Muskeln begannen, sich zu lockern. Ihre Hautfarbe veränderte sich, die Muskeln und auch die Haut wurden weicher. Ihr Gesicht entspannte sich. Und sie nahm einen tiefen Atemzug. Ein leichtes Pfeifgeräusch war zu hören. Dann nahm sie einen weiteren, noch tieferen Atemzug. Ihre Brust fing an, sich leicht zu öffnen, die Muskeln ließen los.

Natürlich sprachen wir die ganze Zeit über miteinander. Ich ließ mein tiefes Atmen in den Ton meiner Stimme einfließen. Mit der Vertiefung meines Atems vertiefte sich langsam auch meine Intonation. Meine Worte, anfänglich tänzelnd und schnell, eingestimmt auf ihre Atmung, wurden – geduldig – langsamer, tiefer, ruhiger.

Ihre Augen wurden weicher. Wurden feucht. Schauten etwas unscharf. Sie fing an, sich zu öffnen. Leise. Schweigend.

Ein paar Tränen liefen ihr über die Wangen.

Mein Blick konzentrierte sich auf ihren Brustbereich und ich begann, Mitteilungen in mein Sprechen einzubetten. Sagte ihrer Brust, dass alles in Ordnung sei. Dass sie sich entspannen, atmen, ihre Geheimnisse mit mir teilen könne.

Ihr Reden begann sich meinem Tempo anzupassen, wurde gemächlicher, aufmerksamer, weniger nervös.

Sie nahm einen langsamen und tiefen Atemzug. Lächelte zurückhaltend. Ihre Haut nahm etwas Farbe an, begann ein bisschen zu leuchten. Auch ich lächelte und nickte leicht. Ich ließ meine Stimme sie umhüllen, hielt sie in deren Armen. Sagte der Frau, dass alles in Ordnung sei, dass es ihr gut gehe. Sagte ihren Lungen, sie könnten sich entspannen.

Dann ließ ich mein Bewusstsein tiefer fließen. Durch die Oberfläche ihres Brustkorbs, hinein in ihre Lunge.

Meine Lunge verhärtete sich. Das Atmen wurde schwerer. Ich kriegte kaum Luft. Ein kleiner Teil von mir hatte Angst, war hysterisch. Ich fokussierte einen Aspekt meiner Vision auf mein Inneres. Sah mich um. Entdeckte den verängstigten Teil von mir und schloss ihn in meine Arme. Beruhigte ihn mit sanften Worten, wobei meine Intonation und meine Präsenz mehr sagten, als es Sprache jemals vermöchte. Der verängstigte Teil von mir entspannte sich, fühlte sich besser, nicht aufgegeben.

Während ein Teil meiner selbst weiterhin meine Lunge und den verängstigten Ort berührte, wandte ich meine Aufmerksamkeit wieder ihren Lungen zu. Ich ließ mich tief in sie einsinken, begann zu *schauen.*

Ich spürte eine leichte Hemmung, so als drückte ich gegen eine flauschige Decke, gegen weiche Watte. Einen Widerstand. Ich sandte meine Fürsorge in den Widerstand und tiefer hindurch, hinein in ihre Lungen. Ich bat diese, mich sie sehen zu lassen. Ich blieb gegenwärtig, *atmete* in die Erfahrung hinein. Ich erhöhte die Kraft meiner Fürsorge. Schaute tief, konzentrierte mein Sehen, *wollte* sehen.

Wieder gab es einen leichten Gegendruck. Dann aber einen plötzlichen Durchbruch in ein stilles, ruhiges Zentrum. Und ich konnte sie *sehen* und *fühlen:* die lebendige Wirklichkeit ihrer Lungen.

Sie waren von fahler Farbe. Eine seltsame Mischung aus Grau und schleimigem Weiß. Es war alter Schleim, ein ungesunder bräunlich-gelber Leim. Meine Nase rümpfte sich leicht, als der Geruch mich erreichte. Er war kaum zu bemerken, leicht, zaghaft wie kindliches Geflüster. Er roch krank, drehte mir den Magen um.

Die Oberfläche ihrer Lungen, die Zellen selbst, waren verstopft, verschmiert. *Stickig.* Grau statt rosa. Bedeckt von einem Überzug aus altem gummiartigem Schleim, einer Decke, die sich über sie hinweg- und durch sie hindurchzog. Der Schleim war tot, *unlebendig,* nicht dünn und wässrig wie normaler Schleim, nichts Leuchtendes, sich bewegendes Lebendiges, das gesundes Leben ausstrahlt.

Ihrer war tot, unbeweglich, hatte sich festgesetzt, war alt und unbehandelt. Seine Lebenskraft war entschwunden. Die Zellen ihrer Lunge, das Gewebe an sich, hatte dieselbe Leblosigkeit angenommen, diese ungesunde Unlebendigkeit. Die Lunge war in ihrer Funktion herabgesetzt, behindert durch dieses *Altsein.*

Meine Aufmerksamkeit auf diese Lungen *konzentriert,* mein Sehen wach für jedes mir offenbarte Detail, dehnte ich meine Fürsorge in ihre Lungen aus. Richtete das lebendige, fühlende Feld meines Herzens aus, diese zu halten, zu umhüllen. Meine Fürsorge drang tief in ihre Lungen vor, verflocht sich mit deren Gewebe, *hielt sie.* Wir schwebten jetzt in einem lebendigen Augenblick. Dann wandte ich, während ich sie noch immer hielt, noch immer bei ihnen gegenwärtig war, einen Teil meiner Aufmerksamkeit in einem leichten Winkel hinaus in die Welt. Ich schickte eine Bitte um Hilfe hinaus, ein Gebet aus meinem tiefsten Wesen, mein aufrichtiges Bedürfnis, das hinausfloss aus diesem Kanal, den ich zur Welt hin geöffnet hatte. Gleichzeitig hielt ich einen lebendigen Kanal durch mich hindurch in die lebendige Wirklichkeit ihrer Lunge offen.

Dann spürte ich das *Bedürfnis* ihrer Lunge und ließ es durch mich hindurchfließen, fügte es meinem Gebet um Hilfe bei, sodass diese zusammenströmten, sich miteinander verwoben und als eine einzige aufrichtige Bedürfnisbitte flossen.

Ich fühlte, wie diese lebendige Kommunikation hinausströmte, ihr Feld sich weit ausbreitete und die lebendige Wirklichkeit der Welt berührte. Ich fühlte die lebendige Intelligenz dort draußen, tief eingebettet in ihr eigenes Wirken, in ihr eigenes Leben. Dann, als sie meine Berührung fühlte und erkannte, dass sie echt war, dass Fürsorge dahinter und darin steckte, erwachte sie, wurde angeregt, wandte sich mir zu und *schaute.* Daraufhin strömte ein lebendiger Fluss von Energie zurück durch den Kanal, den ich zwischen uns geöffnet hatte, ein Fluss der Fürsorge. Aus der Wildheit der Welt, der Welt aus der wir alle stammen, wogten tiefe Fürsorge und Liebe zurück.

*Und in meinem Kopf blitzte ein Bild auf – von
Stinktierkohl,
kräftig, grün,
leuchtend in einem Feuchtgebiet.*

Dann lockerte ich meine Berührung; meine Konzentration wurde weicher. Mein *fokussiertes* Bewusstsein ließ los. Noch immer mit diesem anderen Teil meines Verstandes mit der Frau sprechend, kam ich zurück in den Raum und ließ diese neuen Erkenntnisse in meine Worte einfließen. Ich fing an, die Heilung dieser Pflanzenmedizin in ihren Körper zu weben, in ihr Leben hinein.

Später, als das Gespräch beendet war, verabreichte ich der Frau mit dem Asthma etwas von der Stinktierkohl-Tinktur, gab ihr bloß einen Tropfen davon auf die Zunge und sah zu, wie sie den Mund schloss,

ihre Augen schloss

und ihn schmeckte. Ich beobachtete, wie sie ihn von ihrem System aufnehmen ließ. Ich sah sie tief atmen, und dann, als er tiefer in sie eindrang, öffnete sie plötzlich die Augen. Ich sah, wie ein Lächeln über ihr Antlitz huschte, und beobachtete, wie sich ihr Körper entspannte, die Spannungslinien sich aus ihrem Gesicht glätteten.

Ich erinnerte mich an ihre Lungen und war noch einmal bei ihnen, hatte ihre lebendige Wirklichkeit nochmals vor meinem inneren Auge. Erneut war mir die Farbe des Schleims gegenwärtig, seine *Dicke* mir wieder bewusst.

Dies in meiner Vorstellung behaltend, wandte ich mich etwas zur Seite, öffnete einen Kanal von mir hinaus in die Welt, in dieses Feuchtgebiet, hin zum Stinktierkohl. Dort sah ich die Pflanze noch einmal vor mir, ihre Wurzeln feuchtglänzend in meinem Gesichtsfeld. Ich sah und fühlte ihre Wirklichkeit, fühlte noch einmal ihre Medizin.

Ich ließ ihren Namen in mir auftauchen.

Dann rief ich sie an und bat sie, mit meiner Fürsorge mitzukommen. Mein Gebet ging hinaus zu ihr, berührte sie, und sie drehte sich um, erwachte. Ihre lebendige Wirklichkeit trat in mein Bewusstsein und floss diesen Kommunikationskanal hinunter in die Lunge dieser Frau.

Dann verabreichte ich ihr eine volle Pipette der Tinktur. Ich konnte die Ranken der Pflanze sehen, ihre Wurzeln...

Ihre Farbe entsprach der der Lunge.

... begannen, sich in das Lungengewebe hineinzuwinden, tief in das Zellgewebe der Frau einzudringen, durch sie hindurchzu*fließen*. Ich sah, wie die Pflanze sich mit ihren Lungen verwob. Die Kraft der Pflanze, die Medizin des Stinktierkohls, strömte tief in ihre Zellen, füllte ihre Lungen, und der Schleim begann sich zu verdünnen, die Farbe der Lunge sich zu ändern. Der Schleim wurde wässriger, fing an zu laufen, zu fließen. Er begann, aus dem Gewebe zu sickern, die Zellen klärten sich. Und ich konnte sehen, wie die Heilung begann, wie die Pflanze ihrer Lunge beibrachte, wie sie sein sollte. Ich konnte sehen, wie die Lunge die Kraft und Stärke der Pflanze annahm. Dann erhob sich aus der Erde eine Kraft, älter als der Mensch, und floss durch ihren Körper hinauf und in ihre Lunge. Eine uralte Macht, archaisch, tief, dunkel und still. Der Körper der Frau fing an, sie wie eine Nahrung aufzunehmen, die sie schon lange vergessen hatte. Ihre Lunge streckte sich danach aus, entspannte sich hinein in sie,

beruhigte sich darin.

Die Kraft floss in ihre Lunge hoch und hinaus in die Welt. Das Abgestandene in ihrer Lunge fing an, mit ihr zu fließen, hinauf und hinaus aus ihrem Körper. Die Pflanze bildete ein Kanal, wie ich ein Kanal gewesen war. Und verwoben mit diesem fließenden Strom war die lebendige Lehre, das medizinische Verständnis dieser Pflanze, dieser Verbündeten, dieses Lebewesens, das die Leute »Stinktierkohl« nennen.

Recht gut wissen wir, daß in einzelnen menschlichen Naturen gewöhnlich ein Übergewicht irgendeines Vermögens, einer Fähigkeit sich hervortut und daß daraus Einseitigkeiten der Vorstellungsart notwendig entspringen, indem der Mensch die Welt nur durch sich kennt und also, naiv anmaßlich, die Welt durch ihn und um seinetwillen aufgebaut glaubt. Daher kommt denn, daß er seine Hauptfähigkeiten an die Spitze des Ganzen setzt und, was an ihm das Mindere sich findet, ganz und gar ableugnen und aus seiner eigenen Totalität hinausstoßen möchte. Wer nicht überzeugt ist, daß er alle Manifestationen des menschlichen Wesens, Sinnlichkeit und Vernunft, Einbildungskraft und Verstand, zu einer entschiedenen Einheit ausbilden müsse, welche von diesen Eigenschaften auch bei ihm die verwaltende sei, der wird sich in einer unerfreulichen Beschränkung immerfort abquälen und niemals begreifen, warum er so viele hartnäckige Gegner hat und warum er sich selbst sogar manchmal als augenblicklicher Gegner aufstößt.[263] — JOHANN WOLFGANG GOETHE

[**T**horeau] strebte danach, gerecht zu werden, und in diesem Kampf folgte er, im Gegensatz zur wissenschaftlichen Auffassung, der antiken Lehre, dass bestimmte Geheimnisse der Natur sich nur dem moralisch entwickelten Beobachter erschließen.[264] — ROBERT BLY

Kapitel 13

Die Bedeutung strikter Selbstprüfung und die Notwendigkeit moralischer Entwicklung

In den Anfangsphasen der Entwicklung unserer natürlichen Fähigkeit zur direkten Wahrnehmung bedarf das Lernen selbst, das Erleben der Arbeit, aller Beachtung. Später, wenn wir darin Erfahrung gesammelt haben, sind wir – wie beim Fahrradfahren – nicht mehr so sehr damit beschäftigt, das Gleichgewicht zu halten. Es stellt sich schließlich automatisch ein. Wir können beginnen, uns umzuschauen und die Aussicht zu genießen. Irgendwann fahren wir so gut Fahrrad, dass wir wesentlich schönere Dinge unternehmen können, als bloß zum Einkaufsladen zu fahren. Wir beginnen, dem Fahrradfahren auf eine andere Art und Weise Beachtung zu schenken. Das Fahren selbst, so stellen wir fest, verschafft uns Informationen über Fahrräder und Gleichgewicht und Straßen

und uns selbst.

Es kommt zu einer Verfeinerung. Wir fangen an, uns unseres Herzfeldes als eines Wesens an und für sich bewusst zu werden. Wir lernen seine Gestalt, seine Identität kennen. Obschon wir durch das Herz und dessen Feld wahrnehmen, sind wir selbst weder das Herz noch das Feld (genauso wenig, wie wir unser Gehirn oder dessen Feld sind),

obwohl das Feld, in dem wir uns verorten,
unsere Wahrnehmungsweise prägt.

Unser Herzfeld besitzt eine Identität, etwas, das mehr ist als die Summe seiner Teile. Es weist eine eigene Gestalt auf, obwohl diese dauernd am Fließen ist. Es hat ein ureigenes Gefühl, auch wenn sich dieses Gefühl ständig im Fluss befindet. Es ist von einer Spezifität, die wir gleich gut kennen können wie unsere Hände.

Wenn wir unser Herz regelmäßig als Wahrnehmungsorgan gebrauchen, werden wir sensibel für seine Gestalt und seine Beschaffenheit und für jede Änderung, die darin auftritt. Allein schon, auf diese Weise wahrzunehmen, entwickelt unser Herz zu einem Wahrnehmungsorgan und bringt uns seine Identität zu Bewusstsein. Die Reflexion der Welt in seinem Feld sowie unsere Aufmerksamkeit für diese Reflexion ermöglichen es uns, uns selbst noch besser zu kennen.

> Der Mensch kennt nur sich selbst, insofern er die Welt kennt, die er nur in sich und sich nur in ihr gewahr wird. Jeder neue Gegenstand, wohl beschaut, schließt ein neues Organ in uns auf.[265] — JOHANN WOLFGANG GOETHE

Weil das Herzfeld derart empfindsam ist, bewirkt alles, was es berührt, dass es seine Form verändert. Seine Beschaffenheit ändert sich mit jeder Berührung der Welt. Diese Veränderungen sind das Kräuseln von Wellenformen – verursacht durch lebendige Berührungen vonseiten der äußeren Welt –, die sich über die Oberfläche des Herzens und durch sein Feld bewegen. Die Charakteristika dieser Wellen, ihre Intensität, Höhe, Dauer und Form, enthalten – und sind – Informationen über all das, was das Herz berührt. So wie sich der Mond im stillen Wasser eines Teichs spiegelt, sind diese Kräuselungen Reflexionen aus der Welt um uns herum.

> Die ganze Welt zieht an uns vorüber und widerspiegelt sich in unseren Tiefen.[266] — HENRY DAVID THOREAU

Wenn wir also eine Sensibilität dafür entwickeln, auf diese Weise berührt zu werden, wenn wir ständig durch unser Herz spüren, wird uns bewusst werden, dass unser Herzfeld einem stillen Weiher sehr ähnlich ist,

so wie wir unsere Hände kennen.

Jedes Mal, wenn das Herzfeld berührt wird, ist es so, als fiele ein Stein in einen stillen Weiher. Jedes Mal, wenn das Herzfeld seine Form ändert, können wir es uns erlauben, dies wahrzunehmen. In diesem Moment des Bemerkens können wir unseren Verstand auf die Veränderungen im Feld fokussieren und darin ein Bild erkennen.

Das Herzfeld gleicht

in gewisser Hinsicht

einem dreidimensionalen Spiegel, falls wir uns etwas Derartiges vorstellen können. Was wir nun tun, gleicht der Arbeit mit einem dreidimensionalen Bild, das in einem dreidimensionalen Spiegel reflektiert wird. Wenn wir dies erst einmal vermögen, werden wir dafür aufmerksam und bemerken aktiv alles, was das Feld verändert.

Die notitia der alten Griechen: das aktive Wahrnehmen.

Wenn wir das imaginative Sehen als Methode der Wahrnehmung mittels des Herzfelds gebrauchen, wird unser Bewusstsein, unser fokussiertes Gewahrsein, sich aller Bilder bewusst, die auf der Oberfläche dieses dreidimensionalen Spiegels erscheinen.

> Das Wahre, mit dem Göttlichen identisch, läßt sich niemals von uns direkt erkennen: wir schauen es nur im Abglanz.[267]
> — Johann Wolfgang Goethe

(Um dies aber noch etwas komplexer zu machen: Die Bilder in diesem dreidimensionalen Spiegel erscheinen nicht einfach auf einer ebenen Fläche, sondern überall darin, in seiner Tiefe. Und natürlich ist der Spiegel nicht dreidimensional, sondern besitzt wie ein Berg eine Dimensionalität irgendwo zwischen zwei und drei.)

Die Bedeutungen aus der Welt, aus dem besonderen Ding, das wir wahrnehmen, wie beispielsweise aus einer Pflanze, verändern die Struktur dieses Feldes. Die besondere Veränderung an sich ist ein Spiegelbild, ein Abbild des Dings, welches das Feld berührt.

Durch unsere fokussierte Aufmerksamkeit, unser gerichtetes Bewusstsein, bemerken wir, wie sich das Feld verändert, und können mit etwas Übung das Abbild dessen sehen, was es berührt hat. Wir schauen durch die Oberfläche des Spiegels, um das Ding zu sehen; doch das, was wir wahrnehmen, ist nicht der Spiegel, nicht das Feld, in dem es erscheint.

> Die materielle Substanz des Spiegelmetalls oder -minerals ist nicht die Substanz des Bildes. Es ist einfach »der Ort seines Erscheinens«.[268] — Henry Corbin

Das Erscheinen des Bildes im Feld unseres Herzens geschieht fast augenblicklich.

Die Lichtgeschwindigkeit ist sehr schnell.

Die Veränderungen im Feld werden in einer blitzschnellen Kommunikation über die direkten Verbindungen, die zwischen dem Herz und dem Gehirn existieren, an letzteres gesendet. Das Gehirn vergleicht die Veränderungen mit der normalen Feldidentität, extrahiert die Veränderungen in der Wellenform und beginnt mit der Analyse der eingebetteten Informationen. Die Bedeutungen, die Mitteilungen, des äußeren Phänomens, das die Veränderung ausgelöst hat, werden auf die gleiche Weise verstanden, wie eine Pflanze oder Krankheit verstanden wird.

Normalerweise beginnt dies, wenn wir etwas spüren, etwas fühlen,

ein anderes Gefühl als üblicherweise,

und uns auf dieses Gefühl konzentrieren. Das lenkt unsere Aufmerksamkeit auf das Feld selbst. Wir verstärken das Gefühl, lösen uns leicht, warten einen Moment und gehen dann wieder darauf ein. Irgendwann kommt ein prägnanter Moment, in dem die den Veränderungen im Feld zugrundeliegenden Bedeutungen ihre Natur offenbaren und wir die Sache selbst verstehen. In diesem Augenblick, in dieser Pause, können wir auch feststellen, aus welcher Richtung die Veränderungen in unserem Feld stattgefunden haben, also welches Phänomen uns berührt hat.

Mit etwas Erfahrung dauert dies nur wenige Sekunden; am Anfang braucht es jedoch eine Weile.

In diesem prägnanten Moment, wie in allen prägnanten Momenten, drückt sich ein Tiefenverständnis des Phänomens in einer einzigartigen Darstellungsweise aus. Und obwohl wir die Sache selbst direkt erlebt haben, wird sie ihre Form, ihr analytisch verständliche Gestalt, aus unserem bereits vorhandenen Vorrat an Gefühlen, Erfahrungen, Erinnerungen, Ideen, Gedanken und Erkenntnissen annehmen.

Wir müssen es – so wie bei Pflanzen und Organsystemen – der Gestalt, die das Phänomen annimmt, erlauben aufzutreten, in welcher Form auch immer sie möchte. Dies bedeutet, dass wir für jegliche Art der Darstellung offen sein müssen. Gemäß Goethe

> ist es entscheidend, so viele »Vorstellungsarten« wie möglich zu pflegen oder besser, die Darstellungsweise zu pflegen, die das Phänomen selbst verlangt.[269] — FREDERICK ARMINE

Wir müssen so offen wie möglich bleiben und unser Sehen vom Phänomen selbst prägen lassen. Dies benötigt eine außerordentliche Flexibilität in unserer Innenwelt. In der Folge löst diese Art der direkten Wahrnehmung eine unvermeidliche Begegnung mit der eigenen persönlichen *Geschichte* aus. Wenn wir beispielsweise bei jemandem eine Tiefendiagnose durchführen, von dem wir eher unangenehm an die Energie oder Stimmung erinnert werden, die unser alkoholkranker Vater an den Tag legte, sind wir außerstande, diesen neuen Menschen in seinem eigenen Licht zu sehen – es sei denn, wir sind unseren historischen Erfahrungen mit unserem Vater emotional nicht verhaftet. Unser analytischer Verstand wird eine Vorstellungsart erzeugen, die der unseres Vaters ähnlich ist, und dies mag zwar informativ sein...

Das Gesicht unseres Vaters könnte vor unserem geistigen Auge aufblitzen
und wir könnten dann die Gefühle spüren, die uns mit ihm verbinden.

... doch wird das ungeklärte emotionale Gepäck, das mit dieser Vorstellung einhergeht, unsere Fähigkeit beeinträchtigen, die Person klar zu sehen, die vor uns steht.

Reife bedeutet, sich nicht länger
schulmeisterlich selbst belügen zu können.

Das Aufblitzen des Gesichts unseres Vaters vor unserem inneren Auge ist eine Information über die Person vor uns. Allerdings… ist diese Person nicht unser Vater; wir sind nicht ihr Kind. Und unser Vater beschäftigt sich jetzt nicht mit uns. Doch die aufgetauchte Vorstellungsart ist eine repräsentative Gestalt, die uns etwas Wesentliches über die Person sagt, die wir jetzt sehen.

Diese Vorstellungsart müssen wir nun entschlüsseln, um die lebendige Wirklichkeit vor uns zu verstehen. Werden wir von der vor uns liegenden Aufgabe abgelenkt, müssen wir uns erneut mit den ungelösten Problemen befassen, die wir mit unserem Vater haben,

nochmals anfangen, über all diese Dinge nachzudenken,
über die wir schon einmal nachgedacht haben,
noch einmal den ausgetretenen Pfad hinabgehen,

ansonsten werden wir die Person vor uns nie mit transparenten Augen sehen. Bei der Vorstellungsart, die auftaucht, geht es um den Menschen, der vor uns steht. Was wir mit ihr anfangen, hängt von uns ab.

Alle Menschen unterliegen diesen Unklarheiten – diesen Geschichten. Sie sind ein unvermeidlicher Aspekt der menschlichen Lage. Sich diesem Wahrnehmungsmodus zu widmen, erzwingt jedoch persönliche Transformation, damit wir den Prozess beherrschen können. Ein undifferenzierter Einbezug dieser alten Erinnerungen und unerfüllten Bedürfnisse wird häufig als »Projektion« bezeichnet.

Die Welt ausschließlich durch den analytischen Modus
zu betrachten, ist eine andere Form von Projektion –
Mechanomorphismus.

Wir müssen den Drang verspüren, mit transparentem Auge zu sehen; dürfen keine Urteile über, Verlangen für oder emotionale Abneigungen gegen die in uns entstehende Vorstellungsart hegen. Dies erfordert ein enormes persönliches Bewusstsein.

> Jeglicher niedrige Egoismus verschwindet. Ich werde zu einem transparenten Augapfel.[270] — RALPH WALDO EMERSON

Wenn sie aktiviert werden, können ungelöste emotionale Erfahrungen aus unserem Unterbewusstsein aufsteigen und unser Sehvermögen beeinträchtigen. Wie ein Film auf der Oberfläche des Auges, verzerren, verändern und verformen diese Erfahrungen das, was wir sehen.

> Die geringste Voreingenommenheit ist dein eigener Sehfehler und reduziert die Erfahrung in fataler Weise.[271] — HENRY DAVID THOREAU

Wenn wir also mit Fühlen als sensorischem Medium arbeiten, werden wir Probleme bekommen, falls wir nicht verstehen, dass die Aktivierung alter emotionaler Erfahrungen ein wesentlicher Bestandteil des Prozesses ist.

> Die Erscheinung ist vom Beobachter nicht losgelöst – vielmehr in die Individualität desselben verschlungen und verwickelt.[272] — JOHANN WOLFGANG GOETHE

Persönliche Geschichten sind bloß alte Erfahrungen, aus denen das Gehirn beim Zusammensetzen einer Gestalt des Verstehens schöpft. Wenn wir diese Geschichten nicht verstehen und es nicht geschafft haben, irgendeine Lösung für sie zu finden, werden wir sie als echt interpretieren, obwohl sie eigentlich nur eine Vorstellungsart sind.

Es kommt nicht darauf an, ob sie vollständig aufgelöst sind oder nicht; entscheidend ist unsere Selbsterkenntnis – unser Wissen darüber, wie sie uns im Allgemeinen beeinflussen, und unsere Fähigkeit beiseitezutreten, uns nicht erneut mit ihnen zu beschäftigen, obgleich wir sie dennoch als Information berücksichtigen und aufrichtig offen bleiben und emotional verbunden mit dem Menschen vor uns.

Die anhaltende Praxis dieser Erkenntnisweise, der Prozess des Sich-Beschäftigens mit dem Phänomen und des Wiederloslassens, beschleunigt die psychologischen Unklarheiten und bringt sie zur bewussten Erfahrung. Denn je öfter wir dies tun, desto mehr Vorstellungsarten werden wir erleben.

> Bei allem nun hat sich der treue Forscher selbst zu beobachten und zu sorgen, daß, wie er die Organe bildsam sieht, er

> sich auch die Art zu sehen bildsam erhalte, damit er nicht überall schroff bei einerlei Erklärungsweise verharre, sondern in jedem Falle die bequemste, der Ansicht, dem Anschauen analogste zu wählen verstehe.[273] — JOHANN WOLFGANG GOETHE

Die Absicht zu wachsen – den Prozess zu meistern –, um mit einem transparenten Auge zu sehen, erzwingt die Beseitigung vorgefasster Muster und Bedeutungen aus der Arbeit, erlaubt es dem Organisationsmuster komplexer Wechselbeziehungen, direkt auf den wahrnehmenden Verstand und das wahrnehmende Herz einzuwirken, und ermöglicht es der Bedeutung, *in ihrer eigenen Vorstellungsart* in das wahrnehmende Verstehen aufzutauchen.

Im Wesentlichen bedeutet dies, dass wir unser Herzfeld so gut verstehen, dass wir es wie die stille Oberfläche eines Weihers wahrnehmen. Jedem Bild, das auf die Oberfläche trifft, wird erlaubt, direkt in uns einzugehen, in uns gehalten zu werden und eine Gestalt anzunehmen, in die wir nicht eingreifen. Wir bleiben ein unvoreingenommener Beobachter, aber in einem einzigartigen Sinn. Wir fühlen. Wir denken nicht wie ein Sherlock Holmes, ein Mr. Spock, ein Commander Data, ein Hannibal Lecter, sondern sind vielmehr eng verwoben mit dem Phänomen, das wir erleben. Das Phänomen ist in unsere Individualität verstrickt, und wir sind in dessen Individualität verstrickt. Wir erleben tief. Fühlen tief. Wir sind nicht losgelöst. Doch gleichzeitig beobachtet ein Teil von uns, wie das Ding vor uns in all seiner multidimensionalen Komplexität Gestalt annimmt. Und während wir uns da hineinfühlen, verändert sich unser gesamtes Wahrnehmungsfeld.

Die Bedeutungen in diesem Ding fließen durch uns hindurch: Unser emotionaler Körper verändert sich, unsere Gefühle verändern sich, unsere Perspektive verändert sich, doch unser wahrnehmendes Bewusstsein bleibt unverändert. Und dieses wahrnehmende Bewusstsein ist nicht unser linearer, denkender Verstand, sondern etwas völlig anderes. Es ist das Bewusstsein, das zu jedem biologischen Oszillator im Körper fließen kann.

> Die Phänomene zu erhaschen, sie zu Versuchen zu fixieren, die Erfahrungen zu ordnen und die Vorstellungsarten darüber kennen zu lernen, bey dem ersten so aufmercksam, bey

> dem zweyten so genau als möglich zu seyn, beim dritten vollständig zu werden und beym vierten vielseitig genug zu bleiben, dazu gehört eine Durcharbeitung seines armen Ichs, von deren Möglichkeit ich auch sonst nur keine Idee gehabt habe.[274] — JOHANN WOLFGANG GOETHE

Da wir also als ein partizipierendes Bewusstsein die Bedeutungen so tief wahrnehmen, verlangt der Prozess eine Verpflichtung zur strikten Selbstprüfung. Wir trauen unseren Sinnen, der Fähigkeit unseres Herzens auf diese Weise wahrzunehmen, und bewahren gleichzeitig eine gesunde Skepsis gegenüber unserer inneren Reaktion auf die Vorstellungsart. Das Schlüsselwort lautet *Reaktion.*

> Die Sinne trügen nicht, das Urteil trügt.[275] — JOHANN WOLFGANG GOETHE

Die Vorstellungsart wird sich von selbst ergeben. Es ist unsere Reaktion darauf, die wir genauestens untersuchen müssen.

> Bei der Betrachtung der Natur, im Großen wie im Kleinen, hab ich unausgesetzt die Frage gestellt: Ist es der Gegenstand oder bist du es, der sich hier ausspricht?[276] — JOHANN WOLFGANG GOETHE

Wir müssen unseren inneren Reaktionen vertrauen, darauf bauen, was unsere Sinne uns sagen, dabei jedoch erkennen, dass es dabei um das Phänomen geht, das außerhalb von uns liegt. Diese Reaktionen beziehen sich nicht auf uns.

Seine Augen waren winzige, scharfe, wachsame Punkte. Sein Haar leblos und ausgelaugt. Auch seine Haut war von merkwürdiger Farbe und Textur, fischbauchweißes, orangenschaliges Gewebe. Und er war stark; die Kraft seines stämmigen Körpers erfüllte den Raum.

Während ich ihm zuhörte, hatte ich plötzlich ein überwältigendes Verlangen, ihn zu verprügeln, zu schlagen, ihn zu verletzen, ihn aus dem Büro zu werfen. Das Bild meiner Gewalt blitzte auf dem Bildschirm meiner Vision auf. Ich konnte meine Fäuste auf sein Fleisch einschlagen fühlen. Und einem Teil von mir gefiel dies.

Ich war mit Abscheu erfüllt. Entsetzt. Und fing an, mich auf mich selbst zu konzentrieren, versuchte, diese Gewalt in mir auszumerzen.

»Heiler sollten sich nicht so fühlen«, dachte ich.

Dann fing mein Training an, Wirkung zu zeigen, und ich hielt an mich. Ich atmete tief und löste meine emotionale Reaktion auf das Bild.

Ich führte das Gespräch mit ihm weiter, ließ das Bild in mir bestehen. Ich fühlte mich hinein auf der Suche nach seiner Quelle.

Plötzlich trat sein Geruch in mein Bewusstsein. Ein Geruch, der unterhalb des Niveaus eines wahrnehmbaren Geruchs existierte. Und ich realisierte, dass er auf einer tiefen Ebene schlecht roch. Mir wurde klar, dass es derselbe Geruch war, der Vögel dazu veranlasst, ihren Nachwuchs aus dem Nest zu werfen. Ein Geruch von einer Krankheit tief im Organismus. Eine Falschheit, die nicht negiert werden konnte.

Ich fragte ihn sofort: »Gab es jemanden, dem Sie nahestanden, als Sie aufwuchsen? Haben Sie heute richtig enge Freunde oder Ihnen nahestehende Familienmitglieder?« Sein Nein überraschte mich nicht. Und ebenso wenig überraschte es mich, als ich ihn später in einem Raum voller Menschen sah und diese unbewusst auf die andere Seite des Raumes wechselten.

Wir müssen das Vermögen erlangen, unsere Reaktionen zu verstehen auf die Vorstellungsarten, die in uns entstehen, und lernen, ihre Bedeutung zu entwirren.

Manchmal, wenn wir noch neu in dieser Arbeit sind, können sich die Gefühle, die wir von einer äußeren Quelle aufnehmen, mit unseren inneren Reaktionen verheddern, so als würde ein großer Knäuel verschiedenfarbiger Fäden auf einen Tisch gelegt. Um die Fäden auszusortieren, müssen wir jeden gefundenen Faden nehmen und ihn langsam aus dem Knäuel hervorziehen, ihm zu seinem Ende folgen. (Danach gehen wir wieder zurück zu seinem anderen Ende, und hin und her, bis wir ihn wirklich gut kennen.) Auf diese Art und Weise erkennen wir, welche Fäden von Gefühl / Bedeutung von außerhalb kommen und welche Fäden von Reaktion / Bedeutung aus unserem Inneren stammen.

Jeder Faden, den wir so aus dem Knäuel ziehen, muss zu einer Kontemplation werden, zu einer Meditation. Wir müssen es uns gestatten, in jeden einzelnen hineinzufallen, um ihn so deutlich zu begreifen, wie wir es mit den Pflanzen getan haben. Wir müssen es den Fäden erlauben, sich selbst zu zeigen, so wie alle Dinge es tun werden, wenn wir sie auf diese Weise betrachten. Im Laufe der Zeit werden wir jeden Reaktionsfaden kennenlernen, über den wir verfügen, und diese werden wir, jeden für sich, zusammengerollt in einem Korb aufbewahren, den wir in uns tragen. Wir werden jeden einzelnen in Bezug auf seine unverhüllte Identität kennen.

Wenn wir dann daran arbeiten, Bedeutungen zu entschlüsseln, und dabei eine gewisse Verwirrung spüren, können wir in uns nach der dafür verantwortlichen Reaktion suchen. Wir fragen, senden eine Bitte aus unserem Selbst, und aus dem Warenkorb, aus der Wissensdatenbank, die wir angelegt haben, wird die Identität, die wir suchen, zum Vorschein kommen. Sie wird sich von selbst vor unserer inneren Vision erheben, genau wie die Pflanzen es tun.

Wir werden uns dann an diese Identität erinnern, ihren Bedeutungsfaden kennen, ihre Dimensionalitätsachsen erfahrungsbasiert erneut berühren. Dann können wir in die Bedeutungen hineinfassen, mit denen wir arbeiten, und langsam unsere Reaktionen entwirren, sodass das Phänomen in seinem eigenen Licht vor uns steht. Jeder dieser Fäden repräsentiert eine Facette von uns, die wir nicht sehen wollen, und sie werden unseren Blick verwirren, wenn wir sie nicht wirklich genau verstehen. Jeder Faden führt tief in uns hinein, an einen Ort, an dem wir ungeprüfte Teile unserer selbst verwahren.

Um also Klarheit in diesem Prozess zu erlangen, wird eine persönliche Auseinandersetzung mit unseren verborgenen Selbsten notwendig, mit unseren persönlichen Dämonen und mit unseren

Schatten. Eine Auseinandersetzung mit den vielen verschiedenen Teilen unserer selbst, unseren Gefühlen, unserer Geschichte,

den Teilen von uns, die wir von uns abgesondert haben,

den Aspekten von uns, die wir nicht sehen wollen. Denn eines ist wahr: In diesen Spiegel zu schauen, um etwas zu sehen, wirft uns auch unser eigenes Spiegelbild zurück. Dieser Spiegel, der das Feld des Herzens ist, reflektiert alles. Er reflektiert nicht nur die tiefen Bedeutungen der Phänomene, denen wir begegnen, sondern auch eine einzigartige Sekundär-Reflexion,

den Spiegel im Spiegel.

Die sekundäre Reflexion ist die Verzerrung des Phänomens, die aus unseren inneren Unklarheiten stammt – aus unseren Reaktionen. Die auftretende Verzerrung ist selbst ein Spiegelbild unserer inneren Welt, der Dinge, die wir nicht sehen möchten. Um wirklich klar zu sehen, um »ein transparenter Augapfel zu werden«, müssen wir lernen, unter die Oberfläche der Spiegelung in unserem Herzfeld zu schauen, die sekundäre Reflexion zu erkennen, die aus unserem tiefen Selbst stammt. Und dann müssen wir mit der Arbeit beginnen, die es braucht, um mit diesen verborgenen Aspekten zurechtzukommen, sie zu heilen, sie wieder zu integrieren, die abgesonderten Teile unserer selbst wieder einzugliedern in unser Selbst.

Der Spiegel in unserem Badezimmer reflektiert unser physisches Bild. Dieser Spiegel reflektiert alles, was sich in unserem Bild befindet. Jene innere Reflexion zu sehen, bedeutet, dem Unangenehmen zu begegnen. Diese widergespiegelte Wahrheit ist etwas, das nur wenige sehen wollen.

Wer hat dich verletzt?
Warst du sehr jung?
Du musst jung gewesen sein, denn
ich sehe, wie sich dein Mund bewegt
auf der Suche nach einer Brustwarze
oder etwas Nahrung vom Leben,

die ein tieferer Teil von dir
sich ersehnt,
aber noch niemals gefunden hat.

Manchmal wache ich nachts auf
und finde dich eingeschmiegt
in den Schatten meines Armes.
Die Füße angezogen, daumenlutschend,
und es kostet Mühe,
den runzligen Finger
aus meinem Mund zu ziehen,
meine Beine zu entspannen
und sie auszustrecken
unter der kalten
Leere
der Laken.

Aber diese Wahrheit zu sehen, ist unentbehrlich. Ihre Geheimnisse zu entschlüsseln und die Arbeit zu tun, die es braucht, ist für eine erfolgreiche Beherrschung dieser Erkenntnisweise unabdingbar. Um diese Arbeit zu meistern, müssen wir willens sein, die Schattenaspekte unserer selbst, die wir versteckt haben, zu erkennen – und wiedereinzugliedern.

> Als wir ein oder zwei Jahre alt waren, besaßen wir etwas, das wir uns als 360-Grad-Persönlichkeit vorstellen können. Energie strahlte aus allen Teilen unseres Körpers und allen Teilen unserer Psyche aus. Ein rennendes Kind ist eine lebendige Kugel aus Energie. Wir hatten einen Energieball, jawohl; aber eines Tages bemerkten wir, dass unsere Eltern bestimmte Teile dieses Balls nicht mochten.[277] — Robert Bly

Diese Schattenteile, also diejenigen, die anderen nicht gefallen, liegen vielleicht in einem kleinen Raum verborgen, dessen Schlüssel geschickt versteckt wurde, oder möglicherweise haben wir sie, wie Robert Bly schreibt, »in einen langen Beutel gestopft, den wir hinter uns herschleppen«.[277]

In diesen Beutel stecken wir von Anfang an jene Teile von uns, von denen wir wissen, dass sie für unsere Eltern inakzeptabel sind, die sich eines Tages zu uns umdrehen und sagen:

»Sei ruhig!«

Und so verschwindet der laute Teil von uns in dem Beutel; wir lernen, still zu sein.

»Wenn du mich lieben würdest, würdest du das nicht tun.«

Und nun wird der Teil, von dem wir annehmen, dass er die Liebe tötet, in den Beutel gesteckt.

»Es ist nicht schön zu versuchen, deine Schwester umzubringen.«

Und schon landet unser Raubtierteil im Beutel.

Was natürlich eine sehr gefährliche Sache ist und ein ebenso gefährlicher Ort, um ihn wegzulegen.

Wenn wir dann das Alter von zwanzig erreicht haben, ist der Beutel einen Kilometer lang – mit all den Aspekten unserer selbst, die wir nicht mögen oder für schlecht oder falsch oder nicht liebenswert halten oder die wir als nutzlos erachten. Und das Füllen des Beutels ist zu einem automatischen Prozess geworden. Die vielen Teile von uns, die sich in dem Beutel befinden, sind unserer bewussten Wahrnehmung entzogen; sie sind jetzt Teil unseres Unterbewusstseins. Es kann sein, dass, wenn wir zwanzig Jahre alt sind, nur noch ein winziger Splitter von uns nicht in diesem Beutel steckt – ein Splitter, der sich direkt über unseren Augenbrauen und ungefähr fünf Zentimeter tief in unserem Schädel befindet. Wir haben uns selbst reduziert, sind linear geworden,

eindimensional,

davon überzeugt, dass wir nur ein einziger Standpunkt sind, und sicher, dass eine mannifgaltige,

mehrdimensionale

Persönlichkeit eher die Ausnahme als die Norm ist. Unsere Tiefe steckt in einem Beutel, einem Beutel, an den wir uns nicht mehr erinnern, gefüllt mit Teilen, von denen wir nicht mehr wissen, dass wir sie besitzen.

> Wir schleifen einen unsichtbaren Beutel hinter uns her, und die von unseren Eltern nicht gemochten Teile stecken wir in diesen Beutel, um nicht die Liebe unserer Eltern zu verlieren. Bis wir dann in die Schule kommen, ist unser Beutel ziemlich groß. Dann haben unsere Lehrer das Sagen. [...] [Und] dann, in der High School, stopfen wir eine Menge in den Beutel. Nun sind es nicht mehr die bösen Erwachsenen, die uns unter Druck setzen, sondern Menschen unseres eigenen Alters.[278]
> — Robert Bly

Doch diese Aspekte von uns sind wesentlich für unsere Ganzheit. Sie sind Teil von uns. Sie können niemals entfernt, nur verborgen werden,

vielleicht in einem Beutel
oder in einem kleinen Zimmer,
die Tür (sicher) verriegelt,
der Schlüssel an einem geheimen Ort versteckt.

Irgendwann jedoch dämmert es uns allen, dass diese Teile unserer selbst seit ihrer Einkerkerung wenig zu tun hatten, außer ihre Flucht zu planen. (Niemand mag es, in einem Beutel oder einem kleinen Raum eingesperrt zu sein.) Es dauert nicht besonders lange, bis sie den Schlüssel finden, den wir so gut versteckt hielten. Dann, wenn unsere Gedanken woanders, mit etwas anderem beschäftigt sind, kommen sie heraus. Und sie finden es ganz und gar nicht lustig.

War es deine Liebe, die dies hier hingestellt hat,
oder die kleine verborgene Seite von dir,
die du in der Dunkelheit versteckst?

Beide lächeln verführerisch,
heben spontan die Hände,
um meine Wangen zu berühren.

Doch mir ist aufgefallen,
dass die Zähne von dieser hier
etwas länger sind.

Und sie schaut verschmitzt
aus deinen Augenwinkeln,
während sie die scharfen Worte nimmt

und sie wieder einfließen lässt
in den Teil von mir,
den die Liebe entwaffnet hat.

Denn jeder Teil von uns, den wir in den Beutel stecken, wird,

wie alle Gefangenen,

gestört, ungesund, verrückt. Das Leben ist nicht dazu bestimmt, in einem Beutel gelebt zu werden. Das moralische Gewissen geht verloren – der Teil will einfach nur raus.

Natürlich sind sich die meisten von uns dieses Prozesses nicht bewusst. Erst später im Leben entdecken wir unseren Fehler, beginnen zu verstehen, dass da etwas nicht stimmt, dass diese abgespaltenen Teile für unsere Ganzheit essenziell sind,

dass unser Drang, normal zu sein, selbst schrecklich
unnormal ist.

Und so versuchen wir, unsere Teile aus dem Beutel hervorzuholen. Aber das Problem ist, dass wir nicht mehr wissen, um wie viele

Teile es sich handelt oder wo wir sie im Beutel genau hingelegt haben. Manchmal erinnern wir uns noch nicht einmal daran, dass es überhaupt einen Beutel gibt.

> Bis wir zwanzig sind, verbringen wir unser Leben damit zu entscheiden, welche Teile von uns wir in den Beutel stecken wollen, und den Rest unseres Lebens verbringen wir damit, sie wieder herauszubekommen.[279] — Robert Bly

Und darüber hinaus sind diese Teile wütend. Wenn unser bewusster Verstand einen Blick darauf erhascht, sind wir zu Tode erschrocken. Denn eine andere Wahrheit, die zu gegebener Zeit deutlich wird, liegt darin, dass jeder Teil, den wir eingesperrt haben, enorm viel Energie ansammelt. Und die Jahre der Unterdrückung, die gespeicherte Energie des

»Halt den Mund!«

fordern ihren Tribut. Die Teile, die den Mund halten sollen, haben sich entwickelt, sind behaart und monströs geworden, haben sich Krallen wachsen lassen.

Einzelhaft führt immer dazu.

Wir beginnen, diese weggesperrten Teile zu bemerken, die sich in Verhaltensweisen widerspiegeln, die wir nicht beachtet haben, bis ein Geliebter oder eine Geliebte, eine Chefin oder ein enger Freund sie uns zu Bewusstsein bringt. Ein Licht wird angeschaltet und der Teil wirft unerwartet einen Schatten, den wir plötzlich sehen können.

> Wir bemerken, dass der Körper hell wird, wenn Sonnenlicht darauf trifft, aber er wirft auch einen dunklen Schatten. Je heller das Licht, desto dunkler der Schatten. Jeder von uns hat einen Teil seiner Persönlichkeit, der uns verborgen ist. Die Eltern, und im Allgemeinen auch die Lehrerinnen und Lehrer, fordern uns auf, die helle Seite unserer Persönlichkeit zu entwickeln – uns auf gut beleuchtete Themen einzulassen wie Mathematik und Geometrie – und damit erfolgreich zu werden.[280] — Robert Bly

Vielleicht ist unser bewusster Teil, unser erfolgreicher Aspekt, ein Heiler, den wir dazu erzogen haben, gut und liebenswürdig und von Licht erfüllt zu sein:

Dr. Jekyll.

Der Rest jedoch, den wir in den Beutel gesteckt haben, ist dunkel, affenartig, barbarisch und grausam:

Mr. Hyde.

Ein dynamischer Teil, kraftvoll und strotzend vor Energie aus Jahren der Repression.

> Die nette Seite der Persönlichkeit mag zum Beispiel ein aufgeschlossener Arzt sein, der ständig an das Wohl anderer denkt. Moralisch und ethisch ist er wunderbar. Aber die Substanz im Beutel fängt an, eine eigene Persönlichkeit zu entwickeln; sie kann nicht ignoriert werden.[281] — Robert Bly

Und wenn wir schließlich akzeptieren, dass dieser Teil tatsächlich existiert, und entdecken, dass wir ihn nicht loswerden können mit einer Pille,

einer weiteren Art von Beutel,

erkennen wir, dass wir ihm direkt begegnen müssen. Also fangen wir an, uns mit diesem Teil abzuplagen, und stellen fest, dass er schwer fassbar ist und unseren Absichten misstrauisch gegenübersteht. Er hat keine Lust, wieder in den Beutel gezwungen zu werden. (Und selbstverständlich ist genau dies immer unsere eigentliche Absicht.) Wir stellen fest, dass der Teil gerne draußen ist. Er drückt seine Wut gerne auf schlauen Wegen aus.

»Sorry wegen der Tischdecke und dem Glas Wein…«

Da wir ihn nicht loswerden können, finden wir uns im Laufe der Zeit mit seiner Realität ab. Wir beginnen, auf ihn zu achten, und verwickeln ihn schließlich in ein Gespräch. Und wenn wir begreifen, dass er ein Teil von uns ist, ein integraler Bestandteil der Ganzheit, nach der wir streben, bemühen wir uns, eine Beziehung zu ihm aufzubauen, uns um ihn zu kümmern, ihn wieder in uns aufzunehmen. Wenn wir ausdauernd bleiben, werden wir feststellen, dass diese Teile sich zwar nicht mehr herumkommandieren lassen, aber durchaus zu verhandeln verstehen. Denn es gibt Dinge, die sie wollen, Dinge, die nur wir ihnen geben können. Und da sind auch Dinge, die wir wollen, und mit der Zeit finden wir heraus, dass nur sie uns diese geben können.

Wenn wir uns nach und nach selbst vertrauen, wird auch dieser Teil beginnen, uns wieder zu vertrauen, sich schließlich wieder in uns integrieren. Und unsere Energiesphäre von der Größe eines Splitters wird sich auszudehnen beginnen, wird wieder wachsen mit jedem neuen Teil von uns, den wir zurückerobern, mit dem wir eine Beziehung aufbauen, dem gegenüber wir unser Wort halten und den wir wieder lieben lernen.

Indem wir mit dem Teil interagieren, werden wir auch feststellen, dass mit dem Nachlassen seiner Wut auch seine Gestalt sich zu verändern beginnt. Und eines Tages schauen wir ihn uns an und stellen fest, dass er nicht mehr behaart ist, seine Zähne nicht mehr lang und scharf sind, er keine krallenartigen Fingernägel mehr besitzt. Sein Gesicht sieht nun unserem ähnlich und wir merken, dass er ein Kind in einem gewissen Alter ist, mit besonderen Fähigkeiten und Talenten,

bestimmten Standpunkten,

die wir benötigen, um die Welt aus einer 360-Grad-Perspektive wahrzunehmen. Mit dieser Rückforderung des Selbsts zu beginnen,

dieser Wiedererlangung der Seele,

bedeutet, eines Tages innezuhalten, sich umzudrehen und den langen Beutel zu sehen, den wir hinter uns herschleppen. Es heißt, den Beutel zu öffnen, hineinzugreifen, etwas von dem Schatten herauszunehmen und ihn zu essen.

Das Essen von Schatten vermittelt eine gewisse
moralische Autorität.
Andere merken instinktiv,
dass wir keine Angst haben vor der Dunkelheit,
dass wir eine Tiefe an Selbst besitzen,
dass wir etwas gegessen haben,
was sie nicht kennen.

Das Essen von Schatten, das Essen unserer inneren weggeschlossenen Teile, stoppt unser unbewusstes Bedürfnis, äußere »innere Angelegenheiten« zu essen. Stoppt den (linearen) Verlauf von Sherlock Holmes über Dr. Spock und Commander Data zu Hannibal Lecter, in welchem der Letztere nur überleben kann, indem er das Innere von anderen isst,

in welchem der lineare Verstand das Herz der Welt
auffrisst.

Wenn wir den Beutel zum ersten Mal öffnen und einen Teil herauslassen, ist dieser oft missgebildet, erschreckt und wütend. Es dauert einige Zeit, braucht langes Verhandeln, viele gehaltene Versprechen und eine Menge Liebe, bevor er wieder seine richtige Gestalt annimmt – bevor er geheilt und ganz ist.

Und diese Teile müssen wirklich gemocht werden,
eine echte Beziehung zu ihnen muss wiederhergestellt
sein,
damit irgendeine Wiedereingliederung stattfinden kann.

Es bedarf einer gewissen Charakterstärke, um unseren eigenen Schatten wieder aufzunehmen, und verlangt eine unvermeidliche Begegnung mit der Dunkelheit in uns. Jeder Teil, in sein Zimmer eingesperrt, in einen Beutel gestopft, dem niemals erlaubt wurde, sich frei zu bewegen, nimmt im Laufe der Zeit immer mehr Schaden.

Die Rückforderung aller weggesperrten Teile des Selbsts ist ein wesentlicher Pfeiler moralischer Entwicklung. Es ist eine ökologische Reklamation des Selbsts.

Machen wir es uns an einem Ort bequem, wo wir nicht gestört werden. Atmen wir tief ein und entspannen wir unseren Körper. Lassen wir uns von dem Platz halten, an dem wir sitzen. Lassen wir uns entspannen.

Nun: Sehen wir den hässlichsten Teil unseres Körpers vor uns stehen.

Wie sieht er aus? Wie fühlt es sich an, ihn zu sehen? Gibt es irgendetwas Besonderes, was er von uns will?

Sind wir bereit, ihm zu geben, was er möchte?

Fühlen wir, wie viel Kraft und Energie dieser Teil von uns besitzt, wie viel Energie und Kraft wir jeden Tag aufbringen müssen, um ihn in unserem Inneren eingeschlossen zu halten. Was würden wir tun, wenn wir all diese Energie hätten, um sie jeden Tag für etwas anderes zu nutzen?

Was würde es brauchen, damit wir beide Freunde werden?

Die Erkenntnisweise, die wir uns aneignen, unsere ständige Wahrnehmung von Bedeutung, stimuliert von selbst diese innere ökologische Rückforderung.

Die Wunden der Welt
spiegeln sich in uns.
Oder… haben wir uns diese äußeren Wunden
bereits vor langer Zeit zugezogen,
als wir einen Teil von uns
wegsperrten?
Wer kann schon sagen,
wo die Rückforderung der Welt
beginnt?

Denn wenn wir die Wildheit der Welt betreten, wenn wir anfangen, mit dem Herzen wahrzunehmen, den Text der Welt lesen, fließt eine Energie aus der Welt tief in uns hinein.

Sie fließt durch uns hinauf und wieder hinaus, zurück in die Welt. Jeder Ort in uns, der verkrümmt oder verdreht ist, wirft einen Schatten. Ein Chef, eine Geliebte oder ein enger Freund kann uns etwas über einen unserer weggesperrten Teile erzählen, ein Licht anschalten, das den Schatten dieses Teils an eine Wand wirft, sodass wir seine Form sehen können. Doch die Welt strahlt ein Licht aus, das alles durch die Schatten, die es wirft, offenbart. Und diese Schatten, ihre Form und Ausrichtung, lassen uns wissen, auf welche Weise wir in unserem Inneren nicht in Ordnung, nicht geradlinig sind. Die Kraft dieses Bedeutungsstroms drängt gegen die Krümmung und wir spüren einen Druck in uns, einen Druck, der eine Bewegung ist hin zur Geradlinigkeit, hin zum Aufrechtstehen. Im Licht der Welt wird jeder Teil von uns, der in dem Beutel steckt, irgendwann enthüllt. Und mit diesem Licht kommt nicht nur die Offenbarung, sondern auch die notwendige Lehre, damit persönliche ökologische Rückforderung geschehen kann.

In dieser Umstrukturierung, dieser Rückforderung des Selbsts, gibt es Tod. Denn das reduzierte Wir stirbt, wenn wir Schatten essen und einen neuen Teil zu uns hinzufügen.

Es ist harte Arbeit.

Dieser Erkenntnisweg verändert schließlich jeden, der sich damit beschäftigt. Dem Prozess treu zu bleiben, diese Art des Sehens zu beherrschen, bedeutet, dass jeder kleinste Teil von uns selbst, an allen Ecken und Enden, sich unserem Blick öffnet

oder dem Blick der Welt.

Dieser Erkenntnisweg bedeutet, dass es keinen Teil von uns geben kann, den wir nicht kennenlernen, den wir nicht aus seinem verschlossenen Raum entlassen und wiedereingliedern in unser ganzes Selbst.

> Ich habe gesehen, wie ich durch meinen Kontakt mit der Natur Intoleranz, Engstirnigkeit, Bigotterie, Selbstgefälligkeit, Stolz und einen ganzen Scheffel weiterer intellektueller Laster verloren habe. […] Die Rohstoffe für dieses Wachstum stam-

> men jedoch nicht aus Selbstbeobachtung oder Egoismus. Sie kommen aus der Anwendung von Lektionen von außen – aus den Umwelteinflüssen, die sich immer wieder auf der empfindlichen Platte des Gehirns wiederholen und dort verwandelt werden, so wie Sonnenschein und Regengüsse sich im Blatt der Pflanze verwandeln, in Material für die Verschönerung des Geistes und die Bereicherung der Seele. Es liegt nur in unserer Macht, das Gehirn für Eindrücke sensibel und das Herz, den Verstand und die Seele für Wachstum anpassungsfähig zu halten; wir haben »die Macht, uns zu verändern«, und inwieweit wir diese Macht nutzen und davon profitieren, hängt einzig und allein von uns ab, von niemand anderem.[282] — Luther Burbank

Der Prozess ist langwierig. Wenn wir diesen Erkenntnisweg gehen, werden uns Jahr für Jahr mehr Phänomene begegnen, von denen jedes eine größere Klarheit von uns verlangen wird.

> Allein wenn der Beobachter eben diese scharfe Urteilskraft zur Prüfung geheimer Naturverhältnisse anwenden, wenn er in einer Welt, in der er gleichsam allein ist, auf seine eigenen Tritte und Schritte acht geben, sich vor jeder Übereilung hüten, seinen Zweck stets in Augen haben soll, ohne doch selbst auf dem Wege irgendeinen nützlichen oder schädlichen Umstand unbemerkt vorbei zu lassen; wenn er auch da, wo er von niemand so leicht kontrolliert werden kann, sein eigner strengster Beobachter sein und bei seinen eifrigsten Bemühungen immer gegen sich selbst mißtrauisch sein soll: so sieht wohl jeder, wie streng diese Forderungen sind und wie wenig man hoffen kann, sie ganz erfüllt zu sehen, man mag sie nun an andere oder an sich machen. Doch müssen uns diese Schwierigkeiten, ja man darf wohl sagen, diese hypothetische Unmöglichkeit, nicht abhalten, das möglichste zu tun.[283] — Johann Wolfgang Goethe

Und gerade, wenn wir denken, wir seien so tief wie möglich gegangen, wenn da keine Schatten mehr zu finden sind, keine weggesperrten Teile mehr, wird sich uns ein Phänomen aufdrängen – eine Person, eine Stelle oder eine Pflanze –, das uns zwingt, noch tiefer zu gehen. Das uns zwingt, Teile von uns zu sehen, von denen wir nicht wussten, dass es sie gibt, von denen uns nicht

bewusst

war, dass wir sie kennen möchten.

Wir werden feststellen, dass, sobald wir diesen Prozess beginnen, die Welt uns gestalten wird, dass die Dinge, die uns geschehen, diejenigen sind, denen wir begegnen mussten, um wir selbst zu werden, um wieder eine 360-Grad-Perspektive zu erlangen. Wir werden, wie andere vor uns, feststellen, dass dieser Erkenntnismodus ein Seelenbildungsprozess ist, dass tatsächlich, wie der Dichter John Keats sagte, »diese Welt das Tal der Seelenschmiede« ist.[284]

Und wir werden zwangsläufig feststellen, dass eine moralische Entwicklung in uns stattfindet. Die Formgebung, die uns widerfährt, die unablässige Forderung, dass wir uns selbst erkennen, dass wir uns der inneren und äußeren Dunkelheit stellen, beginnt, eine moralische Dimension anzunehmen. Nicht im unzulänglichen religiösen Sinn dieses malträtierten Begriffs, sondern in seiner ursprünglichen Bedeutung, die unsere Form meint, unsere Struktur und wie wir innerlich aufgestellt sind:

unser Aufrechtstehen.

Und diese Neuanordnung unseres inneren Selbsts wird von der Welt außerhalb von uns angeregt und gelenkt. Sie entspringt nicht einer Top-Down-Hierarchie von Werten, sondern ist eine Qualität, ein Wert, der von innen, von der Mitte nach außen hin auftaucht, wenn unsere Individualität mit derjenigen der Welt verwoben ist. Sie entsteht aus einem Zentrum ausgedrückter Bedeutungen, aus der Interaktion mit der Welt, aus der *aisthesis.*

Das Herzfeld enthält in sich alles, was wir sind, alles, was in uns ist. Jeder Gedanke, den wir haben, jeder unerfüllte Wunsch, jedes psychische Bedürfnis und jede Wunde. Die meisten dieser Dinge sind unbewusst. Es geschieht in der Begegnung mit ihnen im Spiegel, in den Reflexionen, die uns von den Phänomenen der Welt zurückgegeben werden, dass wir sie erkennen und anfangen, Frieden mit ihnen zu schließen, sie durchzuarbeiten, sie wieder in uns zu integrieren.

Der Spiegel selbst ändert sich,
seine eigentliche Substanz wird verändert,
indem wir wir selbst werden.
Seine Fähigkeit zur unverzerrten Reflexion
beginnt sich zu verbessern.

Jemandem eine von oben nach unten abgestufte Moral aufzubürden, dem Selbst eine statische, lineare Moral aufzuzwingen, verändert das wesentliche Selbst nicht, sondern begräbt es nur tiefer unter weiteren Schichten der Unterdrückung. Eine Top-down-Moral besteht darauf, dass diese Schichten nicht zurückgezogen werden dürfen, dass das darunter Verborgene niemals enthüllt werden darf.

> Das tiefste Übel im totalitären System ist genau das, was es funktionieren lässt: seine programmierte, zielstrebig monotone Effizienz, bürokratischer Formalismus, stumpfer Alltagsdienst, standardmäßig, langweilig, perfektioniert, allgemeingültig, einheitlich. Kein Denken und keine Empfänglichkeit. Eichmann. Form ohne Anima wird zu Formalismus, Konformismus, Formalität, Formeln, Büroformularen – Formen ohne Glanz, ohne die Präsenz des Körpers.[285] — JAMES HILLMAN

Das ist möglicherweise der Grund, weshalb viele, die eine Top-down-Moral besitzen, niemals in die Welt hineinschauen und wirklich sehen wollen, was da ist. Denn die Reflexionen, die sie erhalten würden, wären in der Tat schrecklich zu ertragen.

Aber die Moral, die sich aus der Auseinandersetzung mit der Welt ergibt, ist keine Top-down-Moral. Sie ist etwas vollkommen anderes: ein lebendiges Ding, das aus der Welt selbst stammt.

Durch diese Interaktion mit der Welt werden wir so geprägt, wie wir geprägt werden sollen. In unserem nicht-linearen, unprogrammierten Wandeln durch die Welt finden wir die Dinge, die wir finden müssen. Die Patienten, die uns aufsuchen, die Pflanzen, denen wir begegnen, die besondere Wildheit der Welt, die wir essen, alles, was uns motiviert, einen bestimmten Schatten aus unserem Beutel zu essen – all das formt uns auf eine besondere Weise. Eine bestimmte Art von Moral beginnt sich zu entwickeln. Wir fangen an, die leuchtende Qualität anzunehmen, die in gesunden Ökosystemen, in alt gewachsenen Wäldern und in den Bergen herrscht.

> Haben wir uns, um die Worte des Dichters Robinson Jeffers zu zitieren, erst einmal »nach außen verliebt«, haben wir erst die wilde Lebensfreude erfahren, die mit der Erweiterung unserer Identität in die Natur einhergeht, und haben wir einmal erkannt, dass die innere Natur und die äußere Natur zusammenhängen, dann können auch wir die erlesene Schönheit und mühelose Anmut teilen und manifestieren, die mit der natürlichen Welt verbunden sind.[286] — JOHN SEED

Wahre Moral entwickelt sich aus sich selbst heraus. Der ständige Austausch von Seelenessenz, Herzfeld und Kommunikation mit der Wildheit der Welt lässt Letztere, einschließlich deren grundlegende Moral, in uns eintreten.

> Vorgefasste Meinungen, feste Dogmen und all die persönlichen Vorurteile und Befangenheiten müssen beiseitegelegt werden. Hören Sie geduldig, leise und ehrerbietig den Lektionen zu, die Mutter Natur zu lehren hat, wenn sie Licht ins Dunkel bringt über das, was zuvor ein Geheimnis gewesen ist, auf dass alle, die wollen, sehen und erkennen mögen. Die Natur vermittelt ihre Wahrheiten nur denen, die passiv und empfänglich sind. Wenn wir diese angebotenen Wahrheiten annehmen, wo immer sie auch hinführen mögen, haben wir das ganze Universum im Einklang mit uns. Zu guter Letzt hat der Mensch herausgefunden, [...] dass er Teil eines Universums ist, das ewig unbeständig in der Form und ewig wandelbar in der Substanz ist.[287] — LUTHER BURBANK

Denn die Phänomene, auf die wir unsere Aufmerksamkeit richten, durchdringen uns so eingehend, dass wir von den Bedeutungen, die sie verkörpern, zutiefst berührt sind. Diese Bedeutungen selbst haben enorme Auswirkungen darauf, wie wir uns selbst und die lebendige Welt, in die wir eingebettet sind, wahrnehmen. Der menschliche Organismus strukturiert sich auf natürliche Weise um die erfahrenen Bedeutungen herum. Dies zwingt uns, innere Arbeit zu leisten, damit diese Umstrukturierung ohne Verdrehungen, ohne Biegungen erfolgen kann. Auf solche Bedeutung zu treffen, richtet den Menschen neu aus und stimmt ihn darauf ein, diese Bedeutung zu reflektieren.

Weil die Natur nicht lügt, bedeutet direkte Wahrnehmung der Natur, dass jeder von uns, der lügt, jeder Teil von uns, der lügt, sogar in unserem tiefsten Unterbewusstsein, sich neu anordnen, sich umstrukturieren muss, wenn wir die Natur wirklich tiefgreifend wahrnehmen wollen.

Jeder Teil von uns im Schattenbeutel ist eine Lüge,
eine Lüge unserer Lehrer oder Kollegen,
die wir verinnerlicht haben,
oder eine Lüge von uns selbst
gegenüber uns selbst.

Je häufiger wir lügen, je seltener wir mit der Wahrheit übereinstimmen, die in der Natur zu finden ist, desto weniger vermögen wir von den Tiefendimensionen der Natur wahrzunehmen. Das verborgene Antlitz der Natur ist somit ein Ausdruck ihrer moralischen Dimensionen, die genauso wirklich sind wie ihre physikalischen. Wir haben teil an der Moral, nicht weil wir Menschen sind, sondern weil wir Natur sind.

> Indem wir den Hinweisen eines höheren Lichts in uns folgen, können wir uns selbst entkommen und unterwegs sozusagen mit den unverbrauchten Seiten unseres Auges schauen und vollkommen neue Wege einschlagen.[288] — Henry David Thoreau

Mit dem Fortschreiten der Arbeit werden unbewusste Motive, Ängste und Triebe auf die Natur ausgerichtet. Wenn es zu dieser Neuorientierung kommt, werden wir eine tiefere Kommunikation aus der Welt wahrzunehmen beginnen. Die Lehren werden uns in Fleisch und Blut übergehen. Denn jedes richtig gesehene Ding erschließt ein neues Seelenvermögen.

> Das Sal* ist das, was die ganze Zeit über da war, der Teil, den wir nicht sehen können, bis wir alles andere losgeworden sind. Es ist unser Geburtsrecht.[289] — Dale Pendell

Die *Intensität* des persönlichen Kampfs, den die meisten bei der Entwicklung dieser Art von Moral durchmachen, ist in vielerlei Hinsicht ein Spiegelbild unseres zu langen primären Gebrauchs einer unangemessenen Erkenntnisweise, nämlich der linearen, analytischen. Der verbal-intellektuell-analytische Erkenntnismodus ist von Natur aus amoralisch. Zudem ist er auch ausnehmend flach.

Der beharrlich einseitige Standpunkt des linearen Verstandes ist selbst eine Lüge. Alle Menschen werden in der Tat als multiple Persönlichkeiten geboren. Alle Menschen sollten daher mehrere Standpunkte einnehmen, ein multidimensionales Bewusstsein haben. Die Übernahme eines linearen, zielgerichteten Fokus korrumpiert das Selbst und zwingt uns, auf die Tiefe unserer selbst zu verzichten und eindimensional zu werden. Allein aufgrund seines Charakters zwingt er Teile von uns in den Beutel.

Die ganzheitlich-intuitiv-tiefe Erkenntnisweise ist von Natur aus multidimensional, tiefgehend und nicht-linear. Wenn wir uns auf sie einlassen, verändern wir uns zwangsläufig. Sich darauf einzulassen, bedeutet für jeden von uns, an und für sich in die persönliche Erfahrung einer multidimensionalen Wirklichkeit geworfen zu werden, angesichts welcher der lineare Verstand seinen singulären Fokus nicht aufrechterhalten kann.

> Die Natur ist sowohl die Schöpferin des Menschen als auch seine größte Lehrerin. Sensitivität, Vernunft und Verständnis, wie sie für den Menschen typisch sind, können nur durch Mitgefühl für die Natur manifestiert werden. Beurteilungen und Kriterien über Richtig und Falsch, Tugend und Böse, Vortrefflichkeit und Mittelmäßigkeit, Schönheit und Hässlichkeit, Liebe und Hass sind nicht verlässlich, wenn der Mensch vom Großen Weg abkommt, den die Natur weist.[290]
> — Masanobu Fukuoka

* Sal (Salz) gilt in der allgemeinen wie auch in der Pflanzenalchimie als das dritte Prinzip neben Sulphur (Schwefel) und Merkur (Quecksilber). Siehe dazu Titus Burckhardt: *Alchimie: Sinn und Weltbild,* Xanten: Chalice Verlag, 2018, Kapitel »Schwefel, Quecksilber und Salz«, Seiten 133–143 [A.d.Ü.].

Indem wir die Teile unserer selbst, die wir in den Beutel gesteckt haben, finden und dann zurückfordern, bauen wir eine Beziehung zu ihnen auf und lernen, dass wir unser Wort ihnen gegenüber halten, für sie wieder vertrauenswürdig werden müssen.

Integrität ist der Zustand des Ganz- und Ungeteiltseins.

Unser Wort zu brechen, schafft eine Trennung zwischen uns und anderen, zerreißt den Vertrag, den das Wort besiegelte. Unsere (ehemaligen) Schattenteile müssen durch unser Verhalten erleben, dass wir unser Wort halten können und wollen, egal wie schwierig sich unsere persönliche Situation darstellt.

Das Wort einer Person ist oft nur so viel Wert wie ihr Komfortniveau.

Nur in schwierigen Zeiten, wenn unser persönliches Unbehagen extrem ist, beweist sich die Kraft unseres Wortes uns selbst gegenüber. Diese Punkte äußersten Verdrusses ohne Wortbruch durchzustehen, zeigt mehr als jedes noch so schöne Gerede, dass unser Wort tatsächlich etwas wert ist. Und das ist ein elementares Training, denn auch die Natur muss wissen, dass wir Wort halten können. Die Pflanzen verstehen nichts von den sozialen Belangen des Menschen, von Fußballtraining oder davon, dass jemand einfach zu beschäftigt ist. Irgendwann im Prozess wird die Natur wissen müssen, ob wir es ernst meinen. Aufrichtig genug, um uns nach ihrem Bild neu zu gestalten, um es dem Bild, der Natur, die wir sind, zu erlauben, aus unserem Inneren hervorzugehen. Aufrichtig genug, um wahrhaftig zu sein.

> Der Waldmensch wird dich genau unter die Lupe nehmen. Vielleicht wird er dich beschnüffeln. Vielleicht nicht. Aber er wird dich einschätzen, das ist sicher. Sacha Huarmi will sehen, ob du vollkommen bist, ob du die Kraft hast, das Training bis zum Ende durchzustehen.[291] — DALE PENDELL

Sind wir wirklich bereit, alles zu tun, um dies zu meistern? Sind wir bereit, in die fruchtbare Dunkelheit einzutreten und den Dünger zu finden, der direkt vor unseren Füßen liegt, um unsere Wurzeln herum? Sind wir tatsächlich bereit, mit transparentem Augapfel zu sehen? Wenn ja, werden wir anfangen, Schatten zu essen und uns aus den Lehren, die aus der Welt zu uns kommen, neu zu erschaffen.

Sobald wir dies tun, wird eine Zeit kommen, in der sich die Arbeit von selbst vertieft, in der wir plötzlich beginnen, auf eine Weise zu sehen, die wir nicht für möglich gehalten hätten.

> Die Natur ist eine anspruchsvolle Gebieterin und eine eifersüchtige Lehrerin; dem Amateur oder Dilettanten enthüllt sie sich nicht zur Gänze, und mit dem Menschen, der ihren Unterricht oder ihr Werk auf die leichte Schulter nimmt, wird sie nicht uneingeschränkt und großzügig zusammenarbeiten.[292] — LUTHER BURBANK

Eines Tages stellen wir plötzlich fest, dass wir Diener und Dienerinnen der Natur geworden sind. Dass wir so lange Wildheit gegessen haben, dass es uns verändert hat. Und dieser Wandel

und die Arbeit, die wir innerlich geleistet haben,

haben dazu geführt, dass wir eine moralische Größe wiedererlangt haben, die der Tiefe der Wahrheiten entspricht, welche die ganze Natur durchdringen. Dann werden wir aufgrund unserer Erfahrung verstehen, dass die Natur die Quelle aller Dinge ist, dass alles Leben aus ihr gekommen ist und alles Leben zu ihr zurückkehrt.

Und in diesem Dienst an der Natur geben wir letztendlich die Dominanz des linearen Verstandes hin im Verständnis, dass Hingabe keine Niederlage bedeutet, sondern das Leben selbst.

> Aber die Natur versteht gar keinen Spaß, sie ist immer wahr, immer ernst, immer strenge, sie hat immer recht, und die Fehler und Irrthümer sind immer des Menschen. Den Unzulänglichen verschmäht sie, und nur dem Zulänglichen, Wahren und Reinen ergiebt sie sich und offenbart ihm ihre Geheimnisse.[293] — JOHANN WOLFGANG GOETHE

Und wir treten vollständig in die Welt der Natur ein. Ohne mit einem Fuß in dieser Welt und dem anderen in der anderen zu stehen. Wir geben es auf, eine Brücke zu sein und diese zu überqueren. Wir treten ein in eine Konversation – eine gegenseitige Verschmelzung von Seelenessenz –, die für unsere Spezies tief und alt und grundlegend ist. Und was wir darin erfahren, haben verzückte Dichter zu allen Zeiten und an allen Orten gesagt. Denn wenn wir diesen Übergang vollziehen, beginnen wir, jeden Tag im Buch der Natur zu lesen und das Heilige zu hören, wie es uns erzählt von allen geschaffenen Dingen.

> Gott ist der Schöpfer aller Natur; doch von diesem Großen Geist lässt sich auch denken, Er liege verborgen in Mutter Natur als der Kraft, die Ihn aufzieht und pflegt. Die Form Gottes findet ihren Ausdruck in der Gestalt von Mutter Natur; mentale Bilder des Herzens Gottes können als aus der Natur hervorgegangen und vom Menschen eingefangen gedacht werden. Und so wird der Atem Gottes zur Natur, und das Herz der Natur macht den Menschen menschlich.[294] — Masanobu Fukuoka

❧

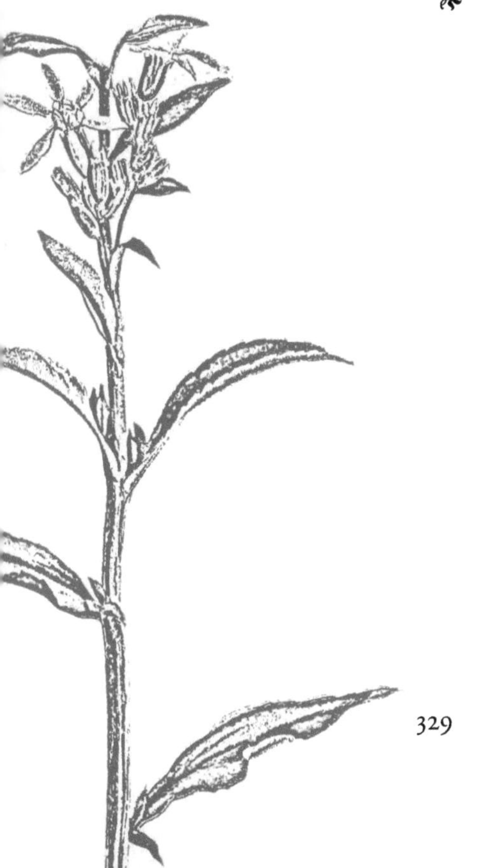

Es gab eine Zeit,
als ich die Welt sah,
in der die Kojoten leben.

Ich war hinaufgestiegen,
gemeinsam mit einer Freundin – damals,
hinter den Felsen,
den großen, die sich moosbegrünt erheben
und die waldbeschatteten Teiche wiegen,
die Enten und Elche so sehr mögen,
um zur leicht abfallenden Wiese zu gelangen,
die sich hinter ihnen versteckt.

Stundenlang lagen wir dort seitlich
im hohen smaragdenen Gras
zwischen den alten Bäumen,
die die sanft fließende Landschaft überragen.
Gestützt auf unsere Ellenbogen
sprachen wir über Pflanzen,
und Steine,
und die Weisheit von Moos.

Langsam begannen wir,
wie es Menschen mitunter tun,
hinüberzugleiten in die Wildheit der Welt.
Unsere Sprache wurde
langsamer, zögerte, geriet ins Stocken.
Wir trieben hinein in die Stille

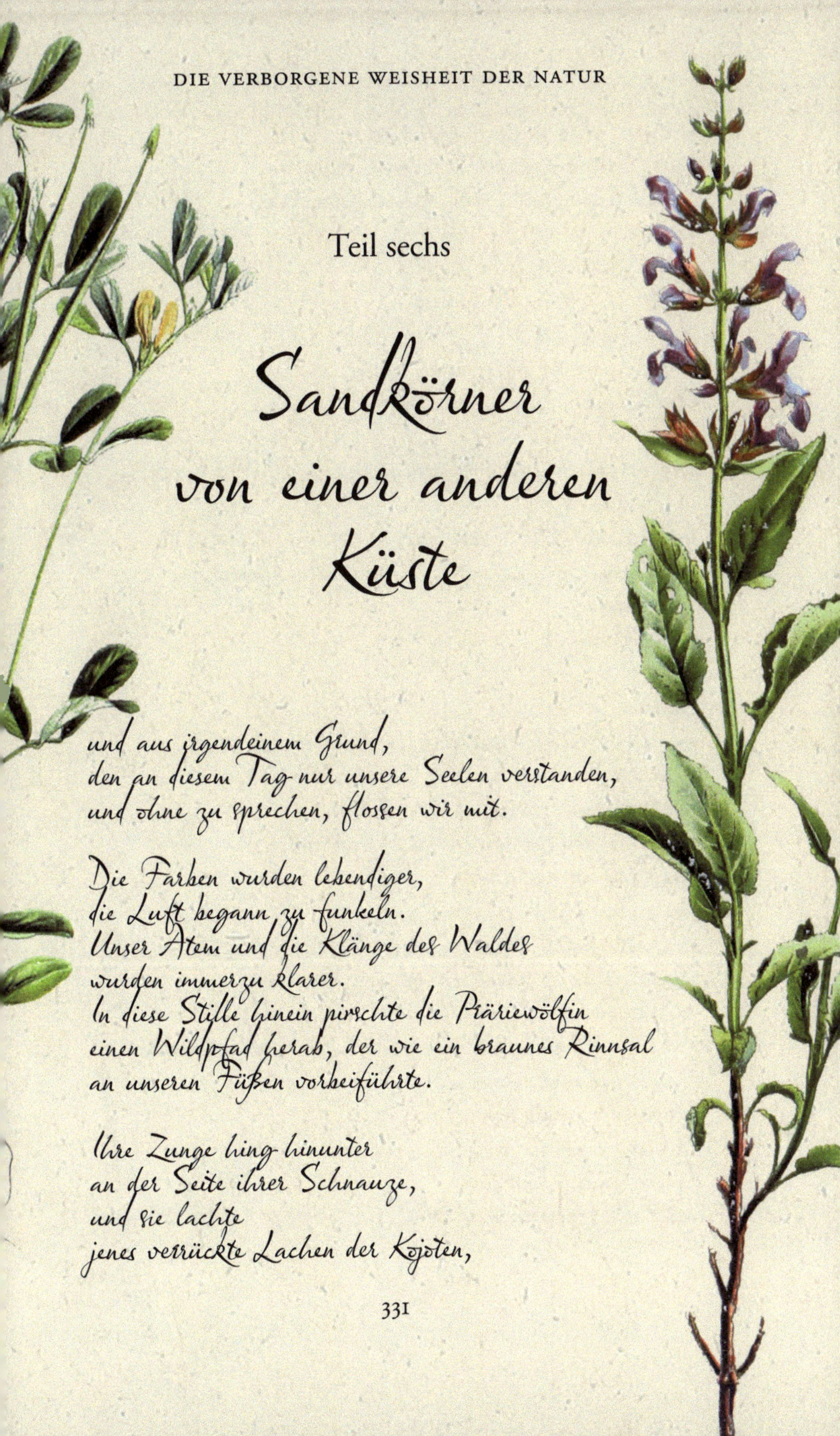

Teil sechs

Sandkörner von einer anderen Küste

und aus irgendeinem Grund,
den an diesem Tag nur unsere Seelen verstanden,
und ohne zu sprechen, flossen wir mit.

Die Farben wurden lebendiger,
die Luft begann zu funkeln.
Unser Atem und die Klänge des Waldes
wurden immerzu klarer.
In diese Stille hinein pirschte die Präriewölfin
einen Wildpfad herab, der wie ein braunes Rinnsal
an unseren Füßen vorbeiführte.

Ihre Zunge hing hinunter
an der Seite ihrer Schnauze,
und sie lachte
jenes verrückte Lachen der Kojoten,

während ihre Augen kullerten
beim Betrachten der tanzenden Knochen,
die da liegen unter dem Gewebe der Welt.

Verrückte, verspielte Kojotin.
Dritte Kraft im Universum.
Leise sagte ich:
»Dreh deinen Kopf nach rechts.«
Und meine Freundin richtete sich auf,
sagte: »Was?«,
und vertat so ihre Gelegenheit zu sehen.

Ich beobachtete weiter, wie die Augen der Kojotin
aus diesem verrückten, sich drehenden Universum
sprangen.
Und schockiert,
nein,
verraten
von der Heimlichkeit unseres Eingetauchtseins,
schreckte sie auf, machte kehrt und rannte,
den Schwanz zwischen den Beinen,
bloß eine merkwürdige Art von Hund,
den Pfad wieder hoch.

Was ich durch die Augen der Kojotin erblickte,
blieb haften in einem Teil meines Gehirns,
von dem ich nicht wusste, dass ich ihn besaß.
Manchmal kann ich danach greifen und es berühren.
Dann beginnen meine Augen zu kullern,
mir wird ein bisschen schwindelig
und ich kann sie sehen:
die tanzenden Knochen
unter dem Gewebe der Welt.

Ich weiß noch immer nicht,
was die Welt tut,
in der die Kojoten leben,
wenn niemand zusieht,
doch ich weiß, sie ist uralt,
weit über die Lebensdauer der Spezies Mensch hinaus,
und dass unsere Welt daneben
nicht mehr ist als ein Holzspan,
der auf dem Ozean treibt.

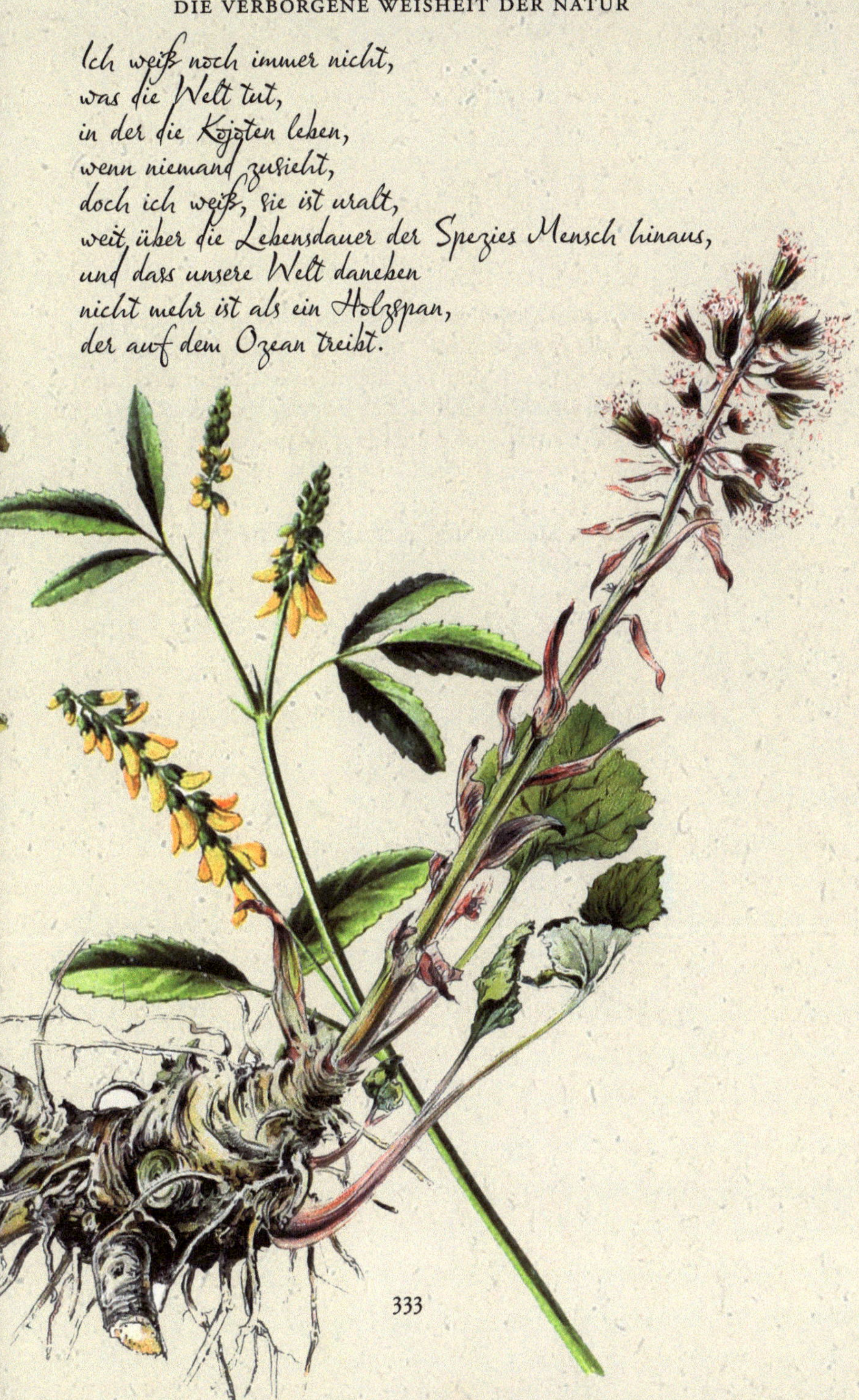

Sobald du beginnst, den großen und liebenden Gott aus allen Daseinsformen herauszulesen, die Er erschaffen hat, sowohl den belebten als auch den unbelebten, wirst du in der Lage sein, dich irgendwo, überall und zu jeder Zeit mit Ihm zu unterhalten. Oh, welch große Freude wird dir zuteilwerden.[295] — George Washington Carver

Sein, das verstanden werden kann, ist Sprache.[296] — Hans-Georg Gadamer

[**D**ie Natur ist] das Manuskript Gottes.[297] — Luther Burbank

Diese Welt ist das Tal der Seelenschmiede.[298] — John Keats

Kapitel 14

Den Text der Welt lesen

Die Geografie der Bedeutung und die Schaffung der Seele

Es gibt tatsächlich Menschen, die unfähig sind, Bedeutungen selbst in den einfachsten Dingen wahrzunehmen. Sie können nicht erkennen, dass ein Tisch ein Tisch ist, eine Lampe eine Lampe. Diese Menschen sind in der direkten sensorischen Erfahrung gefangen. Sie nehmen zwar Sinneseindrücke auf, können diese aber nicht in Bedeutung umwandeln. Bereits ein Buch als Buch zu erkennen, ist ein Vorgang der Bedeutungswahrnehmung. Wir leben in einer Welt von Bedeutungen, nicht in einer von sensorischen Gegenständen. Und diese Bedeutungen sind den Dingen inhärent.

Beim Verfassen eines Buches fügen Menschen Bedeutung in ein physisches Objekt ein. Doch in die Wildheit der Welt wurde Bedeutung eingefügt, lange bevor es überhaupt Bücher und Druckerpressen oder gar Menschen gab.

Es gibt eine essenzielle Identität, eine Bedeutung in den Pflanzen selbst, wodurch wir Pflanzen als Pflanzen erkennen können, die sich in ihrer Form, Gestalt, Farbe oder Umgebung nicht im Entferntesten ähneln.

Unsere Wahrnehmung der Bedeutungen in den Phänomenen um uns herum verbindet uns mit diesen Bedeutungen; Beobachter und Beobachtetes werden durch den Prozess der Wahrnehmung miteinander verknüpft.

> Der Irrtum des Empirismus beruht darauf, dass es sich bei materiellen Objekten um Bedeutungsverdichtungen handelt. Wenn wir beispielsweise einen Stuhl sehen, sehen wir eine verdichtete Bedeutung und nicht bloß einen physischen Körper. Da Bedeutungen keine Objekte der Sinneswahrnehmung

sind, ist das Sehen eines Stuhls nicht die Sinneserfahrung, die wir meinen, dass sie sei.[299] — HENRI BORTOFT

Denn die Kondensation von Bedeutung tritt fast sofort ein, wenn wir etwas Physisches sehen; wir bemerken den Vorgang gar nicht erst. Er verläuft dermaßen automatisch, dass wir sogar die Tatsache übersehen, dass wir es tun. Für Babys jedoch ist es kein automatischer Vorgang. Wenn sie etwas zum ersten Mal sehen, schreiben sie dem Gesehenen keine Bedeutung zu. Sie erfahren die Bedeutung direkt.

Das ist einer der Gründe,
warum es solch eine Freude ist, mit ihnen zusammen
zu sein.

Ihr Dazwischensein in der Welt ist unversehrt; ihr Erfahren des Dings und das Ding als solches fließen in einem ständigen Bedeutungsaustausch zusammen.

Dieses Vermögen wiederzuerlangen, heißt nicht, dass wir wieder zu Babys werden müssen, aber es bedeutet, die Fähigkeit der direkten Wahrnehmung zurückzugewinnen, über die wir als Babys verfügten

und die unser Geburtsrecht ist,

eine Fähigkeit (und die Erinnerung daran), die wir noch immer in uns haben.

Die automatische Bedeutungskondensation, die sich unterhalb unserer bewussten Aufmerksamkeit vollzieht, kann ganz einfach verstanden werden, wenn wir einen Satz betrachten, der in einer Sprache geschrieben ist, die wir normalerweise sprechen.

»Wie geht es dir?«

Ein solcher Satz ist für einen Leser sofort verständlich und die Bedeutung wird ihm beim Lesen automatisch zugeschrieben. Doch derselbe Satz in einer uns unbekannten Sprache

„Hur mår du?"

ist es nicht,

es sei denn, wir sind des Schwedischen mächtig,

auch wenn beide dasselbe aussagen. Beim ersten Beispiel haben wir während des Lesens automatisch die Bedeutung kondensiert. Beim zweiten Beispiel handelt es sich vorerst bloß um Zeichen auf einem Blatt Papier, die sich in ihrer Form, nicht aber in ihrer Sinneswirkung von der Giraffenfigur unterscheiden, bevor wir sie verstanden hatten.

Wie bei der Figur der Giraffe liegt die Bedeutung des Satzes »Wie geht es dir?« nicht im Satz selbst. Sie besteht darin, wie sich die Teile verbinden, in der Spannung zwischen diesen Teilen und darin, welche Teile neben welchen liegen.

Und dies gilt für jedes der Wörter wie auch für deren Buchstaben.

Wenn jemand lesen lernt, rätselt er genauso über den Satz, wie wir vielleicht über die Giraffenfigur verwirrt waren. Schließlich geht ihm die Bedeutung auf, so wie uns die Giraffe auf einmal aus dem Flickenteppich erschien.

In der wirklichen Welt werden die Bedeutungen von lebenden Organismen ausgedrückt, nicht von toten und statischen Wörtern auf einem Blatt Papier. Bedeutungen sind für den Menschen immer wahrnehmbar. Wären sie es nicht, könnten wir Sprache nicht verstehen, und niemand würde dieses Buch lesen. Das Primäre ist unsere Fähigkeit zur Bedeutungswahrnehmung, nicht die Sprache. Sprache kam an zweiter Stelle und entwickelte sich aus unserem Vermögen, Bedeutungen wahrzunehmen. Unsere Sprache ist eine geschaffene Ausdrucksform aus den ursprünglichen nonverbalen Sprachen, welche die Menschen schon immer verstanden. Sie ist ein Schatten, eine Reflexion, eine Kopie. Die menschliche Sprache ist bloß ein Sonderfall von Sprache, denn

am Anfang war die Sprache.

Jedes von uns erlebte Phänomen ist seine eigene Sprache. Es spricht immer, ob wir ihm zuhören oder nicht, denn wir sind nicht die primären Objekte seiner Zuneigung. Alle Phänomene, alle Pflanzen geben Bedeutungen ab, die ihre Struktur – ihren Inhalt – in einer beständigen Ebbe und Flut verändern. Wir müssen sie mit einem anderen Bewusstseinsmodus als dem linearen, analytischen Verstand wahrnehmen. In diesen anderen Modus schalten wir über das Herz, wenn es die Wirkung der Bedeutungen fühlt, denen wir begegnen. Der analytische Verstand, genutzt als ein subsidiäres System, als eine Unterstützung unseres primären Wahrnehmungssystems, kann die Mitteilungen und Gefühle, die wir erleben, in Verständnisschübe übersetzen, die eine brauchbare analytische Sprache miteinschließen.

> Während es durchaus Bedeutung geben kann, die nonverbal ist, kann es keine nicht-linguistische Bedeutung geben, und zwar aus dem gleichen Grund, weshalb es kein Dreieck gibt, das keine drei Seiten hat.[300] — Henri Bortoft

Wir kommunizieren mittels einer hochkomplexen, nonverbalen Form von Linguistik, von der unsere Sprache bloß eine Reflexion ist. Unser Gehirn leistet einen Übersetzungsakt. Dieser streut eine Prise Salz auf unsere Erfahrung und macht sie in unserem täglichen Leben anwendbar. Aber diese Übersetzung muss immer wieder mit ihrem Ursprung selbst verbunden werden, ansonsten riskiert sie, wie so vieles in der Wissenschaft, zu einer toten Angelegenheit zu werden. Sie muss ständig erneuert werden, indem wir in die Welt hinausgehen und immer und immer wieder ihren Bildern direkt begegnen.

Euklid nahm ein System, das er mit dem intellektuellen Verstand geschaffen hatte, und wandte es auf die Welt an. Er ließ die Welt nicht in ihren eigenen Worten sprechen; Euklid weigerte sich, die Nicht-Linearität der Natur zu sehen. Descartes schuf durch seine analytischen Projektionen eine Trennung zwischen mir hier und der Welt da draußen. Er postulierte, es gebe eine äußere Welt von Sinnesobjekten, die unabhängig von jedem Beobachter existiert. Er formalisierte einen Verstand–Körper-Dualismus, einen Subjekt–Objekt-Dualismus, der inhärent *nur* im analytischen Bewusstseinsmodus selbst existiert. Es ist diese Wahrnehmungsweise, die Descartes' Welt erschafft, in der Welt selbst ist sie nicht vorhanden.

> Der kartesianische Dualismus und das Betrachterbewusstsein sind psychologische Folgen des Betonens der verbal-analytischen Aktivität des Verstandes. Die Philosophie von Descartes ist daher eine Projektion des psychischen Zustands, den er in sich selbst erzeugte.[301] — Henri Bortoft

In den uns von der technologischen Welt angebotenen Bildern gibt es keinerlei lebendige Bedeutung, nur den Anschein von Bedeutungen. Die wissenschaftliche Technologie nimmt das Bild und reduziert es auf etwas Nicht-Reales, das aber noch immer eine Scheinrealität aufweist. Wir verlieren das Imaginative zugunsten des bloßen Imaginären,

des Fernsehens.

Wir müssen die lebendigen Bilder der Welt immer wieder neu erleben, die Pflanzen und die gesamte Schöpfung, oder wir riskieren, selbst zu einem blassen Abbild des Lebens zu werden, zu einer Kopie, einem Schatten.

Direkte Tiefenwahrnehmung einer Pflanze oder einer anderen Naturerscheinung wird immer Dimensionen von deren Wesen enthüllen, welche die Wissenschaft niemals sehen kann, weil diese Dimensionen für den linearen Bewusstseinsmodus unsichtbar bleiben.

> Die Erkenntnis, dass die Objekte der kognitiven Wahrnehmung Bedeutungen und keine Sinnesdaten sind, zeigt uns, dass »die Welt« kein Objekt oder kein Satz von Objekten ist, sondern ein Text. Kognitive Wahrnehmung ist nicht einfach bloß Sinneswahrnehmung, mittels der wir materiellen Objekten durch das »Fenster der Sinne« begegnen. Sie ist buchstäblich, und nicht metaphorisch, das Lesen des Textes der Welt.[302] — Henri Bortoft

Die direkte Begegnung mit der lebenden Pflanze auf diesem Erkenntnisweg erlaubt es uns, die Bedeutung ihres Textes ohne Vermittler zu erfahren; so, als verstünden wir diesen Satz, ohne alle Wörter lesen zu müssen. Wir »lesen buchstäblich den Text der Welt«, den Text der Pflanzen, die wir einzeln antreffen, wenn wir in die Wildnis der Welt reisen.

Ah, das also meinst du, wenn du es »mit Lesen beschäftigt« nennst.

Doch dieser Text, den wir lesen, ist mehr als bloße Worte auf einem Blatt Papier.

Der Gebrauch des Wortes »Text« deutet fälschlicherweise auf einen Beobachter und etwas Beobachtetes hin. Es drückt nicht die partizipative Verflechtung in dieser Art des »Lesens« aus.

Lesen ist nur ein blasser Schatten der direkten Wahrnehmung von Bedeutungen der Natur, ebenso wie das Fernsehen ihrer Bilder. Indem wir uns mit dem Text der Welt beschäftigen, sind wir buchstäblich in die Geschichte eingefügt. Die Details, die Mitteilungen, sind mehrdimensionale, keine zweidimensionalen Wörter auf einem Blatt. Sie treffen uns an allen Millionen und Abermillionen von Berührungspunkten. Diese Orte der Berührung reichen von unserem tiefen Unterbewussten bis zu unserem bewussten Verstand, von unserem Körper bis zu unserer Seele. Und die Bedeutungen innerhalb des Textes verweben sich buchstäblich mit uns; wir sind mit dem Text der Welt verwoben.

Der Gebrauch dieses Erkenntnismodus, um sich Wissen über Pflanzenheilmittel anzueignen oder Krankheiten zu verstehen, ist nur eine spezifische Anwendung einer allgemeinen Art der Wahrnehmung. Für unsere Urahnen war dies eine zweitrangige Anwendung einer allgemeinen Praxis. Sie wussten nie, wann sie auf eine Bedeutung der Welt stoßen würden, die für ihr eigenes Leben unmittelbar relevant war. Also erlaubten sie es den Bedeutungen der Welt, ununterbrochen in sie einzufließen. Sie ließen ihre Herzfelder immer weit offen und widmeten sich einem bestimmten Bedeutungsstrom nur, wenn er ihre Aufmerksamkeit erregte.

Wenn wir uns tiefergehend damit beschäftigen, werden wir so wie sie lernen, das Feld unseres Herzens zu jeder Zeit ausgebreitet zu halten. Wir werden *wissen,* dass die Welt ein Text ist, der gelesen werden kann, dass Bedeutung uns immer erreicht. Wenn wir das Herzfeld immer offen halten, können wir die Berührung von Bedeutung spüren, wann immer sie uns begegnet.

Die Ränder des Herzfeldes
sind in wilden Landschaften
schwer zu bestimmen.
Es ist eine sich ständig ändernde Identität
wie eine Küste,
deren Ränder viele Buchten und Meeresarme umfassen.
Es dehnt sich aus
bis in die größten Weiten, zu der es fähig ist,
wenn es reaktiviert wird
in der Landschaft, aus der es hervorgegangen ist.

Und indem wir unsere Fähigkeit zur direkten Wahrnehmung vertiefen, stellen wir fest, dass alle Dinge bewusst sind, dass sie uns alle anschauen und alle mit uns kommunizieren. Und diese Bedeutungsmitteilungen rühren tief. Sie sind buchstäblich kommunikative Berührungen von Lebewesen, viel mehr als nur in Wörtern verschlüsselte Informationsbits.

> Das beste Pronomen, um die Besonderheiten dieser Dimension zu beschreiben, lautet nicht »was«, sondern »wer«.[303] — Henry Corbin

In diesem sinnerfüllten Territorium treten wir in einen Dialog mit der Lebendigkeit der Welt, empfangen die Bedeutungen, die diese uns sendet, und antworten unsererseits mit unseren eigenen Bedeutungen. Es gibt keinen intimeren Akt, den wir erfahren können. Wenn wir uns darauf einlassen, *wissen* wir ohne jeden Zweifel, dass wir nie allein sind, dass wir von beseelten Phänomenen begleitet werden, die intelligent, wirklich und bedeutungsvoll sind wie wir. Es ist buchstäblich eine Rückkehr zu den Wurzeln des Lebens und eine Wiederverbindung mit dem lebendigen Ökosystem, aus dem wir als nur eine Form unter vielen hervorgegangen sind.

Denn das Universum ist kein Ort, sondern ein Ereignis, keine Ansammlung von Festkörpern, sondern eine Wechselwirkung von Frequenzen. Kein Substantiv, sondern ein Verb. Und obwohl der lineare Verstand Teile des Universums mit immer stärkerer Vergrößerung zu untersuchen vermag, kann die lebendige Struktur von dessen Wahrheit nur mit einem offenen Herzen erfahren werden. Die Bedeutungen im Universum stehen jedem Menschen zur Verfügung, der sein Bewusstsein anders verortet und mit dem Herzen wahrzunehmen beginnt.

Wenn Bedeutungen, auf die wir stoßen, in uns fließen, verändern sie, *erneuern* sie uns. Die Dinge, die wir brauchen, um wir selbst zu werden, um die Löcher in uns zu füllen, mit denen wir geboren wurden, stammen aus dieser zusätzlichen Dimension der Welt, dieser Landschaft der Bedeutung. Seelenbildung ist etwas, das in der Welt geschieht.

> Diese Landschaft ist auf tausend verschiedenen und doch subtil miteinander verwandten Wegen beschrieben worden. Und das Erlebnis, das sie denen bescherte, die sich ihr auf die richtige Weise genähert haben, war immer auch diese Erfahrung von Ganzheit – von wiederhergestellter Persönlichkeit.[304] — Ptolemy Tompkins

Wenn wir die Realität dieses Wahrnehmungsmodus akzeptieren und anfangen, ihn regelmäßig, in einer kontinuierlichen, partizipativen Verflechtung, zu nutzen, betreten wir eine Geografie von Bedeutung, ein Territorium des Geistes, von dem die physischen Formen der Welt nur ein Aspekt sind. Diejenigen, die uns vorausgegangen sind, haben Karten dieser Geografie hinterlassen. Und doch muss jede und jeder von uns dieses leuchtende Territorium persönlich betreten und lernen, das Terrain Schritt für Schritt kennenzulernen.

> Wir bahnen uns unseren Weg im Gehen. [...]
> Wanderer, es gibt keinen Weg,
> Nur das Kielwasser auf dem Meer.[305]
> — Antonio Machado

Wenn wir anfangen, unser Herzfeld jeden Tag zu erweitern, und zulassen, sensibel zu sein für die zufälligen Begegnungen mit Bedeutung, die in wilden Landschaften immer vorkommen, dann werden die Bedeutungen, auf die wir treffen, uns zunächst vielleicht bloß als allgemeine Eindrücke erscheinen. Möglicherweise stellen wir fest, wenn wir in einer bestimmten Landschaft unterwegs sind, dass uns eine Stimmung überkommt, der wir uns nicht entziehen können. Diese mag nicht nur von den lebendigen Organismen dieses Ortes herkommen, von diesem selbstorganisierten Ökosystem als solchem, sondern auch von etwas, das dort geschehen ist, etwas aus der Geschichte des Menschen.

> Ich beackere den Staub meiner Vorfahren, auch wenn die Analyse des Chemikers dies vielleicht nicht erkennt. Ich gehe hinaus, die Wiesen zu bestellen, zu denen sie geworden sind.[306] — HENRY DAVID THOREAU

Denn die historischen Ereignisse, die sich vor unserer Zeit zugetragen haben, verbleiben im Land, verwoben in die Erde, gemeißelt in Stein. Und wenn unser Herzfeld geöffnet ist, werden sie beim Wandern in uns eingehen. Wir wundern uns möglicherweise über diesen plötzlichen Stimmungswandel, fragen uns, weshalb wir uns plötzlich so tief melancholisch fühlen, und zucken dann vielleicht zusammen beim Lärm des Musketenfeuers, während wir tief in den Wäldern von Manassas* unterwegs sind. Nicht alle diese Lektionen, auf die wir stoßen, sind glücklicher Art, und es dauert mehr als nur Jahre, um die blutigen Spuren abzuwischen, die Brüderhände hinterlassen haben.

Der Krieg kennt einen Klang, der im Gedächtnis bleibt und die Seele eines Menschen nicht mehr loslässt. Wenn die Menschen um dich herum verwundet liegen, ist da ein Seufzen oder ein Schluchzen, das sich aus ihnen erhebt – es klingt wie ein sanfter Wind an einem Sommertag, doch trägt es eine Bedeutung, die kein Sommerwind je haben wird. Du denkst, vielleicht entspringt es deiner Einbildung, aber du beginnst, danach zu lauschen, und dann wird dir klar, es entsteigt den Verwundeten. Es kommt aus ihnen hervor und tritt in dich ein, und du trägst es in dir, bis du stirbst, und vielleicht lässt es dich noch nicht einmal dann los.

* Die Umgebung von Manassas, Virginia, war Schauplatz mehrerer heftiger Schlachten im Amerikanischen Bürgerkrieg in den Jahren 1861 und 62 [A.d.Ü.].

Später, nachdem die Kämpfe beendet sind und die Kanonen aufgehört haben mit ihrem schrecklichen Donner, tritt für kurze Zeit eine Stille ein, so tief wie die entferntesten Weiten des Weltraums, und fällt auf alles, was überlebt hat. Diejenigen, denen das Glück erlaubt hat weiterzuleben – und dies nicht aufgrund von etwas Einzigartigem, das sie besessen hätten, durch nichts, was bessere Menschen, die um sie herum gefallen sind, nicht ebenfalls ausgezeichnet hätte –, leiden unter dieser Stille. Sie legt sich in dicken Decken auf sie und verstopft ihnen mit ihrem Gewebe für eine Minute Augen und Ohren und alle Sinne. Dann, viel zu schnell, reißen die Schreie und das Winseln und das schreckliche Gewimmer der Verwundeten die Stille in Fetzen, die, wenn überhaupt, nur im Gedächtnis verbleiben. Da sind die Rufe nach Wasser, die Schreie um Hilfe, die niemals kommen kann, das Flehen nach der süßen Bemutterung, die junge Menschen in leichteren Zeiten kannten, die Gebete um den Tod. Diese Rufe wandern in die Lebenden und sie lagern sich in den tiefen Nischen ab und werden sie nie wieder loslassen; sie werden sie hören, solange sie leben.

In den Trümmern der Hoffnung dieser jungen Menschen, die nie heiraten, die niemals Kinder in die Welt setzen, die nie den Blick der Liebe in den Augen eines kleinen Kindes sehen, die nie mit der Stimme des Alters zur nächsten Generation sprechen werden, liegen die Überreste des Landes: Getreide, das nie seine Ernte erleben wird, die Leichen der wilden Wesen, die nicht schnell genug zu fliehen vermochten vor der Wut der in ihrem uralten Kampf gefangenen Menschen, mächtige Bäume, deren tausend Jahre in einer Stunde zu Splittern zerbarsten, Obstgärten, die nie das Lachen eines schaukelnden Kindes erleben werden. Alles liegt *in Unordnung zwischen den nassen Bündeln des Stolzes und der Liebe von Müttern. Dann, nach einer Weile, erhebt sich ein Geruch, der zusammen mit den Geräuschen in die Lebenden eingeht und einen Fleck hinterlässt, den kein Waschen zu entfernen vermag. Und die eilig ausgehobenen Gräber sind schmucklos und flach.*

Wenn wir uns tiefer in diese Art der Wahrnehmung der Welt hineinbewegen, wir uns immer mehr daran gewöhnen, Bedeutung zu begegnen und zu verstehen, werden wir feststellen, dass sich auch die Bedeutungen, die wir antreffen, vertiefen werden. Denn die meisten dieser Bedeutungen kommen von lebendigen Wesen; sie sind nicht bloß in der Landschaft verschlüsselte Geschichte, sondern Mitteilungen von Moment zu Moment. Wir werden anfangen, ältere Bedeutungen zu finden, die zu Stein wurden, lange bevor sich der Mensch aus dem Bakteriellen ausdrückte.

> Ich stelle mir die Natur gerne als unendlich starke Radiosender vor, über die Gott jeden Tag, jede Stunde und jeden Augenblick unseres Lebens zu uns spricht, wenn wir sie nur einschalten und eingeschaltet lassen.[307] — George Washington Carver

In gewisser Weise sind diese tieferen Bedeutungen Predigten. Aber lebendige Predigten, lebende Lehren, die uns unterrichten und bilden sollen.

> Es gibt Predigten in Steinen und in Schlammschildkröten auf dem Grund von Weihern.[308] — Henry David Thoreau

Und jede und jeden von uns erreichen genau jene, die wir brauchen, damit unsere Seele so gebildet wird, wie sie es soll. Diese Lehren richten sich nicht an den linearen Verstand, wie die trockenen in den Kirchen; diese sprechen direkt zur Seele.

> Ich habe das Gefühl, dass [der Schöpfer] durch diese Dinge, die Er erschaffen hat, zu uns spricht. Was mich angeht, weiß

> ich, dass ich auf diese Weise so viel Trost und so viel Informationen bekomme, und in der Tat waren die wichtigsten Predigten überhaupt, die ich das Privileg hatte zu hören, genau darin verkörpert.[309] — GEORGE WASHINGTON CARVER

Und unsere geduldige Kontemplation dieser »Predigten« führt zu einer direkten Neugestaltung unseres Inneren.

> Jede Blume des Feldes, jede Faser eines Gewächses, jede Zelle eines Insekts trägt den Stempel von dessen Schöpfer und kann uns – wenn wir es gebührend bedenken – Vorlesungen halten über Ethik oder Göttlichkeit.[310] — THOMAS POPE BLOUNT

Denn die Erde ist ein lebender Ort heiliger Lehren. Sie ist keine zweidimensionale Wortfolge auf einem Blatt Papier, kein statisches Ding, sondern eine lebendige, immer fließende Mitteilung von Bedeutung.

> Wenn ihr die christliche Bibel nehmt und sie Wind und Regen aussetzt, wird das Papier, auf dem die Worte gedruckt sind, schon bald dahin sein. Unsere Bibel *ist* Wind und Regen.[311] — ÄLTESTER VOM NORDAMERIKANISCHEN VOLK DER SALISH

Wir werden sehen, dass die Lehren an sich in vielen Fällen spezifisch sind. Wir werden feststellen, dass wir den meisten von ihnen nicht einfach zufällig begegnen. Wir werden von ihnen angezogen. Es gibt einen Grund, weshalb wir diesen bestimmten Berg besteigen und nicht jenen anderen. Und bei näherer Betrachtung werden wir herausfinden, dass die Lehren, auf die wir stoßen, spezifische Mitteilungen enthalten, die einzig und allein für uns bestimmt sind. Und genau das sind die Lehren, die uns neu formen sollen.

> Der mich erschaffen hat, hat mich verbessert. Als ich diesen Eingriff bemerkte, war ich zutiefst bewegt.[312] — HENRY DAVID THOREAU

Diese Lehren halten sich an keinen vorhersehbaren Unterrichtsplan, kommen nicht zu einer festgelegten Zeit. In diesem Prozess lernen wir, offen für das zu sein, was kommen mag, und nehmen uns die Zeit, regelmäßig in die Natur hinauszugehen, um den Lehren überhaupt begegnen zu können, die für uns bestimmt sind.

> Ich vertraue mich ihr [der Natur] [an]. Sie mag mit mir schalten.[313] — JOHANN WOLFGANG GOETHE

Wenn wir in die Natur gehen, lassen wir uns von unserem Herzfeld führen und bewegen uns hin zu den Dingen, die uns aus irgendeinem Grund anziehen. Vielleicht verspüren wir eines Tages das Verlangen, in den Bergen zu wandern, oder werden beim Spazieren im Wald von einer bestimmten Gruppe von Bäumen angezogen. Um solches zu bemerken, müssen wir uns erlauben, wie Thoreau meinte, »mit den unverbrauchten Seiten unseres Auges zu schauen«. Es ist das periphere Sehen, mit dem wir diese Dinge wahrnehmen; es sind periphere Gedanken, in denen deren Signale einherkommen. Scharfes Sehen ist die Domäne des linearen Verstandes.

> Es ist genauso schlecht, Sterne und Wolken zu *studieren,* wie Blumen und Steine. Ich muss meine Sinne wie meine Gedanken wandern lassen, meine Augen schauen lassen, ohne hinzusehen. Carlyle sagte, um zu beobachten, müsse man sehen; ich aber sage, man muss vielmehr schauen, je mehr man hinsieht, desto weniger wird man beobachten. [...] Sei nicht mit dem Hinsehen beschäftigt. Geh nicht hin zum Objekt; lass es zu dir kommen.[314] — HENRY DAVID THOREAU

Und wenn wir uns von der Bedeutung berührt fühlen, sollten wir erkennen, dass es für uns etwas Wichtiges gibt in diesem Phänomen, das uns zu sich gerufen hat. Gehen wir zu ihm hin, setzen wir uns dazu und bemühen uns zu hören, was es da für uns gibt.

> Als ich den Deep Cut* betrat, überbrachte mir der Wind eine Nachricht aus dem Himmel und wehte sie auf den Draht des

* Eine Eisenbahnschneise in der Nähe von Thoreaus Hütte beim Walden Pond in Massachusetts [A.d.Ü.].

> Telegrafen, der bei dessen Vorbeizug vibrierte. Sogleich setzte ich mich auf einen Stein am Fuß des Mastes und lauschte der Kommunikation.[315] — Henry David Thoreau

Die Lektionen sind, ähnlich wie in linearen Schulen, häufig komplex. Viele werden Jahre brauchen, bis wir sie verstehen. Wir werden ihre Bedeutung an der Kraft ihrer Berührung erkennen. Sie wird etwas an sich haben, das uns sagt, dass dies eine Lehre ist, die speziell für uns bestimmt ist. Und so müssen wir sie sorgfältig in unser Herzenstuch einwickeln, den Moment des ersten Kontakts in unserer Erfahrung verankern und sie von Zeit zu Zeit wieder hervorholen, auspacken und betrachten. In unserer Kontemplation darüber werden viele Wahrheiten hervortreten. Irgendwann, mit unserem Heranreifen, wird die Lektion von selbst in unserem Verstehen aufgehen. Wir werden still dastehen, am prägnanten Punkt, die Lehre in ihrer Fülle erfassen und imstande sein, sie zu drehen und sie entlang jeder Drehachse zu betrachten.

Die Schwierigkeit besteht darin, diese erlernten Fähigkeiten nicht bloß zu einer Methode der Gewinnung von Ressourcen aus dem immateriellen Bereich zu machen – und die restliche Zeit auf einem linearen Erkenntnisweg zu verharren. Diese Wahrnehmungsweise ist nicht nur ein Werkzeug, sie ist eine Lebensweise, eine Art des Seins. Es ist eine Welt, in der zu leben, uns bestimmt ist und es schon immer war. Letztendlich wird sie,

wenn wir es wollen,

zu einer Wohnstätte, nicht bloß zu einem Ort, den wir ab und zu besuchen.

Irgendwann geben wir es auf, eine Brücke zu sein, und überqueren sie.

Schließlich wird der Gebrauch der direkten Wahrnehmung als eine Seinsweise, als ein normaler Erkenntnisweg, den Verstand-Körper-Dualismus ausradieren. Wir fangen an, unmittelbar zu erfahren, dass es kein Höheres und kein Niedrigeres gibt, kein Auf und Ab, kein Besser und Weniger. Keine Hierarchie. Wir beginnen, den Anthropozentrismus zu transzendieren.

> Wenn das Individuum in der Lage ist, eine Welt zu betreten, in der die beiden Aspekte von Yin und Yang in ihre ursprüngliche Einheit zurückkehren, endet die Mission dieser Symbole.[316] — MASANOBU FUKUOKA

Schnell wird deutlich, dass in diesem Erkenntnismodus, in dieser Wahrnehmung der Natur, Letztere ein einheitliches Ganzes ist, in dem alle Dinge unabdingbare Teile einer Sache sind. Und wie molekulare Ansammlungen, die sich selbst organisieren, ist auch dieses Ganze selbstorganisiert. Es zeigt emergente Verhaltensweisen, trägt zur Aufrechterhaltung des Ganzen und zur Integrität jedes einzelnen Teils bei, und kein Teil ist weniger wichtig als das Ganze. Und ebenso wird klar, dass im Moment der Selbstorganisation dieses Ganzen, das wir »das Universum« nennen, etwas ins Sein kommt, das weit mehr ist als die Summe seiner Teile.

> Ich denke, in einer Welt jenseits von Worten, wo Sprache keine Konsequenz hat, sind »Gott« und »Natur« ein und dasselbe. Wenn ich sage »Natur ist Gott«, meine ich, dass das Wesen der Natur und die Essenz Gottes wie die beiden Seiten derselben Wirklichkeit sind. Was an der Oberfläche erscheint, ist die physische Form der Natur; Gott liegt verborgen hinter der Natur. Doch wenn wir von »innen und außen« oder von »vorne und hinten« sprechen, sind die Menschen unglücklicherweise nicht in der Lage, die Natur auf der Außenseite und Gott auf der Innenseite als eine Einheit zu sehen, weil sie die Bilder von zwei relativen Dingen heraufbeschwören.[317] — MASANOBU FUKUOKA

Diese Einheit kann unmittelbar gefühlt, direkt erlebt werden. Sie hat viele Namen, aber nur eine Identität.

Religionen sind eine besondere Art der Vorstellung, das Ding selbst sind sie nicht.

Diese Identität ist das Zentrum, aus dem alle Dinge kommen. Und für diejenigen, die den Text der Welt lesen, die offen sind für die Berührung durch das Leben, war es schon immer klar, dass dieses Mysterium so viel größer ist als der Mensch, dass es mit dem linearen Verstand niemals verstanden werden kann, dass wir vor seiner Präsenz in der Tat winzig sind.

Es gibt keinen Ort, an dem
wir nicht gesehen werden.

Es sind keine Götter aus zweiter Hand,
sondern die Steine unter unseren Füßen,
der Baum, der lässig
im Schatten lehnt,
der Wolf, regungslos
im Mondschein,
unsere eigene Seele,
die still in der Dunkelheit steht
neben unserem unbewussten Selbst,

die uns sehen,

alles von uns.

Obschon wir
denken,
wir seien in Sicherheit unsichtbar,
ziehen,
zerren
diese Wesen,
ihre Leben,
an unseren Fesseln
und rufen uns zurück
in den blättergesprenkelten Schatten,
an der uralten Brust
zu trinken,
die schon Menschen säugte
lange, bevor Jesus
das Tageslicht erblickte

und seine Hand um die Nägel schloss,
oder Buddha saß
und Pilze aß,
oder der Mensch einherschritt
auf dem Mond.

Und wenn wir uns erst in Gänze darauf einlassen, werden wir feststellen, dass dies alles über eine besondere Geografie verfügt. Ihre Wegweiser beziehen sich nicht auf die physische Welt, sondern sind stattdessen einzigartig für diese tieferdimensionale Welt der Bedeutung. Wir sehen einen Berg und bemerken, dass in seiner Form spezifische Mitteilungen verschlüsselt sind. Denn seine Form hat eine Bedeutung, und diese Bedeutung sagt etwas über die Landschaft aus, in der wir uns befinden.

Wir beginnen zu verstehen, dass genauso, wie das elektromagnetische Spektrum fraktaliert wird, wenn Leben durch es hindurchfließt und Mitteilungen darin einbettet, die wir wahrnehmen können, die besondere Faltung, die auftritt, wenn das Leben durch das Land fließt, ebenfalls Mitteilungen darin einbettet. Und so beinhalten die stetig langsamen, immerzu andauernden (Ent-)Faltungen von Bergen, wie auch jeder Landschaft, die uns begegnet, selbst Bedeutungen. Die Formen der Berge sind Transformen von Mitteilungen, bestimmte Botschaften, die das wahrnehmende Herz zu verstehen vermag.

Einige dieser Bedeutungen haben nichts mit uns zu tun, denn wir reisen nicht in diese Richtung und sind nicht eingebunden in diese bestimmte Gemeinschaft von Ereignissen. Andere sind uns Lehren über die Geografie der Bedeutung, in der wir uns wiederfinden. Und wieder andere sind richtungsweisend, zeigen den Weg, den wir nehmen müssen.

Die Wegweiser, denen wir begegnen, sagen uns, wohin wir gehen sollen, leiten uns auf unserem Weg. Doch an diesem Ort ist Wegweisung nicht dasselbe wie die Richtung in der physischen Welt. Hier ist Richtung eine Qualität, keine Quantität. Reisen vollzieht sich manchmal sehr schnell und manchmal äußerst langsam. Wir können jahrelang arbeiten, um einen Kilometer zurückzulegen, und zu anderen Zeiten reisen wir Dutzende von Meilen in nur einer Sekunde. Manchmal führen uns die Wegweiser, denen wir begegnen, tief in unsere innere Welt, zu einem bestimmten verkrümmten Ort in uns. Und manchmal arbeiten wir jahrelang an dieser Erneuerung, bevor wir weiterreisen können.

Du vermagst nicht zu wissen, was dich erwartet,
bis du dich hingibst und eintrittst in diese Dunkelheit.
Es mag sein, dass die Sonne dort scheint,
dass das Gras grün ist,
dass deine Familie dich erwartet,
so wie sie deiner geharrt hat
Jahr um Jahr, für eine Dauer,
die dein schlafendes Selbst sich nicht vorzustellen
vermag.

In der Hingabe
und im Drehen hin zur Begegnung mit der Dunkelheit
liegt die Freiheit.

Denn es gibt keinen Ort, der so dunkel wäre,
dass derjenige, der dich liebt
und hierhergesetzt wurde, dir zu helfen,
noch nicht dort war
und ihn dir bereitet hätte.

Dann, eines Tages, wenn wir es am wenigsten erwarten, wird die gekrümmte Stelle wieder gerade gemacht.

> Der Zweck der Arbeit ist zu lernen;
> wenn wir es wissen, ist die Arbeit vorbei.[318] — Kabir

Die Qualität unserer inneren Welt hat sich verändert und wir stellen plötzlich fest, dass wir eine größere Strecke zurückgelegt haben. Auch falls wir uns beim Verrichten der anstehenden Arbeit von der leuchtenden Welt weit entfernt fühlen, merken wir, wenn wir die Welt plötzlich wieder betreten, dass wir weit gereist sind. Wir stellen fest, dass wir Qualitäten der Distanz zurückgelegt haben, nicht Quantitäten.

Das sind die Systole und die Diastole der Arbeit.

Einige dieser Orte der inneren Arbeit sind allen Reisenden gemeinsam, einige sind für jeden Menschen einzigartig. Das Territorium hat nur eine Identität, doch es führen viele Wege hindurch. Alle Reisenden werden auf einige der Wegweiser treffen, aber keiner wird auf sämtliche stoßen. Doch wir werden feststellen, dass es eine gewisse Vertrautheit mit dem Gebiet gibt, in dem wir uns befinden, mit den Wegweisern, denen wir begegnen, so als wären wir in ein Land gereist, das wir kennen und gleichzeitig nicht kennen. Das Territorium, durch das wir wandern, wird Ähnlichkeit mit etwas in uns haben.

> Diese Erde, die sich wie eine Landkarte um mich herum ausbreitet, ist nur die Auskleidung meiner innersten entblößten Seele.[319] — HENRY DAVID THOREAU

Sendivogius sagte: »Der größte Teil der Seele befindet sich außerhalb des Körpers.«[320] Wir werden tatsächlich feststellen, dass dem so ist. Wenn wir in die Bedeutungen der Welt reisen, wandern wir tiefer in unsere eigene Seele hinein.

Den Text der Welt zu lesen, ist eine lebenslange Reise. Denn die Sprache ist komplex und viele Passagen können erst verstanden werden, nachdem wir reif genug dafür geworden sind. Das Territorium verlangt so viele neue Muskeln, dass es Orte gibt, an die wir nicht zu gelangen vermögen, bis wir gereift sind. Oft können wir den Berggipfel sehen, bevor wir ihn erreichen. Dennoch gibt es Wegweiser, »Predigten«, die uns auf unserem Weg helfen sollen und die wir in dem Stein zu unseren Füßen finden und in der Pflanze, die uns zu einer Lichtung im Wald ruft.

> Es würde die Wiedergeburt der Menschheit bedeuten, wenn sie sich soweit aufzuschwingen vermöchte, dass sie Stock und Stein wirklich zu würdigen verstünde.[321] — HENRY DAVID THOREAU

Diese geben Anweisungen für die Reise; die Strecke, die wir zurückzulegen haben, hängt davon ab, wie gut wir die Lektion verstanden haben. Wenn wir begriffen haben, was sie uns lehrt, werden wir erkennen, dass die Lektion, als sie in uns gesät wurde, eine Veränderung in uns, in der Struktur unserer Seele, verursachte und dass es unsere Betrachtung darüber war, die uns dahin führte, wohin zu gelangen, uns bestimmt war.

Nachdem wir die Arbeit getan haben, nachdem es zu diesem Verständnisschub kommt, besitzen wir ein Juwel, das nur für jene anderen sichtbar ist, die diesen Weg ebenfalls gegangen sind, einen Edelstein von großem Wert. Dieses Juwel enthält eine tiefe Wahrheit, die uns aus dem Herzen der Welt geschenkt wurde, eine, die uns tief in uns hineinbringen soll. Und wenn wir diese Edelsteine verstehen, weben wir sie tief in unser Gewebe ein. Sie werden buchstäblich ein Teil dessen, wer wir sind. Und so ist gewissermaßen die Karte selbst in unsere Struktur verwoben, auf den tiefsten Ebenen unseres Seins. Indem wir einfach wir selbst sind, kennen wir nun den Weg.

> Das uns irgend Großes, Schönes, Bedeutendes begegnet, muß nicht erst von Außen her wieder er-innert, gleichsam erjagt werden, es muß sich vielmehr gleich vom Anfang her in unser Inneres verweben, mit ihm eins werden, ein neueres besseres Ich in uns erzeugen und so ewig bildend in uns fortleben und schaffen.[322] — JOHANN WOLFGANG GOETHE

Diese Gaben des Verstehens, diese Lehren sind derart kostbar, dass wir eine Sensibilität für ihre Berührung entwickeln, sie in unserer Nähe behalten müssen, wenn wir ihnen begegnen, und die erforderlichen Jahre investieren sollten, um ihre Lehren zu verstehen. Wir müssen uns verpflichten, weiterzureisen zu immer tieferen Ebenen des Verständnisses, um die komplexeren Bedeutungen zu durchdringen, die uns erreichen.

Diesen Teil des Lernens sollten wir nicht überstürzt angehen. Die Kontemplation sollte sich in der ihr gebührenden Zeit entfalten. Jede Berührung ist mit Bedeutung gefüllt, die weit tiefer geht, als wir in kurzer Zeit wahrzunehmen vermögen. Irgendwann lernen wir, bei ihnen Halt zu machen und sie zu kontenplieren, sie in uns eintreten zu lassen. Und wir werden die Kraft finden, die Reise zu Ende zu führen.

> Dieses Lied des Wassers vermag jedes Ohr zu hören, aber es gibt noch eine andere Musik in diesen Hügeln, die längst nicht alle vernehmen. Um auch nur ein paar Klänge davon zu

> hören, musst du erst einmal lange hier leben und du musst die Sprache der Hügel und Flüsse verstehen. Dann, in einer stillen Nacht, wenn das Lagerfeuer ausgeht und die Plejaden aufgestiegen sind über das Felsgestein, sitze still, lausche dem Heulen eines Wolfes und denke gut nach über alles, was du gesehen hast und versuchst zu verstehen.[323] — ALDO LEOPOLD

Wir neigen dazu, diese Reise anfänglich für grandios zu halten, zumindest eine Zeit lang. Doch sobald wir auf ihr gereift sind, sobald wir uns so weit erneuert haben, dass wir vermögen, über längere Zeiträume in dieser Welt der lebendigen Bedeutungen zu leben, verblasst dieses Grandiose. Was bleibt, ist einfach das, was wir tun.

Dann haben wir die Zeit zum Verweilen, um die Lebewesen, die wir als Mitbewohner und Nachbarn antreffen, zu begrüßen. Wir erzählen unsere Reisegeschichten, berichten von den Offenbarungen und Bedeutungen, die wir gefunden haben. Und wir fangen an, Geschichten zuzuhören, die erzählt werden von den Ältesten, die hier waren, als sie sich zutrugen. Denn die Steine und Bäume, die Pflanzen und Berge, die Flüsse selbst waren lange vor uns hier. Ihre Erinnerungen reichen weit zurück, und sie werden denen, die mit offenem Herzen kommen, berichten, wie die Dinge vor langer Zeit waren. Sie erzählen uns die Geschichten aus ihrer Jugend und von der Gestaltung der Welt und der Menschheit.

> Gelegentlich bekomme ich an langen Winterabenden, wenn dichter Schnee fällt und der Wind durch den Wald heult, Besuch von einem alten Ansiedler, dem ursprünglichen Besitzer. Man sagt von ihm, er habe den Waldenteich gegraben, ringsum mit Steinen gepflastert und mit Tannen umsäumt. Er erzählt mir Geschichten aus alter Zeit und neuer Ewigkeit; wir vermögen sehr wohl, einen Abend voll Frohmut und heiterer Lebensbetrachtung zu verbringen, wenn auch ohne Äpfel oder Apfelwein. Er ist ein überaus kluger und lustiger Freund, den ich von Herzen liebe. Er lebt indessen noch verborgener als Goffe oder Whalley; man glaubt, dass er gestorben sei, aber niemand kennt sein Grab. Auch eine ältere Dame wohnt in meiner Nachbarschaft; für die meisten Menschen ist sie unsichtbar. Ich treibe mich zuweilen in ihrem

> Kräutergarten herum, pflücke von den Pflanzen und höre ihre Märchen an, von denen sie immer wieder neue zu erzählen hat. Ihr Gedächtnis reicht weiter zurück als die Mythologie; sie kennt den Ursprung jeder Sage und weiß, auf welcher Tatsache sie beruht; denn die Geschehnisse vollzogen sich alle in ihrer Jugendzeit. Sie ist eine rotbackige, fröhliche alte Frau, der jedes Wetter und jede Jahreszeit gleicherweise zusagt; wahrscheinlich wird sie alle ihre Kinder überleben.[324]
> — Henry David Thoreau

In dieser Seinsweise finden wir letztendlich uns selbst, eine für uns bestimmte Wahrheit, die aus der Tiefe der Welt stammt, die Gesellschaft von beseelten Wesen, die wahrhaftig, liebevoll und tiefgründig sind; wir machen eine Reise, die alle ekstatischen Menschen unternommen haben, seit es Menschen gibt. Es ist unser Geburtsrecht, auf diese Art wahrzunehmen, und es gibt kein menschliches Wesen, das grundsätzlich unfähig dazu wäre. Denn es ist für unsere Natur wesentlich, eincodiert in unsere Menschlichkeit.

> Was ich hatte, kannst auch du haben, was ich genossen habe, kannst auch du genießen, was ich gelernt habe, kannst auch du lernen, alles ist kostenlos, alles ist offen, alles ist großzügig gewährt im Menschen.[325] — Luther Burbank

Hier gibt es Reichtümer, deren Licht selbst Gold verblassen lässt. Liebe, die größer ist als Sonnen. Eine Art zu leben, eine Seinsweise, eine Multidimensionalität von Erfahrung, die Bücher in den Schatten stellt, aus dem sie hervorgegangen sind. Ich lade dich ein einzutreten. Es ist eine einfache Sache.

Stop!
Atme tief durch.
Schau, was genau vor dir liegt.
Wie
fühlt
es sich
an?

Epilog

> Als ich einmal in Gedanken über das Seiende war und mein Denken sich in große Höhen erhob, während meine sinnlichen Wahrnehmungen ausgeschaltet waren wie bei Menschen, die wegen Übersättigung an Speisen oder körperlicher Ermüdung von Schlaf überwältigt sind, da glaubte ich, eine übergroße Gestalt von unermesslicher Größe riefe meinen Namen und sagte zu mir: »Was willst du hören und sehen und im Geiste begreifen und erkennen?«[326] — HERMES TRISMEGISTOS

Es kam eine Zeit, als mich die Dinge, die in der Welt vorkommen, zutiefst beunruhigten. Also reiste ich hoch, zu den Gipfeln der Erde, um jene Weisheit zu finden, die nur die Berge kennen.

Ich folgte dem vor mir liegenden Weg, mein Körper passte sich den Rhythmen der Landschaft an, dem Auf- und Abstieg der Seele. Zur rechten Zeit gelangte ich an einen geschützten Ort, von wo aus ich die Bewegung der Welt vor mir erblickte, den mächtigen Berggeist um mich herum spürte.

Ich setzte und schmiegte mich in die Lichtung, begann tief zu atmen, mich zu entspannen, ließ mich fallen und mich halten von meinem Rastplatz. Ich öffnete mein Fühlen weit und ließ das Feld meines Herzens fern über mich hinausreichen, ließ es diese Gipfel berühren, die sich über mir erhoben. Ich ließ es sich anfüllen mit der Kraft der Berge. Fühlte sie um mich herum, atmete sie ein, ließ sie mich berühren. Und ich spürte wieder diese Präsenz, die älter ist als der Mensch, fühlte die Bewegung eines Bewusstseins, das so weit über mich hinausreicht wie die Sterne über die Sonne. Es veränderte und bewegte sich und schaute mich, der ich zu seinen Füßen saß, dann an.

Ich spürte die Fürsorge und Liebe, die ich für diese Berge hege, bis die Gefühle mich zu überwältigen drohten. Dann fühlte ich die Kraft meines Bedürfnisses, das von der Frage vollständig erfüllt war, die zu stellen ich gekommen war. Ich schickte meine Bitte hinauf und hinaus in die Welt.

»Sag mir«, bat ich inständig, »weshalb tun wir diese Dinge, die wir tun, warum sind wir so feindselig gegenüber der Erde? Was genau ist die ökologische Funktion der menschlichen Spezies?«

Ich spürte ein Stocken und dann blitzte ein Licht tief in mich hinein und durch mich hindurch. Ich fühlte mich geprüft, mein innerstes Selbst durchdrungen, vollkommen offengelegt gegenüber einem forschenden Blick.

»Ist es das, was du wissen willst? Ist es das, was du sehen willst?«, hörte ich innerlich.

»Ja«, erwiderte ich und schickte noch einmal die aufrichtige Kraft meines Bedürfnisses, meiner Sorge in die Welt hinaus.

Da strömte eine große Fürsorge zu mir zurück und ich fühlte mich in der Umarmung eines Wesens, das fast so alt ist wie die Erde selbst. Irgendwo darin spürte ich auch ein tiefes Lachen, als erinnerte es sich an eine gewaltige, lustige Sache.

»Bist du wirklich sicher«, sagte es noch einmal, »dass es das ist, was du wissen willst?«

»Ja«, antwortete ich erneut, »denn wie sollte irgendjemand von uns wirklich wissen, was wir sind, ohne dies zu verstehen?«

»Also schau«, kam die Antwort, »und hör zu.«

Dann verschwand die Lichtung aus meinem Blickfeld und auf dem Bildschirm meiner Vision, nahmen Formen Gestalt an.

❧

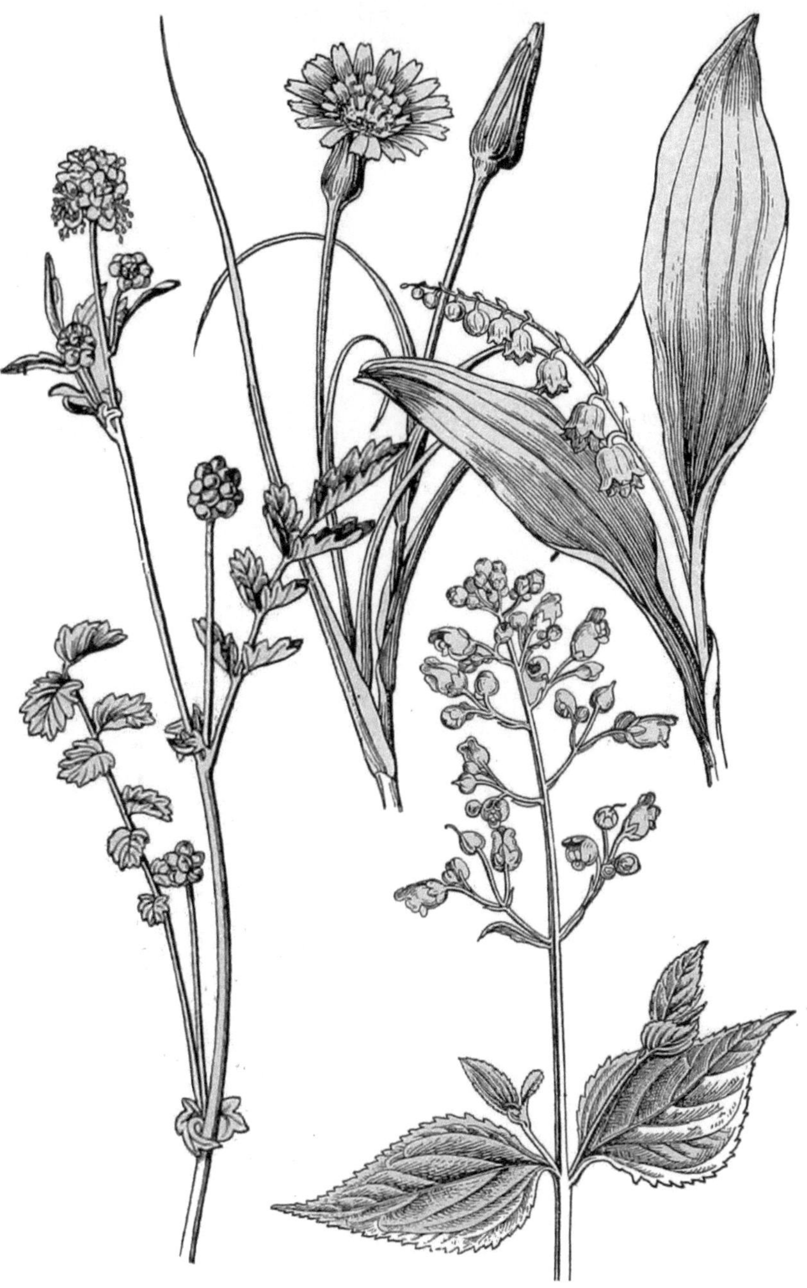

Beginnen Sie zunächst, die Natur aus eigenem Antrieb zu lesen; wenn Sie dann hierherkommen, lernen Sie, sie mit großer Schnelligkeit zu interpretieren.[327] — George Washington Carver

Anhang

Übungen und Literatur

Übungen zur Verfeinerug unseres Herzens zu einem Wahrnehmungsorgan

Die nachfolgenden Übungen wende ich seit mehr als dreißig Jahren bei mir selbst an und seit über zwanzig Jahren bei meinen Studentinnen und Studenten. Sie können enorm dabei helfen, unsere Fähigkeit zu verbessern, das Herz als Wahrnehmungsorgan zu nutzen, unsere Wahrnehmungen zu verfeinern, unsere Fähigkeit zur emotionalen Kommunikation zu entwickeln und Aspekte von uns zurückzufordern, die wir vielleicht schon vor langer Zeit abgelegt haben.

Ich empfehle mindestens ein Jahr der wöchentlichen oder täglichen Arbeit mit diesen Übungen, um mit den Fertigkeiten vertraut zu werden.

Übung 1: Die menschliche Welt

> Komisch, dass wir weniger Verstand einsetzen als Vögel und Säugetiere.[328] — George Washington Carver

Nimm dir einen Tag oder einen Nachmittag Zeit und besuche einen Stadtteil, der dir gefällt. Wähle einen Bezirk, in dem du dich naturgemäß wohlfühlst, der sich für dich gut anfühlt. Gehe dort einfach spazieren und besuche Geschäfte.

Fange mit einem Spaziergang in dem speziellen Teil dieser Gegend an, den du am meisten magst. Lass dich in das Gefühl des Ortes hineinsinken, tauche darin ein, entspanne dich in sein Wesen hinein.

Nun schau dich um und wähle den Laden aus, von dem du dich am meisten angezogen fühlst. Gehe dorthin und stelle dich davor. Nimm dessen Sinneseindrücke in dich auf. Erlaube es ihnen, sich in deiner Erfahrung zu verstärken. Achte nun auf die Gefühle, welche diese Sinneseindrücke bei dir auslösen. Erkunde sie, »berühre«

ihre Ränder und Formen. Erlaube es dir, bei dieser Erkundung langsam vorzugehen, dich nicht zu beeilen. Versuche, alle Gefühle zu bemerken, die auftreten, egal wie albern sie dir erscheinen mögen.

Am Anfang kann dies verwirrend sein. Die multisensorische Natur menschlicher Wahrnehmungen und Gefühle wird so häufig unterdrückt, dass es oft als irritierend, beängstigend oder peinlich empfunden wird, wenn wir uns für sie öffnen. Erlaube dir dennoch wahrzunehmen, was immer du fühlst und – besonders wichtig – beurteile es nicht. Nimm es einfach wahr.

Achte auf die Türen. Auf die Schaufenster. Auf das, was in den Fenstern ausgestellt ist. Auf das Schild oder die Schilder. Auf den Bürgersteig vor dem Laden. Auf alle Pflanzen oder Bäume, die dort wachsen. Wie fühlt sich jeder Teil für dich an? Fühlen sich manche Teile besser an als andere? Kannst du sagen warum?

Was ist das vorrangige Gefühl, das der Laden dir vermittelt? Fühlt er sich florierend an? Wohltuend? Glücklich? Düster? Melancholisch? Nimm dir alle Zeit, die du brauchst, um das Gefühl zu bekommen, dass du jeden Aspekt des Ladens erkundet und deine Schlüsse daraus gezogen hast. Schreibe alles in ein besonderes Tagebuch, das du zum Zweck dieser Erkundungen führst.

> All dies ist für ein aufmerksames Auge vollkommen klar und könnte doch leicht von den meisten unbemerkt bleiben.[329]
> — Henry David Thoreau

Jetzt schau dich auf der Straße um. Entscheide dich für einen anderen Laden, aber dieses Mal für einen, der sich deutlich anders anfühlt als der erste. Gehe dorthin und wiederhole den Vorgang.

Vergleiche die beiden Geschäfte. Welche unterschiedlichen Gefühle haben sie hervorgerufen? Kennst du den Grund dafür? Kannst du ihn in Worte fassen? (Das braucht vielleicht etwas Übung.)

Nun gehe in ein drittes Geschäft und wiederhole den Vorgang. Vergleiche, was du hier erlebst, mit den beiden zuvor erkundeten.

> Fangen Sie jetzt an, die kleinen Dinge in Ihrem eigenen Vorgarten zu studieren, gehen Sie vom Bekannten zum nächsten verwandten Unbekannten.[330] — George Washington Carver

Wir alle entscheiden uns unbewusst, bestimmte Geschäfte oder Restaurants aufzusuchen, die im Einklang stehen mit emotionalen Wünschen, die wir hegen, oder Orte, an denen wir uns am wohlsten fühlen, auch wenn viele andere Geschäfte die gleichen Dinge verkaufen. Diese Übung ist ein Prozess, die eingebetteten Mitteilungen bewusst wahrzunehmen und zu identifizieren, die aus der Welt um dich herum stammen und die du in feinen Emotionen spürst.

Die von Menschen eröffneten und betriebenen Geschäfte verkörpern die grundlegenden Weltanschauungen, Überzeugungen und Orientierungen ihrer Besitzerinnen und Besitzer. Unternehmen vermitteln ihren Kunden spezifische Bedeutungen durch die Gefühle, die die Besucher erfahren, auch wenn die Leute normalerweise nicht in der Lage sind zu beschreiben, welche Gefühle sie haben. Mit viel Übung ist es möglich, diese Gefühle zu identifizieren und daraus die Organisationsstruktur eines Unternehmens, seinen psychischen Gesundheitszustand, seine Auswirkungen auf seine Kunden, seine finanzielle Solitität und viele andere Dinge zu bestimmen.

Übung 2: Die Menschen

> Ich fand mich in einem Schulzimmer wieder, wo ich nicht umhinkonnte, Sehens- und Hörenswertes zu erblicken und zu vernehmen, wo ich nicht anders konnte, als meine Lektion zu erhalten, denn meine Lektion kam zu mir.[331] — HENRY DAVID THOREAU

Gehe nun in ein Café, das dir gefällt – ein mit einem Buchladen kombiniertes ist ideal für diese Übung –, an einen Ort, an dem du eine Zeit lang verweilen und Kaffee oder Tee trinken kannst. Wähle einen Ort, den du besonders magst. Setze dich an einen Tisch mit einem guten Blick in den Raum, von dem aus du die Leute, die eintreten, gut sehen kannst.

Richte nun deinen Blick auf die Person, zu der du dich am stärksten hingezogen fühlst. Gestatte es dir, diese Person wirklich zu sehen. Nimm dir Zeit, sodass die Sinneseindrücke von dieser Person wirklich in dich eintreten können.

Da du diesen Menschen mit einer gewissen Intensität ansehen wirst, musst du es geschickt anstellen, damit du ihn nicht nervös machst oder er sich zu fragen beginnt, was du da eigentlich tust und warum. Das funktioniert am besten, wenn du beobachten kannst, ohne selbst beobachtet zu werden.

Welche Gefühle empfängst du von dieser Person? Glückliche? Traurige? Nervöse? Leere? Maskuline? Feminine? Starke? Schwache? Angenehme? Sichere? Selbstgefälliger Wohlstand? Selbstgefällige Emotionen? Armut?

Welche Gedanken gehen dir durch den Kopf, wenn du das Gesicht dieser Person betrachtest? Gestatte dir, dieses Gesicht zu erforschen. Wie fühlt sich das Kinn für dich an? Die Nase? Was teilen die Augen dieser Person mit? Die Ohren? Die Nase? Der Mund? Die Stirn? Das Gesicht?

Gesichter sind außerordentlich zuverlässig in Bezug auf die innere Welt ihrer Besitzer, egal wie geschult jemand darin ist, »sein Gesicht zu wahren«. Jeder Teil des Gesichts wird dir durch die Gefühle, die du spürst, etwas über die innere Welt dieses Menschen sagen.

Jetzt schau dir die Hände dieser Person an. Wirken sie lebendig und bewusst oder schläfrig und unbewohnt? Sind diese Hände stark oder schwach, glücklich oder traurig? Geschäftsmäßig sachlich oder gefühlvoll? Wie alt, glaubst du, ist diese Person emotional? Lass einfach eine Zahl in dir hochkommen. (Hast du andere Menschen gekannt, die gleich alt zu sein schienen? Waren ihre Hände denen dieser Person ähnlich?)

Schreib alles in dein Tagebuch.

Wie fühlt sich die Kleidung dieser Person an? Was kommuniziert ihre Garderobe? Was ist mit den Schuhen? Fühlt sich diese Person wohl in ihrer Kleidung, in ihrer künstlichen Haut, die du siehst? Passen die Kleider zu dem Gefühl, das du empfindest, wenn du dir das Gesicht dieser Person betrachtest?

Wiederhole diesen Vorgang mit so vielen Menschen, wie du möchtest – mindestens aber mit zwei. Vergleiche die Erfahrungen, die du mit jeder der Personen gemacht hast.

Stellen Sie sich, wenn Sie es können, einen Diamanten vor aus lichtempfindlichen Platten wie jenen, die in der besten Kamera verwendet werden, und denken Sie dann an die un-

> endliche Vielfalt der Bilder, die jeden Tag – jede Stunde! – auf den formbaren und beeinflussbaren Geist eines Kindes geworfen werden! Sie denken vielleicht, es sehe diese rasche, wütende Geste nicht oder höre jenes harsche, hässliche Wort nicht oder spüre nicht die Ungeduld in diesem Schubs, den Sie ihm gegeben haben, oder verstünde jene böse Anspielung nicht oder nähme nicht diese schlampige Angewohnheit an; aber Sie liegen falsch. All diese Bilder sind da. Jedes Mal, wenn die Linse klickt, entsteht eine Aufzeichnung, die bleibt.[332] — LUTHER BURBANK

Die persönliche Welt – und die Bedeutungen –, in denen eine Person lebt, werden mittels jeder Geste, jeder Betonung, jeder Bewegung des Auges und der Hand, jedem Kleidungsstück und jedem Schritt der Füße mitgeteilt. Durch Übung ist es möglich zu lernen, alle Elemente der inneren Welt eines Menschen und ihre Bedeutungen wahrzunehmen und zu wissen, wie es ist, dort zu leben; nachzuvollziehen, wie andere Menschen diese Person in ihrem täglichen Leben erleben; den emotionalen Tenor des Lebens zu verstehen, in dem diese Person lebt.

Übung 3: Die natürliche Welt

> Wandere und lebe darin [in dieser Nachbarschaft] [...] Angle in ihren Bächen, jage in ihren Wäldern, sammle Brennholz aus ihrem Wasser, aus ihren Wäldern, bebaue ihren Boden und pflücke die wilden Früchte. Dies wird der sicherste und schnellste Weg zu diesen Wahrnehmungen sein, die du begehrst.[333] — HENRY DAVID THOREAU

Gehe an einen Ort in der Natur, der dir gefällt (und vergewissere dich, dass du dein Tagebuch dabeihast). Wähle einen Ort, an dem du schon einmal warst, einen, mit dem du dich vertraut fühlst. Finde genau die Stelle an diesem Ort, die dir am besten gefällt, und entspanne dich in sie hinein. Setze dich hin, mach es dir richtig bequem.

Wie fühlt sich dieser Ort an? Versuche, dies mit Worten zu beschreiben. Sei dabei so konkret, wie du nur kannst. Wenn nötig, lass dich in deinem Tagebuch länger darüber aus. Schreibe alles auf, was dir durch den Kopf geht, egal, wie albern es klingen mag. Sogar, wenn du es für verrückt hältst.

Wenn du damit fertig bist, lass deine Augen schweifen, lass deine Aufmerksamkeit von etwas angezogen werden, das dir am interessantesten erscheint. Vielleicht ist es ein Stein, eine Pflanze oder ein Baum.

Schau es dir genau an. Erkunde es mit deinen Augen. Achte auf alles. Schau genau auf die Farben, die Form, wie es auf dem Boden ruht oder wächst. Realisiere auch seine Beziehung zur Luft, die es umgibt, zu den Pflanzen, zum Wasser, dem Boden und den Steinen.

Beachte nun, welche Gefühle du zu diesem Ding und seinen einzelnen Teilen hast, die dir aufgefallen sind. Lass diese Gefühle in dir sehr stark werden. Schreib alles auf.

Gibt es einen Teil, den du mehr magst als die anderen? Einen, der dir weniger gefällt? Weißt du weshalb? Rufen alle von dir betrachteten Teile das gleiche Gefühl in dir hervor? Oder erzeugen sie unterschiedliche Emotionen? Notiere das alles mit großer Genauigkeit in deinem Tagebuch.

Mache dies mit mindestens zwei weiteren Dingen, die du siehst. Mindestens eines davon sollte eine Pflanze sein. Du kannst nahe zu ihr hingehen, wenn du willst; bringe deine Augen auf gleiche Ebene mit einem der Pflanzenblätter oder nimm den Blickwinkel eines Insekts darauf ein. Wie ist die Pflanze geformt, wie fühlt sie sich in deinen Fingern an, wie riecht sie? Welche Emotionen erzeugt jedes dieser Dinge in dir? Halte alles schriftlich fest.

> Der richtige Weg ist, direkt von der Natur zu lernen, was kein formales Studium erfordert.[334] — MASANOBU FUKUOKA

Gehe nun an einen anderen Ort in der Natur, der sich vom ersten unterscheidet. Setze und entspanne dich. Mach es dir bequem. Wie fühlt sich dieser Ort an?

Fühlt sich dieser zweite Ort anders an als der erste? Inwiefern unterscheiden sich deine Gefühle? Welcher Ort fühlt sich besser an? Gibt es einen Namen, den du dem Gefühl geben kannst, das du am ersten Ort hattest? Einen Namen, den du dem zweiten geben kannst? Namen, die den Unterschied in den Gefühlen verdeutlichen, die du wahrnimmst? Falls dir kein Wort einfällt, erfinde eines.

> [Ich] belehrt[e] mich auf meine eigene Weise, ohne mich nach irgend etwas Gegebenem oder Herkömmlichem zu richten. Deswegen könnt ich jede neue Entdeckung freudig aufnehmen und, was ich selbst gewahr ward, ausbilden. Das Vorteilhafte kam mir zugute, und das Widerwärtige brauchte ich nicht zu achten.[335] — JOHANN WOLFGANG GOETHE

Hast du dies abgeschlossen, finde etwas anderes, das dein Auge anzieht, und notiere alles schriftlich, was du fühlst und wahrnimmst. Wiederhole dies mit zwei weiteren Dingen, wovon mindestens eines eine Pflanze ist.

Übung 4: Das Kind

> Alles Leben, und besonders alles tierische Leben, ist sensibel für äußere Eindrücke, aber das Kind ist bei Weitem der empfindlichste Organismus auf dem ganzen Planeten. [...] Das Kind ist wie ein Diamant, wie ich schon oft gesagt habe; seine vielen Facetten empfangen Eindrücke so klar und scharf wie ein Kupferstich.[336] — LUTHER BURBANK

Manchmal kann es hilfreich sein, eine Tonaufnahme der Beschreibung dieser nächsten Übung anzufertigen und sie anschließend abzuspielen. Mit etwas Praxis wirst du die für dich richtige Geschwindigkeit, Stimmhöhe und Betonung finden, die dir beim Anhören zusagt.

Setze dich an einen bequemen Platz, an einen Ort, an dem du nicht gestört wirst. Irgendwo, wo du dich geborgen und genährt fühlst.

Schließe deine Augen und atme ein paar Mal tief durch. Fülle deine Lungen, als ob es Ballons wären, fülle sie, bis sie beinahe bersten. Halte die Luft an, halte sie und halte sie. Dann atme... langsam... ganz langsam aus. Wenn du die Luft aus deinen Lungen entlässt, lasse jegliche Anspannung, die du innerlich fühlst, mit deinem Atem los. Wiederhole diesen Vorgang... mehrere Male.

Lass nun bei jedem Ausatmen die Spannung aus einem bestimmten Teil deines Körpers herausfließen. Beginne mit deinen Zehen, fahre dann fort mit deinen Fesseln, danach mit deinen Knien. Tue dies mit jedem größeren Teil deines Körpers und ende bei Hals, Gesicht und Kopf.

Nun stelle dir den Boden oder Stuhl unter dir als zwei riesige, hohle Hände vor, die dich halten. Entspanne dich in ihnen, lass dich von ihnen tragen. Es besteht kein Anlass, dich selbst zu halten; lass sie dich stützen. Atme weiter und löse jegliche Spannung in deinem Körper.

Sieh nun das kleine Kind vor dir stehen, das du einmal warst. Welchen Einfluss hat es auf dich, diesen Aspekt von dir zu sehen?

Nimm alles über dein Kind wahr. Wie ist es gekleidet? Wie ist sein Gesichtsausdruck? Glücklich? Traurig? Freust du dich, es zu sehen? Scheint es glücklich darüber zu sein, dich zu sehen? Schaut es dir in die Augen? Fühlst du dich wohl dabei, es zu sehen?

Nimm alles an deinem Kind wahr.

Jetzt frage dein Kind, innerlich, ob es dir etwas sagen möchte. Hör genau zu, um sicherzugehen, dass du hörst, was es sagt.

Nun: Gibt es etwas, das du deinem Kind mitteilen möchtest?

Rede und höre so viel wie nötig, bis alles gesagt ist. Braucht dein Kind etwas von dir? Brauchst du etwas von deinem Kind?

> Die Vögel, die die Kinder zum ersten Mal sahen, waren heilige Vögel, eine harmonische Schönheit von Wahrheit, Tugend und Anmut.[337] — Masanobu Fukuoka

Frage nun dein Kind innerlich, ob es dich umarmen möchte. Falls die Antwort »Ja« lautet, streck deine Arme aus (tue dies wirklich), hebe dein Kind hoch, drücke es an dich und halte es. Lege deine Arme um dich und halte dich.

Fühle diese Umarmung. Entspanne dich darin. Fühle, wie es ist, diesen Teil von dir so eng an dich zu drücken. Ist es zu lange her, seit du dir diese Form der Fürsorge schenktest?

Nun: Musst du deinem Kind noch etwas sagen? Muss dein Kind dir noch etwas sagen?

Bleibe so lange bei dieser Erfahrung, wie du es brauchst oder willst. Dann, wenn du damit fertig bist, danke deinem Kind für die Umarmung und dafür, dass es gekommen ist, dich zu besuchen. Es ist immer wichtig, deinem Kind für seine Hilfe zu danken. Dann, wenn du bereit bist, verabschiede dich von ihm.

> Wir schenken dem Wunder des wachsenden Verstandes eines Kindes große Aufmerksamkeit, doch mir scheint, dass das Wunder nicht mit der Kindheit aufhört.[338] — LUTHER BURBANK

Uns, in der westlichen Welt und insbesondere in den Vereinigten Staaten, wird oft beigebracht, diesen Aspekt von uns zu unterdrücken. Er ist ein Teil von uns, der sich sehr tief anfühlt und äußerst sensibel ist für die emotionalen Feinheiten der Welt. Für die Arbeit, die wir hier tun, ist es von grundlegender Wichtigkeit, ihn aus dem Beutel zu holen, in dem er so lange gesteckt hat. Denn es gibt keinen Aspekt von uns, der für das Feld des Herzens empfänglicher wäre, keinen Teil, der tiefer fühlen kann.

Für viele Menschen kann es schwierig sein, diesen Teil von sich zu reklamieren. Wenn wir uns eine eng befreundete Person vorstellen, der wir drei- oder viermal in Folge eine Verabredung zum Mittagessen abgesagt haben, können wir die Art von Gefühlen erahnen, die in einem Teil von uns existieren, der fünfzehn oder zwanzig Jahre lang verschlossen blieb. Manchmal braucht es viel Arbeit, um die Kommunikation wieder zu etablieren, und noch länger, um Vertrauen wiederherzustellen. Dieser Teil reagiert nicht sehr gut auf Forderungen oder Drohungen, jedoch häufig auf Versprechen, vor allem, wenn diese gehalten werden. (Normalerweise müssen auch wir im Gegenzug etwas tun. Es ist sehr wichtig, dass wir dies leisten, falls wir unser Einverständnis dazu geben können.) Sich erneut mit diesem Aspekt von uns anzufreunden, lohnt sich.

Wenn wir die Tür zu diesem Teil von uns öffnen, öffnet sich auch die Tür zu unserer Wiederverbindung mit der Welt und all den darin enthaltenen subtilen Bedeutungen. Ich schlage den Menschen häufig vor, diese Übung täglich während mindestens einem Jahr zu praktizieren. Dann wird uns dieser Teil von uns alles darüber mitteilen, was in uns vorgeht, alles, was wir zutiefst brauchen. Er wird uns auch viel über die uns umgebende Welt erzählen. Es ist wirklich möglich, unser eigener bester Freund, unsere eigene beste Freundin zu werden.

> Es ist nicht notwendig, einem Kind zu sagen: »Das ist Sauerampfer. Es sieht zwar aus wie Klee, ist es aber nicht.« Ein Kind versteht dies nicht und braucht kein botanisches Wissen. Bringen Sie einem Kind bei, dass Klee eine Pflanze zur Gründüngung ist und dass Mastkraut als Heilpflanze zur Behandlung von Diabetes dient, und das Kind verliert den wahren Grund für das Dasein dieser Pflanze aus den Augen. Alle Pflanzen wachsen und existieren aus einem bestimmten Grund. Wenn wir ein Kind mit kleinlichen, mikrokosmischen wissenschaftlichen Erkenntnissen anleinen, verliert es die Freiheit, sich mit eigenen Händen makrokosmische Weisheit anzueignen. Wenn Kinder frei herumspielen dürfen in einer Welt, die über die Wissenschaft hinausgeht, werden sie von selbst natürliche Anbaumethoden entwickeln.[339] — MASANOBU FUKUOKA

Es gibt einen guten Grund, weshalb über Luther Burbank, George Washington Carver, Helen Keller und viele indigene Völker gesagt wird, sie seien wie Kinder.

Übung 5: Der Säugling

> Die *Integrität* einer Struktur wird beeinträchtigt und möglicherweise gefährdet, wenn irgendein Teil daraus herabgesetzt oder entfernt wird. Genauso ist es mit einem Menschen oder einem Ökosystem. Die Gesundheit von Menschen oder Orten steigt mit der Mannigfaltigkeit ihres Ausdrucks.[340] — JESSE WOLF HARDIN

Auch bei dieser Übung kann es, wie bei der vorangegangenen, hilfreich sein, den Anleitungstext auf Band zu sprechen und ihn anschließend abzuspielen.

Setze dich an einen bequemen Platz, an einen Ort, wo du nicht gestört wirst. Irgendwo, wo du dich geborgen und genährt fühlst.

Schließe deine Augen und atme ein paar Mal tief durch. Fülle deine Lungen, als ob es Ballons wären, fülle sie, bis sie beinahe bersten. Halte die Luft an, halte sie und halte sie. Dann atme... langsam... ganz langsam aus. Wenn du die Luft aus deinen Lungen entlässt, lasse jegliche Anspannung, die du innerlich fühlst, mit deinem Atem los. Wiederhole diesen Vorgang... mehrere Male.

Lasse nun bei jedem Ausatmen die Spannung aus einem bestimmten Teil deines Körpers herausfließen. Beginne mit deinen Zehen, fahre dann fort mit deinen Fesseln, danach mit deinen Knien. Tue dies mit jedem größeren Teil deines Körpers und ende bei Hals, Gesicht und Kopf.

Nun stelle dir den Boden oder Stuhl unter dir als zwei riesige, hohle Hände vor, die dich halten. Entspanne dich in ihnen, lass dich von ihnen tragen. Es besteht kein Anlass, dich selbst zu halten; lass sie dich stützen. Atme weiter und löse jegliche Spannung in deinem Körper.

Sieh nun das kleine Baby vor dir liegen, das du einmal warst. Wie wirkt es auf dich, diesen Aspekt deiner selbst zu sehen?

Nimm alles an dem Baby wahr. Wie ist es gekleidet? Wie ist sein Gesichtsausdruck? Glücklich? Traurig? Sind seine Augen geöffnet? Sind sie geschlossen?

Freust du dich, es zu sehen? Fühlt es sich für dich angenehm an, das Baby zu betrachten? Scheint es glücklich darüber zu sein, dich zu sehen? Bewegt es sich? Atmet dein Baby? Von welcher Farbe ist seine Haut? Macht dein Baby einen gesunden Eindruck? Oder einen ungesunden? Bekommt es genug zu essen? Nimm alles wahr.

Atme weiter.

Wenn du damit fertig bist, alles an deinem Baby wahrzunehmen, strecke deine Arme nach unten aus (tue es wirklich) und hebe dein Baby hoch. Bring deine Arme zu deiner Brust, so wie du jedes Baby halten würdest, knuddele es, lass es sich bei dir anschmiegen. Spüre, wie es sich anfühlt, diesen Teil von dir so festzuhalten.

Nun beginne, auch wenn du ein Mann bist, dein Baby zu stillen. Erlaube es der Nahrung, aus dir hinaus- und in diesen verletzlichsten Teil deiner selbst hineinzufließen. Ist dies eine Fürsorge, die zu lange ausgeblieben ist? Wie lange ist es her, dass du diesen verletzlichsten Teil von dir selbst getröstet und gepflegt hast?

Wie fühlst du dich, wenn du dies nun tust?

Jetzt achte beim Halten und Stillen des Babys auf Folgendes: Gibt es etwas, das dein Baby von dir braucht? Etwas, das du tun solltest? Und ebenso: Brauchst du etwas von deinem Baby?

In Kürze wird es Zeit sein aufzuhören. Doch zuvor: Gibt es noch etwas, das du deinem Baby sagen musst? Braucht dein Baby noch etwas anderes von dir?

Bleibe bei dieser Erfahrung, solange du willst. Dann, wenn du fertig bist, schaue dein Baby an, lass deine Fürsorge aus dir ausströmen, hinein in das Baby, bis es davon erfüllt ist. Und wenn du damit fertig bist, danke deinem Baby, dass es zu dir gekommen ist, und verabschiede dich von ihm.

> Wie können wir erwarten, die Natur zu verstehen, wenn wir nicht wie Kinder ihre kleinsten Gaben annehmen?[341] — Henry David Thoreau

Dieser winzige, verletzliche Teil von uns ist einer, der oft in den Beutel der Schatten gesteckt wird. Es ist ein Aspekt von uns, der hilflos ist und eine besondere Art von Nahrung braucht. Dieser Teil von uns ist darüber hinaus sehr wichtig, denn er weiß, wie er an der Brust der Welt saugen muss, um diese Nahrung in sich aufzunehmen. Und dieser Teil von uns ist überaus empfindsam für emotionale Felder und deren Kommunikation. Denn es ist dieser Aspekt, der sich im elektromagnetischen Feld des Herzens deiner Mutter entwickelt hat. Und er kennt dieses Feld so gut, wie nur irgendetwas gekannt werden kann.

> Dort [in der Natur] kann ich wandern und das verlorene Kind wiederfinden, das ich bin, ohne irgendwelches Glockengeläut.[342] — Henry David Thoreau

Säuglinge haben keine Worte, wie du weißt – sie nehmen in Gefühlsgestalten wahr –, aber das ist in Ordnung; das Kind, dem du davor begegnet bist, kennt bereits viele Wörter. Und wenn du das Baby um Hilfe bittest, ist das ältere Kind oft bereit, als Dolmetscher zu helfen.

Du kannst diese Übung, wenn du möchtest, mit jedem Entwicklungsalter wiederholen, das du durchlebt hast, beginnend vom Säugling, über das Alter von zwei, vier oder acht Jahren, bis hin zur Adoleszenz, zum jungen Erwachsenenalter, zu den mittleren Jahren und so weiter. Jedes Alter hat seine eigene Intelligenz, besitzt seine eigene besondere Verbindung mit der Welt. Entwicklungsstufen hören nicht im Alter von zwölf oder sechzehn Jahren auf; das Kind wächst ganz natürlich, bis es vierzig... bis es achtzig ist. Es ist möglich, in jedem Alter von Gefühl und Staunen und Offenheit erfüllt zu bleiben. Jedes Alter hat seine eigenen Lehren. Jedes ist eine einzigartige Entwicklungsstufe des menschlichen Wachstums. Jedes Alter bringt besondere Wahrnehmungen und Fähigkeiten mit sich, die bei der Erfahrung des menschlichen Zustandes helfen.

Übung 6: Der Körper

> Denn es haben die Freunde und Bekenner der Wissenschaften aufs genaueste zu beachten, daß man versäumt, die falschen Synthesen, das heißt also die Hypothesen, die uns überliefert worden, zu prüfen, zu entwickeln, ins klare zu setzen und den Geist in seine alten Rechte, sich unmittelbar gegen die Natur zu stellen, wieder einzusetzen.[343] — Johann Wolfgang Goethe

Setze dich an einen bequemen Platz, an einen Ort, an dem du nicht gestört wirst. Irgendwo, wo du dich geborgen und genährt fühlst.

Schließe deine Augen und atme ein paar Mal tief durch. Fülle deine Lungen, als ob es Ballons wären, fülle sie, bis sie beinahe bersten. Halte die Luft an, halte sie und halte sie. Dann atme... langsam... ganz langsam aus. Wenn du die Luft aus deinen Lungen entlässt, lasse jegliche Anspannung, die du innerlich fühlst, mit deinem Atem los. Wiederhole diesen Vorgang... mehrere Male.

Lass nun bei jedem Ausatmen die Spannung aus einem bestimmten Teil deines Körpers herausfließen. Beginne mit deinen Zehen, fahre dann fort mit deinen Fesseln, danach mit deinen Knien. Tue dies mit jedem größeren Teil deines Körpers und ende bei Hals, Gesicht und Kopf.

Nun stelle dir den Boden oder Stuhl unter dir als zwei riesige, hohle Hände vor, die dich halten. Entspanne dich in ihnen, lass dich von ihnen tragen. Es besteht kein Anlass, dich selbst zu halten; lass sie dich stützen. Atme weiter und löse jegliche Spannung in deinem Körper.

Nun sehe dich vor deiner Lunge stehen. Achte auf ihre Form, ihre Farbe. Wie gesund erscheint sie dir? Scheint sie glücklich zu sein? Oder traurig? Übermütig? Oder verängstigt?

Fokussiere deinen Blick auf deine Lunge, bis sie vor dir wirklich lebendig wird. Welche Gefühle hast du hinsichtlich deiner Lunge? Lass diese Gefühle so intensiv werden, bis sie alles sind, was du fühlst.

Welcher Teil deiner Lunge fällt dir am deutlichsten auf? Was genau an diesem Teil erregt deine Aufmerksamkeit? Was braucht dieser Teil von dir?

Gibt es irgendetwas, das deine Lunge von dir benötigt? Brauchst du etwas von deiner Lunge?

Fahre damit fort, bis du deine Lunge ohne Unwohlsein betrachten kannst.

Wiederhole nun diesen Vorgang mit deinem Herzen, deinem Magen-Darm-Trakt und deiner Haut – einfach mit jedem Organ, das deine Aufmerksamkeit zu benötigen scheint.

Tue dies, bis du jedes Organ in dir klar und aus verschiedenen Blickwinkeln sehen kannst. Tue dies, bis du eine Kommunikation mit all deinen Organsystemen hergestellt hast, bis du dich mit jedem von ihnen wohlfühlst.

Übung 7: Das Organsystem

> Der Duft dieses Wissens! Er durchdringt unsere festen Körper, er geht durch Wände.[344] — KABIR

Suche einen öffentlichen Ort auf, an dem du dich entspannen und eine Weile verweilen kannst, einen Ort, der dir gefällt. Irgendwohin, wo es ein großes Kommen und Gehen vieler Menschen gibt. Der nicht-überdachte Hof eines Einkaufszentrums ist eine gute Wahl. (Aufgrund der Gefühlsnuancen, die sie im Allgemeinen aufweisen, sind überdachte Einkaufszentren für diese Übung furchtbar).

Wenn du zur Ruhe gekommen bist, entspanne dich und beginne, die Leute um dich herum zu betrachten. Lenke deinen Blick auf die Person, die deine Aufmerksamkeit am stärksten einfängt. Jetzt: Welcher Körperteil dieser Person zieht dich am meisten an?

Fokussiere dich auf diesen Körperteil und, wenn du bereit bist, schaue unter diesen Teil in das darunterliegende Organsystem.

Wie sieht es für dich aus? Gesund oder ungesund? Wie fühlt es sich an: wütend, traurig, froh oder verängstigt? Übe eine Weile, tiefer hineinzublicken und mit so vielen Leuten wie du möchtest.

Wiederhole dies so oft, bis es dir leichter fällt, in die Organsysteme anderer Menschen hineinzuschauen.

Übung 8: Tiefer eintreten in die menschliche Welt

> Wie wenige fühlen sich von dem begeistert, was eigentlich nur dem Geist erscheint.[345] — JOHANN WOLFGANG GOETHE

Wiederhole die Übung 1. Begib dich an dieselben Orte. Bitte dieses Mal jedoch dein Kind, mit dir anwesend zu sein; vielleicht steht es neben dir und hält unsichtbar deine Hand. Entspanne dich und beginne, das Geschäft, das du dir nochmals ansiehst, auch wirklich zu sehen und zu fühlen. Wie fühlt es sich heute für dich an? Denke an alles, was du über den Laden weißt.

Jetzt frage dein Kind, was es hinsichtlich dieses Ladens fühlt. Welcher Teil des Geschäfts fühlt sich für dein Kind am besten an? Welchen Teil mag es am meisten? Bitte dein Kind, dir alles zu erzählen, was es über den Laden fühlt und wahrnimmt. Verbringe so viel Zeit damit, wie dein Kind braucht, sodass du alles zu hören bekommst, was es dir zu sagen hat. Gibt es Unterschiede zu dem Mal, als du allein in diesem Laden warst? Wie lassen sich diese Unterschiede beschreiben?

Bitte nun dein Baby mitzukommen. Halte deinen Säugling in Gedanken in deinen Armen. Was fühlt das Baby in Bezug auf diesen Laden? Nimm alles wahr, was dein Baby an diesem Ort tut. Frage dein Kind, was dein Baby fühlt, falls du Schwierigkeiten haben solltest, es selbst herauszufinden.

Gehe an mindestens einen weiteren Ort, den du beim ersten Mal besucht hast, als du diese Übung praktiziertest, und wiederhole diese sowohl mit deinem Kind als auch mit deinem Säugling. Was sind die Gefühle und Wahrnehmungen deines Kindes? Welche Gefühle und Wahrnehmungen hat dein Baby? Welchen Ort mögen die beiden lieber? Warum? Wenn du bereit bist aufzuhören, vergiss nicht, deinem Kind und deinem Baby für deren Unterstützung zu danken.

Übung 9: Tiefer eingehen auf die Menschen

> Nicht durch Zwang oder Härte wirst du Zugang zu wahrer Weisheit finden, sondern durch Loslassen und kindliche Heiterkeit.[346] — HENRY DAVID THOREAU

Wiederhole nun die Übung 2. Nimm wieder dein Kind mit. Wenn du dich eingerichtet hast, bitte auch deinen Säugling, sich euch anzuschließen. Wie empfinden die beiden diesen Ort? Mögen sie ihn oder nicht? Warum oder warum nicht? Fühlt es sich hier anders mit ihnen an?

Wenn du zur Ruhe gekommen bist und dich wohlfühlst, beginne wieder, die Leute zu betrachten. Wähle die Person aus, die dein Kind am meisten interessiert. Lass es dir alles erzählen, was es an dieser Person wahrnimmt. Mag es die Person oder nicht? Warum oder warum nicht? Wenn dein Kind damit fertig ist, nimm auch wahr, wie sich dein Säugling in Anwesenheit der Person zu fühlen scheint.

Wenn du fertig bist, lass dein Kind eine andere Person auswählen. Wenn es bereit ist, lass es sich jemanden auswählen, bei dem es sich unwohl fühlt. Bitte dein Kind, dir den Grund dafür zu nennen. Was empfindet es an dieser Person als unangenehm? Lass dein Kind so detailliert wie möglich darauf eingehen.

Übung 10: Tiefer eintauchen in die Natur

> Wie Kirschen und Beeren schmecken, muss man Kinder und Sperlinge fragen.[347] — JOHANN WOLFGANG GOETHE

Wiederhole die Übung 3. Gehe zu derselben Stelle in der Natur, die du zuvor besucht hast. Denke daran, dein Tagebuch mitzunehmen. Setze dich hin und entspanne dich. Stell dir die Erde, auf der du sitzt, als riesige Hände vor, die dich halten und stützen. Nimm einige tiefe Atemzüge.

Bitte jetzt dein Kind, zu dir zu kommen und bei dir zu sitzen. Lass dein Kind dir alles über diesen Ort erzählen. Gehe zur Pflanze, neben der du zuvor gesessen hast. Berühre sie, rieche an ihr. Lass dein Kind die Pflanze anfassen und riechen. Lass dir von ihm erzählen, was es über sie weiß. Schreib alles auf.

> Wer ihr [der Natur] zutraulich folgt, den drückt sie wie ein Kind an ihr Herz.[348] — JOHANN WOLFGANG GOETHE

Bitte nun dein Baby, zu dir zu kommen und sich vor dir ins Gras zu legen. Wie sieht dein Säugling heute aus? Nimm alles wahr, was dieser Aspekt von dir in Bezug auf die Pflanze tut. Schreibe alles auf. Wenn du fragen magst, bitte dein Kind, dir zu sagen, was das Baby von dieser Pflanze hält und was es darüber denkt.

Jetzt lass dein Kind eine andere Pflanze auswählen – eine, von der es sich wirklich angezogen fühlt. Lass dir von ihm alles berichten. Schreibe alles auf. Bitte nun noch einmal dein Baby zu dir zu kommen und nimm alle Reaktionen des Säuglings auf diese Pflanze wahr.

Wenn du fertig bist, verlasse diese erste Stelle und wiederhole den Vorgang am zweiten Platz, den du das letzte Mal besucht hast, als du diese Übung gemacht hast. Wenn du fertig bist, bedanke dich bei deinem Baby und deinem Kind für deren Hilfe.

> Ich vermute, das Kind pflückt seine erste Blume mit einem Einblick in ihre Schönheit und Bedeutung, die der spätere Botaniker niemals bewahrt.[349] — HENRY DAVID THOREAU

Manchmal hilft es, die Pflanzen später in einem Buch, vielleicht einem Heilkräuterführer, nachzuschlagen. Die Informationstiefe, die das Kind und der Säugling von Pflanzen erfassen können, ist wirklich beeindruckend. Indem du diese Aspekte deiner selbst aufschließt, zapfts du deren natürliche Empfindsamkeit für die Welt an. Auch falls du der Meinung bist, du seist bereits sehr sensibel, wirst du erstaunt sein, wie viele weitere Informationen du durch diese Übungen erhältst.

Menschen, die diese Übungen über Jahre hinweg mit mir praktiziert haben, erfuhren auf diese Weise viele Details über Pflanzen, die sie zuvor noch nie gesehen hatten. Sie vermochten, außergewöhnlich eingehend den Gebrauch einzelner Gewächse für medizinische, handwerkliche, Bekleidungs- oder Bauzwecke zu nennen – Informationen, die aus dem äußeren Erscheinungsbild der Pflanzen nicht abzuleiten waren. Ich habe sogar Pflanzen in eine geschlossene Kiste gestellt und konnte hören, wie das Kind einer Person sie ausführlich beschrieb, was dieser Person selbst zuvor nicht möglich gewesen war. Dies scheint erstaunlich, aber das ist es nicht. So ist es einfach.

> Große Geheimnisse liegen noch verborgen; manches weiß ich, von vielem habe ich eine Ahndung.[350] — JOHANN WOLFGANG GOETHE

❧

Ich war längst überzeugt, es gäbe nichts Neues unter der Sonne und man könnte gar wohl in den Überlieferungen schon angedeutet finden, was wir selbst gewahr werden und denken, oder wohl gar hervorbringen. Wir sind nur Originale, weil wir nichts wissen.[351] — JOHANN WOLFGANG GOETHE

Für die heutigen Menschen ist es besonders schwierig, sich vorzustellen, dass unser modernes, wissenschaftliches Zeitalter möglicherweise keine Verbesserung gegenüber der vorwissenschaftlichen Zeit darstellt.[352] — MICHAEL CHRICHTON

Kommentierte Bibliografie

Die Weisheit der Naturpoeten

Auch wenn nicht alle der in dieser Bibliografie vertretenen Autorinnen und Autoren direkte Wahrnehmung praktizierten, haben viele von ihnen das Herz der Welt betreten und dort Informationen zusammengetragen. Dadurch wurden sie zu Naturpoeten, wie ich sie nenne. Die diesbezüglich Kultiviertesten unter ihnen habe ich in die Unterkapitel »Direkte Wahrnehmung« und »Verschiedenes« aufgenommen. Besonders empfehlenswerte Werke sind halbfett gekennzeichnet.

Direkte Wahrnehmung

> Überall um uns herum sehen wir Beweise dafür, dass es einen sechsten Sinn geben könnte, der eine gewisse Kraft besitzt, Eindrücke und Wissen von außen aufzunehmen, und das auf anderen Wegen als durch Riechen, Schmecken, Sehen, Hören oder Fühlen.[353] — LUTHER BURBANK

Die Verwendung der direkten Wahrnehmung beim Sammeln von Wissen aus dem Herzen der Welt ist sehr alt. Veröffentlichte Interviews mit indigenen Völkern zeigen, dass sie alle Kulturen und alle Zeiten durchdringt. Weniger bekannt ist, dass diese Fähigkeit auch in Publikationen über Menschen innerhalb der westlichen Tradition beschrieben wurde. Die folgende Literatur bietet eine Auswahl aus indigenen und westlichen Traditionen.

Indigenes Wissen

> Einmal ging ein Mann in den Wald und blieb vier Tage lang in einsamer Meditation. Er wanderte allein umher, bis er eine

sanfte, tiefe, süße Stimme vernahm, die ein Lied sang. Er hörte zu und beobachtete. Er sah eine schöne kleine Blume sich anmutig hin- und herwiegen. Er wusste, dass das Lied von dieser kleinen Blume kam. Um die Blume herum war der Boden sauber gekehrt. Er hörte zu, bis er das Lied gelernt hatte.[354] — Schwimmer

Indigene Völker haben immer die direkte Wahrnehmung angewandt, um pflanzliche Medizin und die Heilung von Krankheiten zu verstehen. Der größte Korpus von Schriften über ihre Ansätze besteht vor allem aus Interviews, die Ethnologen und Ethnobotaniker im neunzehnten Jahrhundert führten. Bruce Lambs Bücher über die Ausbildung und Erfahrung von Manuel Córdova-Rios in diesem Bereich sind eine unverzichtbare Lektüre.

Buhner, Stephen Harrod: *Die heilende Seele der Pflanzen. Was wir von Pflanzen lernen können, wenn wir ihnen zuhören und warum Biophilia für das Leben auf Erden so wichtig ist,* Aschaffenburg: Herba Press, 2020.

Buhner, Stephen Harrod: *Sacred and Herbal Healing Beers: The Secrets of Ancient Fermentation,* Boulder, CO: Siris Press, 1998.

Buhner, Stephen Harrod: *Sacred Plant Medicine: Explorations in the Practice of Indigenous Herbalism,* Coeur d'Alene, ID: Raven Press, 2001.

Córdova-Rios, Manuel [et al.]: *Wizard of the Upper Amazon,* Boston: Houghton Mifflin, 1974.

Córdova-Rios, Manuel und **F. Bruce Lamb**: *Rio Tigre and Beyond: The Amazon Jungle Medicine of Manuel Córdova,* Berkeley, CA: North Atlantic Books, 1985.

Densmore, Frances: *Teton Sioux Music,* Washington, DC: Smithsonian Institution: Bureau of American Ethnology, Bulletin 61, 1918.

Meyerhoff, Barbara: *Peyote Hunt,* Ithaca, NY: Cornell University Press, 1974.

Meyerhoff, Barbara: "Shamanic Equilibrium: Balance and Mediation in Known and Unknown Worlds," in Wayland Hand [Hrsg]: *Folk Medicine,* Berkeley, CA: University of California Press, 1976.

Paracelsus (1493–1541)

Gott [...] will, dass nichts heimlich oder verborgen bleib[t], sondern dass alles offenbar werde, was Er in der Natur geschaffen hat, und dass das selbig[e] erfahren werd[e].[355] — PARACELSUS

Wer die Natur erforschen will, muss ihre Bücher mit den Füßen treten.[356] — PARACELSUS

Theophrastus Bombast von Hohenheim, auch bekannt als Paracelsus, war ein Arzt im sechzehnten Jahrhundert. Seine Werke sind heutzutage nahezu unlesbar. Obwohl einzelne Teile daraus ganz wunderbar sind, ist die Sprache im Allgemeinen stumpf und veraltet. Er ist nur einer in einer bis zu den alten Griechen zurückführenden Linie westlicher Ärzte, die sich der direkten Wahrnehmung bedienten, um die medizinische Nutzbarkeit von Pflanzen zu verstehen.

GOODRICK-CLARKE, NICHOLAS: *Paracelsus: Essential Readings,* Berkeley, CA: North Atlantic Books, 1999.

JACOBI, JOLANDE [Hrsg.]: *Paracelsus: Selected Writings,* Princeton, NJ: Princeton University Press, 1951.

PARACELSUS: *The Hermetic and Alchemical Writings,* 2 Bände, Berkeley, CA: Shambhala Press, 1976.

SIGERIST, HENRY [Hrsg.]: *Paracelsus: Four Treatises,* Baltimore, MD: Johns Hopkins University Press, 1941.

Johann Wolfgang Goethe (1749–1832)

Hier war nicht weniger als Folgendes zu leisten. Ich wollte das, was ich bisher bloß im Allgemeinen aufgestellt und der geistigen Anschauung dargeboten hatte, nun auch dem körperlichen Auge auf eine in allen seinen Teilen sichtbare und stufenweise wohl aneinander geordnete Weise kenntlich machen, und dadurch auch den äußeren Sinn nachweisen, wie aus dem ersten Keim dieser Idee ein physiologischer Baum hervorwachsen könne, der bestimmt ist, die ganze Welt zu überschatten.[357] — Johann Wolfgang Goethe

Goethe war vielleicht die berühmteste Persönlichkeit seiner Zeit. Er lebte in einer der wechselvollsten Perioden der Geschichte, war mit fast jedem damaligen Genie bekannt und korrespondierte mit ihnen, traf Mozart und Napoleon, las Benjamin Franklins Arbeit über Elektrizität, als sie zum ersten Mal gedruckt wurde, war wohlhabend und Freund von Königen. Er wuchs in einer finanziell gut situierten Familie auf und gelang bereits als Teenager zu einiger Berühmtheit. Fast sein ganzes Leben lang wurde er gefeiert.

Die beste englischsprachige Monografie über Goethe stammt von Henri Bortoft. Auch diejenige von David Seamon und Arthur Zajonc ist gut, obschon ein bisschen repetitiv. Goethes eigene Schriften sind äußerst umfangreich, und auf Englisch steht und fällt ihre Qualität natürlich mit der Übersetzung. Bei Bortoft und Seamon findet sich notgedrungen nur ein Bruchteil davon. Eine der besseren allgemeinen Darstellungen von Goethes Denken liefert das ausführliche (und manchmal etwas langweilige) Werk von Johann Peter Eckermann: eine Sammlung von Gesprächen, die die beiden in den Jahren kurz vor Goethes Tod führten.

Ohne die Bedeutung seiner Poesie wäre Goethes Arbeit über die direkte Wahrnehmung der Natur (und die Entdeckungen, die er damit machte) wegen seiner Angriffe auf Newton und den wissenschaftlichen Reduktionismus in unserer Zeit wahrscheinlich in Vergessenheit geraten (wie es meistens ist).

Bortoft, Henri: *Goethe's Scientific Consciousness,* Kent, England: The Institute for Cultural Research, 1986.

Bortoft, Henri: *The Wholeness of Nature: Goethe's Way of Science,* Hudson, NY: Lindesfarne Press / Floris, 1996.

Eckermann, Johann Peter: *Gespräche mit Goethe in den letzten Jahren seines Lebens,* München: C.H. Beck, 3. Auflage, 1988.

Miller, Douglas [Hrsg.]: *Goethe's Botanical Writings,* übersetzt von Berthe Mueller, Woodbridge, CT: Ox Bow Press, 1989.

Miller, Douglas [Hrsg. u. Übers.]: *Goethe: The Collected Works,* 12 Bände, Princeton, NJ: University Press, 1988.

Seamon, David und Arthur Zajonc [Hrsg.]: *Goethe's Way of Science,* Albany, NY: State University of New York Press, 1998.

STEINER, RUDOLF: *Goethes naturwissenschaftliche Schriften*, Dornach: Philosophisch-Anthroposophischer Verlag am Goetheanum, 1926.

Henry David Thoreau (1817–1862)

> Wie unentbehrlich für ein richtiges Studium der Natur ist doch eine Wahrnehmung ihrer wahren Bedeutung.[358] — HENRY DAVID THOREAU

Thoreaus Schriften haben der innigen Leidenschaft der Amerikaner für den nordamerikanischen Kontinent eine Stimme gegeben und er gilt als deren erster bedeutender Naturalist. Allerdings ist dies eine äußerst oberflächliche Betrachtung seines Lebens und seines Werks. Er tauchte in die Welt ein und arbeitete daran, sich neu zu erschaffen, damit er die Sprache der Natur so klar wie möglich zu verstehen vermochte. Leider ist er viel jünger verstorben als die anderen in diesem Buch erwähnten Naturpoeten, beispielsweise Goethe und Burbank. Viele Beobachtungen zu Pflanzen hatte er erst kurz vor seinem Tod zusammengetragen. Was er damit zu tun gedachte, weiß niemand; dieser Aspekt seiner Arbeit blieb unvollendet. Obwohl er erstaunlich viele Stunden am Tag schrieb, war seine Handschrift entsetzlich schlecht und nahezu unleserlich. Dies ist mit ein Grund, weshalb es so lange gedauert hat, bis ein Großteil seiner Arbeiten gedruckt werden konnte und warum einige der hier aufgeführten Bücher so aktuelle Druckdaten aufweisen. Die besten Überblicke liefern Odell Shepards *The Heart of Thoreau's Journals* und Robert Blys *The Winged Life.*

BLY, ROBERT: *The Winged Life: The Poetic Voice of Henry David Thoreau,* San Francisco: Sierra Club Books, 1986.

BROOKE ATKINSON [Hrsg.]: *Thoreau, Henry David: Walden and Other Writings of Henry David Thoreau,* New York: Random House (Modern Library edition), 1937.

SHEPARD, ODELL [Hrsg.]: *The Heart of Thoreau's Journals,* New York: Houghton Mifflin, 1927 (Dover edition reprint, 1961).

THOREAU, HENRY DAVID: *Faith in a Seed,* Washington, DC: Island Press, 1993.

Thoreau, Henry David: *The Journal of Henry David Thoreau,* New York: Dover Publications, 1962.
Thoreau, Henry David: *Wild Fruits,* NY: Norton, 2000.

Luther Burbank (1849–1926)

> Wenn wir das Weise und Große und Nützliche inspizieren möchten, werden wir dies dicht am Boden finden.[359] — Luther Burbank

Luther Burbank wurde in Neuengland geboren, gehörte zur amerikanischen Arbeiterklasse und lebte in einer von Bauern und Landwirten geprägten Umgebung. Bereits zu Lebzeiten gelangte er zu Weltruhm und wurde so bekannt wie Thomas Edison. Sowohl er als auch sein Werk zogen große Aufmerksamkeit auf sich und praktisch jede bedeutende Persönlichkeit der Welt machte Bekanntschaft mit ihm. Gekrönte Häupter, wichtige Politiker und Wissenschaftler, Schriftsteller und Autorinnen reisten nach Kalifornien, um ihn zu besuchen.

Luther Burbank hat beinahe jede Nahrungspflanze entwickelt, die wir heute für selbstverständlich halten. Doch sein Gebrauch der direkten Wahrnehmung und sein Entsetzen über die reduktionistische Wissenschaft sind zwei der Hauptgründe, warum das Wissen über ihn und seine Arbeit mittlerweile fast vergessen ist. (Sein Hass auf das traditionelle Schulsystem – die formalisierte Erziehung – sowie seine Ansichten zur Eugenik waren zwei weitere Gründe.) Sein bestes allgemeines Werk ist *The Harvest of Years;* den umfassendsten Überblick über Burbanks Arbeit liefert die zwölfbändige Ausgabe, die 1914 von der Luther Burbank Society herausgegeben wurde. Alles Material über sein Leben und sein Werk ist heute vergriffen, kann aber über das Internet gefunden werden.

Burbank, Luther und Wilbur Hall: *The Harvest of Years,* New York: Houghton Mifflin, 1927.
Hall, Wilbur [Hrsg.]: *Luther Burbank: My Beliefs,* New York: Avondale Press, 1927.
Hall, Wilbur [Hrsg.]: *Luther Burbank: Partner of Nature,* New York: Appleton-Century, 1940.

Whitson, John und Robert John und Henry Smith Williams: *Luther Burbank: His Methods and Discoveries and Their Practical Applications,* 12 Bände, New York: Luther Burbank Press, 1914 (Neuausgabe: Cornell University Library, 2009).

George Washington Carver (1864?–1943)

> Ich möchte, dass sie den Großen Schöpfer in den kleinsten und scheinbar unbedeutendsten Dingen um sich herum erkennen. Wie sehr ich doch wünschte, dass jeder einhergeht im Gespräch mit dem Großen Schöpfer durch die Dinge, die Er erschaffen hat.[360] — George Washington Carver

Obwohl Carver und Burbank vergleichbare Methoden anwendeten und zu ähnlichen Zeiten lebten, haben sie sich nie getroffen und – soweit ich es beurteilen kann – nie den jeweils anderen in ihren Schriften erwähnt. Dies könnte daran liegen, dass ihre Ausrichtungen derart unterschiedlich waren.

Burbank betrachtete sich (wie es auch Goethe getan hatte) als Wissenschaftler, obschon damals mit dem Begriff etwas ganz anderes gemeint war als in unseren Tagen. Sie verstanden darunter eher etwas, was wir heute einen »Naturphilosophen« nennen würden, also das, was alle Wissenschaftler ursprünglich waren. Der Trend zur Spezialisierung, zum extremen Reduktionismus, war in der Naturphilosophie schon zu Goethes Zeiten präsent, zu denen Burbanks bereits deutlich stärker ausgeprägt und ist heutzutage dominierend. *Reductio ad absurdum* – Zurückführung auf das Sinnlose.

Ihr offensichtlicher Mangel an Würdigung der Arbeit des jeweils anderen könnte aber auch auf die extremen Unterschiede der gesellschaftlichen Hintergründe von Carver und Burbank zurückzuführen sein.

Carver war ein Afroamerikaner und als Sklave geboren worden und litt unter all den kulturellen und persönlichen Auswirkungen dieser Herkunft. Wie Burbank und Goethe, hatte er bereits als Kind die lebendige Kraft der Pflanzen und der Natur erlebt, was ihn den Rest seines Lebens prägte. Im Gegensatz zu Goethe und Burbank war er jedoch ein wiedergeborener Christ, und diese Orientierung durchdringt und prägt viele seiner Arbeiten.

Als Autor war er viel weniger produktiv als Goethe oder Burbank, und obwohl einige seiner gesammelten Reden gedruckt wurden, hinterließ er meines Wissens keine detaillierten Schriften über seine Methoden.

Kremer, Gary [Hrsg.]: *George Washington Carver: In His Own Words,* Columbia, MO: University of Missouri Press, 1987.

King, Maurice [Hrsg.]: *George Washington Carver: Soul and Soil,* Nashville, TN: The Upper Room, 1971.

Masanobu Fukuoka (1913–2008)

> Ein Leben als Kleinbauer mag primitiv erscheinen, aber wenn wir ein solches Leben führen, wird es möglich, über den Großen Weg zu kontemplieren. Ich glaube, wenn wir unsere eigene Nachbarschaft und die Alltagswelt, in der wir leben, tief ergründen, wird sich uns die größte aller Welten offenbaren.[361] — Masanobu Fukuoka

In Japan geboren und in der Kultur des Ostens fest verankert, absolvierte Fukuoka eine Ausbildung zum wissenschaftlichen Farmer. Entsprechend lernte er das westliche Denken und dessen Herangehensweise an Natur und Landwirtschaft ebenso kennen wie östliche Kulturperspektiven. Obwohl er außergewöhnlich belesen war, konnte ich keine Belege dafür finden, dass er, so wie Thoreau und Burbank, mit Goethes Werk näher in Berührung gekommen wäre. Zwar hatte er einen großen Einfluss auf Bewegungen der nachhaltigen Landwirtschaft, dennoch hat sich seine Arbeit nur eingeschränkt verbreitet. Anders als die Permakultur, ist die von ihm entwickelte natürliche oder »Nichts-tun«-Landwirtschaft sehr resistent gegen Reduktionismus; sie kann nicht auf eine Reihe von Techniken reduziert werden, da sie (fast) vollständig auf direkter Wahrnehmung und Kommunikation basiert. Die eine Weltgegend, in der sie auf größere Resonanz trifft, ist, nicht ganz überraschend, Indien. Fukuokas Schriften sind schwer zu finden und, mit Ausnahme von *The One Straw Revolution* (deutsch: *Der Große Weg hat kein Tor*) heute vergriffen und teuer. Aber alle seine Werke sind lesenswert.

Fukuoka, Masanobu: *Der Große Weg hat kein Tor: Nahrung – Anbau – Leben,* Darmstadt: Pala Verlag, 4. Auflage, 2020.

Fukuoka, Masanobu: *Rückkehr zur Natur: Die Philosophie des natürlichen Anbaus,* Schaafheim: Pala Verlag, 1987.

Fukuoka, Masanobu: *Die Suche nach dem verlorenen Paradies: Natürliche Landwirtschaft als Ausweg aus der Krise,* Schaafheim: Pala Verlag, 1990.

Das Herz

> Hör zu, Freund, dieser Körper ist Sein Zimbal. Er zieht die Saiten fest, und heraus kommt die Musik des inneren Universums.[362] — Kabir

Die Erforschung der wahren Natur des Herzens hat sich in den letzten Jahren enorm ausgeweitet, vor allem durch die Initiative des HeartMath Institute. Diese Arbeit ist wichtig, aber eher anthropozentrisch angelegt und fokussiert sich fast ausschließlich auf menschliche Physiologie, Gesundheit und Interaktion. Jedoch war diese Vorarbeit unbedingt erforderlich. Vieles davon ist brillant, insbesondere die Forschung von Rollin McCraty und seinen Kolleginnen und Kollegen. Trotzdem sagt es etwas Trauriges über unsere Zeit aus, dass heutzutage so viel Aufwand betrieben wird, um zu »beweisen«, dass unsere Herzen fühlen und dass dieses Fühlen wichtig ist.

Die meisten populärwissenschaftlichen Texte über das Herz als Wahrnehmungsorgan sind fürchterlich, vereinfacht und schlecht geschrieben. Die *HeartMath-Solution* (deutsch: *Die Herz-Intelligenz-Methode*) von Doc Childre und die Übersichten von Joseph Chilton Pearce in seinen Büchern sind wohl die besten. Das überzeugendste Buch und darüber hinaus eines, das viel von der HeartMath-Arbeit vorweggenommen hat, ist wahrscheinlich James Hillmans *The Thought of the Heart and the Soul of the World.*

Bücher

Childre, Doc: *Die Herz-Intelligenz-Methode,* Kirchzarten bei Freiburg: VAK Verlag, 2000.

Gershon, Michael: *Der kluge Bauch: Die Entdeckung des zweiten Gehirns,* München: Goldmann, 2001. [Anmerkung: ein kurzer Blick auf das enterische beziehungsweise gastrointestinale Nervensystem.]

Glass, Leon und Peper Hunter und Andrew McCulloch [Hrsg.]: *Theory of Heart: Biomechanics, Biophysics, and Nonlinear Dynamics of Cardiac Function,* New York: Springer Verlag, 1991.

Hillman, James: *The Thought of the Heart and the Soul of the World,* Woodstock, CT: Spring Publications, 1995.

McArthur, David und Bruce McArthur: *The Intelligent Heart,* Virginia Beach, VA: A.R.E. Press, 1997.

Miyakawa, Kiyoshi und H.P. Koepchen und C. Polosa [Hrsg.]: *Mechanism of Blood Pressure Waves,* Tokyo: Japan Scientific Societies Press, 1984.

Paddison, Sara: *The Hidden Power of the Heart,* Boulder Creek, CA: Planetary Publications, 1993.

Pearce, Joseph Chilton: *Die Biologie der Transzendenz: Eine Blaupause des menschlichen Geistes,* Freiamt im Schwarzwald: Arbor Verlag, 2004.

Pearce, Joseph Chilton: *Der nächste Schritt der Menschheit: Die Entfaltung des menschlichen Potentials aus neurobiologischer Sicht,* Freiamt im Schwarzwald: Arbor Verlag, 1994.

Pearsall, Paul: *Heilung aus dem Herzen: Die Körper-Seele-Verbindung und die Entdeckung der Lebensenergie,* München: Goldmann, 1999.

Artikel

Armour, J.A.: “Anatomy and Function of the Intrathoracic Neurons Regulating the Heart” in I.H. Zucker und J.P. Gilmore [Hrsg.]: *Reflex Control of the Circulation,* Boca Raton, FL: CRC press, 1991.

Bason, B. und B. Celler: “Control of the Heart Rate by External Stimuli”, in *Nature,* 4 (1972), Seiten 279–280.

Blalock, J.E.: “The Immune System as a Sensory Organ”, in *Journal of Immunology,* 1132 (1984), Seiten 1067–1070.

Cantin, M. und J. Genest: “The Heart as an Endocrine Gland”, in *Scientific American* 254 (1986), Seiten 76–81.

de Quincey, C.: "Entelechy: The Intelligence of the Body", in *Advances in Mind Body Medicine,* 18, no. 1 (2002), Seiten 41–45.

Feder, M.E. "Skin Breathing in Vertebrates", in *Scientific American,* 253 (1985), Seiten 126–142.

Frysinger, R.C. und R.M. Harper: "Cardiac and Respiratory Correlations with Unit Discharge in Epileptic Human Temporal Lobe", in *Epilepsia,* 31 no. 2. (1990), Seiten 162–171.

Goldberger, A.: "Is the Normal Heartbeat Chaotic or Homeostatic?" in *News in Physiological Science,* 6 (1991), Seiten 87–91.

Goldberger, A. [et al.]: "Chaos and Fractals in Human Physiology", in *Scientific American,* 262 (1990), Seiten 42–49.

Goldberger, A. [et al.]: "Nonlinear Dynamics of the Heartbeat", in *Physica,* 17D (1985), Seiten 207–214.

Lacey, J. und B. Lacey: "Conversations Between Heart and Brain", in *Bulletin of the Institute of Mental Health,* March 1987.

Lacey, J. und B. Lacey: "Two-way Communication Between the Heart and the Brain: Significance of Time Within the Cardiac Cycle" in *American Physiologist,* 33 (1978), Seiten 99–113.

Laird, J.: "Strong Link Between Emotion and Memory", in *Journal of Personality and Social Psychology,* 42, Seiten 646–657.

Libby, W.I. [et al.]: "Pupillary and Cardiac Activity During Visual Attention", in *Psychophysiology,* 10, Nr. 3 (1973), Seiten 270–294.

Marinelli, R. [et al.]: "The Heart is not a Pump: A Refutation of the Pressure Propulsion Premise of Heart Function", in *Frontier Perspectives,* 5, Nr. 1 (1995).

McCraty, R. [et al.]: "The Effects of Emotions on Short Term Heart Rate Variability Using Power Spectrum Analysis" in *American Journal of Cardiology,* 76 (1995), Seiten 1089–1093.

McCraty, R. und M. Atkinson und D. Romasino [et al.]: "The Electricity of Touch: Detection and Measurement of Cardiac Energy Exchange Between People" in Karl H. Pibram [Hrsg.]: *Brain and Values: Is a Biological Science of Values Possible?,* Mahwah, NJ: Lawrence Erlbaum Associates, 1998, Seiten 359–379.

McCraty, R. und W.A. Tiller und M. Atkinson: "Head-heart Entrainment: A Preliminary Survey" in *Proceedings of the Brain-mind Applied Neurophysiology EEG Feedback Meeting,* Key West, FL, 1996.

McCraty, R. und B. Barrios-Choplin [et al.]: "The Impact of a New Emotional Self-Management Program on Stress, Emotions, Heart Rate Variability, DHEA, and Cortisol" in *Integrative Physiological and Behavioral Science,* 33, Nr. 2 (1998), Seiten 151–170.

McCraty, R. [et al.]: "New Electrophysical Correlates Associated with Intentional Heart Focus"in *Subtle Energies,* 4 (1995), Seiten 251–268.

Rigney, D.R. und A.L. Goldberger: "Nonlinear Mechanics of the Heart's Swinging During Pericardial Effusion" in *American Journal of Physiology,* 257 (1989), Seiten 1292–1305.

Russek, L. und G. Schwartz: "Energy Cardiology: A Dynamical Energy Systems Approach for Integrating Conventional and Alternative Medicine" in *Advances: The Journal of Mind Body Health,* 12, Nr. 4 (1996).

Russek, L. und G. Schwartz: "Interpersonal Heart-brain Registration and the Perception of Parental Love: A 42 Year Follow Up of the Harvard Mastery of Stress Study" in *Subtle Energies,* 5, no. 3 (1994), Seiten 195–208.

Schandry, R. und B. Sparrer und R. Weikunat: "From the Heart to the Brain: A Study of Heartbeat Contingent Scalp Potentials" in *International Journal of Neuroscience,* 30 (1986), Seiten 261–275.

Schwartz, G. und L. Russek: "Do All Dynamic Systems have Memory? Implications of the Systemic Memory Hypothesis for Science and Plants Society" in K. Pibram und J. King [Hrsg.]: *Brain and Values: Behavioral Neurodynamics,* Hillsdale, NJ: Lawrence Erlbaum Associates, 1996.

Song, L. und G. Schwartz und L. Russek: "Heart-focused Attention and Heart-brain Synchronization: Energetic and Physiological Mechanisms" in *Alternative Therapies in Health and Medicine,* 4, Nr. 5 (1998), Seiten 44–62.

Skerry, T.: "Neurotransmitters in Bone" in *Journal of Musculoskeletal and Neuronal Interactions,* 2, Nr. 5 (2002), Seiten 401–403.

Stroink, G.: "Principles of Cardiomagnetism" in S.J. Williamson und M. Mohe und G. Stroink und M. Kotani [Hrsg.]: *Advances in Biomagnetism,* New York: Plenum Press 1989, Seiten 47–57.

TELEGDY, G.: "The Action of ANP, BNP and Related Peptides on Motivated Behaviors" in *Reviews in the Neurosciences,* 5, Nr. 4 (1994), Seiten 309–315.

TILLER, W.A. [et al.]: "Cardiac Coherence: A New Noninvasive Measure of Autonomic Nervous System Disorder" in *Alternative Therapies,* 2 (1996), Seiten 52–65.

WATKINS, A.D.: "Intention and Electromagnetic Activity of the Heart" in *Advances,* 12 (1996), Seiten 35–36.

Mundus imaginalis

Henry Corbin war, soweit mir bekannt ist, der Erste, der Schriften zu diesem Thema verfasst hat. Die meisten seiner Arbeiten sind in Büchern über islamische Religion und Spiritualität eingebettet. Seine Arbeit ist außerordentlich gut.

BOURGEAULT, CYNTHIA: *Das Auge des Herzens: Eine spirituelle Reise ins Herz des Imaginativen,* Xanten: Chalice Verlag, 2021.

CORBIN, HENRI: «Mundus imaginalis ou L'imaginare et l'imaginal» in *Cahiers internationaux de symbolisme,* Nr. 6, Brüssel 1964; englisch: https://www.amiscorbin.com/bibliographie/mundus-imaginalis-or-the-imaginary-and-the-imaginal/

HILLMAN, JAMES: *The Thought of the Heart and the Soul of the World,* Woodstock, CT: Spring Publications, 1995.

TOMPKINS, PTOLEMY: "Recovering a Visionary Geography. Henry Corbin and the Missing Ingredient in Our Culture of Images", in *Lapis Magazine,* Ausgabe 11, 2000.

Die Notwendigkeit strikter Selbstprüfung

> Wie dieses Land habe auch ich Teile meiner selbst verloren.[363]
> —JESSE WOLF HARDIN

Dieses Feld wird selten richtig verstanden. Im nordamerikanischen Kulturkreis finden sich Konzepte der Selbstprüfung hauptsächlich im Rahmen traditioneller, anthropozentrischer Psychotherapie-Methoden. Somit sind sie ihrem Wesen nach in gewisser Weise egozentrisch und selbstperpetuierend. Obwohl alle Religionen die eine oder andere Form eines Arbeitskorpus zu diesem Thema besitzen, vermischen sich deren Begrifflichkeiten in der Regel mit den Dualitäten, welche die Vorstellungsart der jeweiligen Religion stark widerspiegeln. Oftmals bieten sie eher Propaganda als nützliche Informationen. Bei der Untersuchung der Schatten taucht in religiösen Texten auf die eine oder andere fundamentale Weise unweigerlich das Konzept des »Teufels« oder des »Bösen« oder des »Sündhaften« oder des »Falschen« auf. In Wahrheit hat der Schatten lediglich etwas mit Verdrängung zu tun.

Carl Gustav Jung hat auf diesem Gebiet viel Gutes geleistet. Aber Robert Bly hat durch das unten genannte Buch, am meisten dazu beigetragen und bietet eine etwas bessere, weniger grandiose und erweiterte Perspektive als diejenigen, die in religiösen Schriften zu finden sind.

Berne, Eric: *Spiele der Erwachsenen: Psychologie der menschlichen Beziehungen,* Reinbek bei Hamburg: Rowohlt, 2002.

Bly, Robert: *Der Schatten: Die dunklen Seiten des menschlichen Wesens,* Babensham: Eagle Books Verlag, 2019.

Die Nicht-Linearität der Natur

Über Chaostheorie und Nicht-Linearität wird viel geforscht, obwohl nur wenig davon die öffentlichen Schulen erreicht, die sich bedauerlicherweise noch immer auf den Lehrplan, die Herangehensweise und die Naturbeschreibung des neunzehnten Jahrhunderts stützen. Die meisten Arbeiten auf diesem Gebiet verwenden viel mathematische Modellierung, weil die Autoren versuchen, Menschen zu überzeugen, die dazu tendieren, die Nicht-Linearität nicht zu verstehen. Dies erschwert den Zugang zu diesem Material für das allgemeine Publikum. Die beste Einführung (und die angenehmste Lektüre) ist wahrscheinlich das unten genannte Buch von Benoît Mandelbrot, dem Vater der Fraktaltheorie. Seine mathematischen Beweise kann man gut überspringen; es braucht sie nicht, um den Text zu genießen.

Buckminster Fuller verwendete zwar nicht die Wörter »Chaos«, »fraktal« oder »nicht-linear« (ihm gefiel »omnidirektional« besser), doch seine Arbeit auf diesem Gebiet ist außergewöhnlich. Allerdings ist er schwer zu lesen.

FULLER, BUCKMINSTER: *Synergetics: Explorations in the Geometry of Thinking,* New York: Macmillan, 1975.

MANDELBROT, BENOÎT: *Die fraktale Geometrie der Natur,* Basel: Springer, 2014.

WALLECZEK, JAN [Hrsg.]: *Self-organized Biological Dynamics and Nonlinear Control,* Cambridge, England: Cambridge University Press, 1999.

WEST, BRUCE: *Fractal Physiology and Chaos in Medicine,* Singapore: World Scientific, 1990.

Bioelektromagnetismus und Pflanzenenergetik

Die Forschung zur Elektrophysiologie von Pflanzen und deren Nutzung des Elektromagnetismus zur Kommunikation ist äußerst begrenzt. In Bezug auf die Verwendung chemischer Verbindungen durch Pflanzen für die Kommunikation und für den Erhalt von Individuen und Ökosystemen ist der Forschungsstand noch in etwa gleich wie vor einem Jahrhundert. (Trotz erheblicher Gegenbeweise bestreiten die meisten Forscher noch heute, dass eine subtile chemische Kommunikation zwischen Pflanzen und anderen Angehörigen von Ökosystemen stattfindet.)

Obwohl zu Beginn des zwanzigsten Jahrhunderts wichtige Forschungsarbeiten entstanden, wurde das meiste zugunsten anderer Ansätze, die bei Pflanzen keine Intelligenz oder Absicht postulieren, verdrängt. Die wissenschaftlichen Instrumente zur Messung der Pflanzen-Elektrokommunikation sind auch heutzutage noch nicht besonders empfindlich. Erst in den letzten Jahren vermochten gewisse Forscherinnen und Forscher auf diesem Gebiet einige Skeptiker in Ansätzen davon zu überzeugen, dass in Pflanzen innere elektromagnetische Kommunikation stattfindet. Dass sie zwischen Pflanzen und Angehörigen von Ökosystemen (oder sogar zwischen Menschen) vorkommt, wird allgemein noch immer bestritten.

Die meisten Forschungen zum Bioelektromagnetismus wurden von Wissenschaftlerinnen und Wissenschaftlern durchgeführt, die sich mit den Auswirkungen der vom Menschen erzeugten Elektrizität auf lebendige Systeme befassen. Dass Pflanzen ein gut entwickeltes Nervensystem haben, dass sie Absicht in ihrem Verhalten und Intelligenz in ihren Handlungen zeigen und dass es eigentlich kaum einen Unterschied zwischen Pflanzen und Tieren gibt, ist außerordentlich herausfordernd für die aktuellen Vorstellungen über das Leben auf der Erde und kollidiert erheblich mit der Ausrichtung und den Ergebnissen der modernen Forschungsansätze. Die Wahrscheinlichkeit, dass vom Menschen erzeugte Elektrizität das gesunde Funktionieren lebender Systeme beeinträchtigt und dass die breite Nutzung des elektromagnetischen Spektrums für Fernsehen, Stromerzeugung, Radio und so weiter die subtile elektromagnetische Kommunikation der Lebensformen auf der Erde tatsächlich stören und daher die Funktion von Ökosystemen unterbrechen könnte, wirkt für viele Forschende nicht gerade einladend. Der Mangel an Forschung in diesem Bereich ist eine Quintessenz aus allzu vielen Machtinteressen.

Keine der allgemeinen Darstellungen auf diesem Gebiet [Stand 2004, A.d.Ü.] ist sehr gut. Die besten Informationen finden sich vermutlich im zweiten Teil des Buches von Roger Coghill. Das Journal *Bioelectromagnetics* veröffentlicht wohl das beständigste Forschungsmaterial zu diesem Thema. Jagadish Bose, der indische Nobelpreisträger, hat auf diesem Gebiet anfangs des neunzehnten Jahrhunderts die umfassendste Arbeit geleistet, auch wenn es sich bei seinen Büchern um eine wirklich trockene Materie handelt.

Cleve Backsters Arbeit über die Empfindlichkeit von Pflanzen ist provokant, stützt sich stark auf indigene Ansichten über die Pflanzen-Mensch-Kommunikation und wird heftig angegriffen.

Bücher

BACKSTER, CLEVE: *Primary Perception: Biocommunication with Plants, Living Foods, and Human Cells,* Anza, CA: White Rose Millennium Press, 2003.

BOSE, JAGADISH CHANDRA: *Growth and Tropic Movements of Plants,* London: Longmans, Green and Co., 1929.

BOSE, JAGADISH CHANDRA: *Irritability of Plants,* New Delhi: Discovery Publishing, 1999.

Bose, Jagadish Chandra: *The Nervous Mechanisms of Plants,* London: Longmans, Green and Co., 1926.

Bose, Jagadish Chandra: *Physiology of the Ascent of Sap,* London: Longmans, Green and Co., 1923; deutsch: *Die Physiologie des Saftsteigens,* Jena: Fischer Verlag, 1925.

Bose, Jagadish Chandra: *Plant Autographs and Their Revelations,* New York: Macmillan, 1927; deutsch: *Die Pflanzen-Schrift und ihre Offenbarungen,* Zürich: Rotapfel-Verlag, 1928.

Bose, Jagadish Chandra: *Plant Response as a Means of Physiological Investigation,* London: Longmans, Green and Co., 1906.

Burr, Harold Saxton: *The Fields of Life,* New York: Ballantine, 1973.

Coghill, Roger: *Something in the Air,* Lower Race, England: Coghill Research Laboratories, 1997.

Copson, David A.: *Informational Bioelectromagnetics,* Beaverton, OR: Matrix Publishers, 1982.

Ksenzhek, Octavian und Alexander Volkov: *Plant Energetics,* New York: Academic Press, 1998.

Rochchina, Victoria: *Neurotransmitters in Plant Life,* Enfield, NH: Science Publishers, 2001.

Russell, Edward W.: *Design for Destiny,* NY: Ballantine, 1973.

Wohlleben, Peter: *Das geheime Band zwischen Mensch und Natur: Erstaunliche Erkenntnisse über die 7 Sinne des Menschen, den Herzschlag der Bäume und die Frage, ob Pflanzen ein Bewusstsein haben,* München: Ludwig, 2019.

Wohlleben, Peter: *Das geheime Leben der Bäume: Was sie fühlen, wie sie kommunizieren – die Entdeckung einer verborgenen Welt,* München: Ludwig, 2015.

Artikel

Abe, S. und J. Takeda: "The Membrane Potential of Enzymatically Isolated *Nitella expansa* Protoplasts as Compared with Their Intact Cells" in *Journal of Experimental Botany,* 37 (1986), Seiten 238–252.

Abe, S. [et al.]: "Resting Membrane Potential and Action Potential of *Nitella expansa* Protoplasts" in *Plant Cell Physiology,* 21 (1980): Seiten 537–546.

Davies, E.: "Action Potentials as Multifunctional Signals in Plants" in *Plant Cell and Environment,* 10 (1987), Seiten 623–631.

Davies, E. [et al.]: "Electrical Activity and Signal Transmission in Plants. How do Plants Know?" in C. Penel und H. Greppin [Hrsg.]: *Plant Signalling, Plasma Membrane, and Change of State,* Geneva: University of Geneva Press, 1991, Seiten 119–137.

Davies, E. [et al.]: "Rapid Systemic Up-regulation of Genes After Heatwounding and Electrical Stimulation", *Acta Physiol Plantarum,* 19 (1997), Seiten 571–576.

Drinovec, L.M. [et al.]: "The Influence of Growth Stage and Stress on Kinetics of Delayed Ultraweak Bioluminescence of Picea abies Seedlings" in *Proceedings of the International Institute of Biophysics, Conference on Biophotons,* 1999.

Hashemi, B.B. [et al.]: "Gravity Sensitivity of T-cell Activation: The Actin Cyto-skeleton", Life Science Research Laboratories, NASA, *ASGSB 2000 Annual Meeting Abstracts,* 2000.

Pickard, W.F.: "A Model for the Acute Electrosensitivity of Cartilaginous Fishes" in *IEEE Trans Biomed Engineering,* BME 35 (1988), Seiten 243–249.

Pickard, W.F.: "A Novel Class of Fast Electrical Events Recorded by Electrodes Implanted in Tomato Shoots" in *Australian Journal of Plant Physiology,* 28 (2001), Seiten 121–129.

Pickard, W.F.: "High Frequency Electrical Activity Associated with Water Stress in Zebrina pendula" in *Plant Physiology,* 80, suppl. (1986), Seite 56.

Reina, F.G. [et al.]: "Influence of a Stationary Magnetic Field on Water Relations in Lettuce Seeds", part two, in *Bioelectromagnetics,* 22, Nr. 8 (2001), Seiten 596–602.

Roa, R.L. und W.F. Pickard: "The Use of Membrane Electrical Noise in the Study of Characean Electrophysiology" in *Journal of Experimental Botany,* 27 (1976), Seiten 460–472.

Senda, M. [et al.]: "Induction of Cell Fusion of Plant Protoplasts by Electrical Stimulation", *Plant Cell Physiology,* 20 (1979), Seiten 1441–1443.

Shepherd, V.A.: "Bioelectricity and the Rhythms of Plants: The Physical Research of Jagadish Chandra Bose" in *Current Science,* 77, o.D., Seiten 101–107.

Stange, B.C. [et al.]: "ELF Magnetic Fields Increase Amino Acid Uptake into Vicia Faba L. Roots and Alter Ion Movement

Across the Plasma Membrane" in *Bioelectromagnetics,* 23, Nr. 5 (2002), Seiten 347–354.

STANKOVIC, B. und E. DAVIES: "Both Action Potentials and Variation Potentials Induce Proteinase Inhibitor Gene Expression in Tomato" in *FEBS Letters,* 390 (1996), Seiten 275–279.

STANKOVIC, B. und E. DAVIES: "Intercellular Communications in Plants: Electrical Stimulation of Proteinase Inhibitor Gene Expression in Tomato" in *Planta* 202 (1997), Seiten 402–406.

STANKOVIC, B. und E. DAVIES: "The Wound Response in Tomato Involves Rapid Growth and Electrical Responses, Systemically Up-regulated Transcription of Proteinase Inhibitor and Calmodulin and Down-regulated Translation" in *Plant and Cell Physiology,* 39 (1998), Seiten 266–274.

STANKOVIC, B. [et al.]: "Characterization of the Variation Potential in Sunflower" in *Plant Physiology,* 115 (1997), Seiten 1083–1088.

TAKEDA, J. [et al.]: "Membrane Potentials of Heterotrophically Cultured Tobacco Cells" in *Plant Cell Physiology,* 24 (1983), Seiten 667–676.

YANO, A. [et al.]: "Induction of Primary Root Curvature in Radish Seedlings in a Static Magnetic Field" in *Bioelectromagnetics,* 22, Nr. 3 (2001), Seiten 194–199.

ZAWADZKI, T. [et al.]: "Characteristics of Action Potentials Generated Spontaneously in Helianthus Annuus" in *Physiologia Plantarum,* 93 (1995), Seiten 291–297

Verschiedenes

Alle nachfolgenden Arbeiten sind wunderbare Werke und lohnenswert zu lesen.

BATESON, GREGORY: *Mind and Nature: A Necessary Unity,* New York: E.P. Dutton, 1979.

BERRY, WENDELL: *Life is Miracle: An Essay Against Modern Superstition,* Washington, DC: Counterpoint Press, 2000.

BLY, ROBERT: *The Kabir Book,* New York: Harper and Row, 1977.

BLY, ROBERT: *News of the Universe,* San Francisco: Sierra Club Books, 1980.

Keller, Evelyn Fox: *A Feeling for the Organism: The Life and Work of Barbara McClintock,* New York: W.H. Freeman and Company, 1983. [Insbesondere die Kapitel 7–9.]

McIntosh, Alastair: *Soil and Soul: People Versus Corporate Power,* London: Aurum Press, 2001.

Pendell, Dale: *Living with Barbarians,* Sebastopol, CA: Wild Ginger Press, 1999.

Pendell, Dale: *Pharmako/dynamis,* San Francisco: Mercury House, 2002.

Pendell, Dale: *Pharmako/poeia,* San Francisco: Mercury House, 1995.

Walker, Alice: *Living by the Word,* New York: Harcourt Brace Jovanovich, 1988.

Zitatquellen

1. LUTHER BURBANK und WILBUR HALL: *The Harvest of Years,* New York: Houghton Mifflin, 1927, Seiten 108–109.
2. Anmerkung der Übersetzer: Dies ist eines der zahlreichen Albert Einstein zugeschriebenen Zitate, deren Quelle oder exakter Wortlaut sich nicht ermitteln lassen. Dennoch wird es in der populärwissenschaftlichen Literatur und im Internet häufig angeführt. Dass er zumindest etwas in dieser Richtung gesagt haben *könnte,* ist aber nicht von der Hand zu weisen; *se non è vero, è ben trovato.* So wird er zum Beispiel im Artikel "Atomic Education Urged by Einstein" vom 25. Mai 1946 in der *New York Times* mit den Worten zitiert: »Eine neue Denkweise ist unabdingbar, wenn die Menschheit überleben und in Richtung höherer Stufen voranschreiten soll.«
3. Edward Abbey in ML LINCOLN [Regie]: *Wrenched,* Jerome, Arizona: ML Lincoln Films, 2013.
4. WILLIAM JAMES: *The Will to Believe – and Other Essays in Popular Philosophy,* New York: Longmans, Green & Co., 1912, Seite 299.
5. Aus: ROBERT BLY [Hrsg. u. Übers.]: *News of the Universe: Poems of Twofold Consciousness, chosen and introduced by Robert Bly,* San Francisco: Sierra Club Books, 1980, Seite 277.
6. Edward Abbey in ML LINCOLN [Regie]: *Wrenched,* Jerome, Arizona: ML Lincoln Films, 2013.
7. NOVALIS: *Werke,* herausgegeben und kommentiert von Gerhard Schulz, München: C.H. Beck, 2001, Seite 426.
8. FRANK HERBERT: *Dune,* New York: Ace, 1965, Buch III, Kapitel 39.
9. CHANDLER McC. BROOKS [Hrsg.]: *Humors, Hormones, and Neurosecretions,* New York: State University Press, 1962, Seite 11.
10. JOHANN PETER ECKERMANN: *Gespräche mit Goethe in den letzten Jahren seines Lebens,* München: C.H. Beck, 1988, Seite 141.
11. ODELL SHEPARD [Hrsg.]: *The Heart of Thoreau's Journals,* New York: Houghton Mifflin, 1927 (Dover edition reprint, 1961), Eintrag vom 14. Februar 1851.
12. JOHANN WOLFGANG GOETHE: *Werke,* München: Artemis & Winkler, 5. Auflage, 1992, Seite 528.
13. ODELL SHEPARD [Hrsg.]: *The Heart of Thoreau's Journals,* New York: Houghton Mifflin, 1927 (Dover edition reprint, 1961), Eintrag vom 1. November 1851.
14. BUCKMINSTER FULLER: *Synergetics: Explorations in the Geometry of Thinking,* New York: Macmillan, 1975, Seite 267.
15. ODELL SHEPARD [Hrsg.]: *The Heart of Thoreau's Journals,* New York: Houghton Mifflin, 1927 (Dover edition reprint, 1961), Eintrag vom 5. März 1852.
16. LUTHER BURBANK und WILBUR HALL: *The Harvest of Years,* New York: Houghton Mifflin, 1927, Seite 184.

17. Benoît Mandelbrot: *The Fractal Geometry of Nature,* New York: W.H. Freeman and Company, 1983, Seite 25.
18. Masanobu Fukuoka: *The Natural Way of Farming,* Tokyo/New York: Japan Publications, 1985, Seite 101.
19. Gregory Bateson: *Mind and Nature: A Necessary Unity,* New York: E.P. Dutton, 1979, Seite 19.
20. Odell Shepard [Hrsg.]: *The Heart of Thoreau's Journals,* New York: Houghton Mifflin, 1927 (Dover edition reprint, 1961), Eintrag von 1842.
21. Johann Wolfgang Goethe: *Berliner Ausgabe. Kunsttheoretische Schriften und Übersetzungen,* »Studie nach Spinoza« [1788/1789], Berlin: Aufbau-Verlag, 1960–1978, Band 18, Seite 140.
22. Buckminster Fuller: *Synergetics: Explorations in the Geometry of Thinking,* New York: Macmillan, 1975, Seite 263.
23. Ebenda, Seite 271.
24. Johann Wolfgang Goethe: *Aphorismen und Aufzeichnungen: Maximen und Reflexionen: Aus den »Heften zur Naturwissenschaft«* [1823], www.zeno.org
25. Buckminster Fuller und Edgar Jarratt Applewhite: *Synergetics Explorations in the Geometry of Thinking,* New York: Macmillan, 1982, Seite xxxi.
26. Luther Burbank und Wilbur Hall: *The Harvest of Years,* New York: Houghton Mifflin, 1927, Seite 38.
27. Buckminster Fuller und Edgar Jarratt Applewhite: *Synergetics Explorations in the Geometry of Thinking,* New York: Macmillan, 1982, Seite 85.
28. Masanobu Fukuoka: *The Natural Way of Farming,* Tokyo/New York: Japan Publications, 1985, Seite 56.
29. Buckminster Fuller und Edgar Jarratt Applewhite: *Synergetics Explorations in the Geometry of Thinking,* New York: Macmillan, 1982, Seite 281.
30. Benoît Mandelbrot: *The Fractal Geometry of Nature,* New York: W.H. Freeman and Company, 1983, Seite 19. Kursive Auszeichnung durch Stephen Harrod Buhner.
31. Johann Wolfgang Goethe: *Gedenkausgabe der Werke, Briefe und Gespräche,* »Der Versuch als Vermittler von Objekt und Subjekt« [1792], Zürich: Artemis-Verlag, 1949, Band 16, Seite 844.
32. Robert M. May: "Simple Mathematical Models with Very Complicated Dynamics" in *Nature,* Ausgabe 261 (1976), Seite 459.
33. Frank Herbert: *Dune,* New York: Ace, 2010, Band I, Seite 370.
34. Johann Wolfgang Goethe: *Schriften zur Naturwissenschaft:* »Ernst Stiedenroth, Psychologie zur Erklärung der Seelenerscheinungen« [1824], www.anthrowiki.at/Bibliothek:Goethe
35. Johann Peter Eckermann: *Gespräche mit Goethe in den letzten Jahren seines Lebens,* München: C.H. Beck, 1988, Seite 164.
36. Buckminster Fuller und Edgar Jarratt Applewhite: *Synergetics Explorations in the Geometry of Thinking,* New York: Macmillan, 1982, Seite xxx.
37. Jagadish Chandra Bose: *Plant Autographs and Their Revelations,* New York: Macmillan, 1927, Seite ix.
38. Johann Wolfgang Goethe: *Schriften zur Naturwissenschaft:* »Polarität« [1805], www.anthrowiki.at/Bibliothek:Goethe

39. MASANOBU FUKUOKA: *The Natural Way of Farming,* Tokyo / New York: Japan Publications, 1985, Seite 49.
40. JOHANN WOLFGANG GOETHE: *Naturwissenschaftliche Schriften: Morphologie* [1817], »Die Absicht eingeleitet«, www.zeno.org
41. JOHANN WOLFGANG GOETHE: *Berliner Ausgabe. Kunsttheoretische Schriften und Übersetzungen,* »Studie nach Spinoza« [1788 / 1789], Berlin: Aufbau-Verlag, 1960–1978, Band 18, Seite 140.
42. ODELL SHEPARD [Hrsg.]: *The Heart of Thoreau's Journals,* New York: Houghton Mifflin, 1927 (Dover edition reprint, 1961), Eintrag vom 18. August 1854.
43. ARY GOLDBERGER: "Nonlinear Dynamics, Fractals, and Chaos Theory: Implications for Neuroautonomic Heart Rate Control in Health and Disease" in *The Autonomic Nervous System,* herausgegeben von C.L. Bolis und J. Licinio, Geneva: World Health Organization, 1999.
44. GARY KREMER [Hrsg.]: *George Washington Carver: In His Own Words,* Columbia, MO: University of Missouri Press, 1987, Seite 148.
45. FRIEDMANN KAISER: "External Signals and Internal Oscillation Dynamics: Principal Aspects and Response of Stimulated Rhythmic Processes" in *Self-organized Biological Dynamics and Nonlinear Control,* herausgegeben von Jan Walleczek, Cambridge, England: University Press, 1999, Seite 34.
46. ODELL SHEPARD [Hrsg.]: *The Heart of Thoreau's Journals,* New York: Houghton Mifflin, 1927 (Dover edition reprint, 1961), Eintrag vom 2. Januar 1859.
47. JOHANN WOLFGANG GOETHE: *Schriften zur Naturwissenschaft:* »Vorarbeiten zu einer Physiologie der Pflanzen« [ca. 1795], www.anthrowiki.at/Bibliothek:Goethe
48. ADAM ARKINS: "Signal Processing by Biochemical Reaction Networks" in *Self-organized Biological Dynamics and Nonlinear Control,* herausgegeben von Jan Walleczek, Cambridge, England: University Press, 2000, Seite 112.
49. LUTHER BURBANK und WILBUR HALL: *The Harvest of Years,* New York: Houghton Mifflin, 1927, Seite 183.
50. JOHANN WOLFGANG GOETHE: *Naturwissenschaftliche Schriften: Morphologie* [1817], »Die Absicht eingeleitet«, www.zeno.org
51. LUTHER BURBANK: *How Far Can Plant Improvement Go? The Crossroads – Where Facts and Theory Seem to Part,* Barcelona / Singapore: Athena University Press, 2004, Seite 3.
52. JAN WALLECZEK [Hrsg.]: *Self-organized Biological Dynamics and Nonlinear Control,* herausgegeben von Jan Walleczek, Cambridge, England: University Press, 1999, Seiten 5–6.
53. JOHANN WOLFGANG GOETHE: *Naturwissenschaftliche Schriften: Morphologie* [1817], »Das Unternehmen wird entschuldigt«, www.zeno.org
54. MASANOBU FUKUOKA: *The Natural Way of Farming,* Tokyo/New York: Japan Publications, 1985, Seite 70.
55. BUCKMINSTER FULLER und EDGAR JARRATT APPLEWHITE: *Synergetics Explorations in the Geometry of Thinking,* New York: Macmillan, 1982, Seite 249.
56. Ebenda, Seite 250.
57. JOSEPH CHILTON PEARCE: *The Biology of Transcendence,* Rochester, VT: Park Street Press, 2002, Seite 55.
58. BUCKMINSTER FULLER und EDGAR JARRATT APPLEWHITE: *Synergetics Explorations in the Geometry of Thinking,* New York: Macmillan, 1982, Seite 249.

59. Ebenda, Seiten 264–265.
60. LUTHER BURBANK und WILBUR HALL: *The Harvest of Years,* New York: Houghton Mifflin, 1927, Seite 15.
61. PAUL C. GAILEY: "Electrical Signal Detection and Noise in Systems with Long-range Coherence" in in *Self-organized Biological Dynamics and Nonlinear Control,* herausgegeben von Jan Walleczek, Cambridge, England: University Press, 2000, Seiten 147–148.
62. Nach ROBERT BLY: *The Kabir Book,* Boston: Beacon Press, 1977, Seite 29.
63. MASANOBU FUKUOKA: *The Natural Way of Farming,* Tokyo / New York: Japan Publications, 1985, Seite 45.
64. LUTHER BURBANK und WILBUR HALL: *The Harvest of Years,* New York: Houghton Mifflin, 1927, Seite 293.
65. JOHANN WOLFGANG GOETHE: *Werke* [Hamburger Ausgabe in 14 Bänden], Band 12: *Schriften zur Kunst, Schriften zur Literatur, Maximen und Reflexionen, Erkenntnis und Wissenschaft,* München: C.H. Beck Verlag, 1981, Seite 446.
66. BUCKMINSTER FULLER und EDGAR JARRATT APPLEWHITE: *Synergetics Explorations in the Geometry of Thinking,* New York: Macmillan, 1982, Seite 250.
67. JAN WALLECZEK [Hrsg.]: *Self-organized Biological Dynamics and Nonlinear Control,* herausgegeben von Jan Walleczek, Cambridge, England: University Press, 1999, Seite 320.
68. MASANOBU FUKUOKA: *The Natural Way of Farming,* Tokyo/New York: Japan Publications, 1985, Seite 69.
69. JOHANN WOLFGANG Goethe: *Naturwissenschaftliche Schriften 1792–1797:* »Versuch über die Gestalt der Tiere: Inwiefern die Idee, Schönheit sei Vollkommenheit mit Freiheit, auf organische Naturen angewendet werden könne«, www.projekt-gutenberg.org
70. BUCKMINSTER FULLER und EDGAR JARRATT APPLEWHITE: *Synergetics Explorations in the Geometry of Thinking,* New York: Macmillan, 1982, Seite 83.
71. Nach ROBERT BLY: *The Kabir Book,* Boston: Beacon Press, 1977, Seite 35.
72. HENRY DAVID THOREAU: *The Writings of Henry David Thoreau,* Band 8: *Journal II,* Boston & New York: Houghton, Mifflin & Co.: 1906, Seite 468, Eintrag vom 7. September 1851.
73. JAMES HILLMAN: *The Thought of the Heart,* Dallas, TX: Spring Publications, 1981, Seite 14.
74. MASANOBU FUKUOKA: *The Road Back to Nature: Regaining the Paradise Lost,* Tokyo: Japan Publications, 1987, Seite 295.
75. JAMES HILLMAN: *The Thought of the Heart,* Dallas, TX: Spring Publications, 1981, Seite 14.
76. Ebenda, Seite 12.
77. RALPH MARINELLI [et al.]: "The Heart Is Not a Pump: A Refutation of the Pressure Propulsion Premise of Heart Function" in *Frontier Perspectives #5,* Ausgabe 1 (1995), Philadelphia, PA: Temple University.
78. Ebenda.
79. JOHANN WOLFGANG GOETHE: *Schriften zur Naturwissenschaft:* »Über die Spiraltendenz der Vegetation« [1830], www.anthrowiki.at/Bibliothek:Goethe
80. BUCKMINSTER FULLER und EDGAR JARRATT APPLEWHITE: *Synergetics Explorations in the Geometry of Thinking,* New York: Macmillan, 1982, Seite 288.

81. James Hillman: *The Thought of the Heart,* Dallas, TX: Spring Publications, 1981, Seite 47.
82. Gyula Telegdy: "The Action of ANP, BNP and Related Peptides on Motivated Behavior in Rats" in *Reviews in the Neurosciences,* 5 (1994), London: Freund Publishing House, Seite 310.
83. Rollin McCraty [et al.]: "The Impact of a New Emotional Self Management Program on Stress, Emotions, Heart Rate Variability, DHEA and Cortisol" in *Integrative Physiological and Behavioral Science,* 33 (1998), Seite 165.
84. Rollin McCraty, Mike Atkinson und William Tiller: "New Electrophysiological Correlates Associated with Intentional Heart Focus" in *Subtle Energies and Energy Medicine Journal,* 4(3) (1995), Seiten 251–262, Abstract: Introduction.
85. Odell Shepard [Hrsg.]: *The Heart of Thoreau's Journals,* New York: Houghton Mifflin, 1927 (Dover edition reprint, 1961), Eintrag vom 6. Mai 1854.
86. Dante Alighieri: *Das neue Leben,* Ditzingen: Reclam Verlag, 2016, Seite 8.
87. Doc Childre [et al.]: *The HeartMath Solution: The Institute of HeartMath's Revolutionary Program for Engaging the Power of the Heart's Intelligence.* New York: HarperOne, 2000.
88. Odell Shepard [Hrsg.]: *The Heart of Thoreau's Journals,* New York: Houghton Mifflin, 1927 (Dover edition reprint, 1961), Eintrag vom 2. September 1851.
89. Joseph Chilton Pearce: *Evolution's End,* New York: HarperCollins, 1992, Seite 60.
90. Linda Russek und Gary Schwartz: *The Living Energy Universe: A Fundamental Discovery that Transforms Science and Medicine,* Newburyport, MA: Hampton Roads Publishing, 2006.
91. Joseph Chilton Pearce: *Evolution's End,* New York: HarperCollins, 1992, Seite 61.
92. James Hillman: *The Thought of the Heart,* Dallas, TX: Spring Publications, 1981, Seite 2.
93. Beatrice Lacy und John Lacy: "Two-way Communication Between the Heart and the Brain" in *American Psychologist,* 33 (1978), Seiten 99–100.
94. William Libby, Beatrice Lacy und John Lacy: "Pupillary and Cardiac Activity During Visual Attention" in *Psychophysiology,* 10, 3 (1973), Seite 291.
95. Rollin McCraty: "A public statement by Rollin McCraty, PhD, MS, Institute of Heartmath, regarding Dan Winter's public criticisms of HeartMath's research and claims thereof", http://www.heartrelease.com/coherence-3.html
96. Rollin McCraty, Mike Atkinson und William Tiller: "New Electrophysiological Correlates Associated with Intentional Heart Focus" in *Subtle Energies and Energy Medicine Journal,* 4 (3) (1995), Seite 252.
97. Valerie Hunt: *Infinite Mind: Science of the Human Vibrations of Consciousness,* Malibu, CA: Malibu Publishing Company 1996, Seite 110.
98. James Hillman: *The Thought of the Heart,* Dallas, TX: Spring Publications, 1981, Seite 4.
99. William Tiller: "Cardiac Coherence: A New Noninvasive Measure of Automatic Nervous System Order" in *Alternative Therapies,* Januar 1996, Band 2, Nr. 1, Seite 54.
100. Ebenda, Seite 63.

101. ROLLIN MCCRATY, MIKE ATKINSON und WILLIAM TILLER: "New Electrophysiological Correlates Associated with Intentional Heart Focus" in *Subtle Energies and Energy Medicine Journal*, 4 (3) (1995), Seite 256.
102. A. LIPSITZ und A.L. GOLDBERGER: "Loss of 'complexity' and aging: potential applications of fractals and chaos theory to senescence" in *Journal of American Medical Association,* (1992) 267, Seiten 1806–1809.
103. Ari Goldberger zitiert in CHIRAG JANI: "Multifractal analysis of heartrate variability using wavelet-transform modulus-maxima method" (2005), These 498, Seite 27, New Jersey Institute of Technology, https://digitalcommons.njit.edu/theses/498
104. A.L. GOLDBERGER [et al.]: "Fractal dynamics in physiology: alterations with disease and aging" (2002) in *Proceedings of the National Academy of Sciences of the United States of America PNAS,* 99 (Supplement 1), Seiten 2466–2472.
105. LUTHER BURBANK und WILBUR HALL: *The Harvest of Years,* New York: Houghton Mifflin, 1927, Seite 34.
106. RENEE A. LEVI: "The Sentient Heart: Messages for Life," (2001), http://resonanceproject.org/concept3.cfm?pt=2
107. JOSEPH CHILTON PEARCE: *Evolution's End,* New York: HarperCollins, 1992, Seite 88.
108. ROLLIN MCCRATY [et al.]: "The Electricity of Touch: Detection and measurement of cardiac energy exchange between people" in K.H. PIBRAM [Hrsg.]: *Brain and Values,* Mahwah, NJ: Lawrence Erlbaum Associates, 1998, Seite 369.
109. JOHANN PETER ECKERMANN: *Gespräche mit Goethe in den letzten Jahren seines Lebens,* München: C.H. Beck, 1988, Seite 564.
110. Angaben zu Autor und Quelle lassen sich nicht auffinden [A.d.Ü.].
111. PAUL C. GAILEY: "Electrical Signal Detection and Noise in Systems with Long-range Coherence" in in *Self-organized Biological Dynamics and Nonlinear Control,* herausgegeben von Jan Walleczek, Cambridge, England: University Press, 2000, Seite 155.
112. JAGADISH CHANDRA BOSE: *The Nervous Mechanism of Plants,* London: Longmans, Green & Co., 1926, Seite 212.
113. Ebenda, Seite 218.
114. JAGADISH CHANDRA BOSE: *Plant Autographs and Their Revelations,* New York: Macmillan, 1927, Seite ix–x.
115. MASANOBU FUKUOKA: *The Natural Way of Farming,* Tokyo / New York: Japan Publications, 1985, Seite 268.
116. BUCKMINSTER FULLER und EDGAR JARRATT APPLEWHITE: *Synergetics Explorations in the Geometry of Thinking,* New York: Macmillan, 1982, Seite xxxi.
117. Angaben zu der Quelle dieses Zitats lassen sich nicht auffinden; das Zitat im Zitat stammt jedoch aus dem Gedicht "The Excursion: Being a Portion of The Recluse" von William Wordsworth aus dem Jahr 1814. [A.d.Ü.].
118. FRANK HERBERT: *Dune,* New York: Ace, 2010.
119. JAGADISH CHANDRA BOSE: *Plant Autographs and Their Revelations,* New York: Macmillan, 1927, Seite ix.
120. JAMES HILLMAN: *The Thought of the Heart and the Soul of the World,* Woodstock, CT: Spring Publications, 1995, Seite 47.

121. ODELL SHEPARD [Hrsg.]: *The Heart of Thoreau's Journals,* New York: Houghton Mifflin, 1927 (Dover edition reprint, 1961), Eintrag vom 10. Mai 1853.
122. THOMAS HUXLEY: *Lay Sermons, Addresses, and Reviews,* London: Macmillan, 1870, Seite 23.
123. MASANOBU FUKUOKA: *The Natural Way of Farming,* Tokyo / New York: Japan Publications, 1985, Seite 28.
124. ODELL SHEPARD [Hrsg.]: *The Heart of Thoreau's Journals,* New York: Houghton Mifflin, 1927 (Dover edition reprint, 1961), undatiert, wahrscheinlich 1850.
125. JOHANN WOLFGANG GOETHE: *Berliner Ausgabe. Kunsttheoretische Schriften und Übersetzungen,* Berlin: Aufbau-Verlag, 1960–1978, Band 18, Seite 655.
126. BUCKMINSTER FULLER und EDGAR JARRATT APPLEWHITE: *Synergetics Explorations in the Geometry of Thinking,* New York: Macmillan, 1982, Seite 692.
127. Nach ROBERT BLY: *The Kabir Book,* Boston: Beacon Press, 1977, Seite 44.
128. THOMAS CARLYLE: *Selected Writings,* New York: Penguin Books, 1971, Seite 179.
129. Zitiert in EVELYN FOX KELLER: *A Feeling for the Organism: The Life and Work of Barbara McClintock,* New York: W.H. Freeman and Company, 1983, Seite 198.
130. CHARLES BAUDELAIRE: «Correspondances» in *Les Fleurs du Mal,* Boston: David R. Godine, Seite 193.
131. Zitiert in FRANZ HOFFMANN: *Philosophische Schriften,* Siebter Band, Paderborn: Salzwasser Verlag, 2020, Seite 147.
132. NAN DEGROVE: *The Beginner's Guide to Astrology,* Houston, TX: Ergodebooks, 2003.
133. WALT WHITMAN: "Song of the open road (9)" in *Leaves of Grass,* Toronto, New York, London, Sydney: Bantam Classic Edition, 1983, Seite 123.
134. JOHANN WOLFGANG GOETHE: *Gedenkausgabe der Werke, Briefe und Gespräche,* Band 16, Zürich: Artemis, 1948 ff, Seite 205, Nr. 754.
135. ODELL SHEPARD [Hrsg.]: *The Heart of Thoreau's Journals,* New York: Houghton Mifflin, 1927 (Dover edition reprint, 1961), Eintrag vom 3. Januar 1858.
136. JEAN-PAUL SARTRE: *La Nausée,* Paris: Gallimard, 1989, Seite 220.
137. Nach ROBERT BLY: *The Kabir Book,* Boston: Beacon Press, 1977, Seite 57.
138. MASANOBU FUKUOKA: *The Road Back to Nature: Regaining the Paradise Lost,* Tokyo: Japan Publications, 1987, Seite 283.
139. ODELL SHEPARD [Hrsg.]: *The Heart of Thoreau's Journals,* New York: Houghton Mifflin, 1927 (Dover edition reprint, 1961), Eintrag vom 4. Oktober 1859.
140. Jagadish Chandra Bose an einem Vortrag zur Feier der Eröffnung der Benares Hindu University in Varanasi, im indischen Bundesstaat Uttar Pradesh, im Februar 1916.
141. ODELL SHEPARD [Hrsg.]: *The Heart of Thoreau's Journals,* New York: Houghton Mifflin, 1927 (Dover edition reprint, 1961), Eintrag vom 22. Oktober 1839.
142. Robert Bly zitiert in DON HENLEY und DAVE MARSH [Hrsg.]: *Heaven is Under Our Feet,* Stamford, CT: Longmeadow Press, 1992, Seite 198.

143. Johann Peter Eckermann: *Gespräche mit Goethe in den letzten Jahren seines Lebens,* München: C.H. Beck, 1988, Seite 478.
144. Norwood Russel Hanson in Matthew D. Lund [Hrsg.]: *Perception and Discovery, an Introduction to Sientific Inquiry,* Cham, Schweiz: Springer International, 2. Ausgabe, 1969, Seite 43.
145. Johann Wolfgang Goethe: *Gedenkausgabe der Werke, Briefe und Gespräche,* Band 16, Zürich: Artemis, 1948 ff, Seite 20.
146. Odell Shepard [Hrsg.]: *The Heart of Thoreau's Journals,* New York: Houghton Mifflin, 1927 (Dover edition reprint, 1961), Eintrag vom 16. Juli 1851.
147. Robert Bly [Hrsg.]: *The Winged Life: The Poetic Voice of Henry David Thoreau,* San Francisco: Sierra Club Books, 1986, Seite 5.
148. Robert D. Habich [Hrsg.]: *Selected Writings of Ralph Waldo Emerson,* Peterborough, Ontario: Broadview Press, 2018, Seite 301.
149. Masanobu Fukuoka: *The Natural Way of Farming,* Tokyo / New York: Japan Publications, 1985, Seite 213.
150. Johann Wolfgang Goethe: *Gesamtausgabe der Schriften in zweiundzwanzig Bänden: Schriften zur Morphologie II,* Stuttgart: J.G. Cotta'sche Buchhandlung, Seite 609.
151. Matuso Bashō: "Learn from the Pine" in Robert Hass: *The Essential Haiku,* Newcastle upon Tyne: Bloodaxe Books, 2013.
152. Odell Shepard [Hrsg.]: *The Heart of Thoreau's Journals,* New York: Houghton Mifflin, 1927 (Dover edition reprint, 1961), Einträge vom 17. Juni 1852 und 22. Mai 1854.
153. Ebenda, Eintrag vom 31. August 1851.
154. Ebenda, Eintrag vom 23. Juli 1851.
155. Dale Pendell: *Pharmako/poeia: Plant Powers, Poisons and Herb Craft,* San Francisco: Mercury House, 1995, Seite 178.
156. Nach Robert Bly: *The Kabir Book,* Boston: Beacon Press, 1977, Seite 28.
157. Masanobu Fukuoka: *The One Straw Revolution,* Mapusa: Other India Press, 1992, Seite 16.
158. Odell Shepard [Hrsg.]: *The Heart of Thoreau's Journals,* New York: Houghton Mifflin, 1927 (Dover edition reprint, 1961), Eintrag vom 31. August 1851.
159. Luther Burbank und Wilbur Hall: *The Harvest of Years,* New York: Houghton Mifflin, 1927, Seite 93.
160. Ebenda, Seite 51.
161. Odell Shepard [Hrsg.]: *The Heart of Thoreau's Journals,* New York: Houghton Mifflin, 1927 (Dover edition reprint, 1961), Eintrag vom 1. Mai 1859.
162. Dale Pendell: *Pharmako/poeia: Plant Powers, Poisons and Herb Craft,* San Francisco: Mercury House, 1995, Seite 177.
163. Masanobu Fukuoka: *The One Straw Revolution,* Mapusa: Other India Press, 1992, Seite 90
164. Johann Peter Eckermann: *Gespräche mit Goethe in den letzten Jahren seines Lebens,* München: C.H. Beck, 1988, Seite 141.
165. Odell Shepard [Hrsg.]: *The Heart of Thoreau's Journals,* New York: Houghton Mifflin, 1927 (Dover edition reprint, 1961), Eintrag vom 23. Februar 1860.

166. Masanobu Fukuoka: *The Road Back to Nature: Regaining the Paradise Lost,* Tokyo: Japan Publications, 1987, Seite 228.
167. Antoine de Saint-Exupéry: *Der kleine Prinz und ich,* deutsche Textbearbeitung von Karel Szesny, Berlin: Abentheuerverlag, 2015, Seite 83.
168. Dale Pendell: *Pharmako/poeia: Plant Powers, Poisons and Herb Craft,* San Francisco: Mercury House, 1995, Seite 8.
169. Johann Peter Eckermann: *Gespräche mit Goethe in den letzten Jahren seines Lebens,* München: C.H. Beck, 1988, Seite 287.
170. Odell Shepard [Hrsg.]: *The Heart of Thoreau's Journals,* New York: Houghton Mifflin, 1927 (Dover edition reprint, 1961), Eintrag vom 1. November 1851.
171. James Hillman: *The Thought of the Heart and the Soul of the World,* Woodstock, CT: Spring Publications, 1995, Seite 35.
172. Johann Peter Eckermann: *Gespräche mit Goethe in den letzten Jahren seines Lebens,* München: C.H. Beck, 1988, Seite 483.
173. Dale Pendell: *Living With Barbarians: A Few Plant Poems,* Wild Ginger Press, 1999.
174. Johann Wolfgang Goethe: *Berliner Ausgabe. Poetische Werke,* »Vermächtnis«, Berlin: Aufbau-Verlag, 1960–1978, Band 1, Seite 541.
175. James Hillman: *Uniform Edition of the Writings of James Hillman,* Band 2, *City and Soul,* Ashland, OH: Spring Publications, 2006, Seite 45.
176. Dale Pendell: *Pharmako/poeia: Plant Powers, Poisons and Herb Craft,* San Francisco: Mercury House, 1995, Seite 166.
177. Masanobu Fukuoka: *The Natural Way of Farming,* Tokyo / New York: Japan Publications, 1985, Seite 74.
178. Die Quelle dieses in der amerikanischen Literatur und im Internet häufig angeführten Zitats von George Washington Carver ist nicht zu ermitteln [A.d.Ü.].
179. Erster Satz: Johann Wolfgang Goethe: *Goethes Naturwissenschaftliche Schriften,* 11. Band, *Zur Naturwissenschaft: Allgemeine Naturlehre:* »Die Natur« [Fragment], Weimar: Hermann Böhlau, 1893, Seite 9. Zweiter Satz: Johann Wolfgang Goethe: *Berliner Ausgabe. Kunsttheoretische Schriften und Übersetzungen,* Berlin: Aufbau-Verlag, 1960–1978, Band 18, Seite 493.
180: Odell Shepard [Hrsg.]: *The Heart of Thoreau's Journals,* New York: Houghton Mifflin, 1927 (Dover edition reprint, 1961), Eintrag vom 9. Juni 1853.
181: Johann Peter Eckermann: *Gespräche mit Goethe in den letzten Jahren seines Lebens,* München: C.H. Beck, 1988, Seite 237.
182. Odell Shepard [Hrsg.]: *The Heart of Thoreau's Journals,* New York: Houghton Mifflin, 1927 (Dover edition reprint, 1961), Eintrag vom 3. August 1852.
183. Masanobu Fukuoka: *The Natural Way of Farming,* Tokyo / New York: Japan Publications, 1985, Seite 97.
184. Johann Peter Eckermann: *Gespräche mit Goethe in den letzten Jahren seines Lebens,* München: C.H. Beck, 1988, Seite 48.
185. Johann Wolfgang Goethe: *Werke, Wilhelm Meisters Wanderjahre,* München: Artemis & Winkler Verlag, 1992, Seite 817.
186. Juan Ramón Jiménez: "Oceans" in *Lorca & Jiménez: Selected Poems,* Boston: Beacon Press, 1973, Seite 63.

187. ANTONIO MACHADO: *Campos de Castilla,* Madrid: Literanda, 2012, «Proverbios y cantares» XLI.
188. Zitiert in ROBERT BLY [Hrsg. u. Übers.]: *News of the Universe: Poems of Twofold Consciousness, chosen and introduced by Robert Bly,* San Francisco: Sierra Club Books, 1980, Seite 152.
189. JOHANN WOLFGANG GOETHE: *Goethes sämtliche Werke,* herausgegeben von Curt Noch, Berlin: Propyläen-Verlag, 1909–1925, 35. Band, Seite 515.
190. ODELL SHEPARD [Hrsg.]: *The Heart of Thoreau's Journals,* New York: Houghton Mifflin, 1927 (Dover edition reprint, 1961), Eintrag vom 28. Februar 1856.
191. ROBERT DUNCAN: *The Opening of the Field,* New York: New Directions, 1973, "Often I Am Permitted to Return to a Meadow", Seite 7.
192. ODELL SHEPARD [Hrsg.]: *The Heart of Thoreau's Journals,* New York: Houghton Mifflin, 1927 (Dover edition reprint, 1961), Eintrag vom 28. Dezember 1852.
193. MASANOBU FUKUOKA: *The One Straw Revolution,* Mapusa: Other India Press, 1992, Seite 84.
194. ODELL SHEPARD [Hrsg.]: *The Heart of Thoreau's Journals,* New York: Houghton Mifflin, 1927 (Dover edition reprint, 1961), Eintrag vom 23. März 1853.
195. JOHANN WOLFGANG GOETHE: *Gesamtausgabe der Schriften in zweiundzwanzig Bänden: Schriften zur Morphologie II,* »Der Versuch als Vermittler von Objekt und Subjekt«, Stuttgart: J.G. Cotta'sche Buchhandlung, Band 18, Seite 77.
196. JOHANN WOLFGANG GOETHE: *Berliner Ausgabe. Poetische Werke,* »Bedeutende Fördernis durch ein einziges geistreiches Wort«, Berlin: Aufbau-Verlag, 1960–1978, Band 16, Seite 384.
197. ODELL SHEPARD [Hrsg.]: *The Heart of Thoreau's Journals,* New York: Houghton Mifflin, 1927 (Dover edition reprint, 1961), Eintrag vom 21. August 1851.
198. Ebenda, Eintrag vom 11. Dezember 1855.
199. LUTHER BURBANK: *How Far Can Plant Improvement Go? The Crossroads – Where Facts and Theory Seem to Part,* Barcelona/Singapore: Athena University Press, 2004, Seite 25.
200. JOHANN WOLFGANG GOETHE: *Goethe's Werke in 20 Bänden:* »Einwirkung der neueren Philosophie«, Stuttgart und Tübingen: Cotta, 1815–1819, Band II, Seite 49.
201. ODELL SHEPARD [Hrsg.]: *The Heart of Thoreau's Journals,* New York: Houghton Mifflin, 1927 (Dover edition reprint, 1961), Eintrag vom 2. September 1851.
202. MASANOBU FUKUOKA: *The Road Back to Nature: Regaining the Paradise Lost,* Tokyo: Japan Publications, 1987, Seite 228.
203. JOHANN PETER ECKERMANN: *Gespräche mit Goethe in den letzten Jahren seines Lebens,* München: C.H. Beck, 1988, Seite 76.
204. Ebenda, Seite 86.
205. JOHANN WOLFGANG GOETHE: *Goethes Werke* [Hamburger Ausgabe in 14 Bänden], Band 13: *Naturwissenschaftliche Schriften I,* München: C.H. Beck Verlag, 1981, Seite 166.

206. Bortoft, Henri: *The Wholeness of Nature: Goethe's Way of Science,* Hudson, NY: Lindesfarne Press, 1996, Seite 17.
207. Masanobu Fukuoka: *The Road Back to Nature: Regaining the Paradise Lost,* Tokyo: Japan Publications, 1987, Seite 226.
208. Georg Wilhlem Friedrich Hegel: *[Vorlesungen über die Naturphilosophie als der] Enzyklopädie der philosophischen Wissenschaften im Grundrisse,* Zweiter Theil, Berlin: Duncker und Humblot, 1842, § 246, Zusatz, Seite 14.
209. Barbara Meyerhoff: "Balancing Between Worlds: The Shaman's Calling" in *Parabola Magazine,* Nr. 2, 1976, Seite 10.
210. Johann Wolfgang Goethe: *Berliner Ausgabe. Poetische Werke,* »Bedeutende Fördernis durch ein einziges geistreiches Wort«, Berlin: Aufbau-Verlag, 1960–1978, Band 16, Seite 387.
211. Johann Wolfgang Goethe: *Werke: Wilhelm Meisters Wanderjahre,* München: Artemis & Winkler Verlag, 1992, Seite 816.
212. Masanobu Fukuoka: *The Natural Way of Farming,* Tokyo / New York: Japan Publications, 1985, Seite 58.
213. R.W. Franklin [Hrsg.]: *The Poems of Emily Dickinson: Reading Edition,* Cambridge, Massachusetts, und London: The Belknap Press, 1999, Gedicht Nr. 1755, "Her Face Was in a Bed of Hair – The Little Mermaid".
214. Luther Burbank: *His Methods and Discoveries and Their Practical Application,* herausgegeben von John Whitson [et al.], New York und London: Luther Burbank Press, 1914, Band III, Seite 14.
215. Johann Wolfgang Goethe: *Goethes poetische Werke,* Vollständige Ausgabe, Autobiographische Schriften, Stuttgart: J.G. Cotta'sche Buchhandlung, 1952, 8. Band, »Wiederholte Spiegelungen« [1823], Seite 1375.
216. Luther Burbank und Wilbur Hall: *The Harvest of Years,* New York: Houghton Mifflin, 1927, Seite 217.
217. Robert Gittings [Hrsg.]: *John Keats – Selected Letters,* Oxford World's Classic, Oxford: University Press, 2002, Seite 36, Brief an Benjamin Bailey vom 22. November 1817, "The Authenticity Of The Imagination".
218. Henry Corbin: «Mundus imaginalis ou L'imaginare et l'imaginal» in *Cahiers internationaux de symbolisme,* Nr. 6, Brüssel 1964, Seite 3.
219. Johann Wolfgang Goethe: *Goethes Werke* [Hamburger Ausgabe in 14 Bänden], Band 13: *Naturwissenschaftliche Schriften I,* München: C.H. Beck Verlag, 1981, Seite 42.
220. Masanobu Fukuoka: *The Natural Way of Farming,* Tokyo / New York: Japan Publications, 1985, Seite 59.
221. Henri Bortoft: *The Wholeness of Nature: Goethe's Way of Science,* Hudson, NY: Lindesfarne Press, 1996, Seite 26.
222. Ebenda.
223. Ebenda.
224. Johann Wolfgang Goethe: *Berliner Ausgabe. Kunsttheoretische Schriften und Übersetzungen,* »Studie nach Spinoza« [1788 / 1789], Berlin: Aufbau-Verlag, 1960–1978, Band 18, Seite 140.
225. Buckminster Fuller und Edgar Jarratt Applewhite: *Synergetics Explorations in the Geometry of Thinking,* New York: Macmillan, 1982, Seite 280.
226. Ebenda, Seite 440.

227. Johann Wolfgang Goethe: *Berliner Ausgabe. Kunsttheoretische Schriften und Übersetzungen,* »Studie nach Spinoza« [1788/1789], Berlin: Aufbau-Verlag, 1960–1978, Band 18, Seite 140.
228. Johann Wolfgang Goethe: *Goethes Werke* [Hamburger Ausgabe in 14 Bänden], Band 13, Hamburg: Christian Wegner Verlag, 1963–1967, Seite 30.
229. Henri Bortoft: *The Wholeness of Nature: Goethe's Way of Science,* Hudson, NY: Lindesfarne Press, 1996, Seite 22.
230. Manuel Córdova-Rios [et al.]: *Wizard of the Upper Amazon,* Boston: Houghton Mifflin, 1975, Seite 92.
231. Sadra Shirazi zitiert in Henry Corbin: *En Islam iranien, aspects spirituels et philosophiques,* Band IV, Buch 5 «L'école d'Isphahan», Kapitel II, Paris: Gallimard 1971.
232. Henry Corbin: «Mundus imaginalis ou L'imaginare et l'imaginal» in *Cahiers internationaux de symbolisme,* Nr. 6, Brüssel 1964, Seite 11.
233. Johann Wolfgang Goethe: *Berliner Ausgabe. Kunsttheoretische Schriften und Übersetzungen,* »Studie nach Spinoza« [1788/1789], Berlin: Aufbau-Verlag, 1960–1978, Band 18, Seite 141.
234. Johann Wolfgang Goethe: *Goethes Werke* [Hamburger Ausgabe in 14 Bänden], Band 13: *Naturwissenschaftliche Schriften I,* München: C.H. Beck Verlag, 1981, Seite 44.
235. Johann Wolfgang Goethe: *Sämtliche Werke,* Band 16, *Goethes Naturwissenschaftliche Schriften,* Leipzig: Insel Verlag, 1908, Seite 636.
236. Dale Pendell: *Pharmako/poeia: Plant Powers, Poisons and Herb Craft,* San Francisco: Mercury House, 1995, Seite i.
237. Johann Wolfgang Goethe: *Sämtliche Werke. Briefe, Tagebücher und Gespräche I,* »Das Sehen in subjektiver Hinsicht, von Purkinje« [1819], Frankfurt am Main: Deutscher Klassiker Verlag, 1989, Band 25, Seiten 817–827.
238. Luther Burbank: *Grafting and Budding,* New York: P.F. Collier & Son, 1921, Seite 201.
239. Luther Burbank und Wilbur Hall: *The Harvest of Years,* New York: Houghton Mifflin, 1927, Seite 51.
240. Masanobu Fukuoka: *The Natural Way of Farming,* Tokyo/New York: Japan Publications, 1985, Seite 151.
241. Ebenda, Seite 173.
242. Johann Wolfgang Goethe: *Gedenkausgabe der Werke, Briefe und Gespräche,* Band 16, Zürich: Artemis, 1948 ff, Seite 84.
243. Odell Shepard [Hrsg.]: *The Heart of Thoreau's Journals,* New York: Houghton Mifflin, 1927 (Dover edition reprint, 1961), Eintrag vom 23. August 1852.
244. James Hillman: *The Thought of the Heart and the Soul of the World,* Woodstock, CT: Spring Publications, 1995, Seite 37.
245. Masanobu Fukuoka: *The Natural Way of Farming,* Tokyo/New York: Japan Publications, 1985, Seite 58.
246. Buckminster Fuller: *And It Came to Pass – Not to Stay,* Zürich: Lars Müller Publishers, 2008, Seite 68.
247. Masanobu Fukuoka: *The Natural Way of Farming,* Tokyo/New York: Japan Publications, 1985, Seite 21.
248. Johann Wolfgang Goethe: *Werke. West-östlicher Divan,* »Selige Sehnsucht«, München: Artemis & Winkler, 1992, Seiten 336–337.

249. Aus dem *Liber divinorum operum,* zitiert in HEINRICH SCHIPPERGES: *Hildegard von Bingen,* München: C.H. Beck, 1995, Seite 39.
250. PAUL WILLIAMS [Hrsg.]: *The Perfect Host, Volume 5: The Complete Stories of Theodore Sturgeon,* Berkeley, CA: North Atlantic Books, 1998, Seite 215.
251. MANUEL CÓRDOVA-RIOS [et al.]: *Rio Tigre and Beyond: The Amazon Jungle Medicine of Manuel Córdova,* Berkeley, CA: North Atlantic Books, 1985.
252. JOHANN PETER ECKERMANN: *Gespräche mit Goethe in den letzten Jahren seines Lebens,* München: C.H. Beck, 1988, Seite 436.
253. Zitiert in JAMES MOONEY und FRANS M. OLBRECHTS: *The Swimmer Manuscript: Cherokee Sacred Formulas and Medicinal Prescriptions,* Washington: United States Government Printing Office, 1932, Seite 67.
254. JOHANN WOLFGANG GOETHE: *Gedenkausgabe der Werke, Briefe und Gespräche,* Band 16, Zürich: Artemis, 1948 ff, Seite 845.
255. MASANOBU FUKUOKA: *The Natural Way of Farming,* Tokyo / New York: Japan Publications, 1985, Seite 99.
256. Ebenda, Seite 123.
257. MASANOBU FUKUOKA: *The Natural Way of Farming,* Tokyo / New York: Japan Publications, 1985, Seite 155.
258. AYI KWEI ARMAH: *Two Thousand Seasons,* Chicago: Third World Press, 1973, Seite 39.
259. Zitiert in PHILIPP MERZ: *Goethe als Erzieher. Lichtstrahlen aus seinen Werken,* Leipzig: Brockhaus, 1864, Seite 324.
260. JOHANN WOLFGANG GOETHE: *Goethes Werke* [Hamburger Ausgabe in 14 Bänden], Band 13: *Naturwissenschaftliche Schriften I,* München: C.H. Beck Verlag, 1981, Seite 55.
261. MASANOBU FUKUOKA: *The Natural Way of Farming,* Tokyo / New York: Japan Publications, 1985, Seite 212.
262. LUTHER BURBANK und WILBUR HALL: *The Harvest of Years,* New York: Houghton Mifflin, 1927, Seite IX.
263. JOHANN WOLFGANG GOETHE: *Schriften zur Naturwissenschaft:* »Ernst Stiedenroth, Psychologie zur Erklärung der Seelenerscheinungen« [1824], www.anthrowiki.at/Bibliothek:Goethe
264. ROBERT BLY [Hrsg.]: *The Winged Life: The Poetic Voice of Henry David Thoreau,* San Francisco: Sierra Club Books, 1986, Seite 81.
265. JOHANN WOLFGANG GOETHE: *Berliner Ausgabe. Poetische Werke,* »Bedeutende Fördernis durch ein einziges geistreiches Wort«, Berlin: Aufbau-Verlag, 1960–1978, Band 16, Seite 385.
266. ODELL SHEPARD [Hrsg.]: *The Heart of Thoreau's Journals,* New York: Houghton Mifflin, 1927 (Dover edition reprint, 1961), Eintrag vom 22. Juni 1851.
267. JOHANN WOLFGANG GOETHE: *Sämtliche Werke. Briefe, Tagebücher und Gespräche* [Frankfurter Ausgabe, Erste Abteilung in 27 Bänden], Band 25: *Schriften zur Allgemeinen Naturlehre, Physik und zur Farbenlehre nach 1810,* Berlin: Suhrkamp, 1989, Seite 274.
268. HENRY CORBIN: "Mundus imaginalis or the maginary and the Imaginal" in *Spring,* Zürich / New York, 1972, Seite 7.
269. FREDERICK ARMINE: "The Metamorphosis of the Scientist" in DAVID SEAMON und ARTHUR ZAJONC [Hrsg.]: *Goethe's Way of Science: A Phenomenology of Nature,* New York: State University Press, 1998, Seite 38.

270. Ralph Waldo Emerson: *Nature, Addresses, and Lectures.* Boston und Cambridge: James Munroe and Company, 1836, Seite 8.
271. Odell Shepard [Hrsg.]: *The Heart of Thoreau's Journals,* New York: Houghton Mifflin, 1927 (Dover edition reprint, 1961), Eintrag vom 28. Dezember 1852.
272. Johann Wolfgang Goethe: *Berliner Ausgabe. Kunsttheoretische Schriften und Übersetzungen,* »Über Natur und Naturwissenschaft«, Berlin: Aufbau-Verlag, 1960–1978, Band 18, Seite 653.
273. Johann Wolfgang Goethe: *Gesamtausgabe der Schriften in zweiundzwanzig Bänden: Schriften zur Morphologie II,* Stuttgart, J.G. Cotta'sche Buchhandlung, 19. Band, Seite 678–679.
274. Johann Wolfgang Goethe: *Goethes Werke. Weimarer Ausgabe, IV. Abteilung,* Band 10, Weimar: H. Böhlau, Seiten 218–219.
275. Johann Wolfgang Goethe: *Goethes Werke* [Hamburger Ausgabe in 14 Bänden], Band 12: *Schriften zur Kunst, Schriften zur Literatur, Maximen und Reflexionen, Erkenntnis und Wissenschaft,* München: C.H. Beck, 1981, Seite 55.
276. Johann Wolfgang Goethe: *Die Schriften zur Naturwissenschaft,* herausgegeben von D. Kuhn und W. Engelhardt, *Erste Abteilung,* Band 11: *Aufsätze, Fragmente, Studien zur Naturwissenschaft im Allgemeinen,* »Kirchers Pyrophylacium wieder hergestellt«, Weimar: Böhlaus, 1970, Seite 269.
277. Robert Bly: "The Long Bag We Drag Behind Us" in *The Sun Magazine,* August 2012, Chappel Hill, NC.
278. Ebenda.
279. Ebenda.
280. Robert Bly: *A Little Book on the Human Shadow,* San Francisco: Harper & Row, 1988, Seite 7.
281. Robert Bly: "The Long Bag We Drag Behind Us" in *The Sun Magazine,* August 2012, Chappel Hill, NC.
282. Luther Burbank und Wilbur Hall: *The Harvest of Years,* New York: Houghton Mifflin, 1927, Seite 142.
283. Johann Wolfgang Goethe: *Gedenkausgabe der Werke, Briefe und Gespräche,* »Der Versuch als Vermittler von Objekt und Subjekt« [1792], Zürich: Artemis-Verlag, 1949, Band 16, Seite 845.
284. Aus einem Brief an George und Georgiana Keats vom April 1819 in John Keats: *The Complete Works,* Band V, New York: Thomas Y. Crowell & Co., 1901, Seite 53.
285. James Hillman: *The Thought of the Heart and the Soul of the World,* Woodstock, CT: Spring Publications, 1995, Seiten 39–40.
286. John Seed [at al.]: *Thinking Like a Mountain: Towards a Council of All Beings,* Gabriola Island, BC: New Catalyst Books, 2007, Seite 16.
287. Luther Burbank [erste zwei Sätze] zitiert in Vernon L. Kellogg: "Scientific Aspects of Luther Burbank's Work" in *Popular Science Monthly,* Ausgabe 69, Oktober 1906, Seite 373; sowie [ganzes Zitat] in W.T.S. Thackara: "A Plant's-Eye View of Life" in *Sunrise Magazine,* Juni/Juli 1974, Pasadena, CA: Theosophical University Press.
288. Henry David Thoreau: *The Journal, 1837–1861,* herausgegeben von Damion Searls, New York: New York: Review Book, 2009, Seiten 404–405, Eintrag vom 30. August 1856.

289. DALE PENDELL: *Pharmako/poeia: Plant Powers, Poisons and Herb Craft,* San Francisco: Mercury House, 1995, Seite 16.
290. MASANOBU FUKUOKA: *The Road Back to Nature: Regaining the Paradise Lost,* Tokyo: Japan Publications, 1987, Seite 302.
291. DALE PENDELL: *Pharmako/poeia: Plant Powers, Poisons and Herb Craft,* San Francisco: Mercury House, 1995, Seite 9.
292. LUTHER BURBANK und WILBUR HALL: *The Harvest of Years,* New York: Houghton Mifflin, 1927, Seiten 140–141.
293. JOHANN PETER ECKERMANN: *Gespräche mit Goethe in den letzten Jahren seines Lebens,* München: C.H. Beck, 1988, Seite 272.
294. MASANOBU FUKUOKA: *The Road Back to Nature: Regaining the Paradise Lost,* Tokyo: Japan Publications, 1987, Seite 302.
295. GARY KREMER [Hrsg.]: *George Washington Carver: In His Own Words,* Columbia, MO: University of Missouri Press, 1987, Seite 138.
296. HANS-GEORG GADAMER: *Wahrheit und Methode. Grundzüge einer philosophischen Hermeneutik,* 7. Auflage. Tübingen: Mohr Siebeck, 2010, Seite 478.
297. LUTHER BURBANK und WILBUR HALL: *The Harvest of Years,* New York: Houghton Mifflin, 1927, Seite 178.
298. Aus einem Brief an George und Georgiana Keats vom April 1819 in JOHN KEATS: *The Complete Works,* Band V, New York: Thomas Y. Crowell & Co., 1901, Seite 53.
299. HENRI BORTOFT: *The Wholeness of Nature: Goethe's Way of Science,* Hudson, NY: Lindesfarne Press, 1996, Seite 25.
300. Ebenda, Seite 41.
301. Ebenda, Seite 26.
302. Ebenda, Seite 96.
303. Angaben zur Quelle dieses Zitats lassen sich nicht auffinden [A.d.Ü.].
304. PTOLEMY TOMPKINS: "Recovering a Visionary Geography. Henry Corbin and the Missing Ingredient in Our Culture of Images", in *Lapis Magazine,* Ausgabe 11, 2000.
305. ANTONIO MACHADO: *Campos de Castilla,* Madrid: Literanda, 2012, «Proverbios y cantares» XXIX.
306. ODELL SHEPARD [Hrsg.]: *The Heart of Thoreau's Journals,* New York: Houghton Mifflin, 1927 (Dover edition reprint, 1961), Eintrag vom 4. März 1852.
307. GEORGE WASHINGTON CARVER: "How to Search for Truth", Essay in einem Brief von Carver an Hubert W. Pelt vom 24. Februar 1930, Tuskegee Institute Archives, *George Washington Carver Papers,* Mikrofilmspule 12, Bilder 0029–0032.
308. ODELL SHEPARD [Hrsg.]: *The Heart of Thoreau's Journals,* New York: Houghton Mifflin, 1927 (Dover edition reprint, 1961), undatierter Eintrag von 1850.
309. GARY KREMER [Hrsg.]: *George Washington Carver: In His Own Words,* Columbia, MO: University of Missouri Press, 1987, Seite 136.
310. THOMAS POPE BLOUNT: *A Natural History: Containing Many not Common Observations,* London: R. Bentley, 1693, aus dem Vorwort.
311. Zitiert in CAROL MCGRATH: "Scoil Coish Clai" in STEPHEN HARROD BUHNER: *The Lost Language of Plants: The Ecological Importance of Plant Medicines to Life on Earth,* White River Junction, VT: Chelsea Green, 2000, Seite 255.

312. Odell Shepard [Hrsg.]: *The Heart of Thoreau's Journals,* New York: Houghton Mifflin, 1927 (Dover edition reprint, 1961), Eintrag vom 16. Juli 1851.
313. Johann Wolfgang Goethe: »Fragment über die Natur« [ca. 1780], zitiert in Heinrich Schmidt: *Goethe-Lexikon,* Leipzig: Alfred Kröner, 1912, Seite 163.
314. Odell Shepard [Hrsg.]: *The Heart of Thoreau's Journals,* New York: Houghton Mifflin, 1927 (Dover edition reprint, 1961), Eintrag vom 13. September 1852.
315. Ebenda, Eintrag vom 12. September 1851.
316. Masanobu Fukuoka: *The One Straw Revolution,* Mapusa: Other India Press, 1992, Seite 69.
317. Masanobu Fukuoka: *The Road Back to Nature: Regaining the Paradise Lost,* Tokyo: Japan Publications, 1987, Seite 273.
318. Nach Robert Bly: *The Kabir Book,* Boston: Beacon Press, 1977, Seite 31.
319. Odell Shepard [Hrsg.]: *The Heart of Thoreau's Journals,* New York: Houghton Mifflin, 1927 (Dover edition reprint, 1961), Eintrag vom 23. Mai 1854.
320. *Maior autem animae pars extra corpus est.* Diese Feststellung des Alchimisten Michael Sendivogius (1566–1636) zitiert Carl Gustav Jung in einem Brief an Karl Kerényi vom 12. Juli 1951.
321. Henry David Thoreau: *Wild Fruits,* herausgegeben von Bradley P. Dean, New York: W. W. Norton & Co., 2000, Seiten 168–169.
322. Woldemar Freiherr von Biedermann [Hrsg.]: *Goethes Gespräche,* zehn Bände, Leipzig 1889–1896, Band 8, Seiten 371–373, [Gespräch mit Kanzler von Müller am 4. November 1823].
323. Aldo Leopold: *A Sand County Almanac,* Special Commemorative Edition, New York / Oxford: University Press, 1989, Seite 149.
324. Henry David Thoreau: *Walden,* übertragen von Siegfried Lang, Zürich: Artemis Verlag, 1945, Seite 181.
325. Luther Burbank und Wilbur Hall: *The Harvest of Years,* New York: Houghton Mifflin, 1927, Seite 197.
326. Hermes Trismegistos: *Das Corpus Hermeticum Deutsch: Die griechischen Traktate und der lateinische »Asclepius«,* herausgegeben von Jens Holzhausen und Carsten Colpe, Stuttgart: Frommann-Holzboog Verlag, 1997, Seite 10.
327. William J. Federer: *George Washington Carver – His Life and Faith in His Own Words,* St. Louis, MO: Amerisearch, 2002, Seite 49.
328. Angaben zur Quelle dieses Zitats lassen sich nicht auffinden [A.d.Ü.].
329. Odell Shepard [Hrsg.]: *The Heart of Thoreau's Journals,* New York: Houghton Mifflin, 1927 (Dover edition reprint, 1961), Eintrag vom 18. März 1861.
330. William J. Federer: *George Washington Carver – His Life and Faith in His Own Words,* St. Louis, MO: Amerisearch, 2002, Seite 73.
331. Henry David Thoreau: "Huckleberries" zitiert in Shanon L. Mariotti: "Thoreau and Huckleberrying" in Jack Turner [Hrsg.]: *A Political Companion to Henry David Thoreau,* Kentucky: University Press, 2009, Seite 406.
332. Luther Burbank und Wilbur Hall: *The Harvest of Years,* New York: Houghton Mifflin, 1927, Seite 264.

333. Odell Shepard [Hrsg.]: *The Heart of Thoreau's Journals,* New York: Houghton Mifflin, 1927 (Dover edition reprint, 1961), Eintrag vom 29. Oktober 1857.
334. Masanobu Fukuoka: *The Road Back to Nature: Regaining the Paradise Lost,* Tokyo: Japan Publications, 1987, Seite 301.
335. Johann Wolfgang Goethe: *Goethes Werke* [Hamburger Ausgabe in 14 Bänden], Band 13: *Naturwissenschaftliche Schriften I,* »Verhältnis zur Wisenschaft, Besonders zur Geologie« [1820], München: C.H. Beck Verlag, 1981, Seite 273.
336. Luther Burbank und Wilbur Hall: *The Harvest of Years,* New York: Houghton Mifflin, 1927, Seite 263.
337. Masanobu Fukuoka: *The Road Back to Nature: Regaining the Paradise Lost,* Tokyo: Japan Publications, 1987, Seite 300.
338. Luther Burbank und Wilbur Hall: *The Harvest of Years,* New York: Houghton Mifflin, 1927, Seite 151.
339. Masanobu Fukuoka: *The Road Back to Nature: Regaining the Paradise Lost,* Tokyo: Japan Publications, 1987, Seite 229.
340. Jesse Wolf Hardin: "Reintegration: Healing the Self, Healing the Earth" in *Creations Magazine,* www.creationsmagazine.com
341. Henry David Thoreau: *The River,* New Haven, CT: Twayne Publishers, 1963, Seite 159.
342. Odell Shepard [Hrsg.]: *The Heart of Thoreau's Journals,* New York: Houghton Mifflin, 1927 (Dover edition reprint, 1961), Eintrag vom 21. Juli 1851.
343. Johann Wolfgang Goethe: *Goethes Werke* [Hamburger Ausgabe in 14 Bänden], Band 13: *Naturwissenschaftliche Schriften I,* »Analyse und Synthese«, München: C.H. Beck Verlag, 1981, Seite 50.
344. Nach Robert Bly: *The Kabir Book,* Boston: Beacon Press, 1977, Seite 37.
345. Johann Wolfgang Goethe: *Goethes Werke* [Hamburger Ausgabe in 14 Bänden], Band 13: *Naturwissenschaftliche Schriften I,* C.H. Beck Verlag, 1981, Seite 52.
346. Odell Shepard [Hrsg.]: *The Heart of Thoreau's Journals,* New York: Houghton Mifflin, 1927 (Dover edition reprint, 1961), Eintrag vom 23. Juni 1840.
347. Johann Wolfgang Goethe zitiert in Albert Bielschowsky [Hrsg.]: *Goethe: Sein Leben und seine Werke,* Erster Band, München: Beck'sche Verlagsbuchandlung, 1911, Seite 122.
348. Johann Wolfgang Goethe: »Fragment über die Natur« [ca. 1780], zitiert in Heinrich Schmidt: *Goethe-Lexikon,* Leipzig: Alfred Kröner, 1912, Seite 162.
349. Odell Shepard [Hrsg.]: *The Heart of Thoreau's Journals,* New York: Houghton Mifflin, 1927 (Dover edition reprint, 1961), Eintrag vom 5. Februar 1852.
350. Johann Peter Eckermann: *Gespräche mit Goethe in den letzten Jahren seines Lebens,* München: C.H. Beck, 1988, Seiten 270–271.
351. Johann Wolfgang Goethe in Adolf Hansen: *Goethes Metamorphose der Pflanzen: Geschichte einer botanischen Hypothese,* Gießen: Verlag von Alfred Töpelmann, 1907, Seite 120.

352. MICHAEL CHRICHTON: *Timeline – Imagine the Impossible,* London: Arrow Books, 1999, Seite 490.
353. LUTHER BURBANK und WILBUR HALL: *The Harvest of Years,* New York: Houghton Mifflin, 1927, Seite 193.
354. JAMES MOONEY und FRANS M. OLBRECHTS: *The Swimmer Manuscript: Cherokee Sacred Formulas and Medicinal Prescriptions,* Washington: United States Government Printing Office, 1932.
355. THEOPHRAST VON HOHENHEIM genannt PARACELSUS: *Sämtliche Werke, 1. Abteilung: Medizinische, naturwissenschaftliche und philosophische Schriften,* herausgegeben von Carl Sudhoff, München und Berlin: R. Oldenbourg, 1929, 12. Band, Seite 123.
356. Paracelsus zitiert in JOHANN JACOB LOOS: *Über Theophrastus Paracelsus von Hohenheim,* Frankfurt am Main, 1805, Seite 243.
357. Goethe zitiert in WILLIAM WHEWELL: *Geschichte der induktiven Wissenschaften,* Dritter Theil, Stuttgart: Hoffmann'sche Verlags-Buchhandlung, 1841, Seite 509.
358. ODELL SHEPARD [Hrsg.]: *The Heart of Thoreau's Journals,* New York: Houghton Mifflin, 1927 (Dover edition reprint, 1961), Eintrag vom 16. Dezember 1837.
359. LUTHER BURBANK und WILBUR HALL: *The Harvest of Years,* New York: Houghton Mifflin, 1927, Seite 143.
360. GARY KREMER [Hrsg.]: *George Washington Carver: In His Own Words,* Columbia, MO: University of Missouri Press, 1987, Seite 135.
361. MASANOBU FUKUOKA: *The One Straw Revolution,* Mapusa: Other India Press, 1992, Seite 62.
362. Nach ROBERT BLY: *The Kabir Book,* Boston: Beacon Press, 1977, Seite 62.
363. JESSE WOLF HARDIN: "Reintegration: Healing the Self, Healing the Earth" in *Creations Magazine,* www.creationsmagazine.com

Illustrationsquellen

Die Pflanzenillustrationen stammen aus FRIEDRICH LOSCH: *Kräuterbuch: Unsere Heilpflanzen in Wort und Bild,* München 1914. Sie zeigen folgende Gewächse (jeweils von links nach rechts): Seite **30** Schwarze Nieswurz, Eisenhut; **31** Wiesen-Küchenschelle, Christophskraut; **98** Rosskastanie, Bärwurz; **99** Frauenmantel, Odermennig; **176** Mandelbaum; **177** Eibisch, Hauhechel; **197** Bergminze, Lorbeer-Seidelbast, Sandseeve; **218** Preiselbeere; **219** Heidelbeere; **266** Mistel; **267** Wolferlei, Haselwurz; **330** Goldrute; **331** Bockshornklee, Gartensalbei; **332** Wermutkraut; **333** Steinklee, Pestwurz; **359** Becherblume, Bocksbart, Braunwurz, Maiglöckchen.

Über den Autor

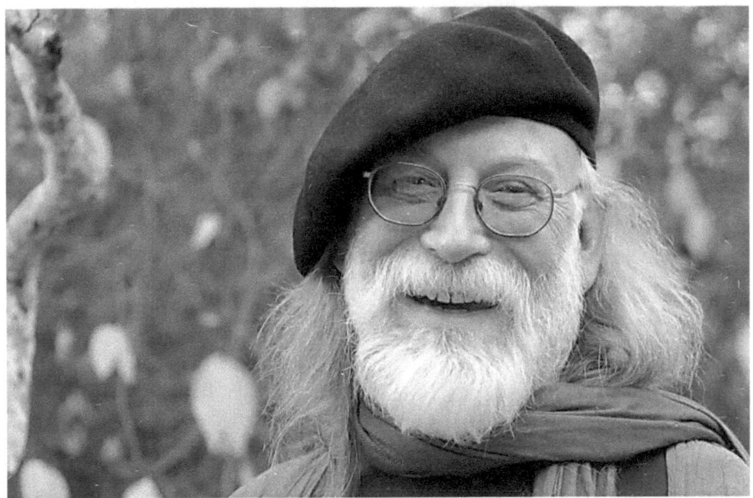

Stephen Harrod Buhner ist ein weltweit anerkannter Pflanzenheilkundler, Universalgelehrter und Naturpoet sowie ein mehrfach ausgezeichneter Autor von zwei Dutzend Fachbüchern zu verschiedenen Themen einer Pflanzenmedizin, die ebenso auf wissenschaftlichen Erkenntnissen basiert wie auf der unmittelbaren Wahrnehmung der Wirklichkeit und einem ganzheitlichen Naturverständnis. Der 1952 geborene Buhner lebt in New Mexico am Rande des Gila-Nationalparks und ist unter anderem Dozent am Schumacher College für ökologische Theorie und Praxis in Devon, England, sowie wissenschaftlicher Leiter der Non-Profit-Organisation Gaian Studies, die sich der Erforschung und Lehre der Gaia-Hypothese widmet, welche die Erde und ihre Biosphäre als ein Lebewesen betrachtet, dessen Selbstorganisation und Dynamik vom Menschen verstanden werden müssen, heute dringender denn je.

Weiterführende Informationen unter
www.stephenharrodbuhner.com

Register

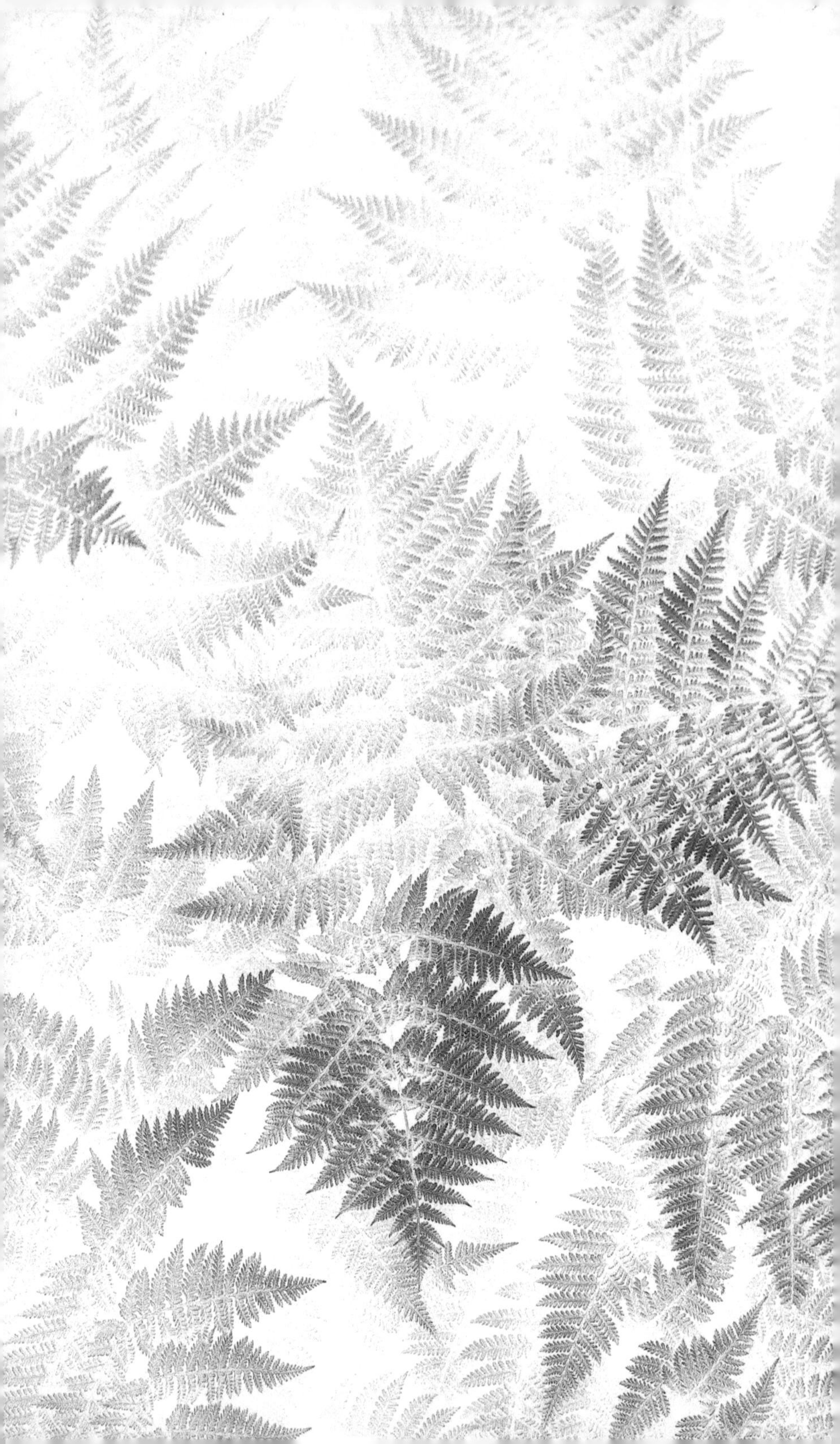

Der Chalice Verlag widmet sich
der Publikation von wertvollen Texten
aus verschiedenen spirituellen Traditionen

Unser gesamtes aktuelles Verlagsprogramm sowie
weiterführende Textbeiträge, Audioaufnahmen und Videos
finden Sie auf unserer Webseite

www.chalice-verlag.com

Wie Sie unsere Arbeit unterstützen können

Gute Bücher mit anspruchsvoller Literatur zu machen,
ist heutzutage ein steiniges Unterfangen, besonders
für kleine Verlage, die knappe finanzielle Mittel
mit umso mehr Herzblut wettmachen müssen.
Wir sind ein nicht-profitorientierter Kleinverlag,
arbeiten für weniger als ein Taschengeld und reinvestieren
alle unsere Erträge in neue Buchprojekte.

Wenn Sie den Chalice Verlag unterstützen möchten,
freuen wir uns natürlich über jeden Kauf und
jede Weiterempfehlung der von uns verlegten Bücher.
Auch falls Sie uns eine Spende zukommen lassen möchten,
die uns neue Buchprojekte ermöglichen hilft und
unsere Verlagsarbeit fördert, danken wir Ihnen von Herzen.

Unsere Bankverbindung:
Iban-Nr. DE89 3545 0000 1150 0050 54 · Bic WELADED1MOR

Unser PayPal-Konto: kontakt@chalice-verlag.com

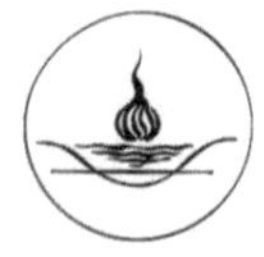

Chalice Verlag

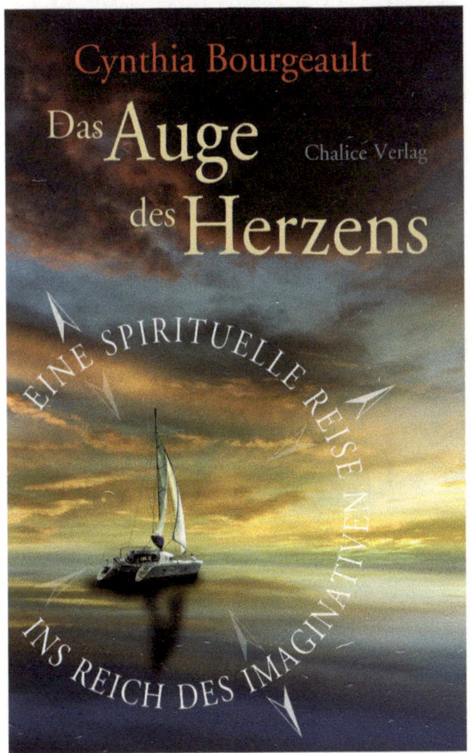

»In meines Vaters Haus sind viele Wohnungen.« Eine Entdeckungsreise durch alle Reiche der Schöpfung, von denen jedes eine besondere Aufgabe im Prozess der Selbsterkenntnis Gottes hat. Zentral ist dabei jener Ort, »wo sich die beiden Meere treffen«: die Welt des Imaginativen zwischen dem Sichtbaren und dem Unsichtbaren, wo sich ein wunderbarer Austausch abspielt. Um dem Sinn unseres Daseins und unserer Verantwortung – als Individuen und als Gemeinschaft – im Rahmen der Evolution gerecht zu werden, müssen wir die Funktion des imaginativen Reichs als Teil der Wirklichkeit verstehen lernen. Das Organ, das uns dazu befähigt, ist das menschliche Herz, dessen Spiegel wir durch die Läuterung unseres Lebenswandels polieren. Und das Gefährt, das uns über diese imaginative Wasserscheide hinaustragen kann, ist die menschliche Seele, die wir uns in diesem irdischen Leben erarbeiten und kräftigen müssen. Auf Basis von non-dualem metaphysischem Kartenmaterial (aus Christentum, Sufismus und den Lehren Gurdjieffs, Teilhard de Chardins und Ken Wilbers) erläutert die Autorin das Wesen des Imaginativen, das mit dem Auge des Herzens gut sichtbar und den mystischen Traditionen bestens vertraut ist. Dabei zeigt sie auf, wie wir unser Herz öffnen und einstimmen können auf die höheren Welten, durch die sich die erhabene Schönheit Gottes ausdrückt in unserer kostbaren Besonderheit als menschliche Individuen wie auch in unserer gegenseitigen Verbundenheit.

ISBN 978-3-942914-48-2
228 Seiten

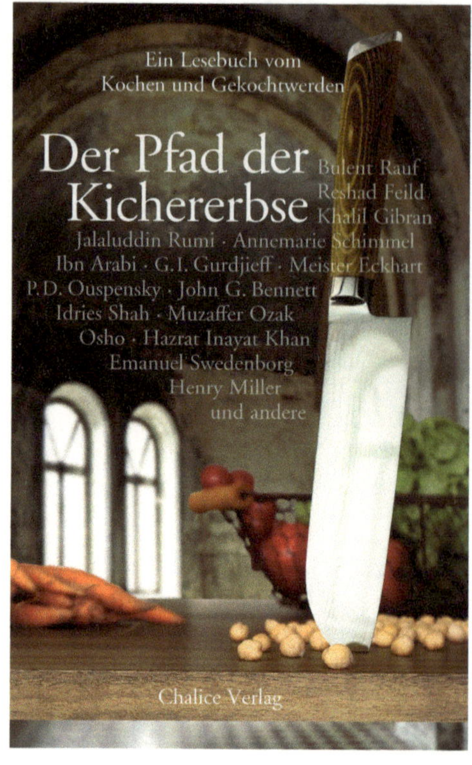

Guter Geschmack will gelernt sein: *Le bon-goût s'apprend.* Das gilt insbesondere für das spirituelle Schmecken der Einheit des Seins. In dieser einzigartigen Anthologie beschreiben liebestrunkene Sufis, wahrheitshungrige Gnostiker, erkenntnisdurstige Geisterseher und verschmitzt-weise Skandalgurus, hingebungsvolle Brotbäcker, humorbegnadete Geschichtenerzähler, ägäisverzauberte Lebensreisende und extremfastende Meisterspione Möglichkeiten und Wege, das Feine vom Groben zu unterscheiden, das Obere mit dem Unteren zu verbinden und so die scheinbare Trennlinie zwischen dem Körperlichen und dem Spirituellen zu überwinden. Wenn wir die ›Küchenarbeit an uns selbst‹ in der richtigen, nämlich dienenden Haltung angehen, kultivieren wir in uns diesen guten, feinen Geschmack für die Nähe Gottes. Bewusstes Kochen und Gekochtwerden lässt uns die Heiligkeit in der Transformation von Äußerem und Innerem entdecken.

Neben Ausgesuchtem von Dschalāl ad-Dīn Rūmī, Bahauddin Walad, Hafis, Khalil Gibran, Bülent Rauf, Reshad Feild, Muzaffer Ozak, G.I. Gurdjieff, P.D. Ouspensky, Idries Shah, Osho, Scotus Eriugena, Emanuel Swedenborg oder Henry Miller finden sich hier zum ersten Mal auf Deutsch vorliegende Trouvaillen von Annemarie Schimmel, Muḥyīddīn Ibn 'Arabī, John G. Bennett, Christopher Bamford und Paul Dukes.

ISBN 978-3-942914-20-8
324 Seiten

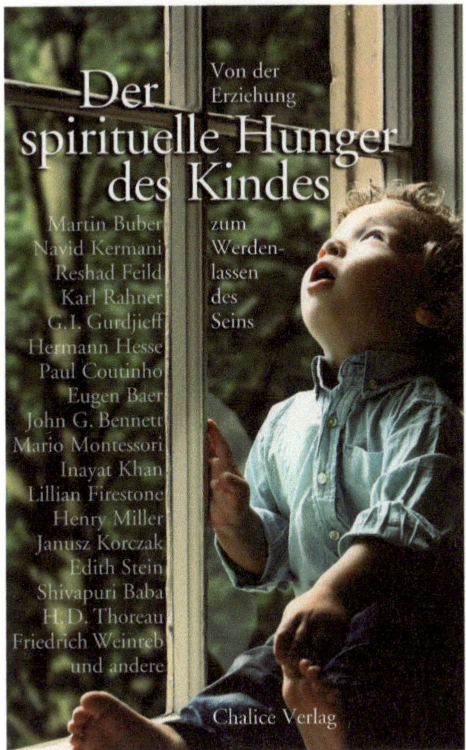

Was ist das Wesen des Kindes? Was bedeutet Kind*heit* als Archetyp, als spirituelles Ideal und lebendige Wirklichkeit? Wie können wir Kindern helfen, das zu werden, was zu sein sie von der Schöpfung gedacht sind? Was können wir von ihnen lernen, da wir doch aufgerufen sind, zu werden wie sie? Wie können wir ihnen in liebender Achtsamkeit begegnen und ihnen die Art von Nahrung verschaffen, die sie in unserer Zeit brauchen? Dieses Lesebuch bietet Denkanstöße, Erfahrungsberichte und Verhaltensvorschläge aus dem Weisheitsschatz der mystischen Überlieferungen der verschiedenen Religionen wie auch von maßgeblichen Wegbereitenden einer neuen ganzheitlichen Pädagogik. Nicht nur Eltern, Betreuende und Erziehende sind hier angesprochen, sondern alle, die die »versöhnende Kraft des Kindes« (Gurdjieff) verstehen möchten, die »Achtung haben vor den Geheimnissen und den Schwankungen der schweren Arbeit des Wachsens« (Janusz Korczak) und die es sich zur Aufgabe machen, das Kind als »lebendiges menschliches Bild der Wahrheit zu umsorgen« (Bülent Rauf). Und weil letztlich »alle Bildung Selbstbildung ist« (Edith Stein), geht es dabei immer auch um unser »inneres« Kind, das, »wenn die Zeit reif ist, in uns geboren wird« (Reshad Feild). Dieses Buch kann uns helfen, zu verstehen und unsere Kinder zu lehren, was Gott zu jeder und jedem Einzelnen von uns sagt: »Du bist Mein Schmuck; du bist Meine Schönheit; du bist Meine Vollkommenheit; du bist Mein Name« (al-Dschīlī).

ISBN 978-3-942914-34-5

480 Seiten

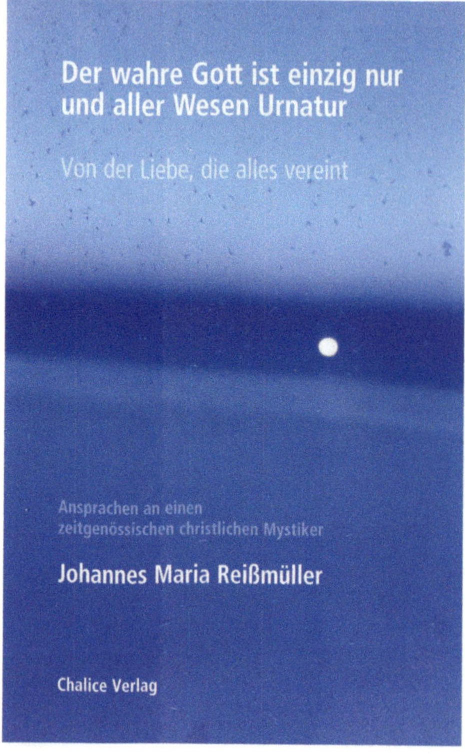

Um uns von der alles vereinenden Liebe Gottes ansprechen zu lassen, brauchen wir die mitfühlenden Augen und die verständnisvollen Ohren eines großen, offenen Herzens. Ein solches pocht in Johannes Maria Reißmüller und bewegt den modernen Mystiker und Lehrer der (ur-)christlichen Kontemplationserfahrung nach der Tradition von Willigis Jäger und der »Wolke des Nichtwissens«. In dieser kostbaren Sammlung authentischer Eingebungen schildert der so Angesprochene in lyrischen Worten die Einsichten und Inspirationen, die ihm über die Jahre in seinem täglichen stillen Gebet gewährt wurden. Dabei legt er ein ergreifendes Zeugnis ab von der Wirklichkeit der ineinander verwobenen höheren Welten, die nicht getrennt sind von unserem Leben im irdischen Alltag, sondern Teil einer Ganzheit, die sich unserer liebevollen Achtsamkeit offenbaren kann im Geisteswind, der weht, wo er will, und in allen Wundern der Schöpfung: im Klang eines Engelchores, in den Worten der Heiligen und Propheten, im Blätterrauschen eines Baumes oder im kreisenden Flug eines Bussards. Sie alle rufen uns von den Abwegen unserer oberflächlichen Verirrung zurück auf den geraden Weg des tiefgründigen Vertrauens. »Es ist die Mutter allen Seins, der du dein Leben anvertraust. Es ist die Mutter allen Seins, die dir die Liebe nun einhaucht. Es ist ein Wunder an dir geschehen, denn du kannst wahrhaft wieder sehen.«

ISBN 978-3-942914-44-9
272 Seiten

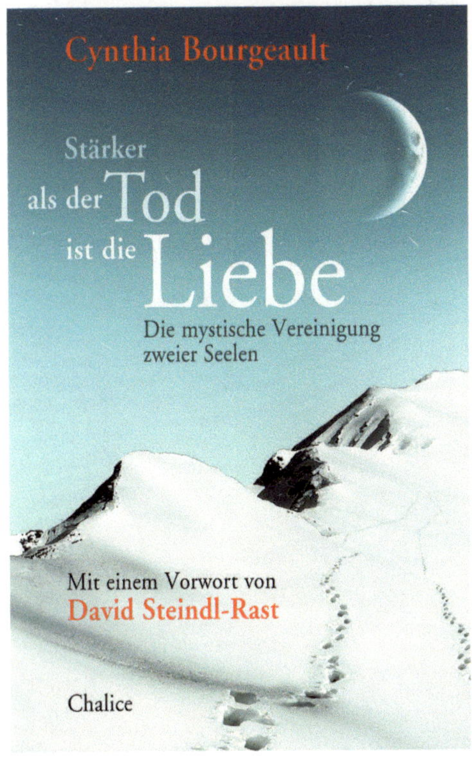

Was geschieht mit uns, wenn wir sterben? Was bedeutet der Tod für eine Partnerschaft? Dieses aufwühlende Buch erzählt die wahre Geschichte einer außergewöhnlichen Beziehung zwischen einer anglikanischen Priesterin und einem Trappisten-Einsiedlermönch und wie aus ihrer bewussten Liebe eine gemeinsame »vermögendere Seele« erwächst, die zur spirituellen Entwicklung beider beiträgt und es schließlich sogar vermag, die Schwelle des Todes zu überwinden. Mit berührender Offenheit und geistiger Brillanz legt die Autorin ihre profunden Einsichten dar in die großen Menschheitsfragen zu Liebe und Partnerschaft, Altern und Sterben, Tod und Auferstehung. »Wenn wir die ewige Gemeinschaft finden wollen, dürfen wir uns nicht davor fürchten, uns hinauszuwagen auf das dunkle, schwarze Meer dessen, was ein unbeschreibliches Fehlen zu sein scheint«, appelliert sie an unseren Mut zur Selbsterkenntnis. Dabei hinterfragt sie die teils unstimmigen, teils einschläfernden Antworten der Sonntagsschultheologie mit einem Weckruf, der auf den überraschenden inneren Lehren basiert, wie sie in der christlichen Tradition von Jakob Böhme, G.I. Gurdjieff, Boris Mouravieff oder Ladislaus Boros vertreten werden, und lässt auch ihre »metaphysischen« Lieblingspoeten T.S. Eliot, John Donne, Rainer Maria Rilke und William Shakespeare zu Wort kommen. »Der Tod eines Geliebten bedeutet nicht das Ende einer Beziehung, sondern einfach eine neue und subtilere Phase des Miteinandergehens.«

ISBN 978-3-905272-55-0

232Seiten

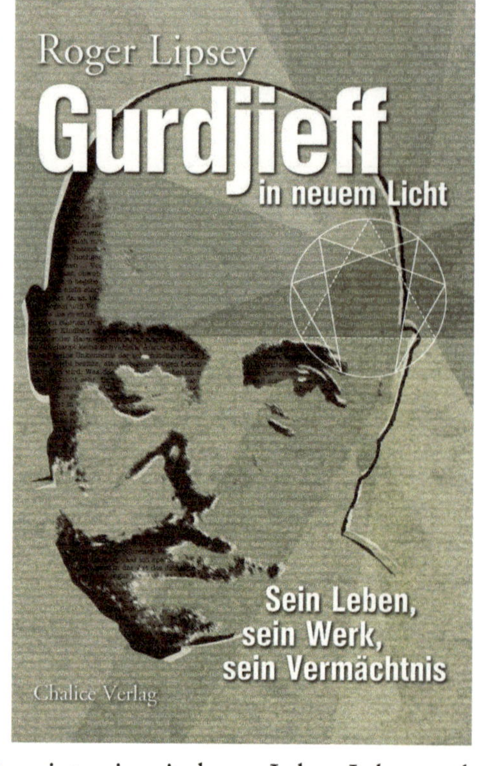

Die in Expertenkreisen hochgelobte Biografie des griechisch-armenischen Mystikers, Autors, Choreografen und aufgeklärten Provokateurs G.I. Gurdjieff (1866–1949). Als einer der originellsten spirituellen Lehrer im modernen Westen pflegte er gute Beziehungen zu vielen bedeutenden Künstlerinnen und Künstlern, wie dem Architekten Frank Lloyd Wright oder der Schriftstellerin Katherine Mansfield, und beeinflusste nachhaltig Hunderte von Studentinnen und Studenten. Der Kunsthistoriker und Biograf Roger Lipsey, der sich ein halbes Jahrhundert lang intensiv mit dessen Lehre, Leben und Vermächtnis beschäftigt hat, legt hier ein objektives und einfühlsames Porträt vor, das uns die charismatische und geheimnisvolle Figur Gurdjieffs als einen mitfühlenden Menschenkenner, anspruchsvollen Denker und wahren Weisen nahebringt. Dabei widmet sich der Autor auch ausführlich der teils beißenden Kritik aus Kreisen von Intellektuellen und religiösen Traditionalisten, die ihn jahrzehntelang bewusst in ein falsches Licht rückten. Auf Basis umfangreicher, bislang teils unveröffentlichter Quellen werden Gurdjieffs Bildungsreisen durch Zentralasien, sein Lehrinstitut in Frankreich sowie die Entwicklung seiner rhythmischen Bewegungen, seiner einzigartigen Musik und seiner wegweisenden Lehre nachgezeichnet. Eine Pflichtlektüre für alle »Mitarbeiterinnen und Mitarbeiter des Lebens«.

ISBN 978-3-942914-40-6
416 Seiten · 16 Abbildungen

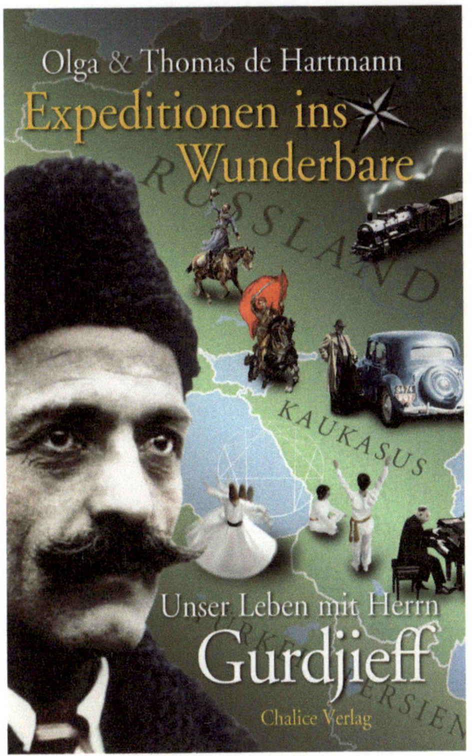

Inmitten der Wirren des Ersten Weltkriegs und der Russischen Revolution schließen sich die Sängerin und der Komponist Olga und Thomas de Hartmann in Sankt Petersburg dem geheimnisvollen spirituellen Lehrer G.I. Gurdjieff an und weichen ihm siebzehn Jahre lang nicht mehr von der Seite. Nach ihrer abenteuerlichen, als wissenschaftliche Expedition getarnten Flucht aus dem untergehenden Zarenreich gelangt die eingeschworene Gruppe von Wahrheitssuchern über den Kaukasus, die Türkei und Berlin nach Frankreich und bis in die USA. Dabei erdulden die ehemaligen Aristokraten psychische und körperliche Prüfungen, Krankheit, Armut und Hunger, während sie unter der weisen Leitung ihres Meisters an einer Vervollkommnung ihres Wesens arbeiten und mit schier übermenschlicher Kraft nach Selbsterkenntnis streben. Als Vertraute des charismatischen Lebenslehrers sind sie maßgeblich beteiligt am Aufbau von dessen »Institut für die harmonische Entwicklung des Menschen« und an der Entstehung seiner einzigartigen rhythmischen Bewegungen, seiner Herz und Seele berührenden Musik und seiner Schriften. Diese sehr persönlichen Aufzeichnungen ihrer äußeren und inneren Reise als wichtigste frühe Weggefährten Gurdjieffs ergeben ein beeindruckendes Zeitzeugnis und eine äußerst spannende Lektüre, die authentische Einblicke gewährt in außergewöhnliche Lebensgeschichten rund um eine der faszinierendsten und rätselhaftesten Figuren des zwanzigsten Jahrhunderts.

ISBN 978-3-942914-39-0

380 Seiten · 60 Abbildungen

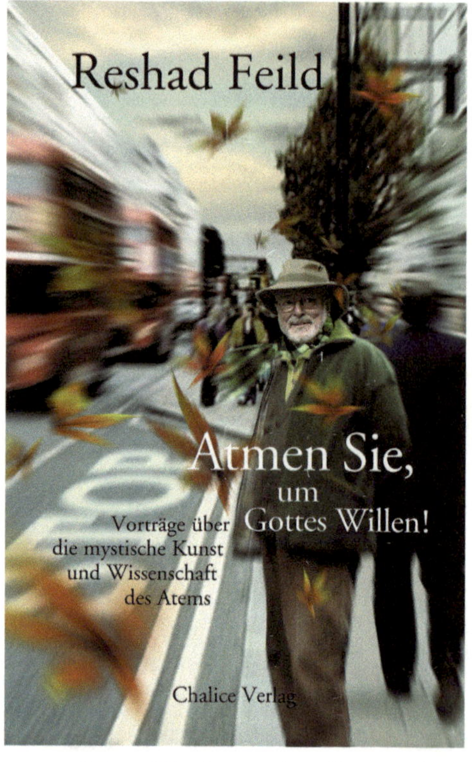

Ein Schatz tiefer Einsichten aus spiritueller Perspektive in das große Mysterium des Atems. Inspirierende Vorträge, praktische Übungsanleitungen und eine Auswahl poetischer Texte aus unterschiedlichsten Traditionen laden uns ein, den Atem als Wunder auf vielen Ebenen zu erforschen.

Was ist dieser Atem? Welche Bedeutung liegt in diesem Leben spendenden Geheimnis? Wie wichtig ist das bewusste Atmen für echte spirituelle Transformation? Was sagt uns die Tatsache, dass unser Leben all seine Möglichkeiten zwischen einem Einatmen und einem Ausatmen entfaltet? Wie hängt das alles mit dem Rhythmus des Universums und der Zeit zusammen? Welche Rolle spielt der Atem im »Werden des Seins« aus dem immerwährenden »Schoß des Augenblicks«? Wie können wir Nahrung einatmen und sie ins alchimistische Exilier destillieren, das wir für die nachhaltige Verwandlung unseres Lebens brauchen? Wie können wir ausatmen, um die Atmosphäre in einem Raum oder in einer Situation zu verändern, in Verantwortung für unsere Mitmenschen und für die »kommende Welt«? Was könnte es bedeuten, dass Jesus »auf dem Wasser wandelte« und dass »Atem und Geist eins sind«? Welches ist die esoterische Beziehung zwischen Maria, Jesus, dem Geist Gottes, *rūḥ Allāh,* und Christus?

Vor dem Hintergrund seines lebenslangen Studiums der inneren Essenz der Sufi-Lehren liefert uns der Autor Gedankenanstöße und praktische Tipps zur Atemarbeit in unserem Alltag.

ISBN 978-3-942914-09-3
172 Seiten

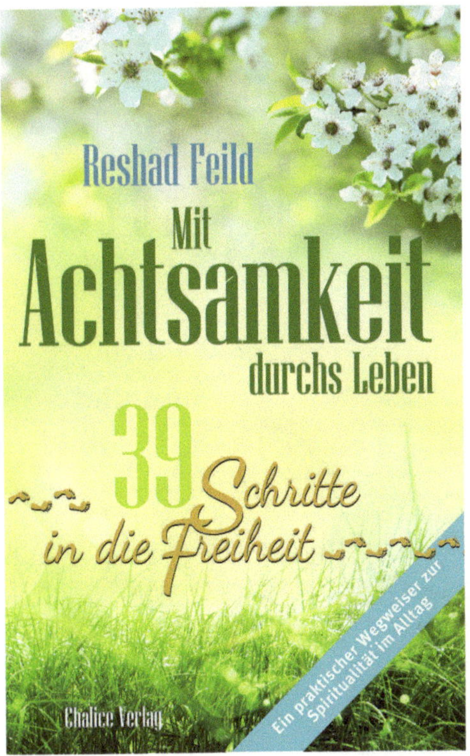

Das Leben ist das größte Geschenk, das uns gemacht wird. Und doch geschieht beinahe alles, was wir in dieser Welt tun, unbewusst und beruht auf den Reaktionen unseres konditionierten Verstandes, der im Allgemeinen schläft und mechanisch auf alle erdenklichen äußeren Reize anspringt. Wir stolpern schlafwandelnd durchs Leben und hinterfragen selten oder nie unsere Motive und Absichten. Kein Wunder, dass wir hin- und hergeworfen werden von den Wellen eines Schicksals, über das wir die Kontrolle längst verloren haben, und dass wir, eingelullt in unserer Blase von Meinungen und Urteilen, die Wirklichkeit nur in den seltensten Augenblicken klar erkennen. In diesem mitreißenden Buch finden wir wertvolle Impulse und praktische Unterweisungen dazu, auf was wir achten sollten, wenn wir uns auf die Suche machen nach der wahren Bedeutung unseres Daseins und nach einem sinnerfüllten, spirituellen, ganzheitlichen Leben. Der bekannte Mystiker und Atemlehrer Reshad Feild hat mit seinen tiefen Einsichten in die Geheimnisse der Schöpfung und seinem freigeistigen, unsentimentalen, humorvollen Ansatz bereits Tausenden von Menschen auf der ganzen Welt geholfen, in ihrer persönlichen Entwicklung voranzukommen. Diese 39 Kapitel beschreiben Schritte in jene Freiheit, nach der wir uns alle sehnen, wenn wir erst einmal erkannt haben, dass der Zweck der oberflächlichen Antworten dieser Welt darin besteht, unseren Hunger nach den tiefergehenden Fragen des Lebens zu wecken.

ISBN 978-3-942914-35-2
208 Seiten

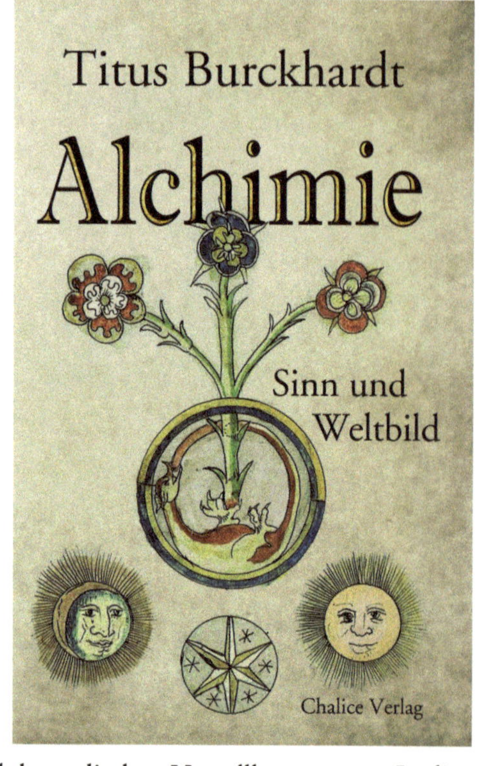

Die rationalistische Aufklärung sah in der Alchimie eine Art primitive Vorstufe der Chemie, die in unwissenschaftlicher Weise versuche, Metalle in Gold zu verwandeln. Diese Meinung blieb allgemein verbreitet, obwohl die wahren Meister dieser Kunst unermüdlich darauf hingewiesen haben, dass das »große Werk« der alchimistischen Transformation tatsächlich ein innerliches ist und die metallurgische Sprache nichts anderes als eine sinnbildhafte Ausdrucksweise für die Läuterung und Umwandlung des menschlichen Wesens in das sonnenhafte Gold der seelischen Vervollkommnung. In diesem großartigen Buch erklärt der Forscher und Mystiker Titus Burckhardt die geheimen Praktiken der Alchimisten und entschlüsselt anschaulich ihre aus Metallkunde, Biologie und Astrologie entlehnte Symbolik. Auf Basis seiner breiten Kenntnisse unterschiedlicher spiritueller Traditionen erschließt uns der Autor das alchimistische Weltbild als einen zwischen Mystik und Psychologie angesiedelten Erkenntnisweg, dessen Spuren sich durch alle Religionen und Kulturkreise hindurchziehen. Anhand zahlreicher seltener Abbildungen, die er mit tiefer Einsicht intelligent zu deuten versteht, enthüllt Burckhardt das alchimistische Verständnis der Prozesse der inneren Vervollkommnung des Menschen und zeigt auf, was mit dem berühmten goldenen Vlies, dem geheimen Elixier oder dem Stein der Weisen in Wahrheit gemeint ist.

ISBN 978-3-942914-28-4
232 Seiten · 52 Abbildungen

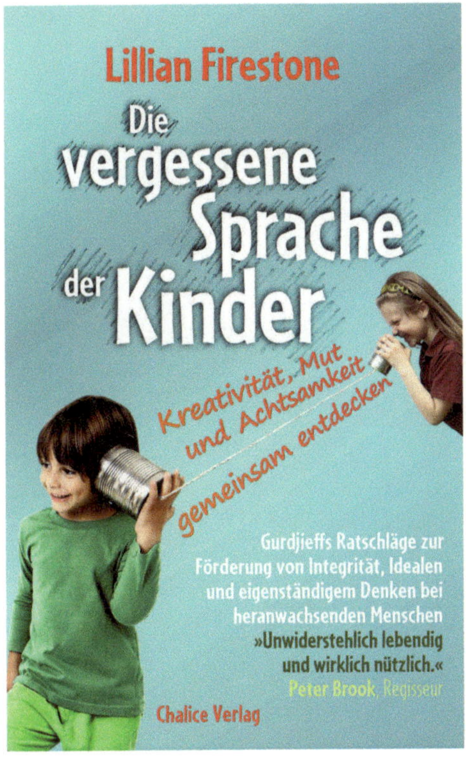

Das innere Leben von Kindern und Jugendlichen ist für die meisten Erwachsenen zu einem Rätsel geworden, nachdem sie die Sprache der Kindheit verlernt haben. Wie können wir diese kostbare Innenwelt von Heranwachsenden nähren und heilen angesichts der schlechten Einflüsse einer Gesellschaft, die sich rein materiellen Werten verschrieben hat und Geist und Seele vernachlässigt? Dieses einzigartige Buch gibt viele praktische, intelligente und überraschende Impulse dazu, wie wir schädliche Erziehungsmethoden maßvoll korrigieren und unsere Kinder und Teenager ermutigen können, eigenständig zu denken und sich angstfrei und emotional ausgeglichen zu entwickeln. Das kann aber nur geschehen, wenn wir Erwachsenen bereit sind, uns selbst zu verändern und gemeinsam mit unseren Kindern »größer zu werden«. Lillian Firestone beschreibt hier einfühlsam, selbstkritisch, humorvoll und höchst unterhaltsam, wie wir gemäß den weisen Ratschlägen des genialen Lebenslehrers Georges I. Gurdjieff ein Umfeld schaffen können, in dem Kinder mit Freude lernen, kreativ und mutig zu sein, Verantwortung zu übernehmen, gesunden Menschenverstand (das heißt einen klugen Kopf *und* ein kluges Herz) zu entwickeln und sich ihre Neugier, ihre Abenteuerlust und ihre Achtsamkeit gegenüber dem Wunder des Lebens zu bewahren. Eine inspirierende und ermutigende Lektüre für alle, die das Staunen, Lernen und Wachsen nicht allein den Kindern überlassen wollen.

ISBN 978-3-942914-37-6
224 Seiten · 21 Abbildungen